Fisiologia

REVISÃO E QUESTÕES COMENTADAS

CB027716

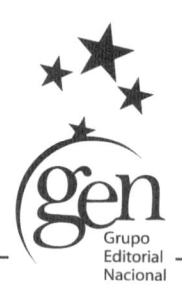

Grupo
Editorial
Nacional

O GEN | Grupo Editorial Nacional – maior plataforma editorial brasileira no segmento científico, técnico e profissional – publica conteúdos nas áreas de ciências da saúde, exatas, humanas, jurídicas e sociais aplicadas, além de prover serviços direcionados à educação continuada e à preparação para concursos.

As editoras que integram o GEN, das mais respeitadas no mercado editorial, construíram catálogos inigualáveis, com obras decisivas para a formação acadêmica e o aperfeiçoamento de várias gerações de profissionais e estudantes, tendo se tornado sinônimo de qualidade e seriedade.

A missão do GEN e dos núcleos de conteúdo que o compõem é prover a melhor informação científica e distribuí-la de maneira flexível e conveniente, a preços justos, gerando benefícios e servindo a autores, docentes, livreiros, funcionários, colaboradores e acionistas.

Nosso comportamento ético incondicional e nossa responsabilidade social e ambiental são reforçados pela natureza educacional de nossa atividade e dão sustentabilidade ao crescimento contínuo e à rentabilidade do grupo.

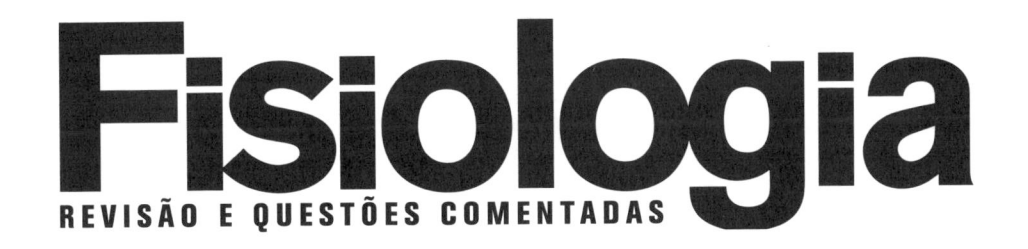

Fisiologia
REVISÃO E QUESTÕES COMENTADAS

Linda S. Costanzo, Ph.D.

Professor of Physiology and Biophysics
Medical College of Virginia
Virginia Commonwealth University
Richmond, Virginia

Revisão Técnica
Carlos Alberto Mourão Júnior

Médico. Doutor em Ciências
pela Escola Paulista de Medicina (EPM).
Professor Associado de Biofísica e Fisiologia
da Universidade Federal de Juiz de Fora (UFJF).

Sétima edição

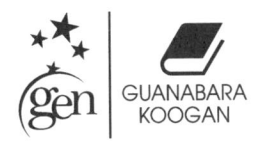

GUANABARA
KOOGAN

- Traduzido de:
PHYSIOLOGY, SEVENTH EDITION
Copyright © 2019 Wolters Kluwer
Copyright © 2015, 2011, 2007, 2003, 1998, 1995 Wolters Kluwer Health.
All rights reserved.
2001 Market Street
Philadelphia, PA 19103 USA
LWW.com
Published by arrangement with Lippincott Williams & Wilkins, Inc., USA.
Lippincott Williams & Wilkins/Wolters Kluwer Health did not participate in the translation of this title.
ISBN: 9781496367617

- Direitos exclusivos para a língua portuguesa
Copyright © 2019 by
EDITORA GUANABARA KOOGAN LTDA.
Uma editora integrante do GEN | Grupo Editorial Nacional
Travessa do Ouvidor, 11
Rio de Janeiro – RJ – CEP 20040-040
Tels.: (21) 3543-0770/(11) 5080-0770 | Fax: (21) 3543-0896
www.grupogen.com.br | faleconosco@grupogen.com.br

- Capa: Bruno Sales

- Imagem da capa: ©studiom1

- Editoração eletrônica: R.O. Moura

- Ficha catalográfica

C879f
7. ed.

    Costanzo, Linda S.
     Fisiologia : revisão e questões comentadas / Linda S. Costanzo ; revisão técnica Carlos Alberto Mourão Júnior. - 7. ed. - Rio de Janeiro : Guanabara Koogan, 2019.
     : il. ; 24 cm.

    Inclui índice
    ISBN 9788527735780

    1. Fisiologia humana. 2. Fisiologia - Problemas, questões, exercícios. I. Mourão Júnior, Carlos Alberto. II. Título.

19-58377   CDD: 612
                   CDU: 612

Vanessa Mafra Xavier Salgado - Bibliotecária - CRB-7/6644

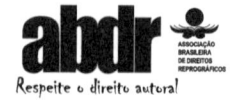

Para Richard,
Dan, Rebecca, Sheila,
Elise e Max.

Agradecimentos

Foi um grande prazer participar da Board Review Series e trabalhar com a equipe da Wolters Kluwer! Crystal Taylor e Andrea Vosburgh, obrigada pelo suporte editorial especializado que vocês me proporcionaram.

Meus sinceros agradecimentos também aos alunos da School of Medicine da Virginia Commonwealth University/Medical College of Virginia, que apresentaram muitas sugestões proveitosas para esta obra. Quero expressar ainda minha gratidão aos muitos estudantes, inclusive de outras faculdades de Medicina, que me escreveram sobre suas experiências com este livro.

Linda S. Costanzo, Ph.D.

Prefácio

É essencial que os profissionais da área da saúde conheçam bem os princípios da Fisiologia – a base da prática clínica. Pensando nisso, esta obra foi escrita com o objetivo de destacar as noções fundamentais dessa disciplina. Sem a intenção de substituir os tratados sobre o assunto e os programas de estudo, esta edição apresenta uma revisão concisa, sendo, portanto, um valioso recurso de para alunos de Fisiologia e de Fisiopatologia relembrarem a matéria ministrada no início da faculdade.

Organizada em 7 capítulos, de acordo com os sistemas de órgãos, a obra aborda temas de grande relevância à disciplina. O primeiro capítulo, "Fisiologia Celular", revisa os princípios gerais da fisiologia das células; os outros seis, os principais sistemas de órgãos: "Neurofisiologia"; "Fisiologia Cardiovascular"; "Fisiologia Respiratória"; "Fisiologia Renal e Equilíbrio Acidobásico"; "Fisiologia Gastrintestinal"; e "Fisiologia Endócrina".

Os conceitos mais complexos são explicados gradual, concisa e claramente, enriquecidos com ilustrações e exemplos. Além disso, são feitas numerosas correlações clínicas, para que o aluno compreenda a ligação entre a Fisiologia e a Medicina, e, sempre que possível, uma abordagem integradora demonstra como os sistemas de órgãos interagem para manter a homeostasia.

Mais de 130 ilustrações e diagramas, além de mais de 50 tabelas, ajudam o leitor a visualizar a matéria rapidamente e a reter o assunto por mais tempo. Novos nesta edição, os apêndices "Assuntos Importantes em Fisiologia", "Equações Importantes em Fisiologia" e "Valores Sanguíneos Normais" acrescentam informações de grande importância.

As "Questões de Revisão" – disponíveis ao término de cada capítulo e referentes ao conteúdo abordado –, bem como a "Avaliação Geral", ao fim do livro, apresentam muitas perguntas com relevância clínica, o que demanda do leitor habilidades de resolução em vez de simples memorização. Todas essas questões, sempre seguidas de explicações concisas e claras para orientar o aluno quanto ao raciocínio correto, podem ser utilizadas para identificar pontos que precisam ser reforçados ou para determinar o grau de aprendizagem. Deve-se dar atenção especial à "Avaliação Geral", pois suas perguntas integram várias áreas da Fisiologia e conceitos correlatos de Fisiopatologia e Farmacologia.

Diferenciais desta edição:

- Acréscimo de novas figuras
- Organização e conteúdo atualizados
- Cobertura expandida da fisiologia celular, respiratória, renal, gastrintestinal e endócrina
- Acréscimo de questões de revisão.

Bom estudo!

Linda S. Costanzo, Ph.D.

Sumário

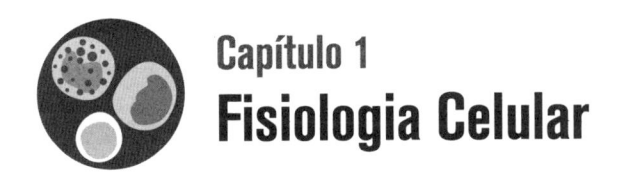

Capítulo 1
Fisiologia Celular

I. Membranas celulares

- São compostas basicamente de fosfolipídios e proteínas.

A. Dupla camada lipídica

1. Os **fosfolipídios** têm um **arcabouço de glicerol**, que é a cabeça hidrofílica (hidrossolúvel), e duas **caudas de ácidos graxos**, que são hidrofóbicas (insolúveis em água). As caudas hidrofóbicas ficam de frente uma para a outra e formam uma dupla camada.

2. As **substâncias lipossolúveis** (p. ex., O_2, CO_2, hormônios esteroides) atravessam as membranas, visto que podem se dissolver na dupla camada lipídica hidrofóbica.

3. As **substâncias hidrossolúveis** (p. ex., Na^+, Cl^-, glicose, H_2O) são incapazes de se dissolver nos lipídios da membrana, mas podem atravessá-la por meio de canais preenchidos por água (poros), ou podem ser transportadas por proteínas carreadoras.

B. Proteínas

1. **Proteínas integrais**
   - Estão ancoradas à membrana celular ou inseridas nela por meio de interações **hidrofóbicas**
   - Podem atravessar a membrana celular
   - Incluem canais iônicos, proteínas de transporte, receptores e proteínas G – que são proteínas de ligação de guanosina 5′-trifosfato (GTP).

2. **Proteínas periféricas**
   - *Não* estão inseridas na membrana celular
   - *Não* estão ligadas de modo covalente aos componentes da membrana
   - Estão frouxamente fixadas à membrana celular por interações **eletrostáticas**.

C. Conexões intercelulares

1. **Junções íntimas (zônulas de oclusão)**
   - São as formas de adesão entre as células (frequentemente células epiteliais)
   - Podem constituir uma via intercelular para os solutos, dependendo do tamanho, da carga e das características da junção íntima
   - Podem ser **impermeáveis**, como no túbulo distal renal, ou **permeáveis**, como no túbulo proximal renal e na vesícula biliar.

2. **Junções comunicantes**
   - São as conexões entre as células, que permitem a comunicação intercelular
   - Por exemplo, possibilitam o fluxo de corrente e o **acoplamento elétrico entre as células miocárdicas**.

II. Transporte através das membranas celulares (Quadro 1.1)

A. Difusão simples

1. **Características da difusão simples**
   - Trata-se da única forma de transporte que **não é mediada por carreador**
   - Ocorre **a favor de um gradiente eletroquímico** ("ladeira abaixo")
   - Não necessita de energia metabólica e, portanto, é passiva.

2. **A difusão pode ser calculada pela seguinte equação:**

$$J = -PA(C_1 - C_2)$$

em que:

J = fluxo (mmol/s)
P = permeabilidade (cm/s)
A = área (cm^2)
C_1 = concentração$_1$ (mmol/ℓ)
C_2 = concentração$_2$ (mmol/ℓ)

3. **Exemplo de cálculo da difusão**
   - A concentração de ureia no sangue é de 10 mg/100 mℓ. A concentração de ureia no líquido tubular proximal é de 20 mg/100 mℓ. Se a permeabilidade à ureia for de 1×10^{-5} cm/s e a área de superfície for 100 cm^2, quais serão a magnitude e a direção do fluxo de ureia?

$$\text{Fluxo} = \left(\frac{1 \times 10^{-5} \text{ cm}}{\text{s}} \right)\left(100 \text{ cm}^2 \right)\left(\frac{20 \text{ mg}}{100 \text{ m}\ell} - \frac{10 \text{ mg}}{100 \text{ m}\ell} \right)$$

$$= \left(\frac{1 \times 10^{-5} \text{ cm}}{\text{s}} \right)\left(100 \text{ cm}^2 \right)\left(\frac{10 \text{ mg}}{100 \text{ m}\ell} \right)$$

$$= \left(\frac{1 \times 10^{-5} \text{ cm}}{\text{s}} \right)\left(100 \text{ cm}^2 \right)\left(\frac{0,1 \text{ mg}}{\text{cm}^3} \right)$$

$$= 1 \times 10^{-4} \text{ mg/s do lúmen para o sangue (de maior para menor concentração)}$$

Nota: O sinal de menos que precede a equação de difusão indica que a direção do fluxo ocorre da maior concentração para a menor. Isso pode ser ignorado se a maior concentração for C_1 e a menor concentração, C_2.
Note também: 1 mℓ = 1 cm^3.

Quadro 1.1 Características dos diferentes tipos de transporte.

Tipo	Gradiente eletroquímico	Mediado por carreador	Energia metabólica	Gradiente de Na$^+$	Inibição da bomba de Na$^+$-K$^+$
Difusão simples	A favor	Não	Não	Não	–
Difusão facilitada	A favor	Sim	Não	Não	–
Transporte ativo primário	Contra	Sim	Sim	–	Inibe (se for a bomba de Na$^+$-K$^+$)
Cotransporte	Contra*	Sim	Indireto	Sim, na mesma direção	Inibe (abolindo o gradiente Na$^+$)
Contratransporte	Contra*	Sim	Indireto	Sim, na direção oposta	Inibe (abolindo o gradiente Na$^+$)

*Um ou mais solutos são transportados contra o gradiente eletroquímico; Na$^+$ é transportado a favor do gradiente.

4. **Permeabilidade**
   - É indicada por P na equação de difusão
   - Descreve a facilidade de difusão de um soluto através de uma membrana
   - Depende das características do soluto e da membrana.

   a. **Fatores que aumentam a permeabilidade:**
      - ↑ **Coeficiente de partição óleo/água** do soluto aumenta a solubilidade nos lipídios da membrana
      - ↓ **Raio (tamanho) do soluto** aumenta o coeficiente de difusão e a velocidade da difusão
      - ↓ A **espessura da membrana** diminui a distância de difusão.

   b. Os pequenos solutos hidrofóbicos (p. ex., O_2, CO_2) apresentam as maiores permeabilidades nas membranas lipídicas.

   c. Os solutos hidrofílicos (p. ex., Na^+, K^+) devem atravessar as membranas celulares por meio de canais preenchidos por água (poros) ou por transportadores. Se o soluto for um íon (substância com carga elétrica), seu fluxo dependerá tanto da diferença de concentração quanto da diferença de potencial elétrico através da membrana.

B. Transporte mediado por carreador
   - Inclui a difusão facilitada e os transportes ativos primário e secundário
   - As **características** do transporte mediado por carreador são:

   1. **Estereoespecificidade.** Por exemplo, a D-glicose (isômero natural) é transportada por difusão facilitada, o que não ocorre com seu L-isômero. Por outro lado, a difusão simples não distinguiria os dois isômeros, pois não envolve um carreador.

   2. **Saturação.** A velocidade de transporte aumenta à medida que a concentração do soluto aumenta até ocorrer saturação dos carreadores. O **transporte máximo (T_m)** é análogo à velocidade máxima ($V_{máx}$) na cinética das enzimas.

   3. **Competição.** Os solutos estruturalmente relacionados competem pelos locais de transporte nas moléculas carreadoras. Por exemplo, a galactose é um inibidor competitivo do transporte de glicose no intestino delgado.

C. Difusão facilitada
   1. **Características da difusão facilitada**
      - Ocorre **a favor de um gradiente eletroquímico** ("ladeira abaixo"), semelhante à difusão simples
      - Não necessita de energia metabólica e, portanto, é **passiva**
      - É mais **rápida** do que a difusão simples
      - É **mediada por carreador** e, por conseguinte, apresenta estereoespecificidade, saturação e competição.

   2. **Exemplo de difusão facilitada**
      - O transporte de glicose nas células musculares e adiposas é a favor do gradiente, mediado por carreador e inibido por açúcares, como a galactose; portanto, é classificado como difusão facilitada. No **diabetes melito**, a captação de glicose pelas células musculares e adiposas está diminuída, visto que os carreadores para a difusão facilitada da glicose requerem **insulina**.

D. Transporte ativo primário
   1. **Características do transporte ativo primário**
      - Ocorre **contra um gradiente eletroquímico** ("ladeira acima")
      - Requer um **aporte direto de energia metabólica** sob a forma de trifosfato de adenosina **(ATP)** sendo, portanto, **ativo**
      - É **mediado por carreador** e, portanto, apresenta estereoespecificidade, saturação e competição.

2. **Exemplos de transporte ativo primário**

   a. **Na^+/K^+-ATPase (ou bomba de Na^+-K^+)** das membranas celulares transporta o Na^+ do líquido intracelular para o líquido extracelular e o K^+ do líquido extracelular para o líquido intracelular; mantém uma concentração intracelular de Na^+ baixa e uma concentração intracelular de K^+ elevada.

      ● Tanto **Na^+ e K^+ são transportados contra seus gradientes eletroquímicos**

      ● A energia é fornecida pela ligação fosfato-terminal do ATP

      ● A **estequiometria habitual é de 3 Na^+/2 K^+**

      ● Os inibidores específicos da Na^+/K^+-ATPase são os glicosídios cardíacos ouabaína e *digitalis*.

   b. A **Ca^{2+}-ATPase (ou bomba de Ca^{2+})** do retículo sarcoplasmático (RS) ou das membranas celulares transporta o Ca^{2+} contra um gradiente eletroquímico.

      ● A Ca^{2+}-ATPase do retículo sarcoplasmático e do retículo endoplasmático é denominada **SERCA**

   c. A **H^+/K^+-ATPase (ou bomba de prótons)** das células parietais gástricas transporta o H^+ para o lúmen do estômago contra o seu gradiente eletroquímico.

      ● É inibida por inibidores da bomba de prótons, como o **omeprazol**.

E. Transporte ativo secundário

1. **Características do transporte ativo secundário**

   a. O transporte de dois ou mais solutos é **acoplado**.

   b. Um dos solutos (habitualmente o Na^+) é transportado a favor do gradiente ("ladeira abaixo") e fornece energia para o transporte contra o gradiente ("ladeira acima") do(s) outro(s) soluto(s).

   c. A energia metabólica não é fornecida diretamente, mas sim de maneira indireta pelo **gradiente de Na^+**, que é mantido através das membranas celulares. Portanto, a inibição da Na^+/K^+-ATPase diminuirá o transporte de Na^+ para fora da célula, reduzindo o gradiente de Na^+ e inibindo, por conseguinte, o transporte ativo secundário.

   d. O deslocamento dos solutos na mesma direção através da membrana celular é denominado **cotransporte** ou **simporte**.

      ● Exemplos são o **cotransporte de Na^+-glicose** no intestino delgado e o cotransporte de **Na^+-K^+-$2Cl^-$** no ramo ascendente espesso da alça de Henle nos rins.

   e. Se os solutos se deslocam em direções opostas através da membrana celular, denomina-se **contratransporte** ou **antiporte**

      ● Exemplos são o **contratransporte de Na^+-Ca^{2+}** e o **contratransporte de Na^+-H^+**.

2. **Exemplo do cotransporte de Na^+-glicose** (Figura 1.1)

   a. O carreador para o cotransporte Na^+-glicose está localizado na membrana luminal das células da mucosa intestinal e do túbulo proximal renal.

   b. O transporte da glicose é contra o gradiente; o transporte de Na^+ é a favor do gradiente.

   c. A energia provém do movimento do Na^+ a favor do gradiente de concentração. O gradiente de Na^+ (baixas concentrações intracelulares) é mantido pela bomba de Na^+/K^+ localizada na membrana basolateral (lado sanguíneo). O comprometimento da bomba de Na^+/K^+ diminui o gradiente de Na^+ transmembrana e, em consequência, inibe o cotransporte de Na^+-glicose.

3. **Exemplo de contratransporte ou troca de Na^+-Ca^{2+}** (Figura 1.2)

   a. Muitas membranas celulares contêm um trocador de Na^+-Ca^{2+}, que realiza o transporte contra o gradiente de concentração do Ca^{2+}, de uma concentração de Ca^{2+} intracelular baixa para uma concentração extracelular de Ca^{2+} alta. O Ca^{2+} e o Na^+ deslocam-se em direções opostas através da membrana celular.

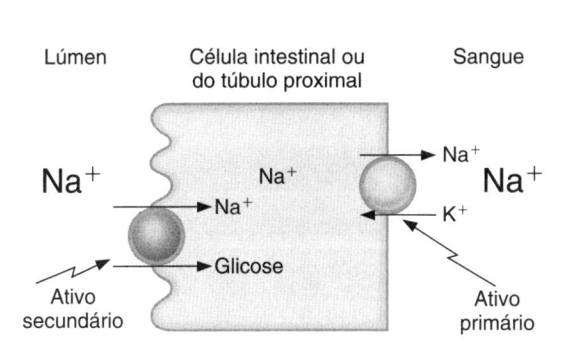

Figura 1.1 Cotransporte (simporte) de Na^+-glicose na célula epitelial do intestino e no túbulo proximal.

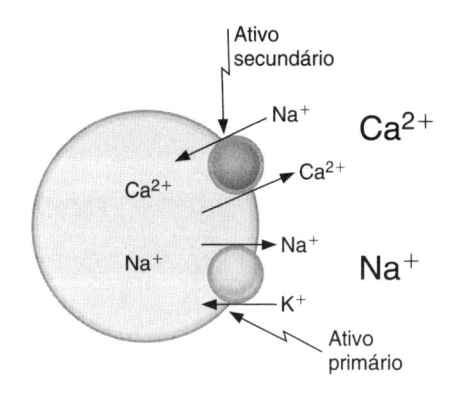

Figura 1.2 Contratransporte (antiporte) de Na^+-Ca^{2+}.

b. A energia provém do movimento de Na^+ a favor do gradiente de concentração. A exemplo do cotransporte, o gradiente de Na^+ direcionado para o intracelular é mantido pela bomba de Na^+/K^+. Por conseguinte, o comprometimento da bomba de Na^+/K^+ inibe a troca de Na^+-Ca^{2+}.

III. Osmose

A. Osmolaridade

- É a concentração de partículas osmoticamente ativas em uma solução
- É uma propriedade coligativa que pode ser medida pela depressão do ponto de congelamento
- Pode ser calculada pela seguinte **equação:**

$$\text{Osmolaridade} = g \times C$$

em que:
$$\text{Osmolaridade} = \text{concentração de partículas (osm}/\ell)$$
$$g = \text{número de partículas em solução (osm/mol)}$$
$$[\text{p. ex., } g_{NaCl} = 2; g_{glicose} = 1]$$
$$C = \text{concentração (mol}/\ell)$$

- Duas soluções que apresentam a mesma osmolaridade calculada são **isosmóticas**. Se a osmolaridade de duas soluções for diferente, a solução com maior osmolaridade é dita **hiperosmótica**, e a solução com menor osmolaridade, **hiposmótica**
- **Exemplo de cálculo**: Qual é a osmolaridade de uma solução de NaCl a 1 M?

$$\text{Osmolaridade} = g \times C$$
$$= 2 \text{ osm/mol} \times 1 \text{ M}$$
$$= 2 \text{ osm}/\ell$$

B. Osmose e pressão osmótica

- **Osmose** é o **fluxo de água** através de uma membrana semipermeável a partir de uma solução com baixa concentração de solutos para uma solução com alta concentração de solutos.

1. **Exemplo de osmose** (Figura 1.3)

a. As soluções 1 e 2 estão separadas por uma membrana semipermeável. A solução 1 contém um soluto demasiado grande para atravessar a membrana. A solução 2 consiste em água pura. A presença do soluto na solução 1 produz uma **pressão osmótica**.

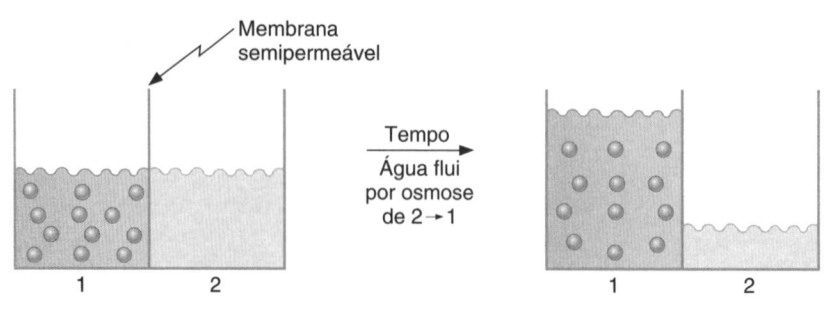

Figura 1.3 Osmose da H_2O através de uma membrana semipermeável.

b. A diferença de pressão osmótica através da membrana determina o fluxo de água da solução 2 (que não tem soluto e cuja pressão osmótica é menor) para a solução 1 (que contém o soluto e cuja pressão osmótica é maior).

c. Com o passar do tempo, o volume da solução 1 aumenta, enquanto o volume da solução 2 diminui.

2. Cálculo da pressão osmótica (lei de van't Hoff)

a. A **pressão osmótica** da solução 1 (Figura 1.3) pode ser calculada pela lei de van't Hoff, segundo a qual a pressão osmótica depende da concentração de partículas osmoticamente ativas. A concentração de partículas é convertida em pressão, de acordo com a seguinte **equação**:

$$\pi = g \times C \times RT$$

em que:

π = pressão osmótica (mmHg ou atm)

g = número de partículas em solução (osm/mol)

C = concentração (mol/ℓ)

R = constante do gás (0,082 ℓ–atm/mol–K)

T = temperatura absoluta (K)

b. **A pressão osmótica aumenta quando a concentração de soluto aumenta.** Uma solução de $CaCl_2$ a 1 M tem pressão osmótica mais alta do que uma solução a KCl a 1 M porque o número de partículas osmoticamente ativas é maior para dado volume.

c. Quanto maior a pressão osmótica de uma solução, maior o fluxo de água para ela.

d. Duas soluções com a mesma pressão osmótica efetiva são ditas **isotônicas**, visto que não há fluxo de água através de uma membrana semipermeável que as separe. Se duas soluções separadas pela membrana semipermeável tiverem pressões osmóticas efetivas diferentes, a solução com maior pressão osmótica efetiva é **hipertônica**, enquanto a solução com pressão osmótica efetiva mais baixa é **hipotônica**. A água flui da solução hipotônica para a solução hipertônica.

e. **Pressão coloidosmótica**, ou **pressão oncótica**, é a pressão osmótica criada por proteínas (p. ex., proteínas plasmáticas).

3. Coeficiente de reflexão (σ)

● Trata-se de um número entre zero e um que descreve a facilidade com que um determinado soluto atravessa uma membrana.

a. **Se o coeficiente de reflexão for igual a um**, a membrana é impermeável ao soluto. Por conseguinte, o soluto é retido na solução original, gera uma pressão osmótica e provoca o fluxo de água. A **albumina sérica** (um soluto grande) apresenta um coeficiente de reflexão próximo de um.

b. **Se o coeficiente de reflexão for igual a zero**, a membrana é totalmente permeável ao soluto. Por conseguinte, o soluto não exercerá nenhum efeito osmótico e não produzirá fluxo de água. A **ureia** (um soluto pequeno) apresenta um coeficiente de reflexão próximo de zero, e, portanto, é um **osmol inefetivo**.

4. Cálculo da pressão osmótica efetiva

- A pressão osmótica efetiva é a pressão osmótica (calculada pela lei de van't Hoff) multiplicada pelo coeficiente de reflexão
- Se o coeficiente de reflexão for igual a um, o soluto exercerá uma pressão osmótica efetiva máxima. Se o coeficiente de reflexão for igual a zero, o soluto não exercerá nenhuma pressão osmótica.

IV. Potencial de difusão, potencial de repouso da membrana e potencial de ação

A. Canais iônicos

- São **proteínas integrais** que atravessam toda a membrana e, quando abertas, possibilitam a passagem de determinados íons.

1. Os **canais iônicos são seletivos**; eles permitem a passagem de alguns íons, mas não de outros. A seletividade baseia-se no tamanho do canal e na distribuição das cargas que o revestem.

   - Por exemplo, um canal pequeno revestido por grupamentos com carga elétrica negativa será seletivo para os cátions pequenos e excluirá solutos grandes e ânions. Por outro lado, um canal pequeno revestido por grupamentos com carga elétrica positiva será seletivo para ânions pequenos e excluirá solutos grandes e cátions.

2. **Os canais iônicos podem estar abertos ou fechados.** Quando o canal está aberto, o(s) íon(s) para o(s) qual(is) é seletivo consegue(m) fluir por ele. Quando o canal está fechado, os íons não conseguem atravessá-lo.

3. A **condutância de um canal** depende da probabilidade de o canal estar aberto. Quanto maior a probabilidade de um canal estar aberto, maior a condutância, ou **permeabilidade**. A abertura e o fechamento dos canais são controlados por **comportas**.

   a. Os **canais regulados por voltagem** são abertos ou fechados por alterações no potencial elétrico da membrana.

      - A **comporta de ativação do canal de Na⁺** no nervo é aberta por despolarização
      - A **comporta de inativação do canal de Na⁺** no nervo é fechada por despolarização
      - Quando as comportas de ativação e de inativação dos canais de Na⁺ estão abertas e permeáveis ao Na⁺ (p. ex., durante a fase ascendente do potencial de ação do nervo)
      - Se a comporta de ativação ou a comporta de inativação do canal de Na⁺ estiver fechada, o canal estará fechado e impermeável ao Na⁺. Por exemplo, no potencial de repouso as comportas de ativação estão fechadas e, por conseguinte, os canais de Na⁺ estão fechados.

   b. Os **canais regulados por ligantes** são abertos ou fechados por hormônios, segundos mensageiros ou neurotransmissores.

      - Por exemplo, o **receptor nicotínico** da acetilcolina (ACh) na placa motora é um canal iônico que se abre quando a ACh liga-se a ele. Quando está aberto, é permeável ao Na⁺ e K⁺, causando despolarização da placa motora.

B. Potenciais de difusão e de equilíbrio

- Um **potencial de difusão** é a diferença de potencial gerada através de uma membrana devido a uma diferença de concentração de determinado íon
- Um potencial de difusão só pode ser gerado se a membrana for permeável ao íon
- A **amplitude do potencial de difusão** depende do valor do gradiente de concentração
- O **sinal do potencial de difusão** depende da carga elétrica positiva ou negativa do íon que se difunde
- Os potenciais de difusão são criados pela difusão de um **número muito pequeno de íons** e, por conseguinte, não resultam em alterações da concentração dos íons que se difundem
- O **potencial de equilíbrio** é o potencial de difusão que equilibra (se opõe) exatamente a tendência à difusão causada por uma diferença de concentração. No **equilíbrio eletroquímico**, as forças propulsoras químicas e elétricas que atuam sobre determinado íon são iguais e opostas, e não ocorre mais difusão efetiva do íon.

1. **Exemplo de um potencial de difusão do Na$^+$** (Figura 1.4)

   a. Duas soluções de NaCl são separadas por uma membrana que é permeável ao Na$^+$, mas não ao Cl$^-$. A concentração de NaCl da solução 1 é maior que a da solução 2.

   b. Como a membrana é permeável ao Na$^+$, ele se difundirá da solução 1 para a solução 2 a favor de seu gradiente de concentração. A membrana é impermeável ao Cl$^-$, e, por conseguinte, este não acompanhará o Na$^+$.

   c. Em consequência, surgirá um **potencial de difusão** e a solução 1 ficará negativa em relação à solução 2.

   d. Eventualmente, a diferença de potencial ficará grande o suficiente para se opor a qualquer difusão efetiva adicional de Na$^+$. A diferença de potencial que contrabalança exatamente a difusão do Na$^+$ a favor de seu gradiente de concentração é o **potencial de equilíbrio do Na$^+$**. No equilíbrio eletroquímico, as forças propulsoras (química e elétrica) que atuam sobre o Na$^+$ são iguais e opostas, e não há difusão efetiva de Na$^+$.

2. **Exemplo de um potencial de difusão do Cl$^-$** (Figura 1.5)

   a. Duas soluções idênticas àquelas mostradas na Figura 1.4 estão agora separadas por uma membrana que é permeável ao Cl$^-$, mas não ao Na$^+$.

   b. O Cl$^-$ se difundirá da solução 1 para a solução 2 a favor de seu gradiente de concentração. A membrana é impermeável ao Na$^+$, e, portanto, este não acompanhará o Cl$^-$.

   c. Um **potencial de difusão** se estabelecerá na membrana de tal modo que a solução 1 ficará positiva em relação à solução 2. A diferença de potencial que contrabalança exatamente a difusão do Cl$^-$ a favor de seu gradiente de concentração é o **potencial de equilíbrio do Cl$^-$**. No equilíbrio eletroquímico, as forças propulsoras (química e elétrica) que atuam sobre o Cl$^-$ são iguais e opostas, portanto não há difusão efetiva de Cl$^-$.

3. **Uso da equação de Nernst para calcular os potenciais de equilíbrio**

   a. A **equação de Nernst** é utilizada para calcular o potencial de equilíbrio em uma determinada diferença de concentração de um íon ao qual a membrana celular é permeável. Ela informa qual potencial equilibrará exatamente a tendência à difusão a favor do gradiente de concentração; em outras palavras, informa **em qual potencial o íon estaria em equilíbrio eletroquímico**.

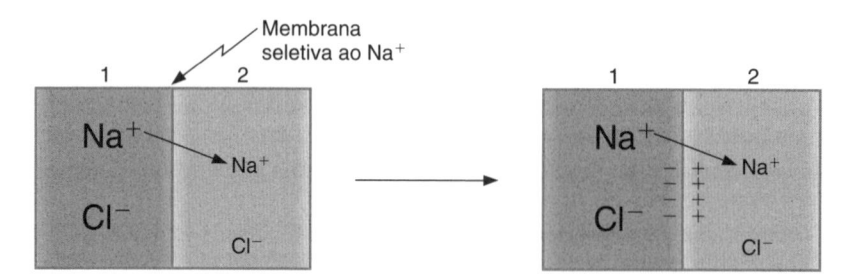

Figura 1.4 Geração de um potencial de difusão de Na$^+$ através de uma membrana seletiva ao Na$^+$.

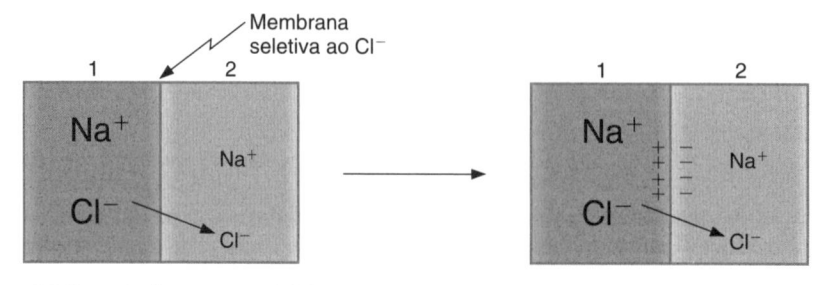

Figura 1.5 Geração de um potencial de difusão de Cl$^-$ através de uma membrana seletiva ao Cl$^-$.

$$E = -2,3 \times \frac{RT}{zF} \times \log_{10} \times \frac{[C_i]}{[C_e]}$$

em que:

E = potencial de equilíbrio (mV)

$2,3 \times \dfrac{RT}{zF} = \dfrac{60\ mV}{z}$ a 37°C

z = carga elétrica do íon (+1 para Na^+; +2 para Ca^{2+}; −1 para Cl^-)
C_i = concentração intracelular (mM)
C_e = concentração extracelular (mM)

b. Exemplo de cálculo com a equação de Nernst

- Se o $[Na^+]$ intracelular é de 15 mM e o $[Na^+]$ extracelular é de 150 mM, qual é o potencial de equilíbrio do Na^+?

$$
\begin{aligned}
E_{Na^+} &= \frac{-60\ mV}{z} \times \log_{10} \frac{[C_i]}{[C_e]} \\
&= \frac{-60\ mV}{+1} \times \log_{10} \frac{15\ mM}{150\ mM} \\
&= -60\ mV \times \log_{10} 0,1 \\
&= +60\ mV
\end{aligned}
$$

Nota: Não é preciso lembrar qual concentração vai para o numerador. Como se trata de uma função logarítmica, o cálculo é efetuado em qualquer direção, de modo a obter o valor absoluto de 60 mV. Em seguida, utiliza-se uma "abordagem intuitiva" para determinar o sinal correto. (Abordagem intuitiva: a $[Na^+]$ é maior no líquido extracelular do que no líquido intracelular, de modo que os íons Na^+ se difundirão do líquido extracelular para o intracelular, tornando o interior da célula positivo [*i. e.*, +60 mV em equilíbrio].)

c. Valores aproximados dos potenciais de equilíbrio nos nervos e nos músculos

E_{Na^+} : +65 mV
$E_{Ca^{2+}}$: +120 mV
E_{K^+} : −85 mV
E_{Cl^-} : −85 mV

C. Força impulsionadora e fluxo de corrente

- A **força impulsionadora** em um íon é a diferença entre o potencial da membrana verdadeiro (E_m) e o potencial de equilíbrio desse íon (calculado com a equação de Nernst). Em outras palavras, a força impulsionadora é a diferença entre o potencial de membrana real e aquilo que o íon "gostaria" que o potencial de membrana fosse, ou seja, o potencial de equilíbrio desse íon (conforme calculado pela equação de Nernst)
- **Fluxo de corrente** ocorre se houver uma força propulsora no íon e a membrana for permeável ao íon. A *direção* do fluxo de corrente será na mesma direção da força propulsora. A *magnitude* do fluxo de corrente será determinada pela grandeza da força propulsora e pela permeabilidade (ou condutância) do íon. Se não houver força propulsora no íon, não ocorrerá fluxo de corrente. Se a membrana for impermeável ao íon, também não ocorrerá fluxo de corrente.

D. Potencial de repouso da membrana

- É expresso como a diferença de potencial através da membrana celular, em milivolts (mV)
- Por convenção, é expresso como o potencial intracelular em relação ao potencial extracelular. Assim, um potencial de repouso da membrana de −70 mV significa **70 mV, com o interior da célula negativo**.

1. **O potencial de repouso da membrana é estabelecido pelos potenciais de difusão** que resultam das diferenças de concentração dos íons que atravessam a membrana.

2. **Cada íon que atravessa a membrana procura impulsionar o potencial de membrana em direção ao seu potencial de equilíbrio.** Os íons com as maiores permeabilidades ou condutâncias darão a maior contribuição para o potencial de repouso da membrana, enquanto os que apresentam permeabilidades menores darão pouca ou nenhuma contribuição.

3. **Por exemplo,** o potencial de repouso da membrana nos nervos é de -70 mV, que está próximo do potencial de equilíbrio calculado do K^+, de -85 mV, porém distante do potencial de equilíbrio calculado do Na^+, de $+65$ mV. **Isso porque, em repouso, a membrana do nervo é muito mais permeável ao K^+ do que ao Na^+.**

4. **A bomba de Na^+/K^+ só contribui de maneira indireta** para o potencial de repouso da membrana, ao manter, através da membrana celular, os gradientes de concentração de Na^+ e K^+, que geram, então, potenciais de difusão. A contribuição **eletrogênica** direta da bomba (3 Na^+ bombeados para fora da célula para cada 2 K^+ bombeados para dentro da célula) é pequena.

E. Potenciais de ação

1. Definições

a. A **despolarização** torna o potencial de membrana **menos negativo** (o interior da célula fica menos negativo).

b. A **hiperpolarização** torna o potencial de membrana **mais negativo** (o interior da célula fica mais negativo).

c. A **corrente de influxo** refere-se ao fluxo de cargas positivas para dentro da célula. A corrente de influxo **despolariza** o potencial de membrana.

d. A **corrente de efluxo** refere-se ao fluxo de cargas elétricas positivas para fora da célula. A corrente de efluxo **hiperpolariza** o potencial de membrana.

e. O **potencial de ação** é uma propriedade das células excitáveis (*i. e.*, nervos e músculos), que consiste em uma rápida despolarização, ou fase ascendente, seguida de repolarização do potencial de membrana. Os potenciais de ação têm **tamanho e forma estereotípicos**, são **propagados** e do tipo **tudo ou nada.**

f. O **limiar** é o potencial de membrana em que o potencial de ação é inevitável. No potencial limiar, a corrente de influxo efetiva torna-se maior do que a corrente de efluxo efetiva. A despolarização resultante torna-se autossustentada e dá origem à fase ascendente do potencial de ação. Se a corrente de influxo efetiva for menor do que a corrente de efluxo, não ocorrerá potencial de ação (*i. e.*, resposta tudo ou nada).

2. Base iônica do potencial de ação do nervo (Figura 1.6)

a. **Potencial de repouso da membrana**

- É de cerca de -70 mV, interior da célula negativo
- Resulta da **elevada condutância do K^+ em repouso**, que propulsiona o potencial de membrana em direção ao potencial de equilíbrio do K^+
- Em repouso, embora as comportas de inativação dos canais de Na^+ estejam abertas (foram abertas por repolarização a partir do potencial de ação precedente), as comportas de ativação nos canais de Na^+ estão fechadas e, por conseguinte, os canais de Na^+ estão fechados e a condutância do Na^+ é baixa.

b. **Fase ascendente do potencial de ação**

(1) **A corrente de influxo despolariza o potencial de membrana até atingir o limiar.**

(2) **A despolarização causa rápida abertura das comportas de ativação do canal de Na^+.** No momento, as comportas de ativação e a condutância do Na^+ da membrana aumenta de imediato.

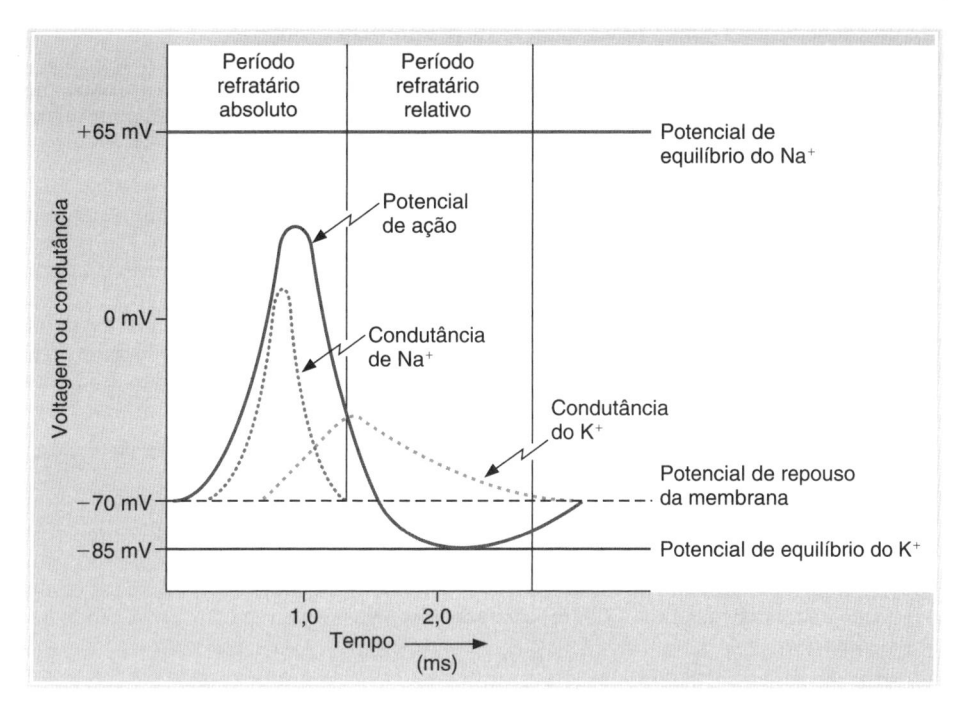

Figura 1.6 Potencial de ação do nervo e alterações associadas na condutância do Na^+ e do K^+.

(3) A condutância do Na^+ torna-se maior do que a do K^+, e o potencial de membrana é impelido em direção ao potencial de equilíbrio do Na^+ de $+65$ mV (mas não chega a atingi-lo). Por conseguinte, a despolarização rápida durante a fase ascendente é causada por uma **corrente de influxo de Na^+**.

(4) **A ultrapassagem (*overshoot*)** é a breve porção no pico do potencial de ação quando o potencial de membrana é positivo.

(5) A **tetrodotoxina (TTX)** e a **lidocaína** bloqueiam esses canais de Na^+ sensíveis à voltagem e suprimem os potenciais de ação.

c. Repolarização do potencial de ação

    (1) **A despolarização também fecha as comportas de inativação dos canais de Na^+** (porém mais lentamente do que abre as comportas de ativação). O fechamento das comportas de inativação resulta em fechamento dos canais de Na^+, e a condutância do Na^+ retorna em direção a zero.

    (2) **A despolarização abre lentamente os canais de K^+ e aumenta a condutância do K^+** a níveis ainda mais elevados do que em repouso. O **tetraetilamônio (TEA)** bloqueia esses canais de K^+ regulados por voltagem.

    (3) O efeito combinado do fechamento dos canais de Na^+ e da abertura maior dos canais de K^+ torna a condutância do K^+ maior que a do Na^+, e o potencial de membrana é repolarizado. Por conseguinte, a repolarização é produzida por uma **corrente de efluxo de K^+**.

d. **Pós-potencial hiperpolarizante (*undershoot*)**

    ● A condutância do K^+ permanece acima daquela em repouso por algum tempo após o fechamento dos canais de Na^+. Durante esse período, o potencial de membrana é impulsionado para muito próximo do potencial de equilíbrio do K^+.

3. Períodos refratários (Figura 1.6)

a. **Período refratário absoluto**

    ● É o período durante o qual outro potencial de ação não pode ser gerado, não importa quão grande seja o estímulo

- Coincide com quase toda a duração do potencial de ação
- **Explicação:** É preciso lembrar que as comportas de inativação do canal de Na⁺ estão fechadas quando o potencial de membrana está despolarizado. Essas comportas permanecem fechadas até que haja repolarização. Nenhum potencial de ação pode ocorrer até a abertura das comportas de inativação.

b. Período refratário relativo

- Começa no final do período refratário absoluto e continua até que o potencial de membrana retorne ao nível de repouso
- Um potencial de ação só pode ser gerado durante esse período se houver uma corrente de influxo maior do que a habitual
- **Explicação:** A condutância do K⁺ é maior do que em repouso, e o potencial de membrana está mais próximo do potencial de equilíbrio do K⁺ e, portanto, mais distante do limiar; é necessária uma corrente de influxo maior para que a membrana alcance o limiar.

c. Acomodação

- Ocorre quando a membrana celular é mantida em nível despolarizado, de tal modo que o potencial limiar é ultrapassado sem deflagrar um potencial de ação
- Ocorre porque a despolarização fecha as comportas de inativação nos canais de Na⁺
- É observada na **hiperpotassemia**, na qual as membranas do músculo esquelético são despolarizadas pela concentração sérica elevada de K⁺. Embora o potencial de membrana esteja mais próximo do limiar, não ocorrem potenciais de ação, visto que as comportas de inativação dos canais de Na⁺ são fechadas pela despolarização, provocando **fraqueza muscular**.

4. Propagação dos potenciais de ação (Figura 1.7)

- Ocorre pela disseminação de **correntes locais** para áreas adjacentes da membrana, que são então despolarizadas até o limiar, gerando potenciais de ação
- **A velocidade de condução é aumentada por:**

a. **↑ Diâmetro da fibra.** O aumento do diâmetro de uma fibra nervosa resulta em diminuição da resistência interna; por conseguinte, a velocidade de condução ao longo do nervo é maior.

b. **Mielinização.** A mielina atua como isolante ao redor dos axônios dos nervos e aumenta a velocidade de condução. Os nervos mielinizados exibem **condução saltatória**, visto que os potenciais de ação só podem ser gerados nos **nodos de Ranvier**, onde existem lacunas na bainha de mielina (Figura 1.8).

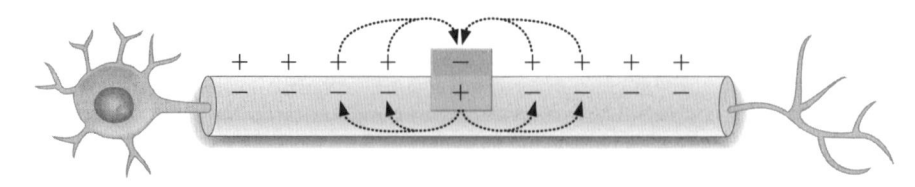

Figura 1.7 Axônio amielínico mostrando a propagação da despolarização por corrente local de fluxo. O quadrado mostra a zona ativa onde o potencial de ação reverteu a polaridade.

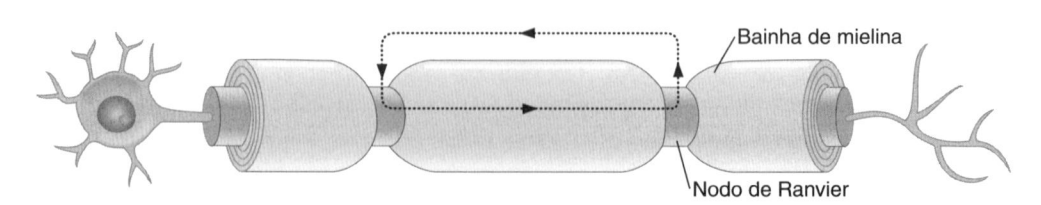

Figura 1.8 Axônio mielínico. Podem ocorrer potenciais de ação nos nodos de Ranvier.

V. Transmissão neuromuscular e sináptica

A. Características gerais das sinapses químicas

1. **Um potencial de ação na célula pré-sináptica** provoca despolarização no terminal pré-sináptico.

2. Em consequência da despolarização, **o Ca^{2+} entra no terminal pré-sináptico**, causando a **liberação de neurotransmissor** na fenda sináptica.

3. O neurotransmissor difunde-se através da fenda sináptica e associa-se com **receptores na membrana celular pós-sináptica**, ocasionando uma mudança na sua permeabilidade aos íons e, consequentemente, uma alteração no seu potencial de membrana.

4. Os **neurotransmissores inibitórios** hiperpolarizam a membrana pós-sináptica: os **neurotransmissores excitatórios** despolarizam a membrana pós-sináptica.

B. Junção neuromuscular (Figura 1.9 e Quadro 1.2)

- É a sinapse entre os axônios dos neurônios motores e o músculo esquelético
- O neurotransmissor liberado da terminação pré-sináptica é a **ACh (acetilcolina)**, e a membrana pós-sináptica contém um **receptor nicotínico.**

1. Síntese e armazenamento de ACh na terminação pré-sináptica

- A **colina acetiltransferase** catalisa a formação de ACh a partir da acetil coenzima A (CoA) e colina na terminação pré-sináptica
- A ACh é armazenada em **vesículas sinápticas** com ATP e proteoglicano para liberação posterior.

2. Despolarização da terminação pré-sináptica e captação de Ca^{2+}

- Os potenciais de ação são conduzidos ao longo do neurônio motor. A despolarização da terminação pré-sináptica **abre os canais de Ca^{2+}**
- Quando a permeabilidade ao Ca^{2+} aumenta, o Ca^{2+} entra rapidamente na terminação pré-sináptica, a favor de seu gradiente eletroquímico.

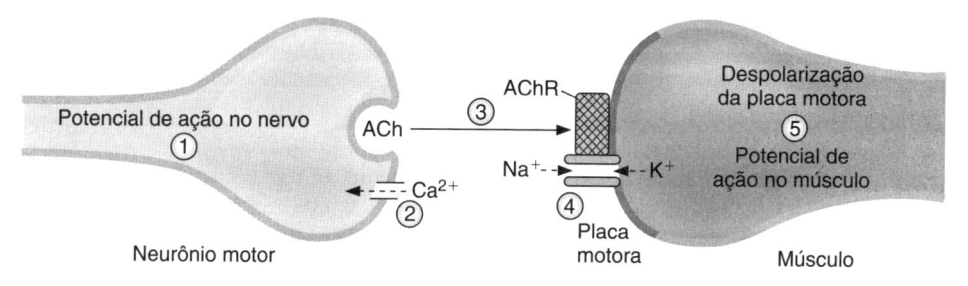

Figura 1.9 Junção neuromuscular. ACh = acetilcolina; AChR = receptor de acetilcolina.

Quadro 1.2 Agentes que afetam a transmissão neuromuscular.

Exemplo	Ação	Efeitos sobre a transmissão neuromuscular
Toxina botulínica	Bloqueia a liberação de ACh das terminações pré-sinápticas	Bloqueio total
Curare	Compete com a ACh pelos receptores na placa motora	Diminui a amplitude do PPM; em doses máximas, provoca paralisia dos músculos respiratórios e morte
Neostigmina	Inibe a acetilcolinesterase	Prolonga e aumenta a ação da ACh na placa motora do músculo
Hemicolínio	Bloqueia a recaptação da colina nas terminações pré-sinápticas	Causa depleção das reservas de ACh da terminação pré-sináptica

ACh = acetilcolina; PPM = potencial da placa motora.

3. **A captação de Ca^{2+} causa a liberação de ACh na fenda sináptica**
   - As vesículas sinápticas fundem-se com a membrana plasmática e esvaziam seu conteúdo na fenda por **exocitose**.

4. **Difusão da ACh para a membrana pós-sináptica (placa motora muscular) e ligação da ACh aos receptores nicotínicos**
   - O receptor nicotínico de ACh também é um **canal iônico de Na^+ e K^+**
   - A ligação da ACh às subunidades α do receptor provoca, na sua conformação, uma alteração que abre a parte central do canal e aumenta sua condutância ao Na^+ e K^+. Estes são exemplos de **canais regulados por ligantes**.

5. **Potencial da placa motora (PPM) na membrana pós-sináptica**
   - Como os canais abertos pela ACh conduzem íons (tanto Na^+ quanto K^+), o potencial da membrana pós-sináptica é despolarizado até um valor que corresponde à média dos potenciais de equilíbrio do Na^+ e do K^+ (cerca de 0 mV)
   - O conteúdo de uma vesícula sináptica (um *quantum*) produz um **potencial miniatura da placa motora** (PMPM), o menor PPM possível
   - Os PMPM somam-se para produzir um PPM pleno. **O PPM não é um potencial de ação**, porém simplesmente uma despolarização da placa motora especializada do músculo.

6. **Despolarização da membrana muscular adjacente até o limiar**
   - Uma vez despolarizada a região da placa motora, as correntes locais provocam despolarização e potenciais de ação no tecido muscular adjacente. Os potenciais de ação no músculo são seguidos de contração.

7. **Degradação da ACh**
   - O PPM é transitório, visto que a ACh é degradada em acetil CoA e colina pela **acetilcolinesterase** (AChE) na placa motora do músculo
   - Metade da colina é recaptada pela terminação pré-sináptica por cotransporte de Na^+-colina e usada para a síntese de nova ACh
   - Os **inibidores da AChE (neostigmina)** bloqueiam a degradação da ACh, prolongam sua ação na placa motora do músculo e aumentam a amplitude do PPM
   - O **hemicolínio** bloqueia a recaptação de colina e provoca depleção das reservas de ACh nas terminações pré-sinápticas.

8. **Doença | Miastenia *gravis***
   - É causada por anticorpos dirigidos contra o receptor de ACh
   - Caracteriza-se por fraqueza da musculatura esquelética e fatigabilidade em decorrência do **número reduzido de receptores de ACh** na placa motora do músculo
   - A amplitude do PPM é reduzida; por conseguinte, é mais difícil despolarizar a membrana muscular até o limiar e produzir potenciais de ação
   - O **tratamento com inibidores da AChE** (p. ex., **neostigmina**) impede a degradação da ACh e prolonga sua ação na placa motora do músculo, compensando parcialmente o número reduzido de receptores.

C. Transmissão sináptica

1. **Tipos de arranjos**

   a. **Sinapses um para um (como aquelas encontradas na junção neuromuscular)**
      - Um potencial de ação no elemento pré-sináptico (o nervo motor) produz um potencial de ação no elemento pós-sináptico (o músculo).

   b. **Sinapses muitos para um (como aquelas encontradas nos neurônios motores espinais)**
      - Um potencial de ação em uma única célula pré-sináptica é insuficiente para produzir um potencial de ação na célula pós-sináptica. Em vez disso, muitas células fazem sinapse com a célula pós-sináptica para despolarizá-la até o limiar. O estímulo pré-sináptico pode ser excitatório ou inibitório.

2. **Estímulo para as sinapses**
   - A célula pós-sináptica integra estímulos excitatórios e inibitórios
   - Quando a soma dos estímulos leva o potencial de membrana da célula pós-sináptica ao limiar, ela deflagra um potencial de ação.

   a. **Potenciais pós-sinápticos excitatórios (PPSE)**
      - São impulsos que **despolarizam** a célula pós-sináptica, aproximando-a do limiar e da deflagração de um potencial de ação
      - São causados pela **abertura de canais permeáveis ao Na$^+$ e K$^+$**, semelhantes aos canais de ACh. O potencial de membrana sofre despolarização até um valor que corresponde à média dos potenciais de equilíbrio do Na$^+$ e K$^+$ (cerca de 0 mV)
      - Os **neurotransmissores excitatórios** incluem a ACh, a norepinefrina, a epinefrina, a dopamina, o glutamato e a serotonina.

   b. **Potenciais pós-sinápticos inibitórios (PPSI)**
      - São impulsos que **hiperpolarizam** a célula pós-sináptica, afastando-a do limiar e da deflagração de um potencial de ação
      - São causados pela **abertura dos canais de Cl$^-$**. O potencial de membrana é hiperpolarizado em direção ao potencial de equilíbrio do Cl$^-$ (-90 mV)
      - Os **neurotransmissores inibitórios** são o ácido γ-aminobutírico (**GABA**) e a **glicina**.

3. **Somação nas sinapses**
   a. A **somação espacial** ocorre quando dois impulsos excitatórios chegam simultaneamente a um neurônio pós-sináptico. Juntos, produzem maior despolarização.
   b. A **somação temporal** ocorre quando dois impulsos excitatórios chegam a um neurônio pós-sináptico em rápida sucessão. Como há superposição temporal das despolarizações pós-sinápticas resultantes, elas se somam de modo gradual.
   c. **A facilitação, a somação mecânica e a potenciação pós-tetânica** ocorrem após estimulação tetânica do neurônio pré-sináptico. Em cada um desses fenômenos, a despolarização do neurônio pós-sináptico é maior do que o esperado, em decorrência da liberação de quantidades do neurotransmissor maiores do que as normais, possivelmente em razão do acúmulo de Ca^{2+} na terminação pré-sináptica.
      - **A potenciação a longo prazo** (memória) envolve a síntese de novas proteínas.

4. **Neurotransmissores**
   a. **ACh** (ver V B).
   b. **Norepinefrina (noradrenalina), epinefrina (adrenalina) e dopamina** (Figura 1.10).

      (1) Norepinefrina
      - É o principal transmissor liberado pelos **neurônios simpáticos pós-ganglionares**
      - É sintetizada na terminação nervosa e liberada na sinapse para ligar-se a **receptores α ou β** na membrana pós-sináptica
      - É removida da sinapse por **recaptação** ou é metabolizada na terminação pré-sináptica pelas enzimas monoaminoxidase (**MAO**) e catecol-O-metiltransferase (**COMT**). Os **metabólitos** são os seguintes:

        (a) Ácido 3,4-di-hidroximandélico (DOMA)
        (b) Normetanefrina (NMN)
        (c) 3-metoxi-4-hidroxifenilglicol (MOPEG)
        (d) Ácido 3-metoxi-4-hidroximandélico, ou ácido vanilmandélico (VMA).

      - No **feocromocitoma,** um tumor da medula da glândula suprarrenal que secreta catecolaminas, ocorre aumento da excreção urinária de **VMA**.

      (2) Epinefrina
      - É sintetizada da norepinefrina pela ação da feniletanolamina-N-metiltransferase na **medula da suprarrenal**
      - Um grupo metil é transferido da S-adenosilmetionina para a norepinefrina.

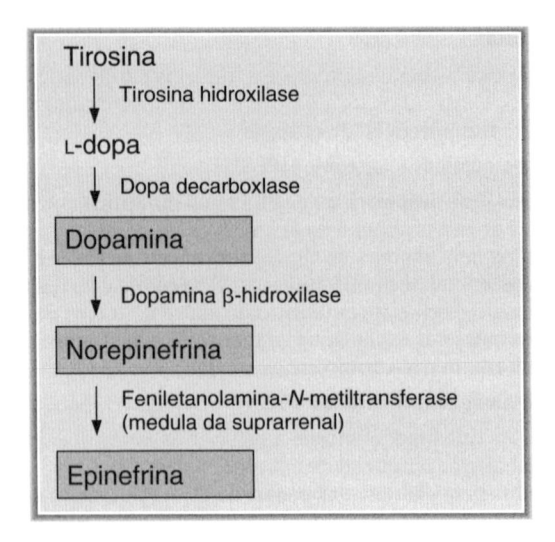

Figura 1.10 Via de síntese de dopamina, norepinefrina e epinefrina.

(3) Dopamina

- É proeminente nos neurônios do **mesencéfalo**
- É liberada pelo hipotálamo e **inibe a secreção de prolactina**; nesse contexto, é denominada fator inibidor da prolactina (FIP)
- É metabolizada pela MAO e pela COMT.

(a) Os **receptores D$_1$** ativam a adenilatociclase por meio de uma proteína G$_s$.

(b) Os **receptores D$_2$** inibem a adenilatociclase por meio de uma proteína G$_i$.

(c) A **doença de Parkinson** envolve a degeneração dos neurônios dopaminérgicos que utilizam os receptores D$_2$.

(d) A **esquizofrenia** envolve um aumento dos níveis de receptores D$_2$.

c. Serotonina

- É encontrada em altas concentrações no **tronco encefálico**
- É formada do triptofano
- É convertida em melatonina na glândula pineal.

d. Histamina

- É formada da histidina
- É encontrada nos neurônios do **hipotálamo**.

e. Glutamato

- É o **neurotransmissor excitatório mais prevalente** no encéfalo
- Existem quatro subtipos de receptores de glutamato
- Três subtipos são os **receptores ionotrópicos** (canais iônicos regulados por ligantes), incluindo o receptor **NMDA** (N-metil-D-aspartato)
- Um subtipo é um **receptor metabotrópico**, que é acoplado aos canais iônicos por meio de uma proteína G heterotrimérica.

f. GABA

- É um **neurotransmissor inibitório**
- É sintetizado do glutamato pela glutamato descarboxilase
- Tem dois tipos de receptores:

(1) O **receptor GABA$_A$** aumenta a condutância do Cl$^-$ e constitui o local de ação dos **benzodiazepínicos** e dos **barbitúricos**.

(2) O **receptor GABA$_B$** aumenta a condutância do K$^+$.

g. Glicina

- É um **neurotransmissor inibitório** encontrado principalmente na medula espinal e no tronco encefálico
- Aumenta a condutância do Cl^-.

h. Óxido nítrico (NO)

- Trata-se de um **neurotransmissor inibitório** de ação curta, encontrado no trato gastrintestinal, nos vasos sanguíneos e no sistema nervoso central
- É sintetizado nas terminações nervosas pré-sinápticas, onde a **NO sintetase** converte a arginina em citrulina e NO
- É um gás permeável que se difunde da terminação pré-sináptica para a sua célula-alvo
- Atua também na transdução de sinal da guanililciclase em uma variedade de tecidos, incluindo o músculo liso vascular.

VI. Músculo esquelético

A. Estrutura e filamentos do músculo (Figura 1.11)

- Cada fibra muscular é multinucleada e comporta-se como uma única unidade. Contém feixes de **miofibrilas**, circundadas por **retículo sarcoplasmático (RS)** e invaginadas por **túbulos transversos (túbulos T)**
- Cada miofibrila contém **filamentos espessos e delgados** interdigitados, dispostos longitudinalmente nos **sarcômeros**
- As unidades repetidas de sarcômeros são responsáveis pelo padrão peculiar em faixa observado no músculo estriado. Um sarcômero vai de **linha Z a linha Z**.

1. Filamentos espessos

- São encontrados na **banda A**, no centro do sarcômero
- Contêm **miosina**.

a. A miosina tem seis cadeias polipeptídicas, incluindo um par de **cadeias pesadas** e dois pares de **cadeias leves**.

b. Cada molécula de miosina tem **duas "cabeças"** ligadas a uma única "cauda". As cabeças da misoina ligam-se ao ATP e à actina e estão envolvidas na formação das pontes cruzadas.

2. Filamentos delgados

- Estão ancorados nas linhas Z
- São encontrados nas **bandas I**
- Interdigitam-se com os filamentos espessos em uma porção da banda A
- Contêm **actina, tropomiosina** e **troponina**.

a. A troponina é a proteína reguladora que permite a formação de pontes cruzadas quando se liga ao Ca^{2+}.

b. A **troponina** é um complexo de três proteínas globulares:

- A **troponina T** ("T" de tropomiosina) conecta o complexo de troponina à tropomiosina
- A **troponina I** ("I" de inibição) inibe a interação da actina com a miosina
- A **troponina C** ("C" de Ca^{2+}) é a proteína de ligação do Ca^{2+} que, quando ligada ao Ca^{2+}, possibilita a interação da actina com a miosina.

3. Túbulos T

- Formam uma extensa rede tubular, aberta para o espaço extracelular, que conduz a despolarização da membrana sarcolêmica para o interior da célula
- Estão localizados nas junções das bandas A e I
- Contêm uma proteína sensível à voltagem, denominada **receptor di-hidropiridínico**; a despolarização produz uma alteração na conformação do receptor di-hidropiridínico.

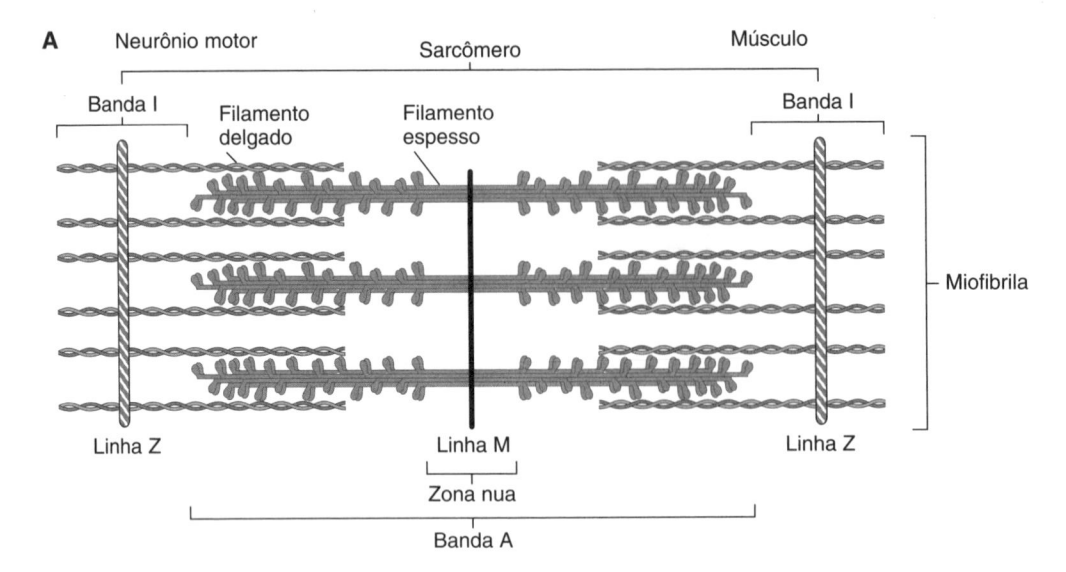

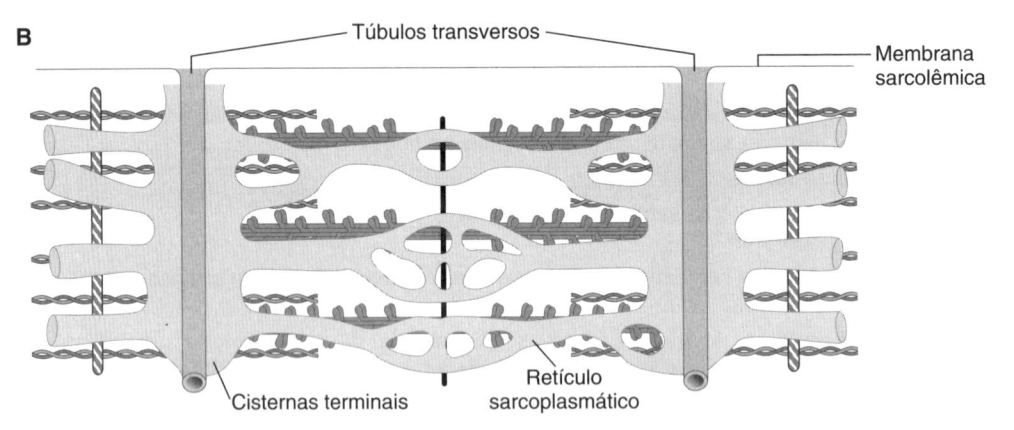

Figura 1.11 Estrutura do sarcômero no músculo esquelético. **A.** Disposição dos filamentos espessos e delgados. **B.** Túbulos transversos e retículo sarcoplasmático.

4. **Retículo sarcoplasmático**
   - Constitui a estrutura tubular interna, que é o **local de armazenamento e liberação de Ca²⁺** para o acoplamento excitação-contração
   - Apresenta **cisternas terminais** que estabelecem contato íntimo com os túbulos T, em uma disposição de tríade
   - A membrana contém **Ca²⁺-ATPase (bomba de Ca²⁺)**, que transporta o Ca²⁺ do líquido intracelular para o interior do RS, mantendo a [Ca²⁺] intracelular baixa
   - Contém Ca²⁺ ligado frouxamente à **calsequestrina**
   - Contém um canal de liberação de Ca²⁺, denominado **receptor de rianodina**.

B. **Etapas no acoplamento excitação-contração no músculo esquelético (Figuras 1.12 a 1.14)**
   1. Os **potenciais de ação** na membrana celular do músculo iniciam a despolarização dos túbulos T.
   2. A **despolarização dos túbulos T** causa uma alteração na conformação de seu receptor di-hidropiridínico, que abre os **canais de liberação de Ca²⁺** (receptores de rianodina) no **RS** próximo, ocasionando a liberação de Ca²⁺ do RS para o líquido intracelular.

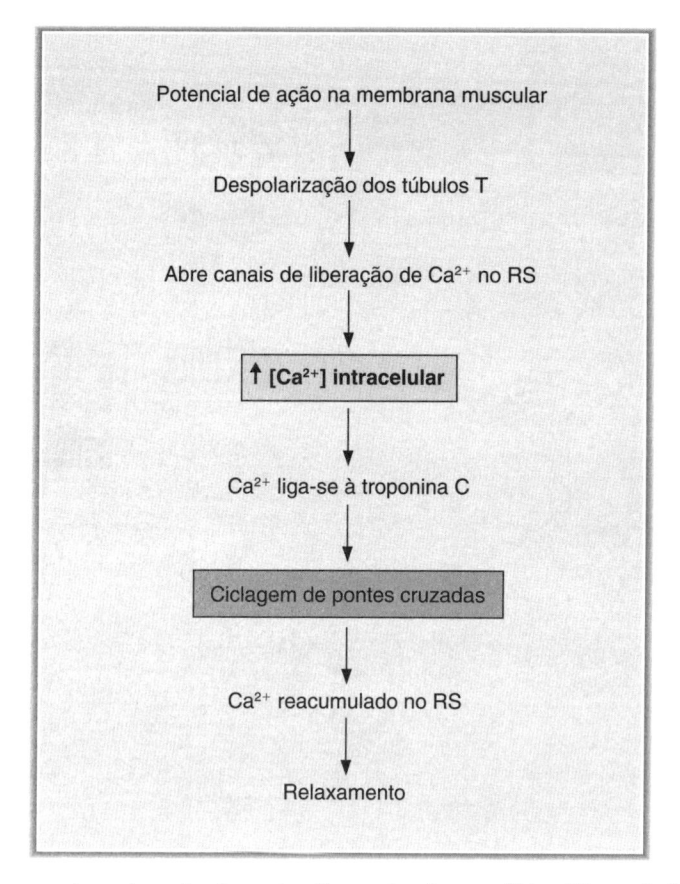

Figura 1.12 Etapas no acoplamento excitação-contração no músculo esquelético. RS = retículo sarcoplasmático.

3. A **[Ca²⁺] intracelular aumenta**.
4. O **Ca²⁺ liga-se à troponina C** nos filamentos delgados, provocando uma alteração na conformação da troponina que afasta a tropomiosina. Começa o **ciclo das pontes cruzadas** (Figura 1.13):

   a. No início, não há **nenhum ATP ligado** à miosina **(A)**, e a miosina está firmemente ligada à actina. No músculo com contração rápida, esse estágio é curto. Na ausência de ATP, esse estado é permanente (*i. e.*, **rigidez**).

   b. O **ATP liga-se então à miosina (B)**, produzindo uma alteração na conformação da miosina que determina a sua liberação da actina.

   c. **A miosina é deslocada em direção à extremidade positiva da actina.** Ocorre hidrólise do ATP em ADP e fosfato inorgânico (Pᵢ). O ADP permanece ligado à miosina **(C)**.

   d. A miosina liga-se a um novo local na actina, o que constitui a denominada **geração de força** (***power stroke***) **(D)**. Em seguida, ocorre liberação de ADP, e a miosina retorna a seu estado de rigidez.

   e. O ciclo se repete enquanto o Ca²⁺ estiver ligado à troponina C. Cada ciclo das pontes cruzadas "desloca" a miosina ainda mais ao longo do filamento de actina.

5. Ocorre **relaxamento** quando o Ca²⁺ é recaptado pela **Ca²⁺-ATPase do RS** (SERCA). A concentração intracelular de Ca²⁺ diminui, o Ca²⁺ é liberado da troponina C e a tropomiosina bloqueia de novo o local de ligação da miosina na actina. Enquanto a concentração intracelular de Ca²⁺ estiver baixa, o ciclo das pontes cruzadas não pode ocorrer.

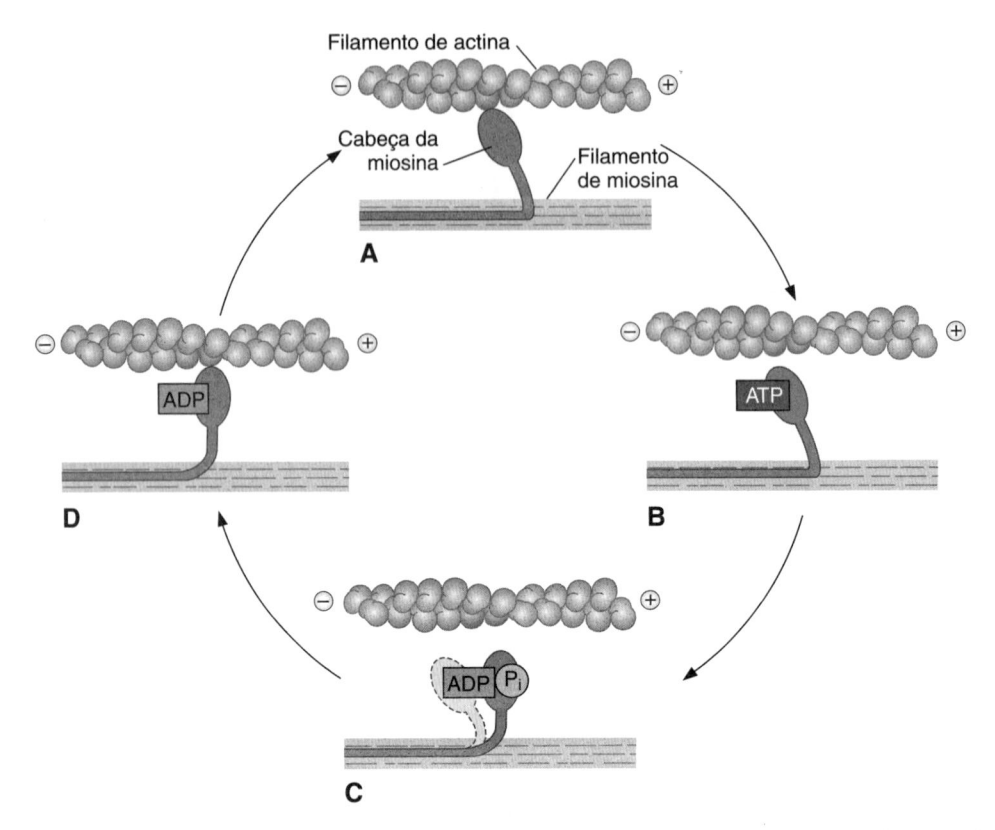

Figura 1.13 Ciclo das pontes cruzadas. A miosina "caminha" em direção à extremidade positiva da actina, produzindo encurtamento e gerando força. ADP = difosfato de adenosina; ATP = trifosfato de adenosina; P_i = fosfato inorgânico.

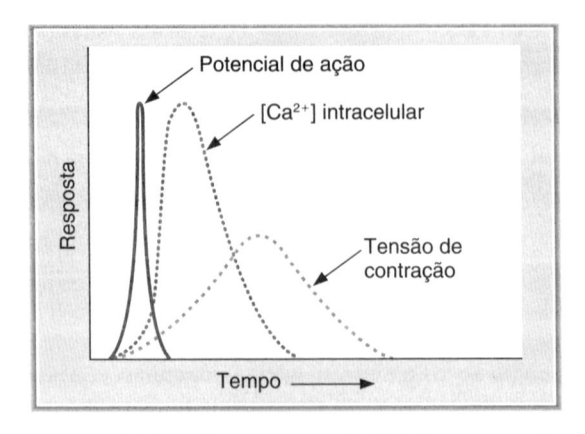

Figura 1.14 Relação entre o potencial de ação, o aumento da $[Ca^{2+}]$ e a contração no músculo esquelético.

6. **Mecanismo da tetanização.** Um único potencial de ação provoca a liberação de uma quantidade padronizada de Ca^{2+} pelo RS e produz um único espasmo. Entretanto, se o músculo for estimulado repetidamente, mais Ca^{2+} é liberado pelo RS, e ocorre aumento cumulativo da $[Ca^{2+}]$ intracelular, prolongando o tempo para o ciclo das pontes cruzadas. O músculo não relaxa (tetanização).

C. Relações de comprimento-tensão e força-velocidade no músculo

- As **contrações isométricas** são medidas quando o **comprimento permanece constante**. O comprimento do músculo **(pré-carga)** é fixo, o músculo é estimulado a se contrair, e a tensão gerada é medida. ***Não*** há **encurtamento**
- As **contrações isotônicas** são medidas quando a **carga permanece constante**. A carga contra a qual o músculo se contrai **(pós-carga)** é fixa, o músculo é estimulado a se contrair, e o **encurtamento** é medido.

1. **Relação comprimento-tensão** (Figura 1.15)

    - Mede a tensão gerada durante **contrações isométricas**, quando o músculo é mantido em comprimentos fixos (pré-carga).

        a. **Tensão passiva** é a tensão desenvolvida pelo estiramento do músculo em diferentes comprimentos.

        b. **Tensão total** é aquela gerada quando o músculo é estimulado a se contrair em diferentes comprimentos.

        c. **Tensão ativa** é a diferença entre a tensão total e a tensão passiva.

            - A tensão ativa representa a força ativa gerada pela contração do músculo. Pode ser explicada pelo modelo do ciclo das pontes cruzadas
            - **A tensão ativa é proporcional ao número de pontes cruzadas formadas**. A tensão será máxima quando houver superposição máxima dos filamentos espessos e delgados. Quando o músculo é estirado até comprimentos maiores, o número de pontes cruzadas diminui, visto que há menos superposições. Quando o comprimento do músculo diminui, os filamentos delgados colidem, e a tensão é reduzida.

2. **Relação força-velocidade** (Figura 1.16)

    - Mede a velocidade de encurtamento das **contrações isotônicas** quando o músculo é submetido a pós-cargas diferentes (a carga contra a qual o músculo deve se contrair)
    - **A velocidade de encurtamento diminui à medida que a pós-carga aumenta**.

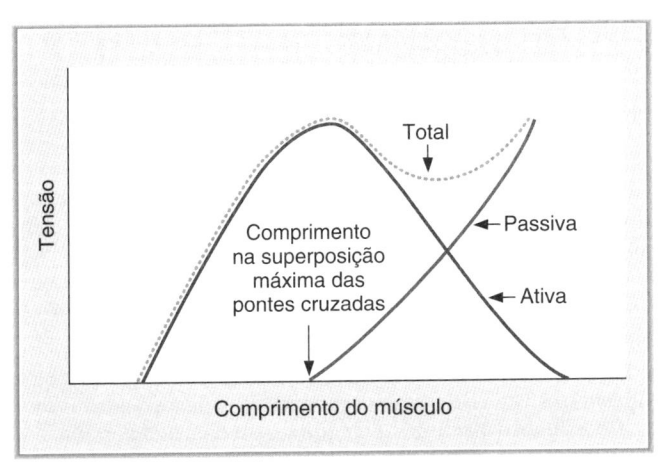

Figura 1.15 Relação comprimento-tensão no músculo esquelético.

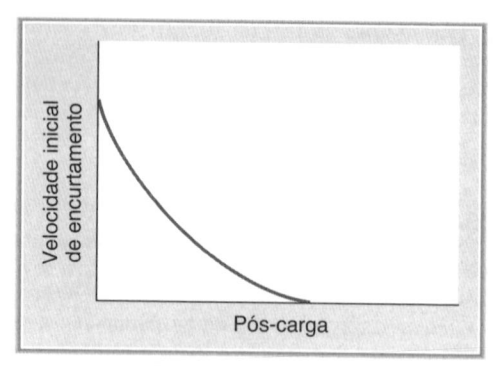

Figura 1.16 Relação força-velocidade no músculo esquelético.

VII. Músculo liso

- Tem filamentos espessos e delgados que não estão dispostos em sarcômeros; por isso, aparecem homogêneos, e não estriados.

A. Tipos de músculo liso

1. Músculo liso multiunitário

- Está presente na **íris, no músculo ciliar do cristalino e no canal deferente**
- Comporta-se como unidades motoras separadas
- Apresenta pouco ou nenhum acoplamento elétrico entre as células
- É **densamente inervado**; a contração é controlada por inervação neural (p. ex., sistema nervoso autônomo).

2. Músculo liso unitário

- É o tipo mais comum e ocorre no **útero**, no **trato gastrintestinal,** no **ureter** e na **bexiga**
- Apresenta atividade espontânea (**ondas lentas**) e exibe atividade "marca-passo" (ver Capítulo 6 III A), que é modulada por hormônios e neurotransmissores
- Tem alto grau de acoplamento elétrico entre as células e, portanto, possibilita a contração coordenada do órgão (p. ex., bexiga).

3. Músculo liso vascular

- Tem propriedades dos músculos lisos multiunitário e unitário.

B. Etapas no acoplamento excitação-contração no músculo liso (Figura 1.17)

- O mecanismo do acoplamento excitação-contração é diferente daquele observado no músculo esquelético
- *Não* há **troponina**; em seu lugar, o Ca^{2+} regula a miosina nos filamentos espessos.

1. A despolarização da membrana celular abre os canais de Ca^{2+} regulados por voltagem, e o Ca^{2+} flui para dentro da célula a favor de seu gradiente eletroquímico, aumentando a $[Ca^{2+}]$ intracelular. Os **hormônios** e os **neurotransmissores** podem abrir os canais de Ca^{2+} regulados por ligantes na membrana celular. A entrada de Ca^{2+} na célula causa liberação de mais Ca^{2+} pelo RS em um processo denominado **liberação de Ca^{2+} induzida por Ca^{2+}**. Eles também liberam diretamente Ca^{2+} do RS por meio dos **canais de Ca^{2+} regulados pelo 1,4,5-trifosfato de inositol (IP_3)**.

2. A $[Ca^{2+}]$ intracelular aumenta.

3. O Ca^{2+} liga-se à **calmodulina**. O complexo Ca^{2+}-calmodulina liga-se à **quinase da cadeia leve de miosina**, ativando-a. Quando ativada, a quinase da cadeia leve de miosina **fosforila a miosina** e possibilita a sua ligação à actina, iniciando assim o ciclo das pontes cruzadas. A quantidade de tensão produzida é proporcional à concentração intracelular de Ca^{2+}.

4. A diminuição da $[Ca^{2+}]$ intracelular produz relaxamento.

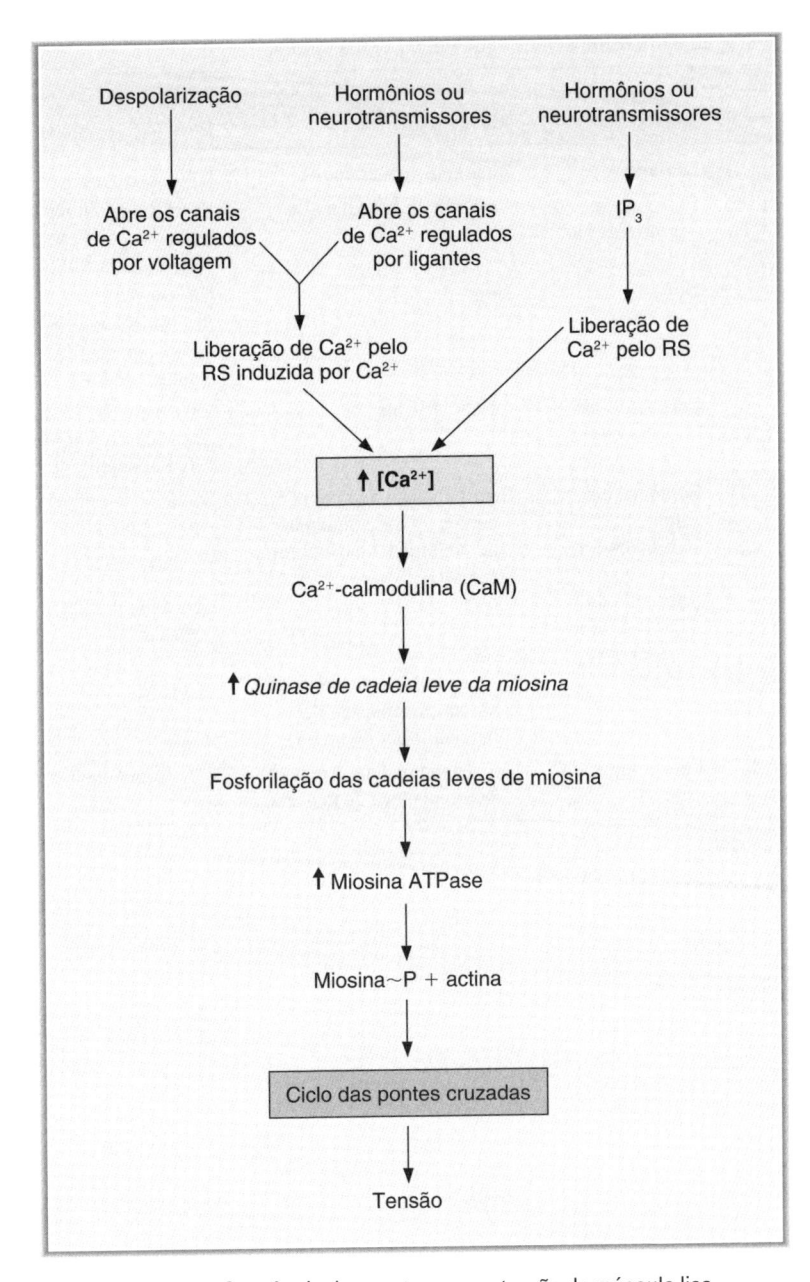

Figura 1.17 Sequência de eventos na contração do músculo liso.

VIII. Comparação entre o músculo esquelético, o músculo liso e o músculo cardíaco

- O Quadro 1.3 compara a base iônica do potencial de ação e do mecanismo de contração nos músculos esquelético, liso e cardíaco
- O músculo cardíaco é discutido no Capítulo 3.

Quadro 1.3 Comparação entre os músculos esquelético, liso e cardíaco.

Característica	Músculo esquelético	Músculo liso	Músculo cardíaco
Aparência	Estriado	Ausência de estriações	Estriado
Fase ascendente do potencial de ação	Corrente de influxo de Na^+	Corrente de influxo de Ca^{2+}	Corrente de influxo de Ca^{2+} (nó SA) Corrente de influxo de Na^+ (átrios, ventrículos, fibras de Purkinje)
Platô	Não	Não	Não (nó SA) Sim (átrios, ventrículos, fibras de Purkinje; em razão da corrente de influxo de Ca^{2+})
Duração do potencial de ação	Cerca de 1 ms	Cerca de 10 ms	150 ms (nó SA, átrios) 250 a 300 ms (ventrículos e fibras de Purkinje)
Acoplamento excitação-contração	Potencial de ação → túbulos T ↓ Liberação de Ca^{2+} do RS próximo ↑ $[Ca^{2+}]_i$	O potencial de ação abre os canais de Ca^{2+} regulados por voltagem na membrana celular Os hormônios e transmissores abrem os canais de Ca^{2+} regulados por IP_3 no RS	Corrente de influxo de Ca^{2+} durante o platô do potencial de ação Liberação de Ca^{2+} pelo RS induzida por Ca^{2+} ↑ $[Ca^{2+}]_i$
Base molecular da contração	Ca^{2+}-troponina C	Ca^{2+}- calmodulina ↑ quinase da cadeia leve de miosina	Ca^{2+}-troponina C

IP_3 = inositol 1,4,5-trifosfato; SA = sinoatrial; RS = retículo sarcoplasmático.

Questões de revisão

1. Qual das seguintes características é compartilhada pela difusão simples e difusão facilitada da glicose?

(A) Ocorre a favor de um gradiente eletroquímico
(B) É saturável
(C) Requer energia metabólica
(D) É inibida pela presença de galactose
(E) Requer um gradiente de Na^+

2. Durante a fase ascendente do potencial de ação do nervo:

(A) existe uma corrente de efluxo efetiva, e o interior da célula torna-se mais negativo
(B) existe uma corrente de efluxo efetiva, e o interior da célula torna-se menos negativo
(C) existe uma corrente de influxo efetiva, e o interior da célula torna-se mais negativo
(D) existe uma corrente de influxo efetiva, e o interior da célula torna-se menos negativo

3. As soluções A e B estão separadas por uma membrana semipermeável que é permeável ao K^+, mas não ao Cl^-. A solução A é de KCl a 100 mM, e a solução B é de KCl a 1 mM. Qual das afirmações a seguir sobre as soluções A e B é verdadeira?

(A) Os íons K^+ irão se difundir da solução A para a solução B até que a $[K^+]$ das duas soluções seja de 50,5 mM
(B) Os íons K^+ irão se difundir da solução B para a solução A até que a $[K^+]$ das duas soluções seja de 50,5 mM
(C) O KCl irá se difundir da solução A para a solução B até que a [KCl] das duas soluções seja de 50,5 mM
(D) O K^+ irá se difundir da solução A para a solução B até atingir um potencial de membrana em que a solução A seja negativa em relação à solução B
(E) O K^+ irá se difundir da solução A para a solução B até atingir um potencial de membrana em que a solução A seja positiva em relação à solução B

4. A sequência temporal correta dos eventos na junção neuromuscular é:

(A) potencial de ação no nervo motor; despolarização da placa motora do músculo; captação de Ca^{2+} na terminação nervosa pré-sináptica
(B) captação de Ca^{2+} na terminação pré-sináptica; liberação de acetilcolina (ACh); despolarização da placa motora do músculo
(C) liberação de ACh; potencial de ação no nervo motor; potencial de ação no músculo

(D) captação de Ca^{2+} na placa motora; potencial de ação na placa motora; potencial de ação no músculo
(E) liberação de ACh; potencial de ação na placa motora do músculo; potencial de ação no músculo

5. Qual a característica ou componente é compartilhado pelo músculo esquelético e pelo músculo liso?

(A) Filamentos espessos e delgados dispostos em sarcômeros
(B) Troponina
(C) Elevação da $[Ca^{2+}]$ intracelular para o acoplamento excitação-contração
(D) Despolarização espontânea do potencial de membrana
(E) Elevado grau de acoplamento elétrico entre as células

6. A estimulação repetida de uma fibra muscular esquelética causa contração sustentada (tetanização). Que soluto, acumulado no líquido intracelular, é responsável pela tetanização?

(A) Na^+
(B) K^+
(C) Cl^-
(D) Mg^{2+}
(E) Ca^{2+}
(F) Troponina
(G) Calmodulina
(H) Trifosfato de adenosina (ATP)

7. As soluções A e B estão separadas por uma membrana que é permeável ao Ca^{2+}, porém impermeável ao Cl^-. A solução A contém $CaCl_2$ a 10 mM, enquanto a solução B contém $CaCl_2$ a 1 mM. Supondo que 2,3 RT/F = 60 mV, o Ca^{2+} estará em equilíbrio eletroquímico quando:

(A) a solução A estiver a +60 mV
(B) a solução A estiver a +30 mV
(C) a solução A estiver a −60 mV
(D) a solução A estiver a −30 mV
(E) a solução A estiver a +120 mV
(F) a solução A estiver a −120 mV
(G) as concentrações de Ca^{2+} das duas soluções forem iguais
(H) as concentrações das duas soluções forem iguais

8. Um homem de 42 anos de idade com miastenia *gravis* percebe um aumento da força muscular quando é tratado com um inibidor da acetilcolinesterase (AChE). A base da melhora desse paciente consiste em aumento:

(A) da quantidade de acetilcolina (ACh) liberada pelos nervos motores
(B) dos níveis de ACh nas placas motoras dos músculos
(C) do número de receptores de ACh nas placas motoras dos músculos
(D) da quantidade de norepinefrina liberada pelos nervos motores
(E) da síntese de norepinefrina nos nervos motores

9. Devido a um erro hospitalar, uma mulher de 60 anos de idade recebeu uma infusão de grande volume de uma solução que provoca hemólise. A solução mais provável foi:

(A) NaCl a 150 mM
(B) Manitol a 300 mM
(C) Manitol a 350 mM
(D) Ureia a 300 mM
(E) $CaCl_2$ a 150 mM

10. Durante um potencial de ação do nervo, um estímulo é aplicado conforme indicado pela seta na figura a seguir. Em resposta ao estímulo, um segundo potencial de ação:

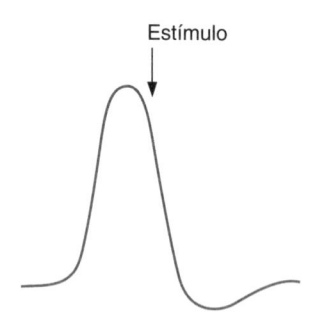

Estímulo

(A) de menor amplitude ocorrerá
(B) de amplitude normal ocorrerá
(C) de amplitude normal, porém retardado, ocorrerá
(D) ocorrerá, mas não haverá ultrapassagem (*overshoot*)
(E) não ocorrerá

11. As soluções A e B estão separadas por membrana permeável à ureia. A solução A é de ureia a 10 mM, enquanto a solução B é de ureia a 5 mM. Se a concentração de ureia na solução A for duplicada, o fluxo de ureia através da membrana:

(A) duplicará
(B) triplicará
(C) não será alterado
(D) será diminuído à metade
(E) será diminuído a um terço

12. Uma célula muscular apresenta uma $[Na^+]$ intracelular de 14 mM e uma $[Na^+]$ extracelular de

140 mM. Supondo que 2,3 RT/F = 60 mV, qual seria o potencial de membrana se a membrana da célula muscular fosse permeável apenas ao Na^+?

(A) 80 mV
(B) −60 mV
(C) 0 mV
(D) +60 mV
(E) +80 mV

Perguntas 13 a 15

O seguinte diagrama de um potencial de ação do nervo aplica-se às perguntas 13 a 15.

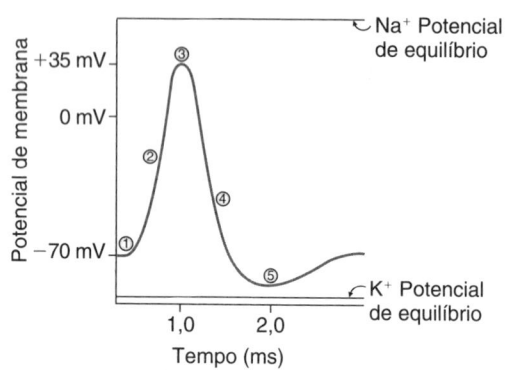

13. Em qual ponto assinalado no potencial de ação o K^+ está mais próximo do equilíbrio eletroquímico?

(A) 1
(B) 2
(C) 3
(D) 4
(E) 5

14. Qual processo é responsável pela alteração do potencial de membrana que ocorre entre o ponto 1 e o ponto 3?

(A) Movimento de Na^+ para dentro da célula
(B) Movimento de Na^+ para fora da célula
(C) Movimento de K^+ para dentro da célula
(D) Movimento de K^+ para fora da célula
(E) Ativação da bomba de Na^+-K^+
(F) Inibição da bomba de Na^+-K^+

15. Qual processo é responsável pela alteração do potencial de membrana que ocorre entre o ponto 3 e o ponto 4?

(A) Movimento de Na^+ para dentro da célula
(B) Movimento de Na^+ para fora da célula
(C) Movimento de K^+ para dentro da célula
(D) Movimento de K^+ para fora da célula
(E) Ativação da bomba de Na^+-K^+
(F) Inibição da bomba de Na^+-K^+

16. A velocidade de condução dos potenciais de ação ao longo de um nervo será aumentada por:

(A) estimulação da bomba de Na^+-K^+
(B) inibição da bomba de Na^+-K^+

(C) diminuição do diâmetro do nervo
(D) mielinização do nervo
(E) alongamento da fibra nervosa

17. As soluções A e B estão separadas por membrana semipermeável. A solução A contém sacarose a 1 mM e ureia a 1 mM. A solução B contém sacarose a 1 mM. O coeficiente de reflexão da sacarose é igual a um, enquanto o coeficiente de reflexão da ureia é zero. Qual das afirmações a seguir sobre essas soluções está correta?

(A) A solução A tem uma pressão osmótica efetiva maior do que a da solução B
(B) A solução A tem uma pressão osmótica efetiva menor do que a da solução B
(C) As soluções A e B são isosmóticas
(D) A solução A é hiperosmótica em relação à solução B, e as soluções são isotônicas
(E) A solução A é hiposmótica em relação à solução B, e as soluções são isotônicas:

18. Por meio de qual dos seguintes processos o transporte de D- e L-glicose ocorre na mesma velocidade, a favor de um gradiente eletroquímico?

(A) Difusão simples
(B) Difusão facilitada
(C) Transporte ativo primário
(D) Cotransporte
(E) Contratransporte

19. Qual dos seguintes processos duplicará a permeabilidade de uma dupla camada lipídica a determinado soluto?

(A) Duplicar o raio molecular do soluto
(B) Duplicar o coeficiente de partição óleo/água do soluto
(C) Duplicar a espessura da dupla camada
(D) Duplicar a diferença de concentração do soluto através da dupla camada

20. Um anestésico local recém-desenvolvido bloqueia os canais de Na^+ nos nervos. Qual dos seguintes efeitos sobre o potencial de ação seria esperado?

(A) Diminuição da taxa de elevação da fase ascendente do potencial de ação
(B) Encurtamento do período refratário absoluto
(C) Supressão do pós-potencial hiperpolarizante
(D) Aumento do potencial de equilíbrio do Na^+
(E) Diminuição do potencial de equilíbrio do Na^+

21. Na placa motora do músculo, a acetilcolina (ACh) provoca a abertura dos:

(A) canais de Na^+ e despolarização em direção ao potencial de equilíbrio do Na^+
(B) canais de K^+ e despolarização em direção ao potencial de equilíbrio do K^+
(C) canais de Ca^{2+} e despolarização em direção ao potencial de equilíbrio do Ca^{2+}
(D) canais de Na^+ e K^+ e despolarização até um valor que corresponde à média dos potenciais de equilíbrio do Na^+ e do K^+

(E) canais de Na^+ e K^+ e hiperpolarização até um valor que corresponde à média dos potenciais de equilíbrio do Na^+ e do K^+

22. O potencial pós-sináptico inibitório:

(A) despolariza a membrana pós-sináptica por meio da abertura dos canais de Na^+
(B) despolariza a membrana pós-sináptica por meio da abertura dos canais de K^+
(C) hiperpolariza a membrana pós-sináptica por meio da abertura dos canais de Ca^{2+}
(D) hiperpolariza a membrana pós-sináptica por meio da abertura dos canais de Cl^-

23. Qual dos seguintes eventos ocorreria como resultado da inibição da Na^+/K^+-ATPase?

(A) Diminuição da concentração intracelular de Na^+
(B) Aumento da concentração intracelular de K^+
(C) Aumento da concentração intracelular de Ca^{2+}
(D) Aumento do cotransporte de Na^+-glicose
(E) Aumento da troca de Na^+-Ca^{2+}

24. Qual das seguintes sequências temporais é correta para o acoplamento excitação-contração no músculo esquelético?

(A) Aumento da $[Ca^{2+}]$ intracelular; potencial de ação na membrana muscular; formação de pontes cruzadas
(B) Potencial de ação na membrana muscular; despolarização dos túbulos T; liberação de Ca^{2+} do retículo sarcoplasmático (RS)
(C) Potencial de ação na membrana muscular; clivagem do trifosfato de adenosina (ATP); ligação do Ca^{2+} à troponina C
(D) Liberação de Ca^{2+} do RS; despolarização dos túbulos T; ligação do Ca^{2+} à troponina C

25. Qual dos seguintes processos de transporte está envolvido se o transporte de glicose do lúmen intestinal para uma célula do intestino delgado for inibido pela supressão do gradiente habitual de Na^+ através da membrana celular?

(A) Difusão simples
(B) Difusão facilitada
(C) Transporte ativo primário
(D) Cotransporte
(E) Contratransporte

26. No músculo esquelético, qual dos seguintes eventos ocorre antes da despolarização dos túbulos T no mecanismo de acoplamento excitação-contração?

(A) Despolarização da membrana sarcolêmica
(B) Abertura dos canais de liberação de Ca^{2+} no retículo sarcoplasmático (RS)
(C) Captação de Ca^{2+} para dentro do RS pela Ca^{2+} adenosina trifosfatase (ATPase)
(D) Ligação do Ca^{2+} à troponina C
(E) Ligação da actina e miosina

27. Qual dos seguintes é um neurotransmissor inibitório no sistema nervoso central (SNC)?

(A) Norepinefrina
(B) Glutamato
(C) Ácido γ-aminobutírico (GABA)
(D) Serotonina
(E) Histamina

28. Em qual dos seguintes processos o trifosfato de adenosina (ATP) é usado indiretamente?

(A) Acúmulo de Ca^{2+} pelo retículo sarcoplasmático (RS)
(B) Transporte de Na^+ do líquido intracelular para o líquido extracelular
(C) Transporte de K^+ do líquido extracelular para o líquido intracelular
(D) Transporte de H^+ das células parietais para o lúmen do estômago
(E) Absorção de glicose pelas células epiteliais intestinais

29. Qual é a causa da rigidez no músculo esquelético?

(A) Ausência de potenciais de ação nos neurônios motores
(B) Aumento do nível intracelular de Ca^{2+}
(C) Diminuição do nível intracelular de Ca^{2+}
(D) Aumento do nível de trifosfato de adenosina (ATP)
(E) Diminuição do nível de ATP

30. A degeneração dos neurônios dopaminérgicos está implicada na:

(A) esquizofrenia
(B) doença de Parkinson
(C) miastenia *gravis*
(D) envenenamento por curare

31. Supondo uma dissociação completa de todos os solutos, qual das seguintes soluções seria hiperosmótica em relação ao NaCl a 1 mM?

(A) Glicose a 1 mM
(B) Glicose a 1,5 mM
(C) $CaCl_2$ a 1 mM
(D) Sacarose a 1 mM
(E) KCl a 1 mM

32. Foi desenvolvido um novo fármaco que bloqueia o transportador para a secreção de H^+ nas células parietais gástricas. Qual dos seguintes processos de transporte está sendo inibido?

(A) Difusão simples
(B) Difusão facilitada
(C) Transporte ativo primário
(D) Cotransporte
(E) Contratransporte

33. Uma mulher de 56 anos de idade com fraqueza muscular intensa é hospitalizada. A única anormalidade nos valores laboratoriais consiste na elevação da concentração sérica de K^+. O aumento do K^+ sérico provoca fraqueza muscular porque:

(A) o potencial de repouso da membrana é hiperpolarizado
(B) o potencial de equilíbrio do K^+ é hiperpolarizado
(C) o potencial de equilíbrio do Na^+ é hiperpolarizado
(D) os canais de K^+ são fechados por despolarização
(E) os canais de K^+ são abertos por despolarização
(F) os canais de Na^+ são fechados por despolarização
(G) os canais de Na^+ são abertos por despolarização

34. Na contração do músculo liso gastrintestinal, qual dos eventos descritos a seguir ocorre após a ligação de Ca^{2+} com a calmodulina?

(A) Despolarização da membrana sarcolêmica
(B) Liberação de Ca^{2+} induzida por Ca^{2+}
(C) Aumento da quinase da cadeia leve de miosina
(D) Aumento da concentração intracelular de Ca^{2+}
(E) Abertura dos canais de Ca^{2+} regulados por ligantes

35. Em uma preparação experimental de um axônio nervoso, potencial de membrana (E_m), potencial de equilíbrio de K^+ e condutância de K^+ podem ser medidos. Qual das combinações de valores criará a maior saída de fluxo corrente?

	E_m (mV)	E_K (mV)	Condutância de K (unidades relativas)
(A)	−90	−90	1
(B)	−100	−90	1
(C)	−50	−90	1
(D)	0	−90	1
(E)	+20	−90	1
(F)	−90	−90	2

36. Um homem de 68 anos de idade com carcinoma de pulmão do tipo pequenas células apresenta uma crise convulsiva do tipo grande mal em casa. No pronto-socorro, com base na osmolaridade plasmática do paciente, o médico fez o diagnóstico de síndrome de secreção inapropriada de hormônio antidiurético (SIHAD) e o medicou imediatamente com solução salina hipertônica para evitar outra crise convulsiva. Qual dos seguintes valores é o mais provável da osmolaridade plasmática desse paciente antes do tratamento?

(A) 235 mOsm/ℓ
(B) 290 mOsm/ℓ
(C) 300 mOsm/ℓ
(D) 320 mOsm/ℓ
(E) 330 mOsm/ℓ

Respostas e explicações

1. **A resposta é A** [II A 1, C]. Ambos os tipos de transporte ocorrem a favor de um gradiente eletroquímico ("ladeira abaixo") e não necessitam de energia metabólica. A saturabilidade e a inibição por outros açúcares constituem características apenas do transporte de glicose mediado por carreador; por conseguinte, a difusão facilitada é saturável e inibida pela galactose, o que não ocorre com a difusão simples.

2. **A resposta é D** [IV E 1 a, b, 2 b]. Durante a fase ascendente do potencial de ação, a célula despolariza ou fica menos negativa. A despolarização é causada pela corrente de influxo, que, por definição, é o movimento de cargas elétricas positivas para dentro da célula. Nos nervos e na maioria dos tipos de músculo, essa corrente de influxo é carreada pelo Na^+.

3. **A resposta é D** [IV B]. Como a membrana só é permeável aos íons K^+, o K^+ irá se difundir a favor do seu gradiente de concentração, da solução A para a solução B, deixando alguns íons Cl^- para trás na solução A. Será criado um potencial de difusão, com a solução A negativa em relação à solução B. A geração de um potencial de difusão envolve o movimento de apenas alguns íons e, por conseguinte, não provoca alteração na concentração das soluções integrais.

4. **A resposta é B** [V B 1 a 6]. A acetilcolina (ACh) é armazenada em vesículas e liberada quando um potencial de ação no nervo motor abre os canais de Ca^{2+} na terminação pré-sináptica. A ACh difunde-se através da fenda sináptica e abre os canais de Na^+ e de K^+ da placa motora do músculo, despolarizando-a (mas sem produzir um potencial de ação). A despolarização da placa motora do músculo provoca correntes locais na membrana muscular adjacente, despolarizando a membrana até o limiar e produzindo potenciais de ação.

5. **A resposta é C** [VI A, B 1 a 4; VII B 1 a 4]. Uma elevação da $[Ca^{2+}]$ intracelular é comum ao mecanismo de acoplamento excitação-contração nos músculos esquelético e liso. No músculo esquelético, o Ca^{2+} liga-se à troponina C, iniciando o ciclo das pontes cruzadas. No músculo liso, o Ca^{2+} liga-se à calmodulina. O complexo Ca^{2+}-calmodulina ativa a quinase da cadeia leve de miosina, que fosforila a miosina de modo que possa ocorrer encurtamento. A aparência estriada dos sarcômeros e a presença de troponina são características do músculo esquelético, e não do músculo liso. As despolarizações espontâneas e as junções comunicantes são características do músculo liso unitário, mas não do músculo esquelético.

6. **A resposta é E** [VI B 6]. Durante a estimulação repetida de uma fibra muscular, o Ca^{2+} é liberado do retículo sarcoplasmático (RS) mais rapidamente do que pode ser recaptado; por conseguinte, a $[Ca^{2+}]$ intracelular não retorna aos níveis de repouso, como o faria depois de uma única contração. A $[Ca^{2+}]$ aumentada possibilita a formação de maior número de pontes cruzadas e, portanto, produz aumento de tensão (tetanização). As concentrações intracelulares de Na^+ e K^+ não se modificam durante o potencial de ação. Um número muito pequeno de íons Na^+ ou K^+ entra ou sai da célula muscular, e assim as concentrações totais não são afetadas. De qualquer modo, haveria diminuição dos níveis de trifosfato de adenosina (ATP) durante a tetanização.

7. **A resposta é D** [IV B]. A membrana é permeável ao Ca^{2+}, porém impermeável ao Cl^-. Embora exista um gradiente de concentração através da membrana para ambos os íons, apenas o Ca^{2+} pode difundir-se ao longo desse gradiente. Haverá difusão de Ca^{2+} da solução A para a solução B, deixando negativa a carga elétrica da solução A. A magnitude dessa voltagem pode ser calculada no equilíbrio eletroquímico com a equação de Nernst da seguinte maneira: $E_{Ca^{2+}} = 2,3\ RT/zF \log C_A/C_B = 60\ mV/+ 2 \log 10\ mM/1\ mM = 30\ mV \log 10 = 30\ mV$. O sinal é determinado por uma abordagem intuitiva: o Ca^{2+} difunde-se da solução A para a solução B, de modo que a solução A passa a ter uma voltagem negativa ($-30\ mV$). A difusão efetiva de Ca^{2+} cessará quando essa voltagem for alcançada, isto é, quando houver equilíbrio exato entre a força motriz química e a força motriz elétrica (e não quando as concentrações de Ca^{2+} das soluções forem iguais).

8. **A resposta é B** [V B 8]. A miastenia *gravis* caracteriza-se por uma diminuição da densidade dos receptores de acetilcolina (ACh) na placa motora do músculo. Um inibidor da acetilcolinesterase (AChE) bloqueia a degradação da ACh na junção neuromuscular, de modo que os níveis de ACh na placa motora do músculo permanecem elevados, compensando parcialmente a deficiência de receptores.

9. **A resposta é D** [III B 2 d]. A hemólise observada na paciente foi causada pela entrada de água e edema das células até o ponto de ruptura. A água fluiria para dentro dos eritrócitos se o líquido extracelular se tornasse hipotônico (tivesse uma pressão osmótica mais baixa) em relação ao líquido intracelular. Por definição, as soluções isotônicas não provocam o fluxo de água para dentro ou para fora das células, visto que a pressão osmótica é igual em ambos os lados da membrana celular. As soluções hipertônicas causariam retração dos eritrócitos. O NaCl a 150 mM e o manitol a 300 mM são isotônicos. O manitol a 350 mM e o CaCl$_2$ a 150 mM são hipertônicos. Como o coeficiente de reflexão da ureia é < 1,0, a ureia a 300 mM é hipotônica.

10. **A resposta é E** [IV E 3 a]. Como o estímulo foi aplicado durante o período refratário absoluto, não ocorre nenhum potencial de ação. As comportas de inativação do canal de Na$^+$ foram fechadas pela despolarização e assim permanecem até a repolarização da membrana. Enquanto as comportas de inativação estiverem fechadas, os canais de Na$^+$ não podem ser abertos para permitir outro potencial de ação.

11. **A resposta é B** [II A]. O fluxo é proporcional à diferença de concentração através da membrana, J = $-$PA (C$_A$ $-$ C$_B$). Originalmente, C$_A$ $-$ C$_B$ = 10 mM $-$ 5 mM = 5 mM. Quando a concentração de ureia foi duplicada na solução A, a diferença de concentração passou a ser de 20 mM $-$ 5 mM = 15 mM, ou seja, o triplo da diferença original. Por conseguinte, o fluxo também seria triplicado. Observe que o sinal negativo que precede a equação é ignorado se a menor concentração for subtraída da maior concentração.

12. **A resposta é D** [IV B 3 a, b]. A equação de Nernst é usada para calcular o potencial de equilíbrio de um único íon. Ao aplicar a equação de Nernst, supõe-se que a membrana seja livremente permeável apenas a esse íon. E$_{Na^+}$ = 2,3 RT/zF log C$_e$/C$_i$ = 60 mV log 140/14 = 60 mV log 10 = 60 mV. Observe que os sinais foram ignorados e que a maior concentração foi simplesmente colocada no numerador para simplificar o cálculo do logaritmo. Para determinar se E$_{Na^+}$ é de + 60 mM ou de $-$60 mM, utiliza-se a abordagem intuitiva: o Na$^+$ se difundirá do líquido extracelular para o líquido intracelular a favor do seu gradiente de concentração, tornando o interior da célula positivo.

13. **A resposta é E** [IV E 2 d]. O potencial hiperpolarizante representa o período durante o qual a permeabilidade ao K$^+$ é mais alta, e o potencial de membrana está mais próximo do potencial de equilíbrio do K$^+$. Nesse ponto, K$^+$ está mais próximo do equilíbrio eletroquímico. A força que propulsiona o movimento de K$^+$ para fora da célula, a favor do seu gradiente químico, é equilibrada pela força que propulsiona o K$^+$ para dentro da célula, a favor do seu gradiente elétrico.

14. **A resposta é A** [IV E 2 b (1) a (3)]. A fase ascendente do potencial de ação do nervo é causada pela abertura dos canais de Na$^+$ (uma vez despolarizada a membrana até o limiar). Quando os canais de Na$^+$ se abrem, o Na$^+$ entra na célula a favor de seu gradiente eletroquímico, impulsionando o potencial de membrana em direção ao potencial de equilíbrio do Na$^+$.

15. **A resposta é D** [IV E 2 c]. O processo responsável pela repolarização é a abertura dos canais de K$^+$. A permeabilidade ao K$^+$ torna-se muito alta e impulsiona o potencial de membrana em direção ao potencial de equilíbrio do K$^+$ por meio do fluxo de K$^+$ para fora da célula.

16. **A resposta é D** [IV E 4 b]. A mielina isola o nervo, aumentando assim a velocidade de condução; os potenciais de ação só podem ser gerados nos nodos de Ranvier, onde existem interrupções no isolamento. A atividade da bomba de Na$^+$-K$^+$ não afeta diretamente a formação nem a condução dos potenciais de ação. A diminuição do diâmetro do nervo aumentaria a resistência interna e, portanto, reduziria a velocidade de condução.

17. **A resposta é D** [III A, B 4]. A solução A contém tanto sacarose quanto ureia em concentrações de 1 mM, enquanto a solução B só contém sacarose, em uma concentração de 1 mM. A osmolaridade calculada da solução A é de 2 mOsm/ℓ, enquanto a osmolaridade calculada da solução B é de 1 mOsm/ℓ. Por conseguinte, a solução A, que tem maior osmolaridade, é hiperosmótica em relação à solução B. Na verdade, as soluções A e B têm a mesma pressão osmótica efetiva (i. e., são isotônicas), visto que o único soluto "efetivo" é a sacarose, cuja concentração é igual em ambas as soluções. A ureia não é um soluto efetivo, pois seu coeficiente de reflexão é próximo de zero.

18. **A resposta é A** [II A 1, C 1]. Apenas dois tipos de transporte ocorrem de modo passivo ("ladeira abaixo") – a difusão simples e a difusão facilitada. Se não houver nenhuma estereoespecificidade para o isômero D ou L, pode-se concluir que o transporte não é mediado por carreador e, portanto, deve consistir em difusão simples.

19. **A resposta é B** [II A 4 a a c]. O aumento do coeficiente de partição óleo-água aumenta a solubilidade na dupla camada lipídica e, portanto, aumenta a permeabilidade. O aumento do raio molecular e da espessura da membrana diminui a permeabilidade. A diferença de concentração do soluto não tem nenhum efeito sobre a permeabilidade.

20. **A resposta é A** [IV E 1 a 3]. O bloqueio dos canais de Na^+ impediria os potenciais de ação. A fase ascendente do potencial de ação depende da entrada de Na^+ na célula através desses canais e, por conseguinte, também seria reduzida ou abolida. O período refratário absoluto seria prolongado, já que depende da disponibilidade dos canais de Na^+. O pós-potencial hiperpolarizante está relacionado com o aumento da permeabilidade ao K^+. O potencial de equilíbrio do Na^+ é calculado com a equação de Nernst e é o potencial teórico no equilíbrio eletroquímico (e não depende da abertura ou fechamento dos canais de Na^+).

21. **A resposta é D** [V B 5]. A ligação da acetilcolina (ACh) aos receptores na placa motora do músculo abre os canais que possibilitam a passagem de ambos os íons Na^+ e K^+. Os íons Na^+ entrarão na célula a favor do seu gradiente eletroquímico, enquanto os íons K^+ sairão da célula a favor do seu gradiente eletroquímico. O potencial de membrana resultante será despolarizado até um valor que corresponde aproximadamente à média de seus respectivos potenciais de equilíbrio.

22. **A resposta é D** [V C 2 b]. Um potencial pós-sináptico inibitório hiperpolariza a membrana pós-sináptica, afastando-a do limiar. A abertura dos canais de Cl^- hiperpolarizaria a membrana pós-sináptica ao impulsionar o potencial de membrana em direção ao potencial de equilíbrio do Cl^- (cerca de -90 mV). A abertura dos canais de Ca^{2+} despolarizaria a membrana pós-sináptica ao impulsioná-la em direção ao potencial de equilíbrio do Ca^{2+}.

23. **A resposta é C** [II D 2 a]. A inibição da Na^+,K^+-adenosina trifosfatase (ATPase) leva a um aumento da concentração intracelular de Na^+. O aumento da concentração intracelular de Na^+ diminui o gradiente de Na^+ através da membrana celular, inibindo assim a troca de Na^+-Ca^{2+} e produzindo um aumento na concentração intracelular de Ca^{2+}. O aumento da concentração intracelular de Na^+ também inibe o cotransporte de Na^+-glicose.

24. **A resposta é B** [VI B 1 a 4]. A sequência correta é potencial de ação na membrana muscular; despolarização dos túbulos T; liberação de Ca^{2+} do retículo sarcoplasmático (RS); ligação do Ca^{2+} à troponina C; formação de pontes cruzadas e clivagem do trifosfato de adenosina (ATP).

25. **A resposta é D** [II D 2 a, E 1]. No gradiente "habitual" de Na^+, a $[Na^+]$ é maior no líquido extracelular do que no líquido intracelular (mantida pela bomba de Na^+-K^+). Duas formas de transporte são energizadas por esse gradiente de Na^+: o cotransporte e o contratransporte. Como a glicose está se movendo na mesma direção do Na^+, pode-se concluir que se trata de cotransporte.

26. **A resposta é A** [VI A 3]. No mecanismo de acoplamento excitação-contração, a excitação sempre precede a contração. A excitação refere-se à ativação elétrica da célula muscular, que começa com um potencial de ação (despolarização) da membrana sarcolêmica que se propaga para os túbulos T. Em seguida, a despolarização dos túbulos T leva à liberação de Ca^{2+} pelo retículo sarcoplasmático (RS) adjacente, seguida de aumento na concentração intracelular de Ca^{2+}, ligação do Ca^{2+} à troponina C e, em seguida, contração.

27. **A resposta é C** [V C 2 a, b]. O ácido γ-aminobutírico (GABA) é um neurotransmissor inibitório. A norepinefrina, o glutamato, a serotonina e a histamina são neurotransmissores excitatórios.

28. **A resposta é E** [II D 2]. Todos os processos listados são exemplos de transporte ativo primário (e, portanto, usam diretamente o trifosfato de adenosina [ATP]), exceto a absorção de glicose pelas células epiteliais intestinais, que ocorre por transporte ativo secundário (*i. e.*, cotransporte). O transporte ativo secundário considera o gradiente de Na^+ como fonte de energia e, por conseguinte, utiliza indiretamente o ATP (para manter o gradiente de Na^+).

29. **A resposta é E** [VI B]. A rigidez é um estado de contração permanente que ocorre no músculo esquelético quando há depleção dos níveis de trifosfato de adenosina (ATP). Quando não há ATP ligado, a miosina permanece ligada à actina e o ciclo das pontes cruzadas não pode continuar. Se não houvesse potenciais de ação nos neurônios motores, as fibras musculares inervadas por eles não iriam se contrair, visto que são necessários potenciais de ação para a liberação de Ca^{2+} do retículo sarcoplasmático (RS). Quando a concentração intracelular de Ca^{2+} aumenta, o Ca^{2+} liga-se à troponina C, permitindo a ocorrência do ciclo das pontes cruzadas. A diminuição da concentração intracelular de Ca^{2+} causa relaxamento.

30. **A resposta é B** [V C 4 b (3)]. Os neurônios dopaminérgicos e os receptores D_2 estão deficientes nos indivíduos com doença de Parkinson. A esquizofrenia envolve aumento dos níveis de receptores D_2. A miastenia *gravis* e o envenenamento por curare envolvem a junção neuromuscular, que utiliza a acetilcolina (ACh) como neurotransmissor.

31. **A resposta é C** [III A]. A osmolaridade refere-se à concentração de partículas (osmolaridade $= g \times C$). Quando duas soluções são comparadas, a que tem maior osmolaridade é hiperosmótica. A solução de $CaCl_2$ a 1 mM (osmolaridade $= 3$ mOsm/ℓ) é hiperosmótica em relação à solução de NaCl a 1 mM

(osmolaridade = 2 mOsm/ℓ). As soluções de glicose a 1 mM, de glicose a 1,5 mM e de sacarose a 1 mM são hiposmóticas em relação à solução de NaCl a 1 mM, enquanto a solução de KCl a 1 mM é isosmótica.

32. **A resposta é C** [II D c]. A secreção de H^+ pelas células parietais gástricas ocorre por meio da H^+-K^+ adenosina trifosfatase (ATPase), um transportador ativo primário.

33. **A resposta é F** [IV E 2]. A concentração sérica elevada de K^+ provoca despolarização do potencial de equilíbrio do K^+ e, por conseguinte, despolarização do potencial de repouso da membrana no músculo esquelético. A despolarização sustentada fecha as comportas de inativação dos canais do Na^+ e impede a ocorrência dos potenciais de ação no músculo.

34. **A resposta é C** [VII B]. As etapas que resultam na contração da musculatura lisa ocorrem na seguinte ordem: vários mecanismos elevam a concentração intracelular de Ca^{2+}, inclusive a despolarização da membrana sarcolêmica, que abre os canais de Ca^{2+} regulados por voltagem e a abertura dos canais de Ca^{2+} controlados por ligante; liberação pelo RS de cálcio induzida por Ca^{2+}; elevação da concentração intracelular de Ca^{2+}; ligação do Ca^{2+} à calmodulina; elevação dos níveis da quinase da cadeia leve da miosina; fosforilação da miosina; ligação da miosina à actina; e ciclagem de pontes cruzadas, que provoca a contração.

35. **A resposta é E** [IV C]. Os dados informados nas alternativas A e F não apresentam diferença entre potencial de membrana (E_m) e E_K; portanto, não há força impulsionadora ou fluxo de corrente. Embora os dados apresentados na alternativa F tenham maior condutância de K^+, isso se torna irrelevante se a força impulsionadora for zero. Dados apresentados nas alternativas C, D, e E terão corrente de saída de K^+ desde que E_m seja menos negativo que E_K; dessas opções, a letra E terá a maior corrente de saída de K^+, por ter a maior força impulsionadora. Os dados apresentados na opção B terão corrente de entrada de K^+ desde que E_m seja mais negativo que E_K.

36. **A resposta é A** [III B]. O paciente apresenta síndrome de secreção inapropriada de hormônio antidiurético (SIHAD) e sofreu uma crise convulsiva do tipo grande mal, sugerindo que os níveis inapropriadamente elevados do hormônio antidiurético promoveram reabsorção excessiva de água nos ductos coletores renais. A retenção excessiva de água reduz a osmolaridade extracelular e a pressão osmótica extracelular. A pressão osmótica extracelular reduzida, por sua vez, promove influxo osmótico de água em todas as células, inclusive as cerebrais, aumentando o volume intracelular e provocando edema cerebral. Como o cérebro está envolto por uma estrutura fixa, o crânio, o edema das células cerebrais provoca a convulsão. Outra evidência sugerindo redução da osmolaridade extracelular (e da pressão osmótica) é que o tratamento prescrito para evitar outra crise convulsiva é solução salina hipertônica. A infusão de solução salina hipertônica aumenta a osmolaridade do líquido, reduzindo ou eliminando, assim, a força impulsionadora que provocou o influxo de água nas células. De todas as opções de resposta, o único valor de osmolaridade plasmática pré-tratamento que é hiposmótico e hipotônico é 235 mOsm/ℓ. Os outros valores são essencialmente isosmóticos (290 e 300 mOsm/ℓ) ou hiperosmóticos (320 e 330 mOsm/ℓ).

Capítulo 2
Neurofisiologia

I. Sistema nervoso autônomo (SNA)

- É um conjunto de vias aferentes e eferentes do sistema nervoso central (SNC) que inerva e regula os **músculos lisos**, o **músculo cardíaco** e as **glândulas**
- É distinto do sistema nervoso somático, que inerva os músculos esqueléticos
- Apresenta três divisões: **simpática, parassimpática** e **entérica** (a divisão entérica é discutida no Capítulo 6).

A. Organização do SNA (Quadro 2.1 e Figura 2.1)

1. As sinapses entre os neurônios são realizadas nos gânglios autônomos.

    a. Os **gânglios parassimpáticos** localizam-se nos órgãos efetores ou próximo a eles.

    b. Os **gânglios simpáticos** estão localizados na cadeia paravertebral.

2. Os **neurônios pré-ganglionares** têm seus corpos celulares no SNC e fazem sinapse nos gânglios autônomos.

- Os neurônios pré-ganglionares do **sistema nervoso simpático** originam-se nos segmentos T1-L3 da medula espinal ou região **toracolombar**
- Os neurônios pré-ganglionares do **sistema nervoso parassimpático** originam-se nos núcleos dos nervos cranianos e nos segmentos S2-S4 da medula espinal ou região **craniossacral**.

3. Os **neurônios pós-ganglionares** de ambas as divisões têm seus corpos celulares nos gânglios autônomos e fazem sinapse nos órgãos efetores (p. ex., coração, vasos sanguíneos, glândulas sudoríparas).

4. A **medula da suprarrenal** é um gânglio especializado do sistema nervoso simpático.

- As fibras pré-ganglionares fazem sinapse diretamente sobre as **células cromafins** na medula da suprarrenal
- As células cromafins secretam **epinefrina (adrenalina)** (80%) e norepinefrina (20%) na circulação (Figura 2.1)
- O **feocromocitoma** é um tumor da medula suprarrenal que secreta quantidades excessivas de catecolaminas e está associado a aumento na excreção do ácido 3-metoxi-4-hidroximandélico (**VMA**).

B. Neurotransmissores do SNA

- **Neurônios adrenérgicos** liberam **norepinefrina** como neurotransmissor
- **Neurônios colinérgicos**, tanto no sistema nervoso simpático quanto no parassimpático, liberam **acetilcolina** (**ACh**) como neurotransmissor
- **Neurônios não adrenérgicos e não colinérgicos** incluem *alguns* neurônios parassimpáticos pós-ganglionares do trato gastrintestinal (GI) que liberam a substância P, o peptídio intestinal vasoativo (VIP) ou o óxido nítrico (NO).

Quadro 2.1 Organização do sistema nervoso autônomo.

Característica	Simpático	Parassimpático	Somático*
Origem do nervo pré-ganglionar	Núcleos dos segmentos T1-T12 da medula espinal; L1-L3 (toracolombares)	Núcleos dos nervos cranianos III, VII, IX e X; segmentos S2-S4 da medula espinal (craniossacrais)	–
Comprimento do axônio do nervo pré-ganglionar	Curto	Longo	–
Neurotransmissor no gânglio	ACh	ACh	–
Tipo de receptor no gânglio	Nicotínico	Nicotínico	–
Comprimento do axônio do nervo pós-ganglionar	Longo	Curto	–
Órgãos efetores	Músculos liso e cardíaco; glândulas	Músculos liso e cardíaco; glândulas	Músculo esquelético
Neurotransmissor nos órgãos efetores	Norepinefrina (exceto as glândulas sudoríparas, que usam ACh)	ACh	ACh (a sinapse ocorre na junção neuromuscular)
Tipos de receptores nos órgãos efetores	α_1, α_2, β_1 e β_2	Muscarínico	Nicotínico

*O sistema nervoso somático foi incluído apenas para efeito de comparação. ACh = acetilcolina.

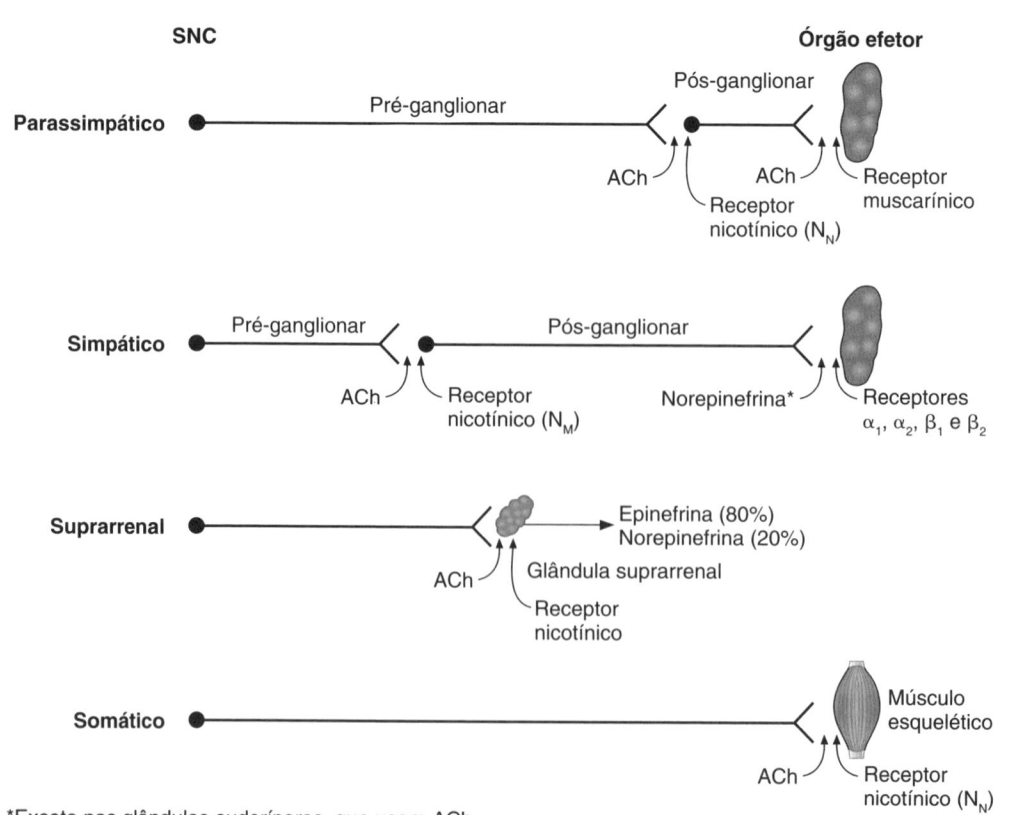

*Exceto nas glândulas sudoríparas, que usam ACh.

Figura 2.1 Organização do sistema nervoso autônomo. ACh = acetilcolina; SNC = sistema nervoso central.

C. Tipos de receptores no SNA (Quadro 2.2)

1. Receptores adrenérgicos (adrenorreceptores)

a. Receptores α_1

- Estão localizados no músculo liso vascular da pele e das regiões esplâncnicas, nos esfíncteres GI e vesical, e no músculo radial da íris
- Produzem **excitação** (p. ex., contração ou constrição)
- São igualmente sensíveis à norepinefrina e à epinefrina. Entretanto, apenas a norepinefrina liberada pelos neurônios adrenérgicos está presente em concentrações altas o suficiente para ativar os receptores α_1
- **Mecanismo de ação: proteína G_q,** estimulação da fosfolipase C e aumento do 1,4,5-trifosfato de inositol (**IP_3**) e da $[Ca^{2+}]$ intracelular.

b. Receptores α_2

- Estão localizados nas terminações nervosas simpáticas pós-ganglionares (autorreceptores), nas plaquetas, nos adipócitos e nas paredes do trato GI (heterorreceptores)
- Com frequência, produzem inibição (p. ex., relaxamento ou dilatação)
- **Mecanismo de ação: proteína G_i,** inibição da adenilato ciclase e **diminuição do monofosfato de adenosina cíclico (cAMP).**

c. Receptores β_1

- Estão localizados no nó sinoatrial (SA), no nó atrioventricular (AV) e no músculo ventricular do **coração**
- Produzem **excitação** (p. ex., aumento da frequência cardíaca, aumento da velocidade de condução, aumento da contratilidade)
- Mostram-se sensíveis tanto à norepinefrina quanto à epinefrina e são mais sensíveis do que os receptores α_1
- **Mecanismo de ação: proteína G_s,** estimulação da adenilato ciclase e **aumento do cAMP.**

d. Receptores β_2

- Estão localizados na musculatura lisa vascular dos músculos esqueléticos, no músculo liso brônquico e nas paredes do trato GI e da bexiga
- Produzem **relaxamento** (p. ex., dilatação da musculatura lisa vascular, dilatação dos bronquíolos, relaxamento da parede vesical)
- São mais sensíveis à epinefrina do que à norepinefrina
- São mais sensíveis à epinefrina do que aos receptores α_1
- **Mecanismo de ação: proteína G_s,** estimulação da adenilato ciclase e **aumento do cAMP.**

Quadro 2.2 Vias de sinalização e mecanismos dos receptores autônomos.

Receptor	Localização	Proteína G	Mecanismo
Adrenérgico			
α_1	Músculo liso	G_q	$\uparrow IP_3/Ca^{2+}$
α_2	Sistema gastrintestinal	G_i	$\downarrow cAMP$
β_1	Coração	G_s	$\uparrow cAMP$
β_2	Músculo liso	G_s	$\uparrow cAMP$
Colinérgico			
N_M (N_1)	Músculo esquelético	–	Abertura dos canais de Na^+/K^+
N_N (N_2)	Gânglios autônomos	–	Abertura dos canais de Na^+/K^+
M_1	SNC	G_q	$\uparrow IP_3/Ca^{2+}$
M_2	Coração	G_i	$\downarrow cAMP$
M_3	Glândulas, músculo liso	G_q	$\uparrow IP_3/Ca^{2+}$

IP_3 = inositol 1,4,5-trifosfato (ou trifosfato de inositol); cAMP (AMP cíclico) = monofosfato de adenosina cíclico.

2. Receptores colinérgicos (colinorreceptores)

a. Receptores nicotínicos

- Estão localizados nos **gânglios neuromusculares** (N_N) dos sistemas nervosos simpático e parassimpático, na **junção neuromuscular** (N_M) e na **medula suprarrenal** (N_N). Os receptores nesses locais são semelhantes, mas não idênticos
- São **ativados por ACh ou nicotina**
- Produzem **excitação**
- São bloqueados por **bloqueadores ganglionares** (p. ex., **hexametônio**) nos gânglios autônomos, mas não na junção neuromuscular
- **Mecanismo de ação**: a ACh liga-se às subunidades α do receptor nicotínico de ACh. Os receptores nicotínicos de ACh também são canais iônicos para o Na^+ e o K^+.

b. Receptores muscarínicos

- Estão localizados no **coração** (M_2), no **músculo liso** (M_3) e nas **glândulas** (M_3)
- São **inibitórios no coração** (p. ex., redução da frequência cardíaca, diminuição da velocidade de condução no nó AV)
- São **excitatórios no músculo liso** e **nas glândulas** (p. ex., aumento da motilidade GI, aumento da secreção)
- São ativados pela ACh e pela muscarina
- São bloqueados pela **atropina**
- **Mecanismos de ação:**

(1) *Nó SA do coração*: **proteína G_i**, inibição da adenilato ciclase, que leva à abertura dos canais de K^+, reduzindo a velocidade de despolarização espontânea da fase 4, e redução da frequência cardíaca.
(2) *Músculo liso e glândulas*: **proteína G_q**, estimulação da fosfolipase C e aumento do IP_3 e da $[Ca^{2+}]$ intracelular.

3. Fármacos que atuam no SNA (Quadro 2.3)

Quadro 2.3 Protótipos de fármacos que afetam a atividade autonômica.

Tipo de receptor	Agonista	Antagonista
Adrenérgico		
α_1	Norepinefrina Fenilefrina	Fenoxibenzamina Fentolamina Prazosina
α_2	Clonidina	Ioimbina
β_1	Norepinefrina Isoproterenol Dobutamina	Propranolol Metoprolol
β_2	Isoproterenol Albuterol	Propranolol Butoxamina
Colinérgico		
Nicotínico	ACh Nicotina Carbacol	Curare (receptores da junção muscular N_1) Hexametônio (receptores gangliônicos N_2)
Muscarínico	ACh Muscarina Carbacol	Atropina

ACh = acetilcolina.

D. Efeitos do SNA em vários sistemas de órgãos (Quadro 2.4)

Quadro 2.4 Efeito do sistema nervoso autônomo sobre sistemas orgânicos.

Órgão	Ação simpática	Receptor simpático	Ação parassimpática	Receptor parassimpático
Coração	↑ frequência cardíaca ↑ contratilidade ↑ condução no nó AV	β_1 β_1 β_1	↓ frequência cardíaca ↓ contratilidade (átrios) ↓ condução no nó AV	M_2 M_2 M_2
Músculo liso vascular	Constrição dos vasos sanguíneos na pele, na circulação esplâncnica	α_1	–	–
	Dilatação dos vasos sanguíneos no músculo esquelético	β_2	–	–
Sistema gastrintestinal	↓ motilidade Constrição dos esfíncteres	α_2, β_2 α_1	↑ motilidade Relaxamento dos esfíncteres	M_3 M_3
Bronquíolos	Dilatação do músculo liso bronquiolar	β_2	Constrição do músculo liso bronquiolar	M_3
Órgãos sexuais masculinos	Ejaculação	α	Ereção	M
Bexiga	Relaxamento da parede vesical	β_2	Contração da parede vesical	M_3
	Constrição do esfíncter	α_1	Relaxamento do esfíncter	M_3
Glândulas sudoríparas	↑ sudorese	M (colinérgico simpático)	–	–
Olho				
Músculo radial, íris	Dilatação da pupila (midríase)	α_1	–	
Músculo esfíncter circular, íris	–		Constrição da pupila (miose)	M
Músculo ciliar	Dilatação (visão de longe)	β	Contração (visão de perto)	M
Rim	↑ secreção de renina	β_1	–	
Adipócitos	↑ lipólise	β_1	–	

AV = atrioventricular; M = muscarínico.

E. Centros autônomos – tronco encefálico e hipotálamo

1. **Bulbo**
   - Centro vasomotor
   - Centro respiratório
   - Centros de deglutição, tosse e vômito.

2. **Ponte**
   - Centro pneumotáxico.

3. **Mesencéfalo**
   - Centro da micção.

4. **Hipotálamo**
   - Centro de regulação da temperatura
   - Centros reguladores da sede e da ingestão de alimentos.

II. Organização do sistema nervoso

A. Divisões do sistema nervoso

- O sistema nervoso é constituído pelo SNC e pelo sistema nervoso periférico (SNP)
- O SNC engloba o encéfalo e a medula espinal
- As principais divisões do SNC são medula espinal, tronco encefálico (bulbo ou medula oblonga, ponte e mesencéfalo), cerebelo, diencéfalo (tálamo e hipotálamo) e hemisférios cerebrais (córtex cerebral, núcleos da base, hipocampo e amígdala)
- Os nervos sensitivos ou aferentes levam informações para o sistema nervoso
- Os nervos motores ou eferentes levam informações do sistema nervoso para os outros órgãos.

B. Células do sistema nervoso

1. Estrutura do neurônio

a. O corpo celular (pericário) circunda o núcleo e é responsável pela síntese proteica.

b. Dendritos projetam-se do corpo celular e recebem informações dos neurônios adjacentes.

c. O axônio projeta-se do cone de implantação onde os potenciais de ação se originam e enviam informações para outros neurônios ou músculos.

2. As células da glia (neuróglia ou glia) têm função de sustentação dos neurônios

a. Astrócitos fornecem nutrientes metabólicos para os neurônios, secretam fatores tróficos e sintetizam neurotransmissores.

b. Oligodendrócitos sintetizam mielina no SNC (enquanto as células de Schwann sintetizam mielina no SNP).

c. As células da micróglia proliferam após lesão neuronal e fagocitam restos celulares.

III. Sistemas sensoriais

A. Receptores sensoriais – informações gerais

- São células epiteliais especializadas ou neurônios que **convertem os sinais ambientais** em sinais neurais
- Os sinais ambientais que podem ser detectados incluem **força mecânica, luz, som, substâncias químicas** e **temperatura**.

1. Tipos de receptores sensoriais

a. **Mecanorreceptores**

- Corpúsculos de Pacini
- Receptores articulares
- Receptores de estiramento no músculo
- Células ciliadas nos sistemas auditivo e vestibular
- Barorreceptores no seio carotídeo.

b. **Fotorreceptores**

- Bastonetes e cones da retina.

c. **Quimiorreceptores**

- Receptores olfatórios
- Receptores gustativos
- Osmorreceptores
- Receptores de O_2 do corpo carotídeo.

d. **Dor e extremos de temperatura**

- Nociceptores.

2. Tipos de fibra e velocidade de condução (Quadro 2.5)

Quadro 2.5 Características dos tipos de fibras nervosas.

Tipo geral de fibra e exemplo	Tipo de fibra sensorial e exemplo	Diâmetro	Velocidade de condução
A-alfa Grandes motoneurônios α	**Ia** Aferentes do fuso muscular	Máximo	Máxima
	Ib Órgãos tendinosos de Golgi	Máximo	Máxima
A-beta Tato, pressão	**II** Aferentes secundários dos fusos musculares; tato e pressão	Médio	Média
A-gama Motoneurônios γ para os fusos musculares (fibras intrafusais)	–	Médio	Média
A-delta Tato, pressão, temperatura e dor	**III** Tato, pressão, dor rápida e temperatura	Pequeno	Média
B Fibras autonômicas pré-ganglionares	–	Pequeno	Média
C Dor lenta; fibras autonômicas pós-ganglionares	**IV** Dor e temperatura (amielínica)	Mínimo	Mínima

3. **Campo receptivo**

   - É uma área do corpo que, quando estimulada, modifica a frequência de disparo de um neurônio sensorial. Se a frequência de disparo do neurônio sensorial for aumentada, o campo receptivo é **excitatório**. Se a frequência de descarga do neurônio sensorial for diminuída, o campo receptivo é **inibitório**.

4. **Etapas na transdução sensorial**

   a. **O estímulo chega ao receptor sensorial.** O estímulo pode ser um fóton de luz na retina, uma molécula de NaCl na língua, uma depressão da pele, e assim por diante.

   b. **Ocorre abertura dos canais iônicos no receptor sensorial**, possibilitando o fluxo da corrente.

      - Em geral, a corrente é de influxo, o que produz **despolarização** do receptor
      - A exceção é o **fotorreceptor**, em que a luz provoca uma redução da corrente de influxo e **hiperpolarização**.

   c. A modificação no potencial de membrana produzida pelo estímulo é o **potencial receptor** ou **potencial gerador** (Figura 2.2).

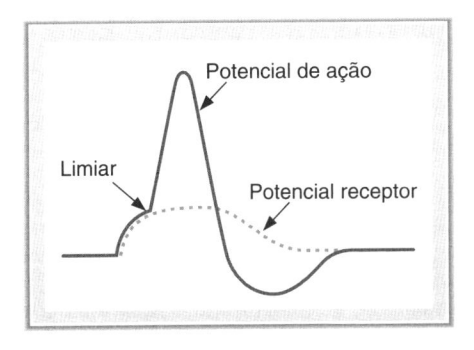

Figura 2.2 Potencial receptor (gerador) e como ele pode levar a um potencial de ação.

- Se o potencial receptor for despolarizante, ele aproxima o potencial de membrana do limiar. Se o potencial receptor for grande o suficiente, o potencial de membrana ultrapassará o limiar e um potencial de ação será deflagrado no neurônio sensorial
- Os potenciais receptores têm **amplitudes graduadas**, dependendo da intensidade do estímulo.

5. **Adaptação dos receptores sensoriais**

   a. Receptores de **adaptação lenta** ou **tônicos** (fuso muscular; pressão; dor lenta)
   - Respondem de modo repetitivo a determinado estímulo prolongado
   - Detectam um **estímulo constante**.

   b. Receptores de **adaptação rápida** ou **fásicos** (corpúsculo de Pacini; toque leve)
   - Exibem um declínio da frequência do potencial de ação com o passar do tempo em resposta a um estímulo constante
   - Detectam primariamente o **início** e o **fim** de um estímulo.

6. **Vias sensoriais do receptor sensorial para o córtex cerebral**

   a. **Receptores sensoriais**
   - São ativados por estímulos ambientais
   - Podem consistir em células epiteliais especializadas (p. ex., fotorreceptores, receptores gustativos, células ciliadas auditivas)
   - Podem ser neurônios aferentes primários (p. ex., quimiorreceptores olfatórios)
   - **Convertem** o estímulo em **energia elétrica** (*i. e.*, potencial receptor).

   b. **Neurônios de primeira ordem**
   - São os **neurônios aferentes primários**, que recebem o sinal convertido e enviam a informação ao SNC. Os corpos celulares dos neurônios aferentes primários estão na **raiz dorsal** ou nos **gânglios da medula espinal**.

   c. **Neurônios de segunda ordem**
   - Estão localizados na medula espinal ou no tronco encefálico
   - Recebem a informação de um ou mais neurônios aferentes primários nos **núcleos de retransmissão** e a transmitem para o **tálamo**
   - Os axônios dos neurônios de segunda ordem podem **cruzar a linha mediana**, em um núcleo de retransmissão na medula espinal, antes de ascender para o tálamo. Por conseguinte, a **informação sensorial oriunda de um lado do corpo ascende para o tálamo contralateral**.

   d. **Neurônios de terceira ordem**
   - Estão localizados nos núcleos de retransmissão do tálamo. A partir daí, a informação sensorial codificada ascende até o córtex cerebral.

   e. **Neurônios de quarta ordem**
   - Estão localizados na área sensorial apropriada do córtex cerebral. A informação recebida resulta na **percepção consciente** do estímulo.

B. **Sistema somatossensorial**
   - Inclui as sensações de tato, movimento, temperatura e dor.

   1. **Vias do sistema somatossensorial**

      a. **Sistema da coluna dorsal**
      - Processa as sensações de tato fino, pressão, discriminação de dois pontos, vibração e propriocepção
      - Consiste basicamente em **fibras do grupo II**
      - **Trajeto:** os neurônios aferentes primários têm seus corpos celulares na raiz dorsal. Os axônios ascendem ipsilateralmente até o **núcleo grácil** e o **núcleo cuneiforme** do bulbo. A partir do bulbo, os neurônios de segunda ordem cruzam a linha mediana e ascendem até o tálamo contralateral, no qual fazem sinapse com os neurônios de terceira ordem. Os neurônios de terceira ordem ascendem até o córtex somatossensorial, no qual fazem sinapse com os neurônios de quarta ordem.

b. Sistema anterolateral

- Processa as sensações de **temperatura, dor** e **tato superficial**
- Consiste basicamente em **fibras dos grupos III e IV**, que entram na medula espinal e terminam no corno dorsal
- **Trajeto**: os neurônios de segunda ordem cruzam a linha mediana até o quadrante anterolateral da medula espinal e ascendem até o tálamo contralateral, no qual fazem sinapse com os neurônios de terceira ordem. Os neurônios de terceira ordem ascendem até o córtex somatossensorial, no qual fazem sinapse com os neurônios de quarta ordem.

2. Mecanorreceptores para tato e pressão (Quadro 2.6)

3. Tálamo

- A informação proveniente de diferentes partes do corpo é distribuída de forma somatotópica
- A **destruição dos núcleos talâmicos** resulta em perda da sensação no lado contralateral do corpo.

4. Córtex somatossensorial – o homúnculo sensorial

- As principais áreas somatossensoriais do córtex são **SI** e **SII**
- SI tem uma representação somatotópica semelhante à do tálamo
- Esse "mapa" do corpo é denominado **homúnculo sensorial**
- As maiores áreas representam a **face**, as **mãos** e os **dedos das mãos**, nos quais a localização precisa é mais importante.

5. Dor

- Está associada à detecção e à percepção de estímulos nocivos **(nocicepção)**
- Os receptores de dor são **terminações nervosas livres** na pele, nos músculos e nas vísceras
- Os neurotransmissores dos nociceptores incluem a **substância P**. A inibição da liberação da substância P constitui a base do alívio da dor pelos **opioides**.

a. Fibras para a dor rápida e para a dor lenta

- A **dor rápida** é transportada por fibras do grupo III. Seu início e término são rápidos, e a dor é bem localizada
- A **dor lenta** é transportada por fibras C. Caracteriza-se como dor contínua, em queimação ou latejante, que é mal localizada.

b. Dor referida

- A dor de origem visceral é referida para locais na pele e segue a **regra dos dermátomos**. Esses locais são supridos por nervos oriundos do mesmo segmento da medula espinal
- **Por exemplo**, a dor cardíaca isquêmica é referida para o tórax e o ombro.

C. Visão

1. Óptica

a. Poder de refração de uma lente

- É medido em **dioptrias**
- É igual à recíproca da distância focal em metros
- **Exemplo**: 10 dioptrias = 1/10 m = 10 cm.

Quadro 2.6 Tipos de mecanorreceptores.

Tipo de mecanorreceptor	Descrição	Sensação codificada	Adaptação
Corpúsculo de Pacini	Estruturas semelhantes a uma cebola no tecido subcutâneo (circundando as terminações nervosas amielínicas)	Vibração; percussão	Rápida
Corpúsculo de Meissner	Presente na pele glabra	Velocidade	Rápida
Corpúsculo de Ruffini	Encapsulado	Pressão	Lenta
Disco de Merkel	Transdutor nas células epiteliais	Localização	Lenta

b. **Erros de refração**

(1) *Emetropia – normal.* A luz é focalizada na retina.

(2) *Hipermetropia – hipermétrope.* A luz é focalizada atrás da retina e é corrigida com uma **lente convexa**.

(3) *Miopia – míope.* A luz é focalizada à frente da retina e é corrigida com uma **lente bicôncava**.

(4) *Astigmatismo.* A curvatura do cristalino não é uniforme e é corrigida com uma **lente cilíndrica**.

(5) A *presbiopia* resulta da perda do poder de acomodação do cristalino, o que ocorre com o envelhecimento. O **ponto próximo** (o ponto mais próximo que a pessoa consegue focalizar por acomodação da lente) se afasta do olho e é corrigido com uma **lente convexa**.

2. **Camadas da retina** (Figura 2.3)

a. **Células epiteliais pigmentadas**

- Absorvem a luz dispersa e impedem a dispersão da luz
- Convertem o 11-*cis*-retinal em *all-trans*-retinal.

b. **As células receptoras** são **bastonetes e cones** (Quadro 2.7)

- Não existem bastonetes nem cones no disco do nervo óptico; o resultado é o **ponto cego**.

c. **Células bipolares**. As células receptoras (*i. e.*, bastonetes e cones) fazem sinapse com as células bipolares, que, por sua vez, fazem sinapse com as células ganglionares.

(1) *Alguns cones fazem sinapse em uma única célula bipolar,* que faz sinapse com uma única célula ganglionar. Essa organização constitui a base da **elevada acuidade** e **baixa sensibilidade** dos cones. Na fóvea, em que a acuidade é máxima, a relação entre cones e células bipolares é de 1:1.

(2) *Muitos bastonetes fazem sinapse com uma única célula bipolar.* Em consequência, há **menos acuidade** nos bastonetes do que nos cones. Há também **maior sensibilidade** nos bastonetes, visto que a luz que incide em qualquer um dos bastonetes ativará a célula bipolar.

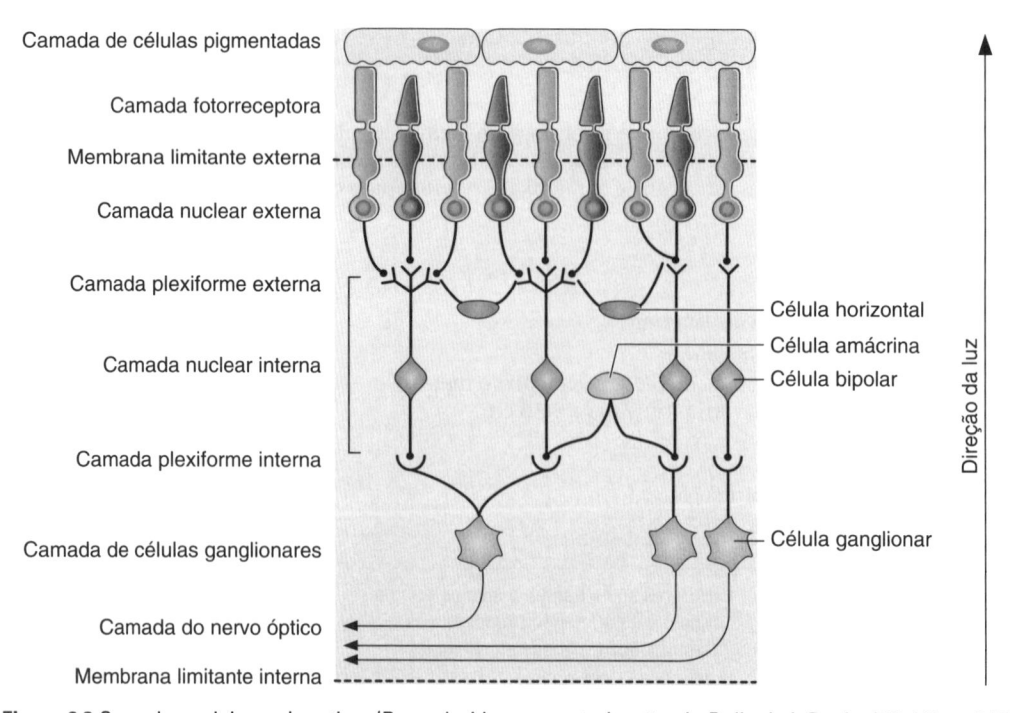

Figura 2.3 Camadas celulares da retina. (Reproduzida, com autorização, de Bullock J, Boyle J III, Wang MB. Physiology, 4th ed. Baltimore: Lippincott Williams & Wilkins, 2001:77.)

Quadro 2.7 Funções dos bastonetes e dos cones.

Função	Bastonetes	Cones
Sensibilidade à luz	Sensíveis à luz de baixa intensidade; visão noturna	Sensíveis à luz de alta intensidade; visão diurna
Acuidade	Menor acuidade visual Não estão presentes na fóvea	Maior acuidade visual Presentes na fóvea
Adaptação ao escuro	Os bastonetes adaptam-se mais tarde	Os cones adaptam-se primeiro
Visão colorida	Não	Sim

    d. Células horizontais e amácrinas formam circuitos locais com as células bipolares.

    e. As **células ganglionares** são as células de saída da retina.

        • Os axônios das células ganglionares formam o nervo óptico.

3. Vias ópticas e suas lesões (Figura 2.4)

    • Os axônios das células ganglionares formam o nervo óptico e o trato óptico, terminando no corpo geniculado lateral do tálamo

    • As fibras oriundas de cada **hemirretina nasal cruzam** no **quiasma óptico**, enquanto as fibras provenientes de cada hemirretina temporal permanecem ipsilaterais. Por conseguinte, as fibras provenientes da **hemirretina nasal esquerda** e as fibras da **hemirretina temporal direita** formam o **trato óptico direito** e fazem sinapse no corpo geniculado lateral direito

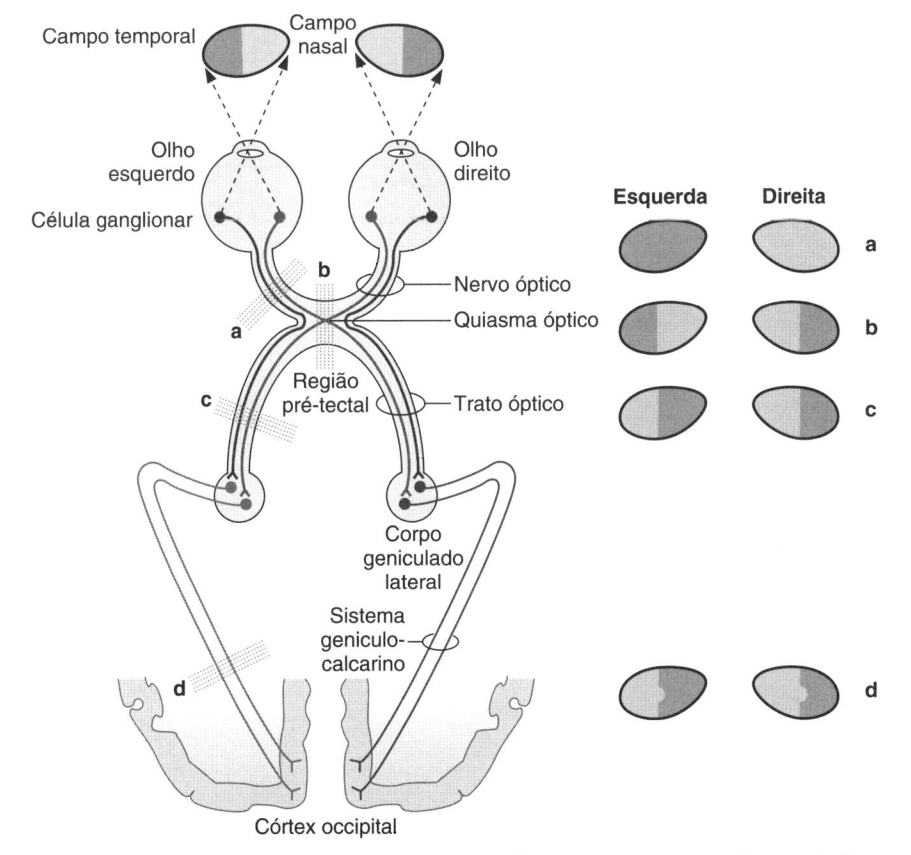

Figura 2.4 Efeitos das lesões em vários níveis da via óptica. (Modificada, com autorização, de Ganong WF. Review of Medical Physiology. 20th ed. New York: McGraw-Hill, 2001:147.)

- As fibras do corpo geniculado lateral formam o **trato geniculocalcarino** e fazem o seu trajeto até o **lobo occipital do córtex.**

    a. A **secção do nervo óptico** provoca a cegueira no olho ipsilateral.

    b. A **secção do quiasma óptico** causa hemianopsia bitemporal heterônima.

    c. A **secção do trato óptico** causa hemianopsia contralateral homônima.

    d. A **secção do trato geniculocalcarino** provoca hemianopsia homônima com **preservação da mácula.**

4. **Etapas da fotorrecepção nos bastonetes** (Figura 2.5)

    - O elemento fotossensível é a **rodopsina**, que consiste em **opsina** (uma proteína), a qual pertence à superfamília de receptores acoplados à proteína G, e em **retinal** (um aldeído da vitamina A).

    a. A **luz** que incide sobre a retina converte a **11-*cis*-retinal** em ***all-trans*-retinal**, um processo denominado fotoisomerização. Em seguida, forma-se uma série de intermediários, um dos quais é a **metarrodopsina II**

        - A **vitamina A** é necessária para a regeneração da 11-*cis*-retinal. A deficiência de vitamina A provoca **cegueira noturna.**

    b. A metarrodopsina II ativa uma proteína G, denominada **transducina (G_t)**, que, por sua vez, ativa uma **fosfodiesterase.**

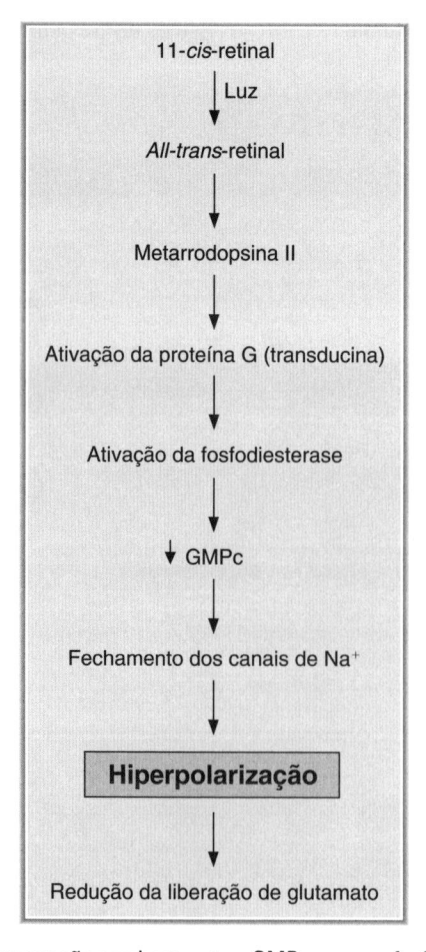

Figura 2.5 Etapas da fotorrecepção nos bastonetes. GMPc = monofosfato de guanosina cíclico.

c. A fosfodiesterase catalisa a conversão do monofosfato de guanosina cíclico (GMPc) em 5'-GMP, e os **níveis de GMPc diminuem**.

d. A redução dos níveis de GMPc provoca o **fechamento dos canais de Na⁺**, diminuição da corrente de influxo de Na⁺ e, em consequência, **hiperpolarização** da membrana celular do fotorreceptor. O aumento da intensidade da luz aumenta o grau de hiperpolarização.

e. Quando a célula fotorreceptora está hiperpolarizada, ocorre *diminuição* **da liberação do glutamato**, um neurotransmissor excitatório. Há dois tipos de receptores de glutamato nas células bipolares e horizontais, que determinam se a célula é excitada ou inibida.

   (1) **Os receptores de glutamato ionotrópicos são excitatórios.** Assim, a diminuição da liberação do glutamato dos fotorreceptores, ao atuar sobre os receptores ionotrópicos, causa hiperpolarização (inibição), porque há *diminuição da excitação*.

   (2) **Os receptores de glutamato metabotrópicos são inibitórios.** Assim, a diminuição da liberação do glutamato dos fotorreceptores, ao atuar sobre os receptores metabotrópicos, causa despolarização (excitação), porque há *diminuição da inibição*.

5. **Campos visuais receptivos**

   a. **Campos receptivos das células ganglionares e das células do corpo geniculado lateral**

      (1) Cada célula bipolar recebe impulsos de inúmeras células receptoras. Por sua vez, cada célula ganglionar recebe impulsos de muitas células bipolares. As células receptoras conectadas a uma célula ganglionar formam o **centro de seu campo receptivo**. As células receptoras conectadas às células ganglionares por meio das células horizontais formam a **periferia de seu campo receptivo**. (Convém lembrar que a resposta das células bipolares e horizontais à luz depende da liberação, pela célula, de um neurotransmissor excitatório ou inibitório.)

      (2) O **padrão de centro ativado, periferia desativada (*on-off*)** é um padrão de campo receptivo da célula ganglionar. A luz, ao incidir no centro do campo receptivo, despolariza (excita) a célula ganglionar, enquanto a luz que incide na periferia do campo receptivo hiperpolariza (inibe) a célula ganglionar. O padrão de **centro desativado, periferia ativada** (centro *off*, periferia *on*) é outro padrão possível.

      (3) As células do corpo geniculado lateral do tálamo preservam o padrão de centro ativado, periferia desativada ou centro desativado, periferia ativada, que é transmitido pela célula ganglionar.

   b. **Campos receptivos do córtex visual**

      • Os neurônios do córtex visual detectam a forma e a orientação das figuras
      • Três tipos de células corticais estão envolvidos:

      (1) As *células simples* apresentam padrões de centro-periferia, ativação-desativação, porém são bastonetes alongados, e não círculos concêntricos. Respondem melhor a **barras de luz** que apresentam **posição** e **orientação** corretas.

      (2) As *células complexas* respondem melhor a **barras móveis** ou a **bordas de luz** com a orientação correta.

      (3) As *células hipercomplexas* respondem melhor a linhas com determinado **comprimento** e a **curvas e ângulos**.

D. Audição

1. **Ondas sonoras**

   • A **frequência** é medida em **hertz (Hz)**
   • A **intensidade** é medida em **decibéis (dB)**, uma escala logarítmica.

$$dB = 20 \log \frac{P}{P_0}$$

em que:

   dB = decibel
   P = pressão sonora que está sendo medida
   P_0 = pressão de referência medida na frequência limiar

2. Estrutura do ouvido

a. Orelha externa

- Direciona as ondas sonoras para dentro do meato acústico.

b. Orelha média

- É preenchida por ar
- Contém a **membrana timpânica** e os **ossículos da audição** (martelo, bigorna e estribo). O estribo está inserido na **janela do vestíbulo** (**janela oval**), uma membrana entre a orelha média e a orelha interna
- As ondas sonoras provocam vibração da membrana timpânica. Por sua vez, os **ossículos vibram**, empurrando o estribo na janela do vestíbulo e **deslocando o líquido** na **orelha interna** (ver seção III D 2 c)
- O **som é amplificado** pela ação de alavanca dos ossículos e pela concentração das ondas sonoras oriundas da membrana timpânica, que é grande, sobre a janela do vestíbulo, que é bem menor.

c. Orelha interna (Figura 2.6)

- É preenchida por líquido
- Consiste em um labirinto ósseo (**canais semicirculares, cóclea** e **vestíbulo**) e em uma série de ductos, o labirinto membranáceo. O líquido situado fora dos ductos e a **perilinfa**; o líquido dentro dos ductos é a **endolinfa**.

(1) *Estrutura da cóclea: três canais tubulares*

(a) A rampa do vestíbulo e a rampa do tímpano contêm **perilinfa**, cuja $[Na^+]$ é elevada.

(b) A rampa média contém **endolinfa**, cuja $[K^+]$ é elevada.

- A rampa média é limitada pela **membrana basilar**, na qual se localiza o **órgão espiral** (**órgão de Corti**).

(2) *Localização e estrutura do órgão espiral*

- O órgão espiral está localizado na membrana basilar
- Contém as **células receptoras** (células ciliadas internas e externas) para estímulos auditivos. Os **cílios** se projetam das células ciliadas e estão inseridos na membrana tectória

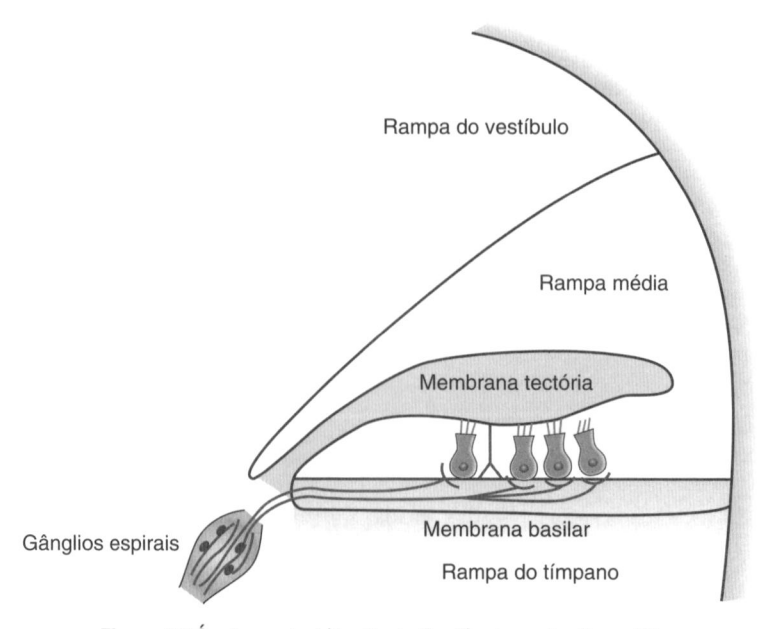

Figura 2.6 Órgão espiral (órgão de Corti) e transdução auditiva.

- As **células ciliares internas** estão dispostas em fileiras únicas, e seu **número é pequeno**
- As **células ciliadas externas** estão dispostas em fileiras paralelas e são **mais numerosas** do que as células ciliadas internas
    - O **gânglio espiral** contém os corpos celulares do nervo auditivo (nervo craniano [NC] VIII), que fazem sinapse com as células ciliadas.

3. **Etapas na transdução auditiva pelo órgão espiral** (Figura 2.6)
    - Os corpos celulares das células ciliadas estão em contato com a **membrana basilar**. Os cílios das células ciliadas estão inseridos na **membrana tectória**.
    a. As ondas sonoras provocam **vibração** do órgão espiral. Como a membrana basilar é mais elástica do que a membrana tectória, a vibração da membrana basilar faz com que as células ciliadas se curvem por uma força de cisalhamento, enquanto empurram a membrana tectória.
    b. A **inclinação dos cílios** provoca alterações na **condutância do K⁺** na membrana das células ciliadas. A inclinação em uma direção provoca despolarização, enquanto a inclinação na direção oposta causa hiperpolarização. O potencial oscilante que resulta é o **potencial microfônico coclear**.
    c. O potencial oscilante das células ciliadas provoca disparos intermitentes nos nervos cocleares.

4. **Como o som é codificado**
    - A frequência que ativa determinada célula ciliada depende de sua localização ao longo da lâmina basilar.
    a. A **base da lâmina basilar** (próximo às janelas do vestíbulo e da cóclea) é estreita e rígida. Responde melhor às **altas frequências**.
    b. O **ápice da lâmina basilar** (próximo ao helicotrema) é amplo e complacente. Responde melhor às **baixas frequências**.

5. **Vias auditivas centrais**
    - As fibras ascendem pelo lemnisco lateral até o **colículo inferior**, passando pelo corpo geniculado medial do tálamo até o **córtex auditivo**
    - As fibras podem ser **cruzadas ou não cruzadas**. Em consequência, uma mistura de fibras auditivas ascendentes representa ambos os ouvidos em todos os níveis superiores. Por conseguinte, as lesões da cóclea de um ouvido provocam surdez unilateral, enquanto as lesões unilaterais mais centrais não o fazem
    - Existe uma **representação tonotópica** das frequências em todos os níveis da via auditiva central
    - A discriminação das características complexas (p. ex., o reconhecimento de uma sequência padronizada) é uma propriedade do córtex cerebral.

E. Sistema vestibular
- Detecta a aceleração angular e linear da cabeça
- Os ajustes reflexos da cabeça, dos olhos e dos músculos posturais proporcionam uma imagem visual estável e uma postura constante.

1. **Estrutura do órgão vestibular**
    a. Trata-se de um labirinto membranáceo que consiste em **três canais semicirculares perpendiculares**, um **utrículo** e um **sáculo**. Os canais semicirculares detectam a aceleração angular ou rotação. O utrículo e o sáculo detectam a aceleração linear.
    b. Os canais são preenchidos por **endolinfa** e são banhados por perilinfa.
    c. Os **receptores são células ciliadas**, localizadas na extremidade de cada canal semicircular. Os cílios das células ciliadas estão inseridos em uma estrutura gelatinosa denominada **cúpula**. Um cílio longo e único é denominado **cinocílio**, enquanto os cílios menores são denominados **estereocílios** (Figura 2.7).

2. **Etapas na transdução vestibular – aceleração angular** (Figura 2.7)
    a. Durante a **rotação da cabeça em sentido anti-horário (para a esquerda)**, o canal semicircular horizontal e sua cúpula fixada também sofrem rotação para a esquerda. Inicialmente, a cúpula move-se mais rapidamente do que a endolinfa. Dessa forma, a cúpula é arrastada através da endolinfa e, consequentemente, os cílios das células ciliadas inclinam-se.

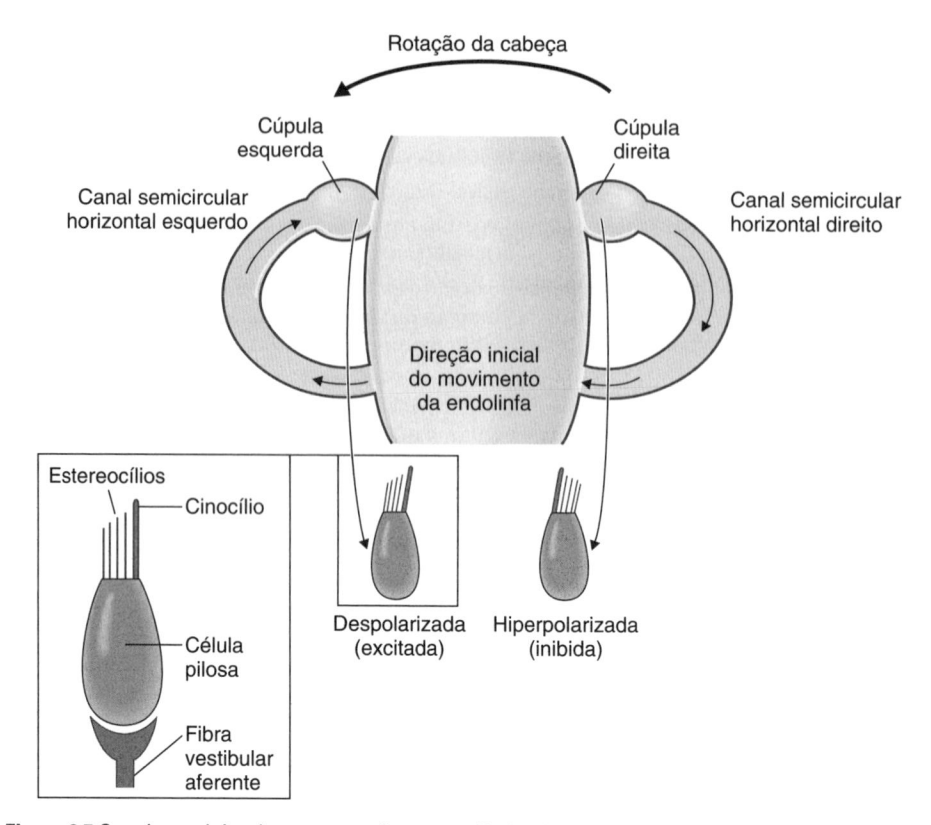

Figura 2.7 Canais semicirculares e transdução vestibular durante a rotação em sentido anti-horário.

b. Se os **estereocílios se inclinarem em direção ao cinocílio**, a célula ciliada sofre despolarização (excitação). Se os **estereocílios se inclinarem em direção oposta ao cinocílio**, ocorre **hiperpolarização** (inibição) da célula ciliada. Por conseguinte, durante a rotação inicial em sentido anti-horário (para a esquerda), o canal horizontal esquerdo é excitado, enquanto o canal horizontal direito é inibido.

c. Depois de vários segundos, a endolinfa "recupera" o movimento da cabeça e da cúpula. Os cílios retornam à sua posição vertical e não são mais despolarizados nem hiperpolarizados.

d. **Quando a cabeça para subitamente de se mover**, a endolinfa continua se movendo em sentido anti-horário (para a esquerda), arrastando os cílios na direção oposta. Assim, se a célula ciliada foi despolarizada com a rotação inicial, ocorrerá agora hiperpolarização. Se a célula foi inicialmente hiperpolarizada, ela será agora despolarizada. Por conseguinte, quando a cabeça para de se mover, o canal horizontal esquerdo será inibido, enquanto o canal horizontal direito será excitado.

3. **Reflexos vestíbulo-oculares**

a. **Nistagmo**

- A rotação inicial da cabeça provoca o movimento lento dos olhos na direção oposta a fim de manter a fixação visual. Quando o limite do movimento ocular é alcançado, os olhos movem-se rapidamente de volta (nistagmo) e, em seguida, tornam a se mover lentamente
- A **direção do nistagmo** é definida como a direção do movimento rápido do olho. Por conseguinte, o nistagmo ocorre na **mesma direção da rotação da cabeça**.

b. **Nistagmo pós-rotatório**

- Ocorre na direção oposta da rotação da cabeça.

F. Olfação

1. Via olfatória

a. Células receptoras

- Estão localizadas no epitélio olfatório
- Trata-se de **neurônios verdadeiros** que conduzem potenciais de ação para o SNC
- As células basais do epitélio olfatório são células-tronco indiferenciadas que sofrem **contínua renovação**, substituindo as células receptoras olfatórias (neurônios). São os únicos neurônios no ser humano adulto que se renovam.

b. NC I (olfatório)

- Conduz a informação das células receptoras olfatórias até o bulbo olfatório
- Os axônios dos nervos olfatórios são **fibras C amielínicas** e estão entre as **menores** e **mais lentas** do sistema nervoso
- O epitélio olfatório também é inervado pelo NC V (nervo trigêmeo), que detecta **estímulos nocivos** ou **dolorosos**, como a amônia
- Os nervos olfatórios atravessam a lâmina cribriforme em seu trajeto até o bulbo olfatório. As **fraturas da lâmina cribriforme** interrompem os impulsos para o bulbo olfatório e reduzem **(hiposmia)** ou eliminam **(anosmia)** o sentido do olfato. Entretanto, a resposta à amônia mantém-se intacta após a fratura da lâmina cribriforme, visto que essa resposta é transportada pelo NC V.

c. Células mitrais no bulbo olfatório

- São neurônios de segunda ordem
- A saída das células mitrais forma o trato olfatório, que se projeta para o **córtex pré-piriforme**.

2. Etapas na transdução nos neurônios receptores olfatórios

a. As **moléculas odorantes** ligam-se a **proteínas receptoras olfatórias** específicas, localizadas nos cílios das células receptoras olfatórias.

b. Quando os receptores são ativados, eles **ativam proteínas G** (G_{olf}) que, por sua vez, ativam a adenilato ciclase.

c. Ocorre um **aumento do cAMP intracelular**, que abre os canais de Na^+ na membrana receptora olfatória e produz um **potencial receptor despolarizante**.

d. O potencial receptor despolariza o segmento inicial do axônio até o limiar, e **potenciais de ação** são gerados e propagados.

G. Paladar

1. Vias do paladar

a. As **células receptoras gustativas** revestem os botões gustativos que se localizam em **papilas** especializadas. As células receptoras são recobertas por microvilosidades, que aumentam a área de superfície para a ligação de substâncias químicas do paladar. Ao contrário das células receptoras olfatórias, os receptores gustativos **não são neurônios**.

b. Os **dois terços anteriores da língua**

- Apresentam papilas fungiformes
- Detectam as sensações de **salgado, doce e umami**
- São inervados por um ramo do NC VII (nervo corda do tímpano).

c. O **terço posterior da língua**

- Contém **papilas circunvaladas** e **folhadas**
- Detecta as sensações de **ácido** e **amargo**
- É inervado pelo **NC IX** (glossofaríngeo)
- A parte posterior da faringe e a epiglote são inervadas pelo **NC X**.

d. NC VII, NC IX e NC X penetram no bulbo, ascendem pelo **trato solitário** e terminam em neurônios gustativos de segunda ordem no **núcleo solitário**. Projetam-se, principalmente de forma ipsilateral, até o núcleo posteromedial ventral do tálamo e, por fim, até o córtex gustativo.

2. **Etapas na transdução do paladar**

- As **substâncias químicas do paladar** (ácido, doce, salgado, amargo e umami) ligam-se aos receptores gustativos nas microvilosidades e produzem um potencial receptor despolarizante na célula receptora.

IV. Sistemas motores

A. Unidade motora

- É constituída por **um único motoneurônio e pelas fibras musculares inervadas por ele**. Para o **controle fino** (p. ex., músculos dos olhos), um único neurônio motor inerva apenas algumas fibras musculares. Para os **movimentos mais amplos** (p. ex., músculos posturais), um único neurônio motor pode inervar milhares de fibras musculares
- Um **grupamento de motoneurônios** é o conjunto de motoneurônios que inervam as fibras dentro do mesmo músculo
- A força da contração muscular é graduada pelo **recrutamento** de outras unidades motoras (princípio do tamanho). O **princípio do tamanho** estabelece que, à medida que são recrutadas mais unidades motoras, mais neurônios motores são envolvidos e mais tensão é gerada.

1. **Neurônios motores pequenos**

- **Inervam algumas fibras musculares**
- Apresentam os limiares mais baixos e, portanto, são os **primeiros a disparar**
- Geram a **menor força**.

2. **Neurônios motores grandes**

- **Inervam muitas fibras musculares**
- Apresentam os limiares mais altos e, portanto, **disparam por último**
- Geram a **força maior**.

B. Receptores sensoriais musculares

1. **Tipos de receptores musculares** (Quadro 2.5)

   a. Os **fusos musculares** (aferentes dos grupos Ia e II) estão dispostos em paralelo com as fibras extrafusais. Detectam as alterações tanto **estáticas quanto dinâmicas no comprimento muscular**.

   b. Os **órgãos tendinosos de Golgi** (aferentes do grupo Ib) estão dispostos em série com as fibras musculares extrafusais. Detectam a **tensão muscular**.

   c. Os **corpúsculos de Pacini** (aferentes do grupo II) estão distribuídos por todo o músculo. Eles detectam a **vibração**.

   d. **Terminações nervosas livres** (aferentes dos grupos III e IV) detectam os **estímulos dolorosos**.

2. **Tipos de fibras musculares**

   a. **Fibras extrafusais**

   - Formam o volume do músculo
   - São **inervadas por motoneurônios** α
   - Fornecem **força para a contração muscular**.

   b. **Fibras intrafusais**

   - São menores do que as fibras musculares extrafusais
   - São **inervadas por motoneurônios** γ
   - São encapsuladas em bainhas para formar os **fusos musculares**
   - Seguem em paralelo com as fibras extrafusais, mas não por todo o comprimento do músculo
   - São demasiado pequenas para gerar força significativa.

3. Fusos musculares

- Estão distribuídos por todo o músculo
- Consistem em pequenas fibras intrafusais encapsuladas, conectadas em paralelo a grandes fibras extrafusais (geradoras de força)
- Quanto mais delicado é o movimento exigido, maior é o número de fusos musculares existentes no músculo.

a. Tipos de fibras intrafusais nos fusos musculares (Figura 2.8)

(1) *Fibras em bolsa nuclear*

- Detectam a velocidade de mudança no comprimento do músculo (mudanças rápidas e **dinâmicas**)
- São inervadas por aferentes do grupo Ia
- Apresentam núcleos reunidos em uma região "sacular" central.

(2) *Fibras em cadeia nuclear*

- Detectam mudanças **estáticas** no comprimento do músculo
- São inervadas por aferentes do grupo II
- São mais numerosas do que as fibras em bolsa nuclear
- Apresentam núcleos dispostos em fileiras.

b. Como atua o fuso muscular (Figura 2.8)

- Os reflexos dos fusos musculares opõem-se (corrigem) aos aumentos no comprimento do músculo (estiramento).

(1) A informação sensorial sobre o comprimento muscular é recebida por fibras aferentes do grupo Ia (velocidade) e do grupo II (estática).

(2) Quando um músculo é estirado (alongado), o fuso muscular também é alongado, estimulando as fibras aferentes do grupo Ia e do grupo II.

(3) A estimulação das fibras aferentes do grupo Ia estimula os motoneurônios α na medula espinal. Por sua vez, essa estimulação provoca contração e encurtamento do músculo. Assim, o estiramento original é corrigido, e o comprimento do músculo é mantido.

c. Função dos motoneurônios γ

- Inervam as fibras musculares intrafusais
- Ajustam a sensibilidade do fuso muscular de modo que ele possa responder apropriadamente durante a contração muscular
- Os **motoneurônios α e os motoneurônios γ são coativados**, de modo que os fusos musculares permanecem sensíveis a mudanças no comprimento muscular durante a contração.

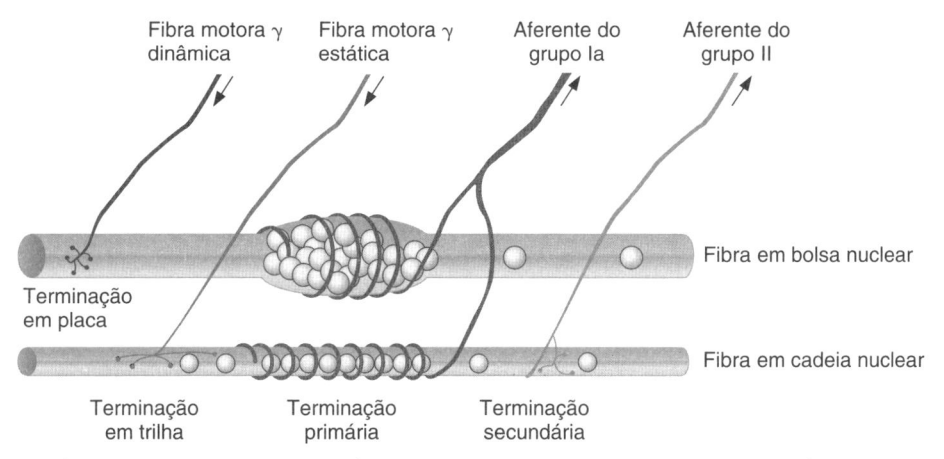

Figura 2.8 Organização do fuso muscular. (Modificada, com autorização, de Matthews PBC. Muscle spindles and their motor control. Physiol Rev 1964;44:232.)

C. Reflexos musculares (Quadro 2.8)

1. Reflexo de estiramento (miotático) – patelar (Figura 2.9)

- É **monossináptico**.

  a. O **músculo é alongado**, e o estiramento estimula as fibras aferentes do **grupo Ia**.

  b. As fibras aferentes do grupo Ia fazem sinapse diretamente nos **motoneurônios** α na medula espinal. O grupamento de motoneurônios α que é ativado inerva o músculo homônimo.

  c. A estimulação dos motoneurônios α provoca **contração do músculo que foi alongado**. Quando o músculo se contrai, ele encurta, diminuindo o estiramento do fuso muscular e retornando ao seu comprimento original.

  d. Ao mesmo tempo, os músculos sinérgicos são ativados, e os músculos antagonistas são inibidos.

  e. **Exemplo do reflexo patelar.** A percussão do tendão patelar provoca o estiramento do músculo quadríceps. O estiramento desse músculo estimula as fibras aferentes do grupo Ia, que ativam os motoneurônios α causadores da contração do músculo em questão. A contração do músculo quadríceps força a extensão da perna.

- Os **aumentos na atividade dos motoneurônios** γ aumentam a sensibilidade do fuso muscular e, portanto, exageram o reflexo patelar.

2. Reflexo tendinoso de Golgi (miotático inverso)

- É **dissináptico**
- É o oposto, ou inverso, do reflexo de estiramento.

Quadro 2.8 Resumo dos reflexos musculares.

Reflexo	Número de sinapses	Estímulo	Fibras aferentes	Resposta
Reflexo de estiramento (patelar)	Monossináptico	O músculo é estirado	Ia	Contração do músculo
Reflexo tendinoso de Golgi (sinal do canivete)	Dissináptico	O músculo se contrai	Ib	Relaxamento do músculo
Reflexo flexor de retirada (após tocar um objeto quente)	Polissináptico	Dor	II, III e IV	Flexão ipsilateral; extensão contralateral

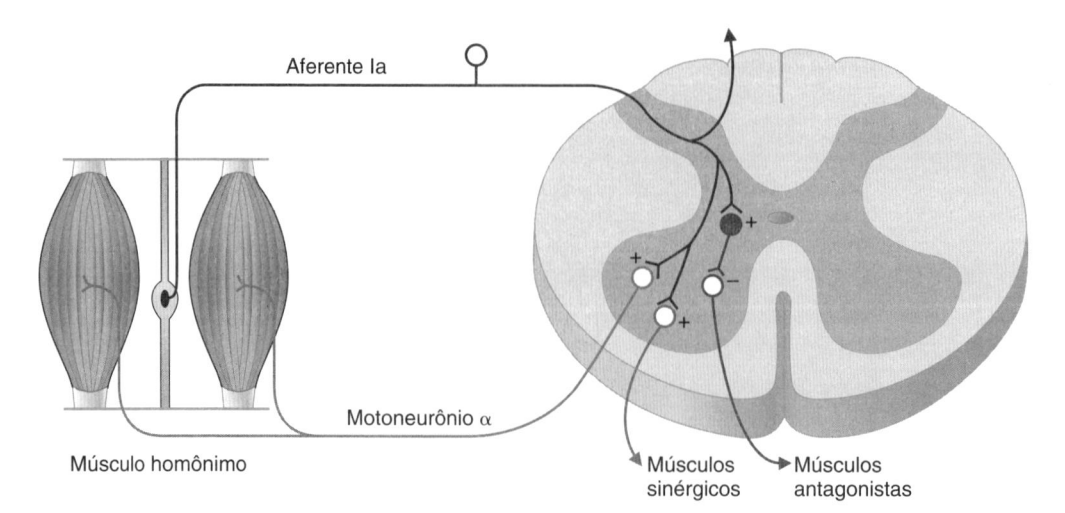

Figura 2.9 Reflexo do estiramento.

a. A **contração muscular ativa** estimula os órgãos tendinosos de Golgi e as fibras aferentes do **grupo Ib**.

b. As fibras aferentes do grupo Ib estimulam **interneurônios inibitórios** na medula espinal. Esses interneurônios **inibem os motoneurônios** α e causam relaxamento do músculo que estava originalmente contraído.

c. Ao mesmo tempo, os músculos antagonistas são excitados.

d. O **sinal do canivete**, uma forma exagerada do reflexo tendinoso de Golgi, pode ocorrer nas **doenças que acometem os tratos corticospinais** (hipertonicidade ou espasticidade)

- **Por exemplo**, se o braço estiver hipertônico, a sensibilidade aumentada dos fusos musculares nos músculos extensores (tríceps) causa resistência à flexão do antebraço. A tensão no tríceps acaba aumentando até o ponto em que passa a ativar o reflexo tendinoso de Golgi, causando relaxamento do tríceps e flexão do antebraço, como se fosse uma lâmina de canivete se fechando abruptamente.

3. **Reflexo flexor de retirada**

- É **polissináptico**
- Resulta em **flexão no lado ipsilateral**, e em **extensão no lado contralateral**. As fibras aferentes somatossensoriais e de dor induzem a retirada do estímulo nocivo da parte do corpo estimulada.

  a. A **dor** (p. ex., ao tocar um objeto quente) estimula as fibras aferentes do reflexo de flexão dos **grupos II, III e IV**.

  b. As fibras aferentes fazem sinapse polissináptica (por meio de interneurônios) nos motoneurônios na medula espinal.

  c. No **lado ipsilateral** do estímulo doloroso, os flexores são estimulados (contraem-se), enquanto os extensores são inibidos (relaxam), e o braço é afastado do objeto quente. No **lado contralateral**, os flexores são inibidos e os extensores são estimulados **(reflexo de extensão cruzada)** para manter o equilíbrio.

  d. Em consequência da atividade neural persistente nos circuitos polissinápticos, ocorre uma **pós-descarga**. A pós-descarga evita que o músculo relaxe por algum tempo.

D. Organização espinal dos sistemas motores

1. **Convergência**

- Ocorre quando um único motoneurônio α recebe seu impulso de muitos aferentes do grupo Ia do fuso muscular no músculo homônimo
- Produz **somação espacial**, visto que, embora um único estímulo não leve o músculo até o limiar, múltiplos estímulos o fazem
- Pode produzir também **somação temporal**, quando os impulsos chegam em rápida sucessão.

2. **Divergência**

- Ocorre quando as fibras aferentes do grupo Ia do fuso muscular projetam-se para todos os motoneurônios α que inervam o músculo homônimo.

3. **Inibição recorrente (células de Renshaw)**

- As células de Renshaw são inibitórias no corno ventral da medula espinal
- Elas recebem impulsos de axônios colaterais dos motoneurônios e, quando estimuladas, exercem retroalimentação negativa (inibem) no motoneurônio.

E. Controle da postura pelo tronco encefálico

1. **Centros motores e vias**

- **Tratos piramidais** (corticospinal e corticobulbar) passam através das pirâmides bulbares
- Todos os outros consistem em **tratos extrapiramidais**, que se originam principalmente nas seguintes estruturas do tronco encefálico:

  a. **Trato rubroespinal**

  - Origina-se no núcleo rubro e projeta-se para os neurônios na medula espinal lateral
  - A estimulação do núcleo rubro produz **estimulação dos flexores** e **inibição dos extensores**.

b. Trato pontorreticuloespinal

- Origina-se nos núcleos da ponte e projeta-se para a parte ventromedial da medula espinal
- A estimulação tem **efeito estimulador geral sobre extensores e flexores**, com efeito predominante sobre os extensores.

c. Trato bulborreticuloespinal

- Origina-se na formação reticular bulbar e projeta-se para os interneurônios da medula espinal, na área cinzenta intermediária
- A estimulação tem **efeito inibitório geral sobre extensores e flexores**, com efeito predominante sobre os extensores.

d. Trato vestibuloespinal lateral

- Origina-se no núcleo vestibular lateral (núcleo de Deiters) e projeta-se para os motoneurônios e interneurônios ipsilaterais
- A estimulação causa uma poderosa **estimulação dos extensores** e **inibição dos flexores**.

e. Trato tectoespinal

- Origina-se no colículo superior e projeta-se até a medula espinal cervical
- Está envolvido no **controle dos músculos do pescoço**.

2. Efeitos da transecção da medula espinal

a. Paraplegia

- Refere-se à perda dos movimentos voluntários abaixo do nível da lesão
- Resulta da interrupção das vias descendentes oriundas dos centros motores no tronco encefálico e centros superiores.

b. Perda da sensação consciente abaixo do nível da lesão

c. Perda inicial dos reflexos – choque medular

- Imediatamente após a transecção, ocorre perda da influência excitatória dos motoneurônios α e γ. Os **membros tornam-se flácidos** e os **reflexos ficam ausentes**. Com o passar do tempo, ocorrem recuperação parcial e retorno dos reflexos (ou mesmo hiper-reflexia).

  (1) Se a **lesão for em C7**, haverá perda do tônus simpático para o coração. Em consequência, haverá diminuição da frequência cardíaca e da pressão arterial.

  (2) Se a **lesão for em C3**, haverá parada respiratória, uma vez que os músculos respiratórios foram desconectados dos centros de controle no tronco encefálico.

  (3) Se a **lesão for em C1** (p. ex., em consequência de enforcamento), ocorre morte.

3. Efeitos da transecção acima da medula espinal

a. Lesões acima do núcleo vestibular lateral

- Provocam **rigidez em descerebração**, devido à remoção da inibição dos centros superiores, resultando em excitação dos motoneurônios α e γ e rigidez postural.

b. Lesões acima da formação reticular da ponte, porém abaixo do mesencéfalo

- Provocam **rigidez em descerebração**, em virtude da remoção da inibição central da formação reticular da ponte, resultando em excitação dos motoneurônios α e γ e rigidez postural.

c. Lesões acima do núcleo rubro

- Resultam em **rigidez em decorticação** e reflexos cervicais tônicos intactos.

F. Cerebelo – controle central do movimento

1. Funções do cerebelo

a. Cerebelo vestibular – controle do equilíbrio e do movimento ocular.

b. Cerebelo cortical – planejamento e início do movimento.

c. Cerebelo espinal – sinergia (coordenação motora), que é o controle de velocidade, força, amplitude e direção do movimento.

2. **Camadas do córtex cerebelar**

   a. **Camada granular**

   - É a camada mais interna
   - Contém células granulares, células de Golgi do tipo II e células glomerulares
   - Nas **células glomerulares**, os axônios das fibras musgosas formam conexões sinápticas nos dendritos das células granulares e das células de Golgi do tipo II.

   b. **Camada de células de Purkinje**

   - É a camada média
   - Contém células de Purkinje
   - **A descarga de seus neurônios produz sempre ação inibitória**.

   c. **Camada molecular**

   - É a camada mais externa
   - Contém células estreladas e em cesto, dendritos das células de Purkinje e das células de Golgi do tipo II e fibras paralelas (axônio das células granulares)
   - As **fibras paralelas** fazem sinapse nos dendritos das células de Purkinje, células em cesto, células estreladas e células de Golgi do tipo II.

3. **Conexões no córtex cerebelar**

   a. **Impulsos que chegam ao córtex cerebelar**

   (1) *Fibras trepadeiras*

   - Originam-se de uma **única região** do bulbo (complexo olivar inferior)
   - Fazem múltiplas sinapses com as células de Purkinje, resultando em salvas de alta frequência ou **padrão complexo de descarga neural**
   - "Condicionam" as células de Purkinje
   - Desempenham um papel no **aprendizado motor** cerebelar.

   (2) *Fibras musgosas*

   - Originam-se de **muitos centros** no tronco encefálico e na medula espinal
   - Incluem as fibras aferentes vestibulocerebelares, espinocerebelares e pontocerebelares
   - Fazem múltiplas sinapses com as fibras de Purkinje por meio de interneurônios. As sinapses com as células de Purkinje resultam em um **padrão homogêneo de descarga neural**
   - Fazem sinapses com as células granulares nos **glomérulos**
   - Os axônios das células granulares bifurcam-se e originam a **células paralelas**. As fibras paralelas estimulam múltiplas células de Purkinje, bem como interneurônios inibitórios (células em cesto, estreladas, de Golgi tipo II).

   b. **Impulsos que saem do córtex cerebelar**

   - As **células de Purkinje** são as *únicas vias de saída* do córtex cerebelar
   - Os impulsos das células de Purkinje são **sempre inibitórios**; o neurotransmissor é o **ácido γ-aminobutírico (GABA)**
   - O impulso projeta-se para os núcleos cerebelares profundos e o núcleo vestibular. Esse impulso inibitório **modula** a via de saída do cerebelo e regula a velocidade, a amplitude e a direção do movimento **(sinergia)**.

   c. **Distúrbios clínicos do cerebelo – ataxia**

   - Resultam em **perda da coordenação**, incluindo retardo do início do movimento, execução deficiente de uma sequência de movimentos e incapacidade de realizar movimentos alternados rápidos **(disdiadococinesia)**.

   (1) O *tremor intencional* ocorre durante tentativas de realizar movimentos voluntários.
   (2) O *fenômeno de rechaço* é a incapacidade de interromper um movimento.

G. Núcleos da base – controle do movimento

- Consistem em *striatum*,[1] globo pálido, núcleos subtalâmicos e substância negra
- Modulam os impulsos talâmicos para o córtex motor para **o planejamento e a execução dos movimentos regulares**
- Muitas conexões sinápticas são inibitórias e usam o **GABA** como neurotransmissor
- O *striatum* comunica-se com o tálamo e com o córtex cerebral por duas vias opostas
- A **via indireta** é, em geral, inibitória
- A **via direta** é, em geral, excitatória
- As conexões entre o *striatum* e a substância negra utilizam a **dopamina** como neurotransmissor. A dopamina é inibitória na via indireta (receptores D_2) e excitatória na via direta (receptores D_1). Por conseguinte, a ação da dopamina é, em geral, excitatória
- As lesões dos núcleos da base incluem as seguintes:

1. Lesões do globo pálido

- Resultam na incapacidade de manter a sustentação postural.

2. Lesões do núcleo subtalâmico

- São causadas pela liberação da inibição no lado contralateral
- Resultam em movimentos desordenados e violentos (p. ex., hemibalismo).

3. Lesões do neoestriado (*striatum*)

- São causadas pela liberação da inibição
- Resultam em movimentos rápidos, contínuos e incontroláveis
- Ocorrem em pacientes com **doença de Huntington.**

4. Lesões da substância negra

- São causadas pela **destruição de neurônios dopaminérgicos**
- Ocorrem em pacientes com **doença de Parkinson**
- Como a dopamina inibe a via indireta (inibitória) e excita a via direta (excitatória), a destruição dos neurônios dopaminérgicos é, **em geral, inibitória**
- Os sintomas incluem rigidez espástica, tremor e redução dos movimentos voluntários.

H. Córtex motor

1. Córtex pré-motor e córtex motor suplementar (área 6)

- São responsáveis pela **geração de um plano para o movimento**, que é transferido para o córtex motor primário para ser executado
- O córtex motor suplementar programa sequências motoras complexas e está ativo durante o **"ensaio mental"** para a execução de um movimento.

2. Córtex motor primário (área 4)

- É responsável pela **execução do movimento**. Padrões programados de neurônios motores são ativados no córtex motor. A excitação dos neurônios motores superiores no córtex motor é transferida para o tronco encefálico e a medula espinal, na qual os neurônios motores inferiores são ativados e causam o movimento voluntário
- É organizado de forma somatotópica (**homúnculo motor**). Os eventos epilépticos no córtex motor primário provocam **convulsões jacksonianas**, que ilustram a organização somatotópica.

V. Funções superiores do córtex cerebral

A. Achados no eletroencefalograma (EEG)

- As **ondas no EEG** consistem em potenciais sinápticos excitatórios e inibitórios alternados localizados nas células piramidais do córtex cerebral

---

[1]N.R.T.: O termo *striatum* refere-se à parte filogeneticamente recente do corpo estriado (também conhecida como neoestriado). O *striatum* compreende o putame e o núcleo caudado.

- Um **potencial evocado cortical** é uma alteração do EEG. Reflete potenciais sinápticos evocados em grande número de neurônios
- Em adultos acordados com os olhos abertos, predominam as **ondas beta**
- Em adultos acordados com os olhos fechados, predominam as **ondas alfa**
- Durante o sono, predominam as **ondas lentas**, os músculos relaxam e a frequência cardíaca e a pressão arterial diminuem.

B. Sono

1. Os **ciclos de sono-vigília ocorrem em um ritmo circadiano**, com um período de cerca de 24 horas. Acredita-se que a periodicidade circadiana seja impelida pelo núcleo supraquiasmático do **hipotálamo**, que recebe impulsos da retina.
2. O **sono com movimentos oculares rápidos (REM)** ocorre a cada 90 minutos.
   - Durante o sono REM, o **EEG** assemelha-se ao de uma pessoa acordada ou no estágio I do sono não REM
   - A maioria dos **sonhos** ocorre durante o sono REM
   - O sono REM caracteriza-se por movimentos oculares, **perda do tônus muscular**, constrição pupilar e **ereção peniana**
   - O uso de **benzodiazepínicos** e o **envelhecimento** diminuem a duração do sono REM.

C. Linguagem

- A informação é transferida entre os dois hemisférios do córtex cerebral por intermédio do corpo caloso
- O **hemisfério direito** é dominante na expressão facial, entonação, linguagem corporal e tarefas espaciais
- O **hemisfério esquerdo** é habitualmente dominante em relação à **linguagem**, mesmo em indivíduos canhotos. As lesões do hemisfério esquerdo provocam **afasia**.

1. A lesão da **área de Wernicke** causa **afasia sensorial**, em que há dificuldade de compreender a linguagem escrita ou falada.
2. A lesão da **área de Broca** causa **afasia motora**, em que há comprometimento da fala e da escrita, porém a compreensão é preservada.

D. Aprendizado e memória

- A **memória a curto prazo** envolve alterações sinápticas
- A **memória a longo prazo** envolve alterações estruturais no sistema nervoso e é mais estável
- As lesões bilaterais do **hipocampo** bloqueiam a capacidade de formar novas memórias a longo prazo.

VI. Barreira hematencefálica e líquido cerebroespinal (LCE ou liquor)

A. Anatomia da barreira hematencefálica

- É a barreira existente entre o sangue capilar cerebral e o LCE. O LCE preenche os ventrículos e o espaço subaracnóideo
- Consiste em **células endoteliais dos capilares cerebrais** e **epitélio dos plexos corioides**.

B. Formação do LCE (liquor) pelo epitélio dos plexos corioides

- As substâncias lipossolúveis (CO_2 e O_2) e a H_2O atravessam livremente a barreira hematencefálica e equilibram-se entre o sangue e o liquor
- Outras substâncias são transportadas por carreadores no epitélio dos plexos corioides. Podem ser secretadas do sangue para o liquor ou absorvidas do liquor para o sangue
- As **proteínas** e o **colesterol** são excluídos do liquor em virtude de seu grande peso molecular
- A composição do liquor é aproximadamente igual à do líquido intersticial do encéfalo, porém difere significativamente do sangue (Quadro 2.9)
- Pode-se obter uma amostra de liquor por **punção lombar**.

Quadro 2.9 Comparação entre as concentrações no liquor (LCE) e no sangue.

LCE ≈ sangue	LCE < sangue	LCE > sangue
Na^+	K^+	Mg^{2+}
Cl^-	Ca^{2+}	Creatinina
HCO_3^-	Glicose	–
Osmolaridade	Colesterol*	–
	Proteína*	–

*Concentração desprezível no LCE.

C. Funções da barreira hematencefálica

1. **Mantém um ambiente constante** para os neurônios do SNC e protege o encéfalo das toxinas endógenas ou exógenas.

2. **Impede o escape de neurotransmissores** de seus locais funcionais no SNC para a circulação geral.

3. Os **fármacos** atravessam a barreira hematencefálica em graus variáveis. Por exemplo, as substâncias não ionizadas (lipossolúveis) atravessam a barreira mais facilmente do que as ionizadas (hidrossolúveis)

   ● **Inflamação, irradiação** e **tumores** podem destruir a barreira hematencefálica e permitir a entrada no encéfalo de substâncias que habitualmente são excluídas (p. ex., antibióticos, marcadores radioativos).

VII. Regulação da temperatura

A. Fontes de ganho e de perda de calor do corpo

1. **Mecanismos geradores de calor – resposta ao frio**

   a. O **hormônio tireoidiano** aumenta a taxa metabólica e a produção de calor ao estimular a Na^+/K^+-adenosina trifosfatase (Na^+/K^+-ATPase).

   b. **Temperaturas frias ativam o sistema nervoso simpático** e, por intermédio dos receptores β na **gordura marrom**, aumentam a taxa metabólica e a produção de calor.

   c. **Calafrios** representam o mecanismo mais potente para aumentar a produção de calor.

   ● Temperaturas baixas ativam o mecanismo dos calafrios, que é coordenado pela parte *posterior* do hipotálamo

   ● Motoneurônios α e γ são ativados, provocando contração da musculatura esquelética e produção de calor.

2. **Mecanismos de perda de calor – resposta ao calor**

   a. A perda de calor por **irradiação** e por **convecção** aumenta quando a temperatura ambiente se eleva.

   ● A resposta é coordenada pela parte *anterior* do hipotálamo

   ● Elevações da temperatura provocam **diminuição do tônus simpático dos vasos sanguíneos cutâneos**, aumentando o fluxo sanguíneo através das arteríolas, bem como o **desvio arteriovenoso de sangue** para o plexo venoso próximo à superfície da pele. O desvio de sangue aquecido para a superfície da pele aumenta a perda de calor por irradiação e convecção.

   b. A perda de calor por **evaporação** depende da atividade das **glândulas sudoríparas**, que estão sob controle **muscarínico simpático**.

B. Ponto de ajuste do hipotálamo para a temperatura corporal

1. Os **sensores térmicos existentes na pele e no hipotálamo** "leem" a temperatura central e transmitem essa informação à **parte anterior do hipotálamo**.

2. O **hipotálamo anterior** compara a temperatura central detectada com a **temperatura do ponto de ajuste**.

   a. **Se a temperatura central estiver abaixo do ponto de ajuste**, os mecanismos de geração de calor (p. ex., aumento do metabolismo, calafrios, constrição dos vasos sanguíneos cutâneos) são ativados pela parte *posterior* do hipotálamo.

   b. **Se a temperatura central estiver acima do ponto de ajuste**, os mecanismos de perda de calor (p. ex., dilatação dos vasos sanguíneos cutâneos, aumento do estímulo simpático para as glândulas sudoríparas) são ativados pela parte *anterior* do hipotálamo.

3. **Os pirogênios elevam a temperatura do ponto de ajuste**. A temperatura central será reconhecida como mais baixa do que a nova temperatura do ponto de ajuste pelo hipotálamo anterior. Como resultado, os mecanismos geradores de calor (p. ex., calafrios) serão ativados.

C. Febre

1. Os **pirogênios** aumentam a produção de **interleucina-1** (IL-1) nas células fagocitárias.

   - Os macrófagos liberam citocinas na circulação que atravessam a barreira hematencefálica
   - A IL-1 atua no hipotálamo anterior, aumentando a produção de prostaglandina E_2. As **prostaglandinas elevam a temperatura do ponto de ajuste**, desencadeando os mecanismos de geração de calor que elevarão a temperatura corporal e produzirão febre.

2. O **ácido acetilsalicílico (AAS)** reduz a febre ao **inibir a ciclo-oxigenase**, inibindo assim a produção de prostaglandinas. Por conseguinte, o AAS **diminui a temperatura do ponto de ajuste**. Em resposta, os mecanismos que provocam perda de calor (p. ex., sudorese, vasodilatação) são ativados.

3. Os **esteroides** reduzem a febre ao bloquear a liberação de ácido araquidônico dos fosfolipídios do cérebro, impedindo, assim, a produção de prostaglandinas.

D. Exaustão pelo calor e intermação

1. A **exaustão pelo calor** é causada por sudorese excessiva. Em consequência, o volume sanguíneo e a pressão arterial diminuem, e ocorre síncope (desmaio).

2. A **intermação** ocorre quando a temperatura corporal aumenta até o ponto de provocar lesão tecidual. A resposta normal à elevação da temperatura ambiente (sudorese) está comprometida, e a temperatura central aumenta ainda mais.

E. Hipotermia

- Ocorre quando a temperatura ambiente é tão baixa que os mecanismos de geração de calor (p. ex., calafrios, aumento do metabolismo) não conseguem manter adequadamente a temperatura central próxima ao ponto de ajuste.

F. Hipertermia maligna

- É causada por anestésicos inalatórios em indivíduos suscetíveis
- Caracteriza-se por um aumento maciço no consumo de oxigênio e produção de calor pelo músculo esquelético, causando rápida elevação da temperatura corporal.

Questões de revisão

1. Que receptor autônomo é bloqueado pelo hexametônio nos gânglios, mas não na junção neuromuscular?

(A) Receptores α_1-adrenérgicos
(B) Receptores β_1-adrenérgicos
(C) Receptores β_2-adrenérgicos
(D) Receptores muscarínicos colinérgicos
(E) Receptores nicotínicos colinérgicos

2. Um homem de 66 anos de idade com hipertensão crônica é tratado com prazosina pelo seu médico. O tratamento consegue diminuir a pressão arterial para a faixa da normalidade. Qual é o mecanismo de ação desse fármaco?

(A) Inibição dos receptores β_1 no nó sinoatrial (SA)
(B) Inibição dos receptores β_2 no nó SA
(C) Estimulação dos receptores muscarínicos no nó SA
(D) Estimulação dos receptores nicotínicos no nó SA
(E) Inibição dos receptores β_1 no músculo ventricular
(F) Estimulação dos receptores β_1 no músculo ventricular
(G) Inibição dos receptores α_1 no músculo ventricular
(H) Estimulação dos receptores α_1 no nó SA
(I) Inibição dos receptores α_1 no nó SA
(J) Inibição dos receptores α_1 no músculo liso vascular
(K) Estimulação dos receptores α_1 no músculo liso vascular
(L) Estimulação dos receptores α_2 no músculo liso vascular

3. Qual das seguintes respostas é mediada por receptores muscarínicos parassimpáticos?

(A) Dilatação do músculo liso bronquiolar
(B) Miose
(C) Ejaculação
(D) Constrição dos esfíncteres gastrintestinais (GI)
(E) Aumento da contratilidade cardíaca

4. Qual das seguintes propriedades pertence às fibras C?

(A) Apresentam velocidade de condução menor que a de qualquer outro tipo de fibra nervosa
(B) Apresentam maior diâmetro em comparação a qualquer outro tipo de fibra nervosa
(C) São nervos aferentes oriundos de fusos musculares
(D) São nervos aferentes oriundos dos órgãos tendinosos de Golgi
(E) São fibras autônômicas pré-ganglionares

5. Quando comparados aos cones da retina, os bastonetes:

(A) são mais sensíveis à luz de baixa intensidade
(B) adaptam-se à escuridão antes dos cones
(C) estão mais altamente concentrados na fóvea
(D) estão envolvidos principalmente na visão colorida

6. Qual das seguintes afirmativas descreve melhor a membrana basilar do órgão espiral de Corti?

(A) O ápice responde melhor a baixas frequências do que a base
(B) A base é mais larga do que o ápice
(C) A base é mais complacente do que o ápice
(D) As altas frequências produzem deslocamento máximo da membrana basilar próximo ao helicotrema
(E) O ápice é relativamente rígido em comparação com a base

7. Qual dos seguintes itens é uma característica do sistema nervoso simpático, mas não do parassimpático?

(A) Gânglios localizados nos órgãos efetores
(B) Neurônios pré-ganglionares longos
(C) Os neurônios pré-ganglionares liberam norepinefrina
(D) Os neurônios pré-ganglionares liberam acetilcolina (ACh)
(E) Os neurônios pré-ganglionares originam-se na medula espinal toracolombar
(F) Os neurônios pós-ganglionares fazem sinapse nos órgãos efetores
(G) Os neurônios pós-ganglionares liberam epinefrina
(H) Os neurônios pós-ganglionares liberam ACh

8. Qual receptor autônomo medeia o aumento da frequência cardíaca?

(A) Receptores α_1-adrenérgicos
(B) Receptores β_1-adrenérgicos
(C) Receptores β_2-adrenérgicos
(D) Receptores muscarínicos colinérgicos
(E) Receptores nicotínicos colinérgicos

9. A secção de que estrutura no lado esquerdo provoca cegueira total no olho esquerdo?

(A) Nervo óptico
(B) Quiasma óptico
(C) Trato óptico
(D) Trato geniculocalcarino

10. Qual é o reflexo responsável pela excitação monossináptica do músculo homônimo ipsilateral?

(A) Reflexo de estiramento (miotático)
(B) Reflexo tendinoso de Golgi (miotático inverso)
(C) Reflexo flexor de retirada
(D) Reflexo de oclusão subliminar

11. Que tipo de célula no córtex visual responde melhor a uma barra de luz em movimento?

(A) Simples
(B) Complexa
(C) Hipercomplexa
(D) Bipolar
(E) Ganglionar

12. Qual das seguintes substâncias está contraindicada para administração em uma criança de 10 anos de idade com história de asma?

(A) Salbutamol
(B) Epinefrina
(C) Isoproterenol
(D) Norepinefrina
(E) Propranolol

13. Que receptor adrenérgico exerce seus efeitos estimuladores pela formação de inositol 1,4,5-trifosfato (IP_3) e aumento da $[Ca^{2+}]$ intracelular?

(A) Receptores α_1
(B) Receptores α_2
(C) Receptores β_1
(D) Receptores β_2
(E) Receptores muscarínicos
(F) Receptores nicotínicos

14. O tônus muscular excessivo provocado pela rigidez por descerebração pode ser revertido por:

(A) estimulação de fibras aferentes do grupo Ia
(B) secção das raízes dorsais
(C) transecção das conexões cerebelares para o núcleo vestibular lateral
(D) estimulação dos motoneurônios α
(E) estimulação dos motoneurônios γ

15. Qual das seguintes partes do corpo apresenta motoneurônios corticais com a maior representação no córtex motor primário (área 4)?

(A) Ombro
(B) Tornozelo
(C) Dedos das mãos
(D) Cotovelo
(E) Joelho

16. Que receptor autônomo medeia a secreção de epinefrina pela medula suprarrenal?

(A) Receptores α_1-adrenérgicos
(B) Receptores β_1-adrenérgicos
(C) Receptores β_2-adrenérgicos
(D) Receptores muscarínicos colinérgicos
(E) Receptores nicotínicos colinérgicos

17. A secção de que estrutura no lado direito provoca cegueira no campo temporal do olho esquerdo e no campo nasal do olho direito?

(A) Nervo óptico
(B) Quiasma óptico
(C) Trato óptico
(D) Trato geniculocalcarino

18. Uma bailarina gira para a esquerda. Durante a rotação, seus olhos deslocam-se rapidamente para a esquerda. Esse rápido movimento ocular é:

(A) nistagmo
(B) nistagmo pós-rotatório
(C) ataxia
(D) afasia

19. Qual das seguintes substâncias apresenta uma concentração muito menor no líquido cerebroespinal (liquor) do que no sangue capilar cerebral?

(A) Na^+
(B) K^+
(C) Osmolaridade
(D) Proteína
(E) Mg^{2+}

20. Qual dos seguintes fármacos autônomos atua na estimulação da adenilato ciclase?

(A) Atropina
(B) Clonidina
(C) Curare
(D) Norepinefrina
(E) Fentolamina
(F) Fenilefrina
(G) Propranolol

21. Qual das seguintes etapas ocorre na fotorrecepção nos bastonetes?

(A) A luz converte *all-trans*-retinal em 11-*cis*-retinal
(B) A metarrodopsina II ativa a transducina
(C) Os níveis de monofosfato de guanosina cíclico (GMPc) aumentam
(D) Os bastonetes despolarizam
(E) A liberação de glutamato aumenta

22. Os patógenos que provocam febre causam:

(A) diminuição na produção de interleucina-1 (IL-1)
(B) diminuição da temperatura do ponto de ajuste no hipotálamo
(C) calafrios
(D) dilatação dos vasos sanguíneos na pele

23. Qual das seguintes afirmativas sobre o sistema olfatório é verdadeira?

(A) As células receptoras são neurônios
(B) As células receptoras descamam e não são substituídas
(C) Os axônios do nervo craniano (NC) I são fibras A delta
(D) Os axônios das células receptoras fazem sinapse no córtex pré-piriforme
(E) Fraturas da lâmina cribriforme podem incapacitar a detecção do odor de amônia

24. Uma lesão do nervo corda do tímpano mais provavelmente provocaria:
(A) comprometimento da função olfatória
(B) comprometimento da função vestibular
(C) comprometimento da função auditiva
(D) comprometimento do paladar
(E) surdez nervosa

25. Qual dos seguintes itens provocaria excitação máxima das células ciliadas no canal semicircular horizontal direito?
(A) Hiperpolarização das células ciliadas
(B) Inclinação dos estereocílios para longe do cinocílio
(C) Subida rápida em um elevador
(D) Rotação da cabeça para a direita

26. A incapacidade de realizar movimentos alternados rápidos (disdiadococinesia) está associada a lesões do(a):
(A) córtex pré-motor
(B) córtex motor
(C) cerebelo
(D) substância negra
(E) bulbo

27. Que receptor autônomo é ativado por baixas concentrações de epinefrina liberada pela medula suprarrenal e causa vasodilatação?
(A) Receptores α_1-adrenérgicos
(B) Receptores β_1-adrenérgicos
(C) Receptores β_2-adrenérgicos
(D) Receptores muscarínicos colinérgicos
(E) Receptores nicotínicos colinérgicos

28. A transecção completa da medula espinal no nível de T1 mais provavelmente resultaria em:
(A) perda temporária dos reflexos de estiramento abaixo da lesão
(B) perda temporária da propriocepção consciente abaixo da lesão
(C) perda permanente do controle voluntário dos movimentos acima da lesão
(D) perda permanente da consciência acima da lesão

29. Os potenciais dos receptores sensoriais:
(A) são potenciais de ação
(B) sempre aproximam o potencial de membrana da célula receptora para o limiar
(C) sempre afastam o potencial de membrana da célula receptora do limiar
(D) têm amplitudes graduadas, dependendo da intensidade do estímulo
(E) são do tipo tudo ou nada

30. A secção de que estrutura provoca cegueira nos campos temporais dos olhos direito e esquerdo?
(A) Nervo óptico
(B) Quiasma óptico

(C) Trato óptico
(D) Trato geniculocalcarino

31. Qual das seguintes estruturas desempenha uma função primária na coordenação de frequência, amplitude, força e direção do movimento?
(A) Córtex motor primário
(B) Córtex pré-motor e córtex motor suplementar
(C) Córtex pré-frontal
(D) Núcleos da base
(E) Cerebelo

32. Qual reflexo é responsável pela excitação polissináptica dos extensores contralaterais?
(A) Reflexo de estiramento (miotático)
(B) Reflexo tendinoso de Golgi (miotático inverso)
(C) Reflexo flexor de retirada
(D) Reflexo de oclusão subliminar

33. Qual dos seguintes itens é uma característica das fibras em bolsa nuclear?
(A) São um tipo de fibra muscular extrafusal
(B) Detectam alterações dinâmicas no comprimento muscular
(C) Originam as fibras aferentes do grupo Ib
(D) São inervadas por motoneurônios α

34. O estiramento muscular leva a um aumento direto na frequência de descarga de que tipo de nervo?
(A Motoneurônios α
(B) Motoneurônios γ
(C) Fibras do grupo Ia
(D) Fibras do grupo Ib

35. Uma mulher de 42 anos de idade com pressão arterial elevada, distúrbios visuais e vômitos apresenta excreção urinária aumentada de ácido 3-metoxi-4-hidroximandélico (VMA). A tomografia computadorizada revela massa suprarrenal compatível com diagnóstico de feocromocitoma. Enquanto aguarda a cirurgia para remover o tumor, ela é tratada com fenoxibenzamina para reduzir a pressão arterial. Qual é o mecanismo dessa ação do fármaco?
(A) Aumento do monofosfato de adenosina cíclico (cAMP)
(B) Diminuição do cAMP
(C) Aumento do inositol 1,4,5-trifosfato $(IP_3)/Ca^{2+}$
(D) Diminuição do IP_3/Ca^{2+}
(E) Abertura dos canais de Na^+/K^+
(F) Fechamento dos canais de Na^+/K^+

36. Pacientes são inscritos em pesquisas de um novo análogo da atropina. Qual das reações descritas abaixo deve ser esperada?
(A) Aumento da velocidade de condução no nó AV
(B) Aumento da acidez gástrica
(C) Constrição pupilar
(D) Ereção permanente
(E) Aumento da sudorese

Respostas e explicações

1. **A resposta é E** [I C 2 a]. O hexametônio é um bloqueador nicotínico, mas atua apenas nos receptores nicotínicos ganglionares (e não na junção neuromuscular). Essa distinção farmacológica ressalta o fato de que os receptores nicotínicos nesses dois locais, embora sejam semelhantes, não são idênticos.

2. **A resposta é J** [I C 1 a; Quadro 2.2]. A prazosina é um antagonista específico dos receptores α_1, que são encontrados no músculo liso vascular, mas não no coração. A inibição dos receptores α_1 resulta em vasodilatação dos leitos vasculares cutâneos e esplâncnicos, diminuição da resistência periférica total e redução da pressão arterial.

3. **A resposta é B** [I C 2 b; Quadro 2.6]. Miose é uma resposta muscarínica parassimpática que envolve a contração do músculo circular da íris. A dilatação dos bronquíolos, a ejaculação, a constrição dos esfíncteres gastrintestinais (GI) e o aumento da contratilidade cardíaca são, todos, respostas simpáticas α ou β.

4. **A resposta é A** [III F 1 b; Quadro 2.5]. As fibras C (dor lenta) são as menores fibras nervosas e, portanto, as que apresentam a menor velocidade de condução.

5. **A resposta é A** [III C 2 c (2); Quadro 2.7]. Dos dois tipos de fotorreceptores, os bastonetes são mais sensíveis à luz de baixa intensidade e, portanto, são mais importantes do que os cones para a visão noturna. Eles se adaptam à escuridão depois dos cones. Os bastonetes não são encontrados na fóvea. Os cones estão principalmente envolvidos na visão colorida.

6. **A resposta é A** [III D 4]. As frequências sonoras podem ser codificadas pelo órgão espiral, devido a diferenças nas propriedades ao longo da membrana basilar. A base da membrana basilar é estreita e rígida, e as células ciliadas sobre ela são ativadas por frequências altas. O ápice da membrana basilar é largo e complacente, e as células ciliadas sobre ele são ativadas por baixas frequências.

7. **A resposta é E** [I A, B; Quadro 2.1; Figura 2.1]. Os neurônios pré-ganglionares simpáticos originam-se nos segmentos T1-L3 da medula espinal. Por conseguinte, sua designação é toracolombar. O sistema nervoso simpático é ainda caracterizado por neurônios pré-ganglionares curtos, que fazem sinapse nos gânglios localizados na cadeia paravertebral (e não nos órgãos efetores) e por neurônios pós-ganglionares, que liberam norepinefrina (e não epinefrina). As características compartilhadas pelos sistemas nervosos simpático e parassimpático são os neurônios pré-ganglionares, que liberam acetilcolina (ACh), e os neurônios pós-ganglionares, que fazem sinapse nos órgãos efetores.

8. **A resposta é B** [I C 1 c]. A frequência cardíaca é aumentada pelo efeito estimulador da norepinefrina sobre os receptores β_1 no nó sinoatrial (SA). Existem também no coração receptores β_1 simpáticos que regulam a contratilidade.

9. **A resposta é A** [III C 3 a]. A secção do nervo óptico do olho esquerdo provoca cegueira no olho esquerdo, visto que as fibras ainda não cruzaram no quiasma óptico.

10. **A resposta é A** [IV C 1]. O reflexo do estiramento é a resposta monossináptica ao estiramento de um músculo. O reflexo produz contração e, em seguida, encurtamento do músculo que originalmente foi alongado (músculo homônimo).

11. **A resposta é B** [III C 5 b (2)]. As células complexas respondem a barras ou bordas em movimento com orientação correta. As células simples respondem a barras estacionárias, e as células hipercomplexas respondem a linhas, curvas e ângulos. As células bipolares e as ganglionares são encontradas na retina, e não no córtex visual.

12. **A resposta é E** [I C 1 d; Quadro 2.2]. Asma, uma doença que envolve aumento da resistência das vias respiratórias, é tratada com administração de fármacos que produzem dilatação bronquiolar (*i. e.*, β_2-agonistas). Os β_2-agonistas incluem isoproterenol, salbutamol, epinefrina e, em menor intensidade, norepinefrina. Os β_2-antagonistas, como o propranolol, são contraindicados porque causam constrição dos bronquíolos.

13. **A resposta é A** [I C 1 a]. Os receptores α_1-adrenérgicos produzem ações fisiológicas ao estimular a formação de inositol 1,4,5-trifosfato (IP_3), causando um aumento subsequente na $[Ca^{2+}]$ intracelular. Tanto os receptores β_1 quanto os β_2 atuam por meio da estimulação da adenilato ciclase e do aumento da produção de monofosfato de adenosina cíclico (cAMP). Os receptores α_2 inibem a adenilato ciclase e diminuem os níveis de cAMP. Os receptores muscarínicos e nicotínicos são colinérgicos.

14. **A resposta é B** [IV E 3 a, b]. A rigidez em descerebração é causada pelo aumento da atividade reflexa dos fusos musculares. A estimulação das fibras aferentes do grupo Ia aumentaria essa atividade reflexa, e não a diminuiria. A secção das raízes dorsais bloquearia os reflexos. A estimulação dos motoneurônios α e γ estimularia diretamente os músculos.

15. **A resposta é C** [III B 4]. A representação do homúnculo motor é maior para as estruturas que estão envolvidas nos movimentos mais complicados – os dedos das mãos, as mãos e a face.

16. **A resposta é E** [I C 2 a; Figura 2.1]. As fibras simpáticas pré-ganglionares fazem sinapse nas células cromafins da medula suprarrenal em um receptor nicotínico. A epinefrina e, em menor grau, a norepinefrina são liberadas na circulação.

17. **A resposta é C** [III C 3 c]. As fibras provenientes do campo temporal esquerdo e do campo nasal direito ascendem juntas pelo trato óptico direito.

18. **A resposta é A** [III E 3]. O movimento ocular rápido que ocorre durante a rotação é o nistagmo. Ele ocorre na mesma direção da rotação. Após a rotação, ocorre nistagmo pós-rotatório na direção oposta.

19. **A resposta é D** [VI B; Quadro 2.9]. O líquido cefalorraquidiano (LCR) assemelha-se, na sua composição, ao líquido intersticial do encéfalo. Por conseguinte, assemelha-se a um ultrafiltrado de plasma e apresenta uma concentração muito baixa de proteínas, visto que as grandes moléculas de proteína não conseguem atravessar a barreira hematencefálica. Existem outras diferenças quanto à composição entre o liquor e o sangue que são criadas por transportadores no plexo corioide, porém a diferença mais notável é a baixa concentração de proteínas no LCR.

20. **A resposta é D** [I C 1 c, d; Quadro 2.2]. Entre os fármacos autônomos, apenas os agonistas β_1 e β_2-adrenérgicos atuam por meio da estimulação da adenilato ciclase. A norepinefrina é um agonista β_1. A atropina é um antagonista colinérgico muscarínico. A clonidina é um agonista α_2-adrenérgico. O curare é um antagonista nicotínico colinérgico. A fentolamina é um antagonista α_1-adrenérgico. A fenilefrina é um agonista α_1-adrenérgico. O propranolol é um antagonista β_1 e β_2-adrenérgico.

21. **A resposta é B** [III C 4]. A fotorrecepção envolve as seguintes etapas. A luz converte 11-*cis*-retinal em *all-trans*-retinal, que é convertida em intermediários, como a metarrodopsina II. A metarrodopsina II ativa uma proteína G estimuladora (transducina), que ativa uma fosfodiesterase. A fosfodiesterase degrada o monofosfato de guanosina cíclico (GMPc), de modo que os níveis intracelulares de GMPc diminuem, causando o fechamento dos canais de Na^+ na membrana da célula fotorreceptora e hiperpolarização. A hiperpolarização da membrana da célula fotorreceptora inibe a liberação de neurotransmissor. Se o neurotransmissor for excitatório, a célula bipolar será então hiperpolarizada (inibida). Se o neurotransmissor for inibitório, a célula bipolar será então despolarizada (excitada).

22. **A resposta é C** [VII C 1]. Os patógenos liberam a interleucina-1 (IL-1) das células fagocitárias. Em seguida, a IL-1 atua aumentando a produção de prostaglandinas, elevando, por fim, o ponto de ajuste da temperatura no hipotálamo anterior. Nesse momento, o hipotálamo "acredita" que a temperatura corporal está demasiado baixa (já que a temperatura central está abaixo da nova temperatura do ponto de ajuste) e inicia mecanismos para gerar calor: calafrios, vasoconstrição e desvio de sangue do plexo venoso para a superfície cutânea.

23. **A resposta é A** [III F 1 a, b]. O nervo craniano (NC) I inerva o epitélio olfatório. Seus axônios são fibras C. A fratura da lâmina cribriforme pode romper os delicados nervos olfatórios e, consequentemente, eliminar o sentido do olfato (anosmia); todavia, a capacidade de detectar o odor de amônia é conservada. As células receptoras olfatórias são singulares, visto que são neurônios verdadeiros continuamente substituídos por células-tronco indiferenciadas.

24. **A resposta é D** [III G 1 b]. O nervo corda do tímpano (ramo do nervo craniano [NC] VII) está envolvido no paladar; inerva os dois terços anteriores da língua.

25. **A resposta é D** [III E 1 a, 2 a, b]. Os canais semicirculares estão envolvidos na aceleração angular ou rotação. As células ciliadas do canal semicircular direito são excitadas (despolarizadas) quando a rotação ocorre para a direita. Essa rotação provoca a inclinação dos estereocílios em direção aos cinocílios, e essa inclinação produz despolarização da célula ciliada. A subida em um elevador ativaria os sáculos, que detectam a aceleração linear.

26. **A resposta é C** [IV F 1 c, 3 c]. A coordenação do movimento (sinergia) é a função do cerebelo. As lesões do cerebelo causam ataxia, perda da coordenação, execução deficiente dos movimentos, retardo no início dos movimentos e incapacidade de realizar movimentos alternados rápidos. O córtex pré-motor e o córtex motor planejam e executam os movimentos. As lesões da substância negra, um componente dos núcleos da base, resultam em tremor, rigidez espástica e tônus muscular alterado (doença de Parkinson).

27. **A resposta é C** [I C 1 d]. Os receptores β_2 na musculatura lisa vascular produzem vasodilatação. Os receptores α_1 na musculatura lisa vascular causam vasoconstrição. Como os receptores β_2 são mais sensíveis à epinefrina do que os receptores α, a epinefrina em baixas doses provoca vasodilatação, enquanto as doses altas produzem vasoconstrição.

28. **A resposta é A** [IV E 2]. A transecção da medula espinal provoca "choque medular" e perda de todos os reflexos abaixo do nível da lesão. Esses reflexos, que são circuitos locais dentro da medula espinal, recuperam-se com o passar do tempo ou tornam-se hiperativos. Ocorre perda permanente (e não temporária) da propriocepção, devido à interrupção das fibras nervosas sensoriais. As fibras acima da lesão permanecem intactas.

29. **A resposta é D** [III A 4 c]. Os potenciais receptores são potenciais graduados, que podem aproximar (despolarizar) ou afastar (hiperpolarizar) o potencial de membrana da célula receptora do limiar. Os potenciais receptores não são potenciais de ação, embora possam ocorrer potenciais de ação (que são do tipo tudo ou nada) se o potencial de membrana atingir o limiar.

30. **A resposta é B** [III C 3 b]. As fibras do nervo óptico oriundas de ambos os campos receptores temporais cruzam no quiasma óptico.

31. **A resposta é E** [IV F 3 b]. Os impulsos das células de Purkinje provenientes do córtex cerebelar para os núcleos cerebelares profundos são inibitórios. Esses impulsos modulam o movimento e são responsáveis pela coordenação que permite que uma pessoa "pegue uma mosca no ar".

32. **A resposta é C** [IV C 3]. O reflexo flexor de retirada é o reflexo polissináptico utilizado quando uma pessoa toca um objeto quente ou pisa em um prego. No lado ipsilateral do estímulo doloroso ocorre flexão (retirada); no lado contralateral, extensão para manter o equilíbrio.

33. **A resposta é B** [IV B 3 a (1)]. As fibras em bolsa nuclear constituem um tipo de fibra muscular intrafusal que compõe os fusos musculares. Elas detectam alterações dinâmicas no comprimento muscular, dando origem a fibras aferentes do grupo Ia, e são inervadas por motoneurônios γ. O outro tipo de fibra intrafusal, a fibra em cadeia nuclear, detecta alterações estáticas no comprimento muscular.

34. **A resposta é C** [IV B 3 b]. As fibras aferentes do grupo Ia inervam as fibras intrafusais do fuso muscular. Quando as fibras intrafusais são estiradas, as fibras do grupo Ia deflagram e ativam o reflexo de estiramento, o que determina o retorno do músculo ao seu comprimento em repouso.

35. **A resposta é D** [I C; Quadros 2.2 e 2.5]. O feocromocitoma é um tumor da medula suprarrenal que secreta quantidades excessivas de norepinefrina e epinefrina. O aumento da pressão arterial é devido à ativação dos receptores α_1 no músculo liso vascular e à ativação dos receptores β_1 no coração. A fenoxibenzamina diminui a pressão arterial por meio de sua ação como antagonista do receptor α_1, diminuindo assim a concentração intracelular de IP_3/Ca^{2+}.

36. **A resposta é A** [I C 3; I D]. Um análogo da atropina bloquearia os receptores muscarínicos e, com isso, bloquearia ações mediadas por eles. Receptores muscarínicos reduzem a velocidade de condução do nó AV, portanto os agentes bloqueadores muscarínicos aumentariam a velocidade de condução do nó AV. Tais receptores aumentam a secreção de ácidos gástricos, constringem as pupilas, induzem a ereção e causam sudorese (via inervação colinérgica simpática das glândulas sudoríparas). Assim, receptores muscarínicos bloqueadores inibirão todas essas ações.

Capítulo 3
Fisiologia Cardiovascular

I. Circuito do sistema cardiovascular (Figura 3.1)

A. O débito cardíaco do coração esquerdo é igual ao débito cardíaco do coração direito
- O débito cardíaco do lado esquerdo do coração corresponde ao fluxo sanguíneo sistêmico
- O débito cardíaco do lado direito do coração corresponde ao fluxo sanguíneo pulmonar.

B. Direção do fluxo sanguíneo
- O sangue flui ao longo do seguinte trajeto:
1. Dos pulmões para o átrio esquerdo pela veia pulmonar
2. Do átrio esquerdo para o ventrículo esquerdo por meio da valva atrioventricular esquerda (valva mitral)
3. Do ventrículo esquerdo para a artéria aorta por meio da valva aórtica
4. Da artéria aorta para as artérias sistêmicas e os tecidos (*i. e.*, cerebral, coronário, renal, esplâncnico, muscular esquelético e cutâneo)
5. Dos tecidos para as veias sistêmicas e as veias cavas superior e inferior

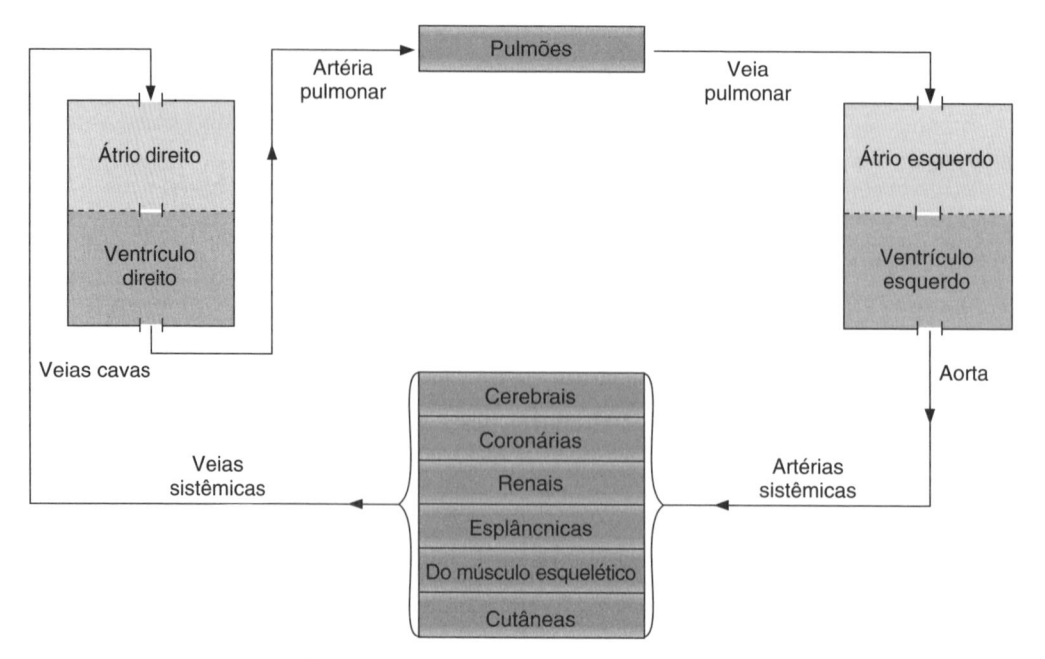

Figura 3.1 Circuito do sistema cardiovascular.

6. Das veias cavas (sangue venoso misto) para o átrio direito
7. Do átrio direito para o ventrículo direito por meio da valva atrioventricular direita (valva tricúspide)
8. Do ventrículo direito para a artéria pulmonar por meio da valva pulmonar
9. Da artéria pulmonar para os pulmões, para sua oxigenação.

II. Hemodinâmica

A. Componentes da rede vascular sistêmica[1]

1. Artérias sistêmicas
- Levam o sangue oxigenado até os tecidos
- Apresentam paredes espessas, com grande quantidade de **tecido elástico** e **músculo liso**
- Estão sob **pressão alta**
- O volume sanguíneo contido nas artérias é denominado **volume estressado**.

2. Arteríolas
- São os menores ramos das artérias
- Constituem o **local de maior resistência no sistema cardiovascular**
- Apresentam parede de músculo liso, que é extensamente inervada por fibras nervosas autônomas
- A resistência arteriolar é regulada pelo sistema nervoso autônomo (SNA)
- São encontrados receptores α_1-adrenérgicos nas arteríolas das circulações cutânea, esplâncnica e renal
- São encontrados receptores β_2-adrenérgicos nas arteríolas do músculo esquelético.

3. Capilares
- Apresentam as **maiores áreas de superfície e de seção transversa total**
- Consistem em uma única camada de células endoteliais circundadas por uma lâmina basal
- Têm paredes finas
- Constituem o local de trocas de nutrientes, água e gases.

4. Vênulas
- São formadas pela fusão dos capilares.

5. Veias
- Reúnem-se progressivamente para formar veias maiores. As veias de maior calibre, as veias cavas superior e inferior, retornam o sangue ao coração
- Apresentam paredes finas
- Estão sob **pressão baixa**
- Contêm a **maior proporção de sangue** no sistema cardiovascular
- O volume sanguíneo contido nas veias é denominado **volume não estressado**
- Têm receptores α_1-adrenérgicos.

B. Velocidade do fluxo sanguíneo
- Pode ser expressa pela seguinte equação:

$$v = Q/A$$

em que:
  v = velocidade (cm/s)
  Q = fluxo sanguíneo (mℓ/min)
  A = área de seção transversa (cm^2)

---

[1]N.R.T.: Na circulação pulmonar a artéria pulmonar carreia sangue venoso, e as veias pulmonares carreiam sangue arterial.

- A velocidade é diretamente proporcional ao fluxo de sangue e inversamente proporcional à área transversal, em qualquer nível do sistema cardiovascular
- **Por exemplo**, a velocidade do fluxo sanguíneo é maior na aorta (área transversal pequena) do que na soma de todos os capilares (grande área transversal). A menor velocidade do fluxo sanguíneo nos capilares possibilita condições ideais para a troca de substâncias através da parede capilar.

C. Fluxo sanguíneo

- Pode ser expresso pela seguinte equação:

$$Q = \Delta P/R$$

ou

$$\text{Débito cardíaco} = \frac{\textbf{Pressão arterial média} - \textbf{Pressão atrial direita}}{\textbf{Resistência vascular periférica total (RPT)}}$$

em que:

Q = fluxo ou débito cardíaco (mℓ/min)
ΔP = gradiente de pressão (mmHg)
R = resistência vascular periférica total (mmHg/mℓ/min)

- A equação para o fluxo sanguíneo (ou débito cardíaco) é análoga à **lei de Ohm** para os circuitos elétricos ($I = V/R$), em que o fluxo é análogo à corrente elétrica e a pressão é análoga à voltagem
- O gradiente de pressão (ΔP) impulsiona o fluxo sanguíneo
- Por conseguinte, a direção do fluxo sanguíneo é de um local de alta pressão para outro de baixa pressão
- O fluxo sanguíneo é inversamente proporcional à resistência dos vasos sanguíneos.

D. Resistência

- A equação de Poiseuille resulta em fatores que modificam a resistência dos vasos sanguíneos.

$$R = \frac{8\,\eta\,l}{\pi r^4}$$

em que:

R = resistência
η = viscosidade do sangue
l = comprimento do vaso sanguíneo
r^4 = raio do vaso sanguíneo elevado à quarta potência

- A resistência é diretamente proporcional à viscosidade do sangue. Por exemplo, o aumento da viscosidade, em consequência de um aumento do hematócrito, aumentará a resistência e diminuirá o fluxo sanguíneo
- A resistência é diretamente proporcional ao comprimento do vaso
- A resistência é inversamente proporcional ao raio do vaso sanguíneo **elevado à quarta potência**. Essa relação é de suma importância. **Por exemplo**, se o raio do vaso sanguíneo diminuir 2 vezes, a resistência aumentará 16 (2^4) vezes, e, consequentemente, o fluxo sanguíneo ficará 16 vezes menor.

1. **Resistências em paralelo ou em série**

   a. A resistência em paralelo é ilustrada pela circulação sistêmica. Cada órgão é suprido por uma artéria que se ramifica da aorta. A resistência total dessa disposição em paralelo é expressa pela seguinte equação:

$$\frac{1}{R_{total}} = \frac{1}{R_a} + \frac{1}{R_b} + \dots \frac{1}{R_n}$$

e m que:

R_a, R_b e R_n são as resistências das artérias renal, hepática e de outras artérias, respectivamente.

- Cada artéria em paralelo recebe uma fração do fluxo sanguíneo total
- A resistência total é menor do que a resistência de qualquer uma das artérias individuais
- Quando uma **artéria é adicionada em paralelo, a resistência total diminui**
- Em cada artéria paralela, a pressão é a mesma.

b. **A resistência em série** é ilustrada pela disposição dos vasos sanguíneos em determinado órgão. Cada órgão é irrigado por uma artéria de grande calibre, por artérias menores, arteríolas, capilares e veias dispostas em série. A resistência total é a soma das resistências individuais, expressa pela seguinte equação:

$$R_{total} = R_{artéria} + R_{arteríolas} + R_{capilares}$$

- A maior proporção da resistência nessa série é dada pelas **arteríolas**
- Cada vaso sanguíneo (p. ex., a maior artéria) ou conjunto de vasos sanguíneos (p. ex., todos os capilares) em série recebe o mesmo fluxo sanguíneo total. Desse modo, o fluxo sanguíneo através da artéria de maior calibre é igual ao fluxo sanguíneo total através de todos os capilares
- À medida que o sangue flui pelos vasos sanguíneos dispostos em série, a pressão diminui.

2. **Fluxo laminar *versus* fluxo turbulento**

- O fluxo laminar é aerodinâmico (em linha reta), o que não ocorre com o fluxo turbulento
- Os **sons de Korotkoff** utilizados na aferição auscultatória da pressão arterial são causados por fluxo sanguíneo turbulento
- O **número de Reynolds** prevê se o fluxo sanguíneo será laminar ou turbulento
- Quando o número de Reynolds está aumentado, há maior tendência a **turbulência**, que provoca vibrações audíveis, denominadas **sopros**. O número de Reynolds (e, portanto, a turbulência) é aumentado pelos seguintes fatores:

a. ↓ viscosidade do sangue (p. ex., ↓ hematócrito, **anemia**)

b. ↑ velocidade do sangue (p. ex., **estreitamento de um vaso**)

3. **Cisalhamento**

- É uma consequência do fluxo de sangue em diferentes velocidades dentro de um vaso sanguíneo
- A velocidade do sangue corresponde a zero na parede e é máxima no centro do vaso
- Desse modo, o cisalhamento é maior na parede, onde a *diferença* na velocidade do fluxo sanguíneo é maior, ao passo que é menor no centro do vaso sanguíneo, onde a velocidade do fluxo é constante.

E. Capacitância (complacência)

- Descreve a **distensibilidade** dos vasos sanguíneos
- Está **inversamente relacionada à elastância**, ou rigidez. Quanto maior a quantidade de tecido elástico presente em um vaso sanguíneo, maior a elastância e menor a complacência
- É expressa pela seguinte equação:

$$C = \frac{V}{P}$$

em que:
C = capacitância ou complacência (mℓ/mmHg)
V = volume (mℓ)
P = pressão (mmHg)

- É diretamente proporcional ao volume e inversamente proporcional à pressão
- Descreve como o volume se modifica em resposta a uma alteração da pressão
- É muito **maior nas veias do que nas artérias**. Em consequência, o volume de sangue contido nas veias (**volume não estressado**) é maior do que nas artérias (**volume estressado**)

- As alterações na capacitância das veias provocam alterações no volume não estressado. Por exemplo, uma redução da capacitância venosa diminui o volume não estressado e aumenta o volume estressado ao desviar o sangue das veias para as artérias
- A capacitância das artérias **diminui com a idade**; à medida que o indivíduo envelhece, as artérias tornam-se mais rígidas e menos distensíveis.

F. Perfil pressórico nos vasos sanguíneos

- À medida que o sangue flui através da circulação sistêmica, a pressão diminui progressivamente, em função da resistência ao fluxo sanguíneo
- Por conseguinte, a pressão é maior na aorta e nas artérias de grande calibre e menor nas veias cavas
- A **maior queda da pressão ocorre nas arteríolas**, uma vez que constituem o local de maior resistência
- As pressões médias na circulação sistêmica são as seguintes:

1. Aorta, 100 mmHg
2. Arteríolas, 50 mmHg
3. Capilares, 20 mmHg
4. Veia cava, 4 mmHg

G. Pressão arterial (Figura 3.2)

- É pulsátil
- Não é constante durante o ciclo cardíaco.

1. Pressão sistólica

- É a pressão arterial máxima durante o ciclo cardíaco
- É aferida após a contração do coração (sístole) e a ejeção do sangue no sistema arterial.

2. Pressão diastólica

- É a pressão arterial mínima durante o ciclo cardíaco
- É aferida quando o coração está relaxado (diástole) e o sangue está retornando ao coração pelas veias.

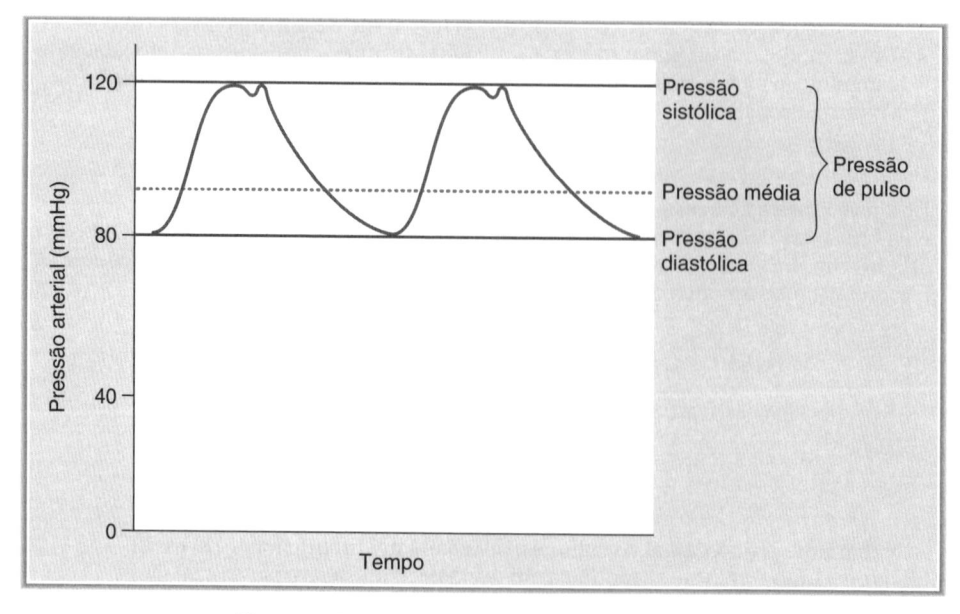

Figura 3.2 Pressão arterial durante o ciclo cardíaco.

3. **Pressão de pulso**
   - É a diferença entre as pressões sistólica e diastólica
   - O determinante mais importante da pressão de pulso é o volume sistólico. Quando o sangue é ejetado do ventrículo esquerdo para o sistema arterial, a pressão arterial aumenta em razão da capacitância relativamente baixa das artérias. Como a pressão diastólica permanece inalterada durante a sístole ventricular, a pressão de pulso aumenta na mesma extensão da pressão sistólica
   - Reduções na capacitância, como as que ocorrem com o processo de **envelhecimento**, provocam **aumentos da pressão de pulso**.

4. **Pressão arterial média**
   - É a pressão arterial média em função dos tempos de sístole e de diástole
   - *Não* é a simples média da pressão diastólica e da pressão sistólica (porque, na diástole, despende-se uma fração maior do ciclo cardíaco)
   - Pode ser calculada de modo aproximado como a **pressão diastólica somada a um terço da pressão de pulso**.

H. **Pressão venosa**
   - É muito baixa
   - As veias apresentam alta capacitância e, portanto, podem sustentar grandes volumes de sangue sob baixa pressão.

I. **Pressão atrial**
   - É ligeiramente menor do que a pressão venosa
   - A pressão atrial esquerda é calculada pela **pressão de oclusão capilar pulmonar**. Um cateter, introduzido nos menores ramos da artéria pulmonar, entra em contato direto com os capilares pulmonares. A pressão capilar pulmonar aferida é aproximadamente igual à pressão atrial esquerda.

III. Eletrofisiologia cardíaca

A. **Eletrocardiograma (ECG) (Figura 3.3)**
   1. **Onda P**
      - Representa a despolarização atrial
      - Não inclui a repolarização atrial, que fica "escondida" pelo complexo QRS.
   2. **Intervalo PR**
      - É o intervalo entre o início da onda P e o início da onda Q (despolarização inicial do ventrículo)
      - Varia com a **velocidade de condução através do nó atrioventricular (AV)**. Por exemplo, se a condução no nó AV diminuir (como no **bloqueio atrioventricular**), o intervalo PR aumenta
      - É diminuído (*i. e.*, a velocidade de condução através do nó AV é aumentada) pela estimulação do sistema nervoso simpático
      - É aumentado (*i. e.*, a velocidade de condução através do nó AV é diminuída) pela estimulação do sistema nervoso parassimpático.
   3. **Complexo QRS**
      - Representa a despolarização dos ventrículos.
   4. **Intervalo QT**
      - É o intervalo entre o início da onda Q e o fim da onda T
      - Representa todo o período de despolarização e repolarização dos ventrículos.
   5. **Segmento ST**
      - É o segmento desde o fim da onda S até o início da onda T
      - É isoelétrico
      - Representa o período durante o qual os ventrículos estão despolarizados.

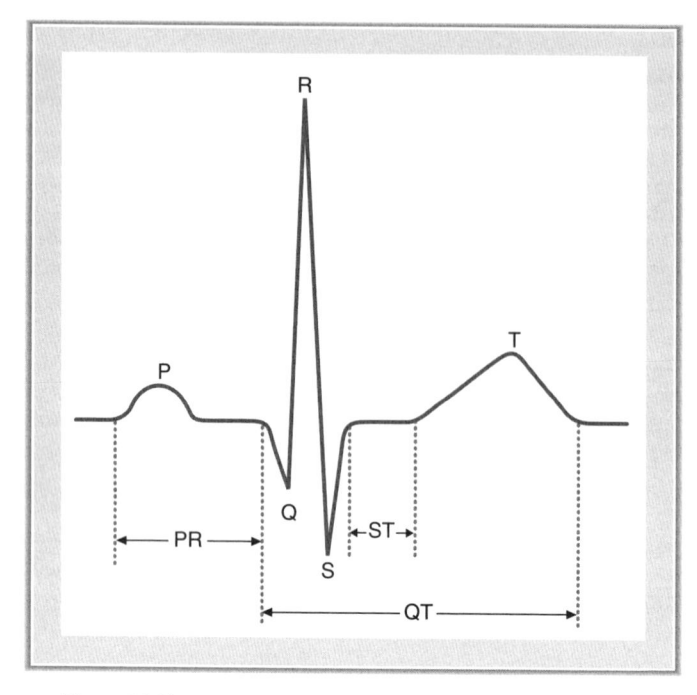

Figura 3.3 Eletrocardiograma normal medido na derivação DII.

6. Onda T

- Representa a repolarização ventricular.

B. Potenciais de ação cardíacos (Quadro 1.3)

- O **potencial de repouso da membrana** é determinado pela condutância do K^+ e aproxima-se do potencial de equilíbrio do K^+
- A **corrente de influxo** traz cargas elétricas positivas para o interior da célula e **despolariza** o potencial de membrana. A **corrente de efluxo** leva cargas elétricas positivas para fora da célula e **hiperpolariza** o potencial de membrana
- O papel da Na^+/K^+-adenosina trifosfatase (ATPase) é manter gradientes iônicos através das membranas celulares.

1. Ventrículos, átrios e o sistema de Purkinje (Figura 3.4)

- Apresentam potenciais de repouso da membrana estáveis, de cerca de -90 milivolts (mV). Esse valor se aproxima do potencial de equilíbrio do K^+
- Os potenciais de ação são de longa duração, particularmente nas fibras de Purkinje, onde duram 300 milissegundos (ms).

a. Fase 0

- É a **fase ascendente** do potencial de ação
- É causada por um aumento transitório da **condutância do Na^+**. Esse aumento resulta em uma corrente de influxo de Na^+ que despolariza a membrana
- No pico de potencial de ação, o potencial de membrana aproxima-se do potencial de equilíbrio do Na^+.

b. Fase 1

- Trata-se de um breve período de repolarização inicial
- A **repolarização inicial** é causada por uma corrente de efluxo, em parte pelo movimento dos íons K^+ (favorecido pelos gradientes tanto químico quanto elétrico) para fora da célula e, em parte, pela diminuição na condutância do Na^+.

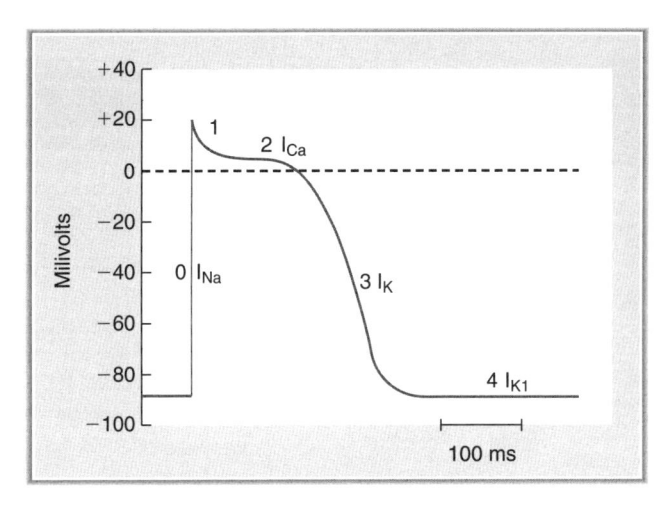

Figura 3.4 Potencial de ação ventricular.

c. **Fase 2**

- É o **platô** do potencial de ação
- É causada por uma **elevação transitória da condutância do Ca^{2+}**, que resulta em uma **corrente de influxo de Ca^{2+}**, e por um aumento na condutância do K^+
- Durante a fase 2, as correntes de efluxo e de influxo são aproximadamente iguais, de modo que o potencial de membrana se encontra estável no platô.

d. **Fase 3**

- É a **repolarização**
- Durante a fase 3, a condutância do Ca^{2+} diminui, enquanto a condutância do K^+ aumenta e, portanto, predomina
- A elevada condutância do K^+ resulta em uma grande **corrente de efluxo de K^+ (I_K)**, que hiperpolariza a membrana de volta ao potencial de equilíbrio do K^+.

e. **Fase 4**

- É o **potencial de repouso da membrana**
- É um período durante o qual as correntes de influxo e de efluxo (I_{K1}) são iguais e o potencial de membrana aproxima-se do potencial de equilíbrio do K^+.

2. **Nó sinoatrial (SA)** (Figura 3.5)

- É normalmente o **marca-passo** do coração
- Apresenta **potencial de repouso instável**
- Exibe despolarização na fase 4, ou automatismo
- O nó AV e o sistema de His-Purkinje são **marca-passos latentes**, que podem exibir automatismo e sobrepujar o nó SA, se este for suprimido
- A frequência intrínseca de despolarização da fase 4 (frequência cardíaca) é maior no nó SA e menor no sistema de His-Purkinje:

Nó SA > nó AV > His-Purkinje

a. **Fase 0**

- É a **fase ascendente** do potencial de ação
- É causada por um aumento da condutância do Ca^{2+}. Esse aumento resulta em uma **corrente de influxo de Ca^{2+}** que impulsiona o potencial de membrana em direção ao potencial de equilíbrio do Ca^{2+}
- A base iônica da fase 0 no nó SA é diferente daquela encontrada nos ventrículos, átrios e fibras de Purkinje (onde resulta de uma corrente de influxo de Na^+).

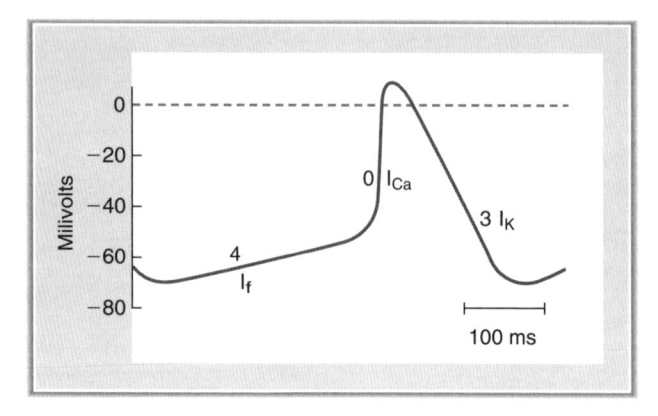

Figura 3.5 Potencial de ação do nó sinoatrial.

  b. Fase 3

  - É a **repolarização**
  - É causada por um aumento da condutância do K^+. Esse aumento resulta em uma **corrente de efluxo de K^+** que causa repolarização do potencial de membrana.

  c. Fase 4

  - É a **despolarização lenta**
  - É responsável pela atividade de marca-passo do nó SA (automatismo)
  - É causada por um aumento na condutância do Na^+, que resulta em uma **corrente de influxo de Na^+** denominada I_f
  - A I_f **é ativada pela repolarização** do potencial de membrana durante o potencial de ação precedente.

  d. Fases 1 e 2

  - Não estão presentes no potencial de ação do nó SA.

 3. Nó AV

  - A fase de ascensão do potencial de ação do nó AV é o resultado de uma **corrente de influxo de Ca^+** (como no nó SA).

C. Velocidade de condução

  - Reflete o tempo necessário para a propagação da excitação por todo o tecido cardíaco
  - Depende da **intensidade da corrente de influxo durante a fase ascendente** do potencial de ação. Quanto maior a corrente de influxo, maior a velocidade de condução
  - É **mais rápida no sistema de Purkinje**
  - É **mais lenta no nó AV** (observada como intervalo PR no ECG), dando tempo suficiente para o **enchimento ventricular** antes da contração ventricular. Se a velocidade de condução através do nó AV for aumentada, pode haver comprometimento do enchimento ventricular.

D. Excitabilidade

  - É a capacidade das células cardíacas de iniciar potenciais de ação em resposta a uma corrente de influxo despolarizante
  - Reflete a recuperação dos canais que transportam as correntes de influxo para a fase ascendente do potencial de ação
  - Modifica-se ao longo do potencial de ação. Essas alterações da excitabilidade são descritas como **períodos refratários** (Figura 3.6).

 1. Período refratário absoluto (PRA)

  - Começa com a fase ascendente do potencial de ação e termina depois do platô

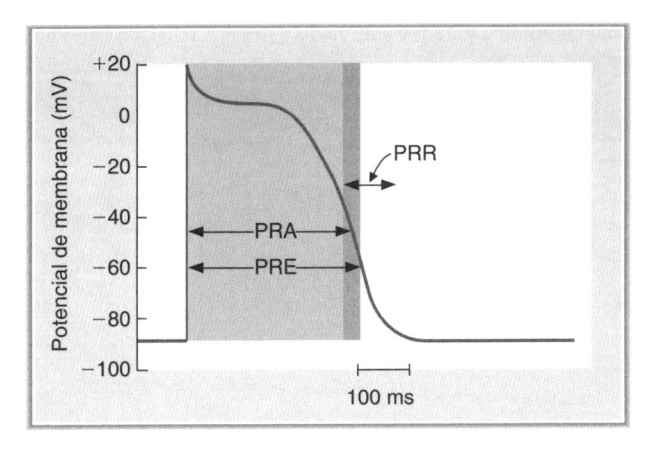

Figura 3.6 Períodos refratários absoluto (PRA), efetivo (PRE) e relativo (PRR) no ventrículo.

- Ocorre porque, nesse intervalo, a maioria dos canais responsáveis pelo influxo de Na^+ ou Ca^{2+} (fase ascendente) está fechada e indisponível
- Reflete o período durante o qual **nenhum potencial de ação pode ser iniciado**, independentemente da quantidade de corrente de influxo fornecida.

2. **Período refratário efetivo (PRE)**
   - É ligeiramente mais longo do que o PRA
   - Trata-se do período durante o qual **não se consegue produzir um potencial de ação conduzido**.

3. **Período refratário relativo (PRR)**
   - É o período imediatamente depois do PRA, quando a repolarização está quase completa
   - Trata-se do período durante o qual é possível produzir um **potencial de ação, embora seja necessária uma corrente de influxo maior do que a habitual**.

E. **Efeitos autônomos sobre a frequência cardíaca e a velocidade de condução (Quadro 3.1)**
   - Ver seção IV C para uma discussão sobre os efeitos inotrópicos.

1. **Definições dos efeitos cronotrópicos e dromotrópicos**
   a. **Efeitos cronotrópicos**
      - Produzem alterações da frequência cardíaca
      - Um **efeito cronotrópico negativo** diminui a frequência cardíaca ao reduzir a frequência de descarga do nó SA
      - Um **efeito cronotrópico positivo** aumenta a frequência cardíaca ao elevar a frequência de descarga do nó SA.

   b. **Efeitos dromotrópicos**
      - Produzem alterações na velocidade de condução, principalmente no nó AV
      - Um **efeito dromotrópico negativo** diminui a velocidade de condução através do nó AV, tornando lenta a condução dos potenciais de ação dos átrios para os ventrículos e aumentando o intervalo PR
      - Um **efeito dromotrópico positivo** aumenta a velocidade de condução através do nó AV, acelerando a condução dos potenciais de ação dos átrios para os ventrículos e diminuindo o intervalo PR.

2. **Efeitos parassimpáticos sobre a frequência cardíaca e a velocidade de condução**
   - O nó SA, os átrios e o nó AV apresentam inervação vagal parassimpática, o que não ocorre com os ventrículos. O neurotransmissor é a **acetilcolina** (ACh), que atua nos **receptores muscarínicos**.

Quadro 3.1 Efeitos autônomos sobre o coração e os vasos sanguíneos.

	Simpático		Parassimpático	
	Efeito	**Receptor**	**Efeito**	**Receptor**
Frequência cardíaca	↑	β_1	↓	Muscarínico
Velocidade de condução (nó AV)	↑	β_1	↓	Muscarínico
Contratilidade	↑	β_1	↓ (somente átrios)	Muscarínico
Músculo liso vascular				
Pele, esplâncnico	Constrição	α_1		
Músculo esquelético	Constrição	α_1		
	Relaxamento	β_2		

AV = atrioventricular.

   a. Efeito cronotrópico negativo

- **Diminui a frequência cardíaca** ao reduzir a velocidade de despolarização da fase 4 no nó SA
- Ocorre menor número de potenciais de ação por unidade de tempo, visto que o potencial limiar é alcançado mais lentamente e, portanto, com menor frequência
- O mecanismo do efeito cronotrópico negativo é a **redução de I_f**, a corrente de influxo de Na^+ que é responsável pela despolarização da fase 4 no nó SA.

   b. Efeito dromotrópico negativo

- **Diminui a velocidade de condução através do nó AV**
- Os potenciais de ação são conduzidos mais lentamente dos átrios para os ventrículos
- **Aumenta o intervalo PR**
- O mecanismo do efeito dromotrópico negativo é a **redução da corrente de influxo de Ca^{2+}** e o aumento da corrente de efluxo do K^+.

3. Efeitos simpáticos sobre a frequência cardíaca e a velocidade de condução

- A norepinefrina é o neurotransmissor, atuando nos **receptores β_1**.

   a. Efeito cronotrópico positivo

- **Aumenta a frequência cardíaca** por meio do aumento na velocidade de despolarização da fase 4 no nó SA
- Ocorre maior número de potenciais de ação por unidade de tempo, visto que o potencial limiar é alcançado mais rapidamente e, portanto, com maior frequência
- O mecanismo do efeito cronotrópico positivo é o **aumento de I_f**, a corrente de influxo de Na^+ responsável pela despolarização da fase 4 no nó SA.

   b. Efeito dromotrópico positivo

- **Aumenta a velocidade de condução através do nó AV**
- Os potenciais de ação são conduzidos mais rapidamente dos átrios para os ventrículos, podendo, portanto, haver comprometimento do enchimento ventricular
- **Diminui o intervalo PR**
- O mecanismo do efeito dromotrópico positivo é o aumento da corrente de influxo de Ca^{2+}.

IV. Músculo cardíaco e débito cardíaco

A. Estrutura da célula miocárdica

1. Sarcômero

- Constitui a unidade contrátil da célula miocárdica
- Assemelha-se à unidade contrátil do músculo esquelético
- Estende-se da linha Z à outra linha Z
- Contém filamentos espessos (miosina) e finos (actina, troponina e tropomiosina)

- Conforme é observado no músculo esquelético, o encurtamento ocorre de acordo com o modelo de filamentos deslizantes, que estabelece que os filamentos finos deslizem ao longo dos filamentos espessos adjacentes, formando e desfazendo pontes cruzadas entre a actina e a miosina.

2. Discos intercalados

- Ocorrem nas extremidades das células
- Mantêm a coesão intercelular.

3. Junções comunicantes (*gap junctions*)

- Estão presentes nos discos intercalados
- São **vias de baixa resistência** entre as células, e possibilitam a rápida propagação elétrica dos potenciais de ação
- Explicam o fato de o coração se comportar como um **sincício elétrico**.

4. Mitocôndrias

- São bem mais numerosas no músculo cardíaco do que no músculo esquelético.

5. Túbulos T

- São contínuos com a membrana celular
- Invaginam-se nas células, no nível das linhas Z, e **conduzem os potenciais de ação para o interior da célula**
- Estão bem desenvolvidos nos ventrículos, porém pouco desenvolvidos nos átrios
- Formam **díades** com o retículo sarcoplasmático.

6. Retículo sarcoplasmático (RS)

- São túbulos de pequeno diâmetro em estreita proximidade com os elementos contráteis
- Constituem o local de **armazenamento e liberação de Ca^{2+} para o acoplamento excitação-contração**.

B. Etapas no acoplamento excitação-contração

1. O potencial de ação propaga-se da membrana celular para os túbulos T.

2. Durante o **platô** do potencial de ação, a condutância do Ca^{2+} aumenta e ele passa do líquido extracelular para o interior da célula (**corrente de influxo de Ca^{2+}**) através dos canais de Ca^{2+} do tipo L (**receptores de di-hidropiridina**).

3. Essa entrada de Ca^{2+} deflagra a liberação de ainda mais Ca^{2+} do RS (**liberação de Ca^{2+} induzida por Ca^{2+}**) através dos canais de liberação de Ca^{2+} (**receptores de rianodina**)
   - A quantidade de Ca^{2+} liberada pelo RS depende:
     a. Da quantidade de Ca^{2+} armazenada previamente.
     b. Da intensidade da corrente de influxo de Ca^{2+} durante o platô do potencial de ação.

4. Em consequência dessa liberação de Ca^{2+}, ocorre **aumento da [Ca^{2+}] intracelular**.

5. O Ca^{2+} liga-se à troponina C, e a tropomiosina é afastada, eliminando a inibição da ligação da actina e miosina.

6. A actina e a miosina se ligam, os filamentos espessos e finos deslizam uns sobre os outros, e a célula miocárdica se contrai. **A magnitude da tensão desenvolvida é proporcional à [Ca^{2+}] intracelular**.

7. Ocorre **relaxamento** quando há recaptação da Ca^{2+} para o RS por meio de uma bomba ativa de cálcio (Ca^{2+}-ATPase), diminuição da concentração da Ca^{2+} intracelular e desligamento da Ca^{2+} da troponina C.

C. Contratilidade

- É a **capacidade intrínseca do músculo cardíaco de gerar força, em determinado comprimento muscular**
- É também denominada **inotropismo**
- Está relacionada com a **concentração intracelular de Ca^{2+}**
- Pode ser estimada pela **fração de ejeção** (volume sistólico/volume diastólico final), que normalmente é de 0,55 (55%)
- Os **agentes inotrópicos positivos** produzem aumento da contratilidade
- Os **agentes inotrópicos negativos** produzem diminuição da contratilidade.

1. **Fatores que aumentam a contratilidade (inotropismo positivo)** (ver Quadro 3.1)

   a. **Aumento da frequência cardíaca**

   - Quando ocorrem mais potenciais de ação por unidade de tempo, uma quantidade maior de Ca^{2+} penetra nas células miocárdicas durante os platôs do potencial de ação, uma quantidade maior de Ca^{2+} é liberada do RS e uma tensão maior é gerada durante a contração
   - Exemplos do efeito do aumento da frequência cardíaca incluem:

   (1) *Fenômeno positivo da escada* (efeito Bowditch ou efeito *treppe*).[2] O aumento da frequência cardíaca eleva a força de contração de maneira gradativa, de modo que a [Ca^{2+}] intracelular aumenta de forma cumulativa ao longo de vários batimentos.

   (2) *Potencialização pós-extrassistólica*. O batimento que ocorre depois de um batimento extrassistólico tem uma força aumentada de contração, em função da entrada "extra" de Ca^{2+} nas células durante a extrassístole.

   b. **Estimulação simpática (catecolaminas) por meio dos receptores β_1** (Quadro 3.1)

   - Aumenta a força de contração por dois mecanismos:

   (1) Aumenta a **corrente de influxo de Ca^{2+}** durante o platô de cada potencial de ação cardíaco.

   (2) Aumenta a atividade da bomba de Ca^{2+} do RS (por fosforilação da proteína **fosfolambam**); em consequência, ocorre acúmulo de mais Ca^{2+} no RS, e, por conseguinte, uma quantidade maior de Ca^{2+} estará disponível para liberação nos batimentos subsequentes.

   c. **Glicosídios cardíacos (digitálicos)**

   - Aumentam a força de contração pela inibição da Na^+/K^+-ATPase na membrana da célula miocárdica (Figura 3.7)
   - Em consequência dessa inibição, a [Na^+] intracelular aumenta, diminuindo o gradiente de Na^+ através da membrana celular
   - A troca de Na^+/Ca^{2+} (mecanismo que remove o Ca^{2+} da célula) depende da magnitude do gradiente de Na^+ e, portanto, está diminuída, produzindo aumento da [Ca^{2+}] intracelular.

2. **Fatores que diminuem a contratilidade (inotropismo negativo)** [Quadro 3.1]

   - A **estimulação parassimpática (ACh) por meio dos receptores muscarínicos** diminui a força de contração nos **átrios** ao reduzir a corrente de influxo de Ca^{2+} durante o platô do potencial de ação cardíaco.

D. **Relação comprimento-tensão nos ventrículos (Figura 3.8)**

   - Descreve o efeito do comprimento da célula do músculo ventricular sobre a força de contração
   - É semelhante à relação existente no músculo esquelético.

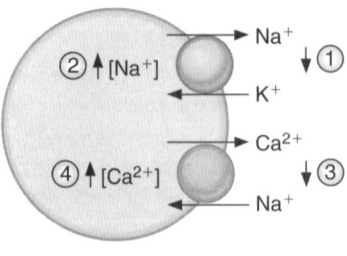

Célula miocárdica

Figura 3.7 Explicação passo a passo do mecanismo pelo qual a ouabaína (digitálico) provoca aumento da [Ca^{2+}] intracelular e da contratilidade miocárdica. Os *números dentro dos círculos* indicam a sequência dos eventos.

---

[2]N.R.T.: H.P. Bowditch, médico alemão, foi o primeiro a descrever o "fenômeno da escada", em 1871. *Treppe* significa escada em alemão.

1. **Pré-carga**
   - É o **volume diastólico final**, que está relacionado com a **pressão atrial direita**
   - Quando o retorno venoso aumenta, o volume diastólico final aumenta e estira ou alonga as fibras musculares ventriculares (ver lei de Frank-Starling, seção IV D 5).

2. **Pós-carga**
   - Para o ventrículo esquerdo, é a **pressão aórtica**. Os aumentos da pressão aórtica (*i. e.*, hipertensão arterial sistêmica) provocam elevação da pós-carga (sobrecarga pressórica) no ventrículo esquerdo
   - Para o ventrículo direito, é a **pressão arterial pulmonar**. Os aumentos da pressão arterial pulmonar (*i. e.*, hipertensão pulmonar) provocam elevação da pós-carga no ventrículo direito.

3. **Comprimento do sarcômero**
   - Determina o número máximo de pontes cruzadas que pode ser formado entre a actina e a miosina
   - Determina a tensão máxima, ou força de contração.

4. **Velocidade de contração para um dado comprimento muscular**
   - É máxima quando a pós-carga é zero
   - É diminuída por aumentos na pós-carga.

5. **Lei de Frank-Starling**
   - Descreve os aumentos do volume sistólico e do débito cardíaco que ocorrem em resposta ao aumento do retorno venoso ou do volume diastólico final (Figura 3.8)
   - Baseia-se na relação comprimento-tensão no ventrículo. **Aumentos do volume diastólico final provocam elevação no comprimento da fibra ventricular, o que produz um aumento na tensão desenvolvida**
   - Trata-se do mecanismo que **relaciona o débito cardíaco ao retorno venoso**. Quanto maior o retorno venoso, maior o débito cardíaco
   - Alterações na contratilidade desviam a curva de Frank-Starling para cima (aumento da contratilidade) ou para baixo (diminuição da contratilidade).
   a. Os **aumentos da contratilidade** causam elevação do débito cardíaco, seja qual for a pressão atrial direita ou o volume diastólico final.
   b. As **reduções da contratilidade** causam diminuição do débito cardíaco, seja qual for a pressão atrial direita ou o volume diastólico final.

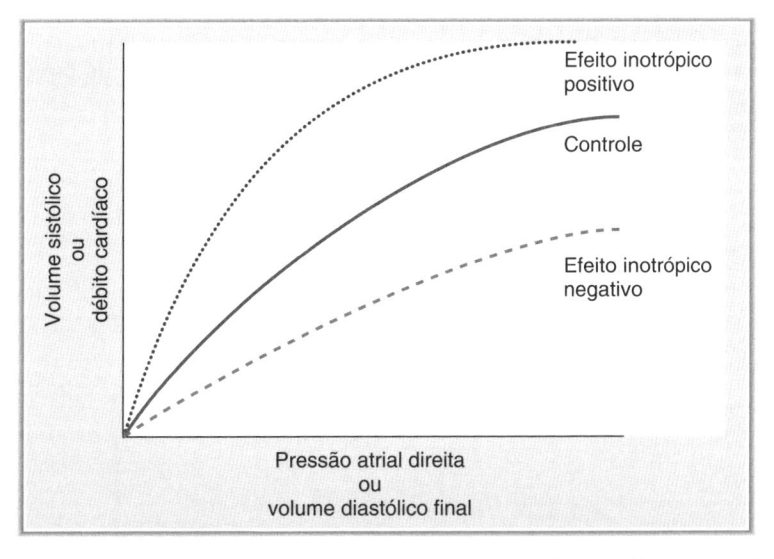

Figura 3.8 Lei de Frank-Starling e o efeito dos agentes inotrópicos positivos e negativos.

E. Alças de pressão-volume ventriculares (Figura 3.9)

- São construídas pela combinação das curvas de pressão sistólica e diastólica
- A curva de pressão diastólica corresponde à relação entre a pressão diastólica e o volume diastólico no ventrículo
- A curva de pressão sistólica corresponde à relação entre a pressão sistólica e o volume sistólico no ventrículo
- Um **único ciclo ventricular esquerdo de contração, ejeção, relaxamento e reenchimento** pode ser visualizado pela combinação das duas curvas em uma alça de pressão-volume.

1. **Etapas do ciclo**

   a. **1 → 2 (contração isovolumétrica).** O ciclo começa no fim da diástole, no ponto 1. O ventrículo esquerdo é preenchido com sangue proveniente do átrio esquerdo, e seu volume é de cerca de 140 mℓ (volume diastólico final). A pressão ventricular é baixa porque o músculo ventricular está relaxado. Na excitação, o ventrículo sofre contração e a pressão ventricular aumenta. A valva atrioventricular esquerda (valva mitral) se fecha quando a pressão no ventrículo esquerdo é maior que a pressão atrial esquerda. Como todas as valvas estão fechadas, não pode haver ejeção de sangue pelo ventrículo (contração isovolumétrica).

   b. **2 → 3 (ejeção ventricular).** A valva aórtica se abre no ponto 2, quando a pressão no ventrículo esquerdo ultrapassa a pressão na aorta. O sangue é ejetado na aorta, e o volume ventricular diminui. O volume que é ejetado nessa fase é o **volume sistólico**. Por conseguinte, este pode ser determinado graficamente pela **largura da alça de pressão-volume**. O volume remanescente no ventrículo esquerdo no ponto 3 é o volume sistólico final.

   c. **3 → 4 (relaxamento isovolumétrico).** No ponto 3, o ventrículo relaxa. Quando a pressão ventricular diminui e torna-se menor do que a pressão aórtica, a valva aórtica se fecha. Como todas as valvas estão novamente fechadas, o volume ventricular é constante (isovolumétrico) durante essa fase.

   d. **4 → 1 (enchimento ventricular).** Quando a pressão ventricular esquerda diminui e torna-se inferior à pressão atrial esquerda, a valva AV esquerda (mitral) se abre e começa o enchimento do ventrículo. Durante essa fase, o volume ventricular aumenta até cerca de 140 mℓ (volume diastólico final).

2. As **alterações na alça de pressão-volume ventricular** são causadas por diversos fatores (Figura 3.10).

   a. **Aumento da pré-carga** (Figura 3.10A)

      - Refere-se ao aumento do volume diastólico final e resulta do aumento do retorno venoso (p. ex., aumento do volume sanguíneo ou diminuição da capacitância venosa)
      - Provoca **aumento do volume sistólico**, com base na lei de Frank-Starling
      - O aumento do volume sistólico reflete-se por um aumento da largura da alça de pressão-volume.

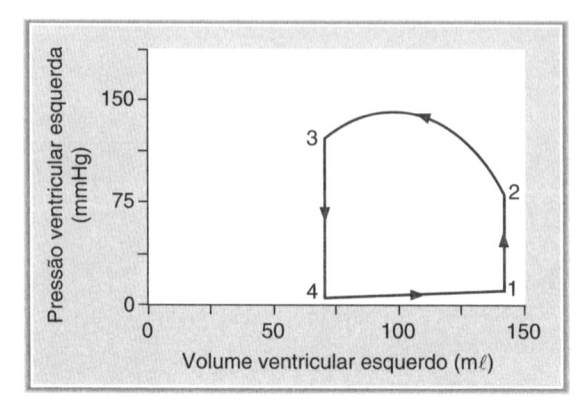

Figura 3.9 Alça de pressão-volume do ventrículo esquerdo.

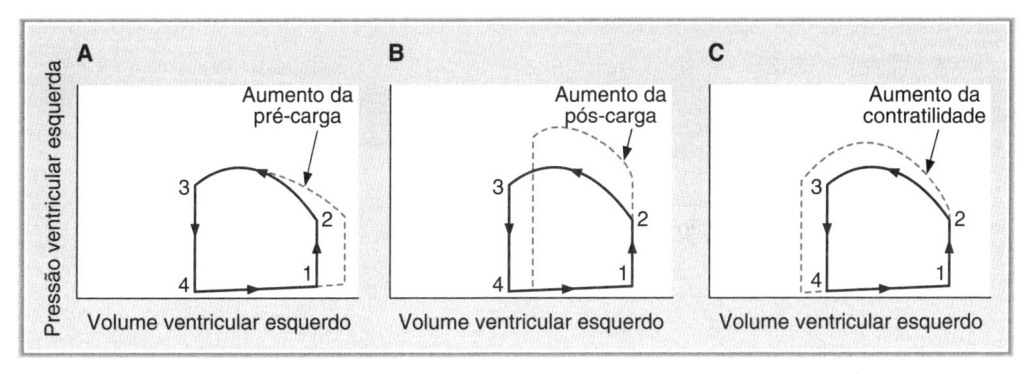

Figura 3.10 Efeitos das alterações da (**A**) pré-carga, (**B**) pós-carga e (**C**) contratilidade na alça de pressão-volume ventricular.

b. **Aumento da pós-carga** (Figura 3.10B)
- Refere-se a um aumento da pressão aórtica
- O ventrículo deve ejetar sangue contra uma pressão mais alta, resultando em **diminuição do volume sistólico**
- A diminuição do volume sistólico ejetado reflete-se por uma redução da largura da alça de pressão-volume
- A diminuição do volume sistólico ejetado resulta em aumento do volume sistólico final remanescente no ventrículo.

c. **Aumento da contratilidade** (Figura 3.10C)
- O ventrículo desenvolve uma tensão maior do que o habitual durante a sístole, causando **aumento do volume sistólico ejetado**
- O aumento do volume sistólico ejetado resulta em diminuição do volume sistólico final remanescente no ventrículo.

F. **Curvas de função cardíaca e vascular (Figura 3.11)**
- São gráficos simultâneos do débito cardíaco e do retorno venoso, em função da pressão atrial direita ou do volume diastólico final.

1. **Curva de função cardíaca (débito cardíaco)**
- Descreve a lei de Frank-Starling para o ventrículo
- Mostra que o débito cardíaco é uma função do volume diastólico final.

2. **Curva de função vascular (retorno venoso)**
- Descreve a relação entre o fluxo sanguíneo pelo sistema vascular (ou retorno venoso) e a pressão atrial direita.

a. **Pressão média de enchimento sistêmico**
- É o ponto no qual a curva de função vascular intersecciona o eixo X
- É igual à pressão atrial direita quando "não há fluxo" no sistema cardiovascular (circulatório)
- É determinada quando o coração é interrompido experimentalmente. Nessas condições, o débito cardíaco e o retorno venoso são iguais a zero, e a pressão arterial apresenta-se igual em todo o sistema cardiovascular (circulatório).

(1) A pressão média de enchimento sistêmico é aumentada por uma **elevação do volume sanguíneo** ou por uma **diminuição da complacência venosa** (em que o sangue é desviado das veias para as artérias). O aumento da pressão média de enchimento sistêmico reflete-se por um **desvio da curva de função vascular para a direita** (Figura 3.12).

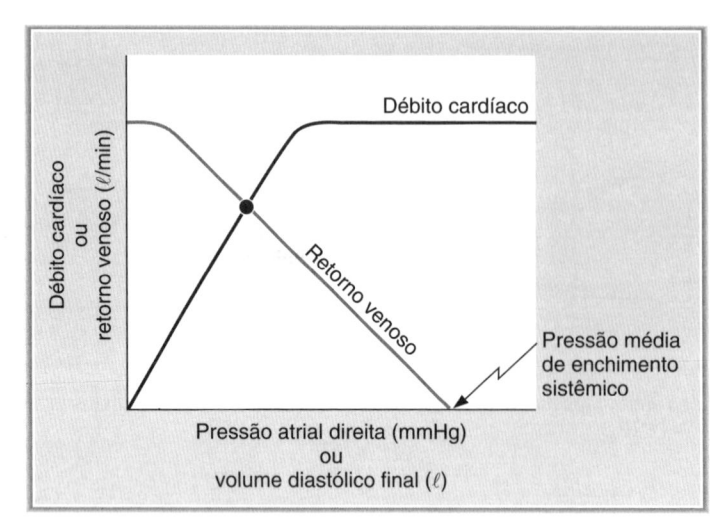

Figura 3.11 Gráficos simultâneos das curvas de função cardíaca e vascular. As curvas cruzam-se no ponto de equilíbrio para o sistema cardiovascular.

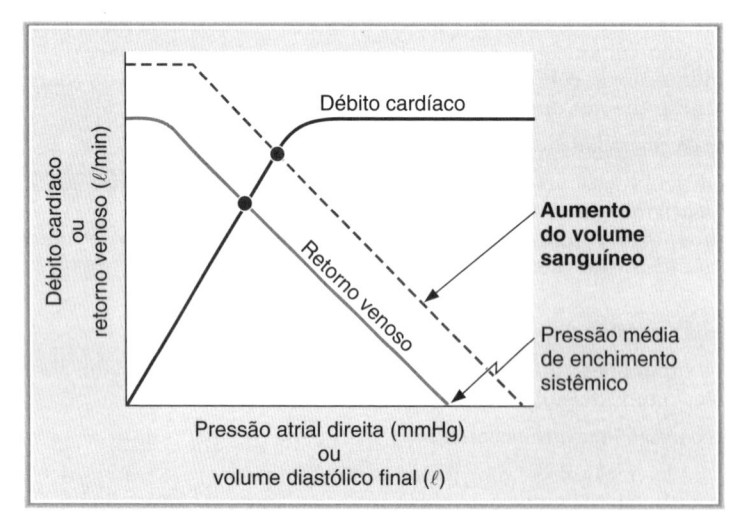

Figura 3.12 Efeito do aumento do volume sanguíneo na pressão média de enchimento sistêmico, na curva de função vascular, no débito cardíaco e a pressão atrial direita.

(2) A pressão média de enchimento sistêmico cai em decorrência de uma **diminuição do volume sanguíneo** ou por um **aumento da complacência venosa** (em que o sangue é desviado das artérias para as veias). A diminuição da pressão média de enchimento sistêmico é refletida no **desvio da curva de função vascular para a esquerda**.

b. Inclinação da curva de retorno venoso

- É determinada pela resistência das arteríolas.

(1) A **rotação da curva de retorno venoso no sentido horário** (não ilustrada) indica uma **diminuição da resistência vascular periférica total (RPT)**. Quando a RPT está diminuída para dado valor da pressão atrial direita, há aumento do retorno venoso (*i. e.*, a vasodilatação das arteríolas aumenta o fluxo de sangue das artérias para as veias e, consequentemente, de volta ao coração).

(2) A **rotação da curva de retorno venoso no sentido anti-horário** indica um **aumento da RPT** (Figura 3.13). Quando a RPT está aumentada para um dado valor da pressão atrial direita, há diminuição do retorno venoso para o coração (*i. e.*, a vasoconstrição das arteríolas diminui o fluxo sanguíneo das artérias para as veias e, consequentemente, de volta ao coração).

3. **Combinando as curvas de débito cardíaco e retorno venoso**

   ● Quando o débito cardíaco e o retorno venoso são simultaneamente plotados em gráficos em função da pressão atrial direita, ambos fazem interseção em dado valor de pressão atrial direita
   ● O ponto de interseção das duas curvas é o **ponto de equilíbrio, ou estado de estabilidade** (Figura 3.11). A estabilidade se dá quando o débito cardíaco se iguala ao retorno venoso
   ● O débito cardíaco pode ser modificado pela alteração da curva do débito cardíaco, da curva do retorno venoso ou de ambas as curvas simultaneamente
   ● As curvas sobrepostas podem ser consideradas para prever a direção e a magnitude das mudanças do débito cardíaco.

   a. **Os agentes inotrópicos modificam a curva do débito cardíaco.**

      (1) Os *agentes inotrópicos positivos* (p. ex., **digitálicos**) produzem aumento da contratilidade e do débito cardíaco (Figura 3.14).

         ● O ponto de equilíbrio ou de interseção é desviado para um débito cardíaco mais alto e para uma pressão atrial direita correspondente mais baixa
         ● A pressão atrial direita diminui em função da maior ejeção de sangue do coração a cada batimento (aumento do volume sistólico).

      (2) Os *agentes inotrópicos negativos* provocam diminuição da contratilidade e do débito cardíaco (não ilustrado).

   b. **As alterações no volume sanguíneo ou na complacência venosa modificam a curva do retorno venoso.**

      (1) *Aumentos do volume sanguíneo ou reduções da complacência venosa* elevam a pressão arterial sistêmica média, desviando a curva do retorno venoso para a direita, de forma paralela (Figura 3.12). Um novo ponto de equilíbrio ou de interseção é estabelecido, no qual **tanto o débito cardíaco quanto a pressão atrial direita estão aumentados**.

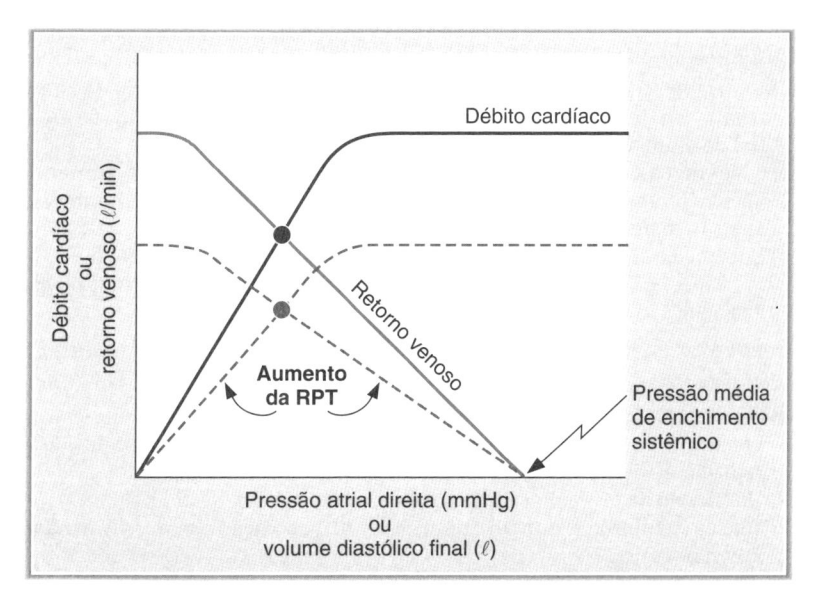

Figura 3.13 Efeito do aumento da resistência vascular periférica total (RPT) sobre as curvas de função cardíaca e vascular e sobre o débito cardíaco.

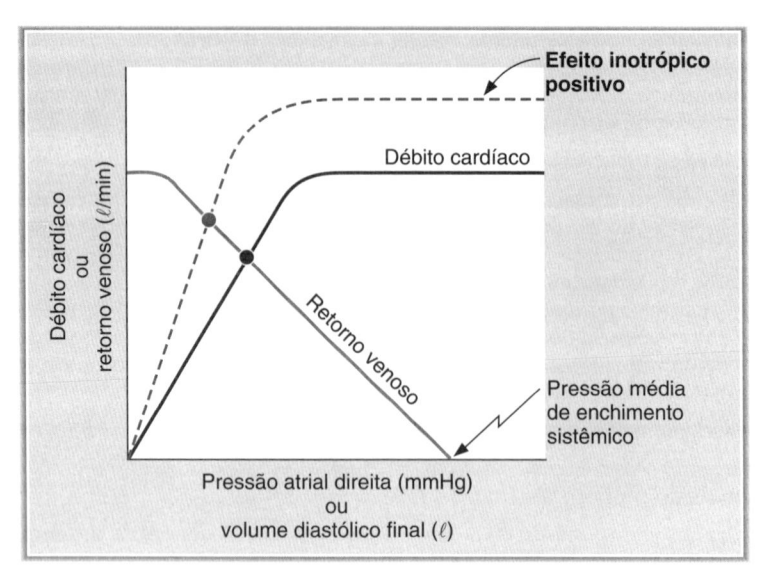

Figura 3.14 Efeito de um agente inotrópico positivo sobre a curva de função cardíaca, o débito cardíaco e a pressão atrial direita.

(2) *Diminuições do volume sanguíneo* (p. ex., hemorragia) *ou aumentos da complacência venosa* têm o efeito oposto – redução da pressão média de enchimento sistêmico e desvio da curva do retorno venoso para a esquerda, de forma paralela. Um novo ponto de equilíbrio é estabelecido, em que **tanto o débito cardíaco quanto a pressão atrial direita estão diminuídos** (não ilustrado).

c. **As alterações da RPT modificam tanto a curva do débito cardíaco quanto a curva do retorno venoso.**

- As alterações da RPT modificam ambas as curvas simultaneamente; portanto, as respostas são mais complicadas do que aquelas observadas nos exemplos anteriores.

(1) *O aumento da RPT provoca uma redução do débito cardíaco e do retorno venoso* (Figura 3.13).

(a) Ocorre **rotação da curva do retorno venoso em sentido anti-horário**. O aumento da RPT resulta em diminuição do retorno venoso, visto que o sangue fica retido no leito arterial da circulação.

(b) O **desvio da curva do débito cardíaco para baixo** é causado pelo aumento da pressão aórtica (aumento da pós-carga), visto que o coração terá que bombear contra uma pressão maior.

(c) Em consequência dessas alterações simultâneas, um novo ponto de equilíbrio é estabelecido, no qual **tanto o débito cardíaco quanto o retorno venoso estão proporcionalmente diminuídos**, mantendo a pressão atrial direita inalterada.

(2) *A redução da RPT provoca aumento do débito cardíaco e do retorno venoso* (não ilustrado).

(a) Ocorre **rotação da curva do retorno venoso em sentido horário**. A diminuição da RPT resulta em aumento do retorno venoso, visto que uma quantidade maior de sangue pode retornar ao coração, oriunda do leito arterial da circulação.

(b) Um **desvio da curva do débito cardíaco para cima** é causado pela redução da pressão aórtica (diminuição da pós-carga), visto que o coração passará a bombear contra uma pressão menor.

(c) Em consequência dessas alterações simultâneas, um novo ponto de equilíbrio é estabelecido, no qual **tanto o débito cardíaco quanto o retorno venoso estão proporcionalmente aumentados**, mantendo a pressão atrial direita inalterada.

G. Volume sistólico, débito cardíaco e fração de ejeção

1. Volume sistólico

- É o volume ejetado pelo ventrículo a cada batimento (sístole)
- É calculado pela seguinte equação:

$$\text{Volume sistólico} = \text{Volume diastólico final} - \text{Volume sistólico final}$$

2. Débito cardíaco

- É calculado pela seguinte equação:

$$\text{Débito cardíaco} = \text{Volume sistólico} \times \text{Frequência cardíaca}$$

3. Fração de ejeção

- É a fração do volume diastólico final ejetada a cada sístole (volume sistólico)
- Está relacionada com a **contratilidade**
- Normalmente é de cerca de 0,55 ou **55%**
- É calculada pela seguinte equação:

$$\text{Fração de ejeção} = \frac{\text{Volume sistólico}}{\text{Volume diastólico final}}$$

H. Trabalho sistólico

- É o trabalho realizado pelo coração a cada batimento
- É igual a **pressão × volume**. Para o ventrículo esquerdo, a pressão é a pressão aórtica e o volume é o volume sistólico
- É calculado pela seguinte equação:

$$\text{Trabalho sistólico} = \text{Pressão aórtica} \times \text{Volume sistólico}$$

- Os ácidos graxos constituem a principal fonte de energia para o trabalho sistólico.

I. Consumo cardíaco de oxigênio (O_2)

- Está diretamente relacionado com a quantidade de tensão desenvolvida pelos ventrículos
- É aumentado por:

1. Aumento da **pós-carga** (aumento da pressão aórtica)
2. Aumento do **tamanho do coração** (a lei de Laplace estabelece que a tensão é diretamente proporcional ao raio de uma esfera)
3. Aumento da **contratilidade**
4. Aumento da **frequência cardíaca**

J. Determinação do débito cardíaco pelo princípio de Fick

- O princípio de Fick para determinação do débito cardíaco é expresso pela seguinte equação:

$$\text{Débito cardíaco} = \frac{\text{Consumo de } O_2}{[O_2]_{\text{veia pulmonar}} - [O_2]_{\text{artéria pulmonar}}}$$

- A equação é resolvida da seguinte maneira:

1. Determina-se o consumo de O_2 de todo o corpo.
2. A $[O_2]$ na veia pulmonar é medida no sangue arterial sistêmico.
3. A $[O_2]$ na artéria pulmonar é medida no sangue venoso misto sistêmico.
    - **Por exemplo**, um homem de 70 kg apresenta um consumo de O_2 em repouso de 250 mℓ/min, teor de O_2 no sangue arterial periférico de 0,20 mℓ O_2/mℓ de sangue, teor de O_2 no sangue venoso de 0,15 mℓ O_2/mℓ de sangue e frequência de 72 bpm. Qual o seu débito cardíaco? Qual o seu volume sistólico?

$$\text{Débito cardíaco} = \frac{250 \text{ m}\ell/\text{min}}{0{,}20 \text{ m}\ell \text{ O}_2/\text{m}\ell - 0{,}15 \text{ m}\ell \text{ O}_2/\text{m}\ell}$$
$$= 5.000 \text{ m}\ell/\text{min, ou } 5{,}0 \text{ }\ell/\text{min}$$

$$\text{Volume sistólico} = \frac{\text{Débito cardíaco}}{\text{Frequência cardíaca}}$$
$$= \frac{5.000 \text{ m}\ell/\text{min}}{72 \text{ bpm}/\text{min}}$$
$$= 69{,}4 \text{ m}\ell/\text{batimento.}$$

V. Ciclo cardíaco

- A Figura 3.15 mostra os eventos mecânicos e elétricos de um ciclo cardíaco. As sete fases estão divididas por linhas verticais
- Foi utilizado o traçado do **ECG** como marcador de eventos
- A abertura e o fechamento das valvas causam as **bulhas cardíacas** fisiológicas
- Quando todas as valvas estão fechadas, o volume da cavidade ventricular é constante, e a fase é denominada **isovolumétrica**.

A. Sístole atrial

- É precedida pela onda P, que representa a ativação elétrica dos átrios
- Contribui para o enchimento ventricular, embora não seja essencial para este
- O aumento da pressão atrial (pressão venosa) causado pela sístole atrial é a **onda a** na curva do pulso venoso
- O enchimento do ventrículo pela sístole atrial causa a **quarta bulha cardíaca**, que não é audível nos adultos normais.

B. Contração ventricular isovolumétrica

- Começa após o início da onda QRS, que representa a ativação elétrica dos ventrículos
- Quando a pressão ventricular torna-se maior do que a pressão atrial, as valvas AV se fecham. Seu fechamento corresponde à **primeira bulha cardíaca**. Como a valva atrioventricular esquerda (mitral) se fecha antes da valva atrioventricular direita (tricúspide), pode haver desdobramento da primeira bulha cardíaca
- Ocorre aumento isovolumétrico da pressão ventricular em consequência da contração ventricular. Entretanto, não há ejeção de sangue pelo ventrículo durante essa fase, visto que a **valva aórtica está fechada**
- O volume ventricular é constante (isovolumétrico) porque todas as valvas estão fechadas.

C. Ejeção ventricular rápida

- A pressão ventricular atinge seu valor máximo durante essa fase
- Onda C na curva de pulso venoso ocorre em função da saliência do valor tricúspide no átrio direito durante a contração ventricular direita
- Quando a pressão ventricular torna-se maior do que a pressão aórtica, a **valva aórtica se abre**
- A rápida ejeção de sangue para a aorta ocorre em consequência do gradiente de pressão entre o ventrículo e a aorta
- O volume ventricular diminui drasticamente, visto que a **maior parte do volume sistólico é ejetada** durante essa fase
- Começa o enchimento atrial
- O início da onda T, que representa a repolarização dos ventrículos, assinala o fim da contração ventricular e da ejeção ventricular rápida.

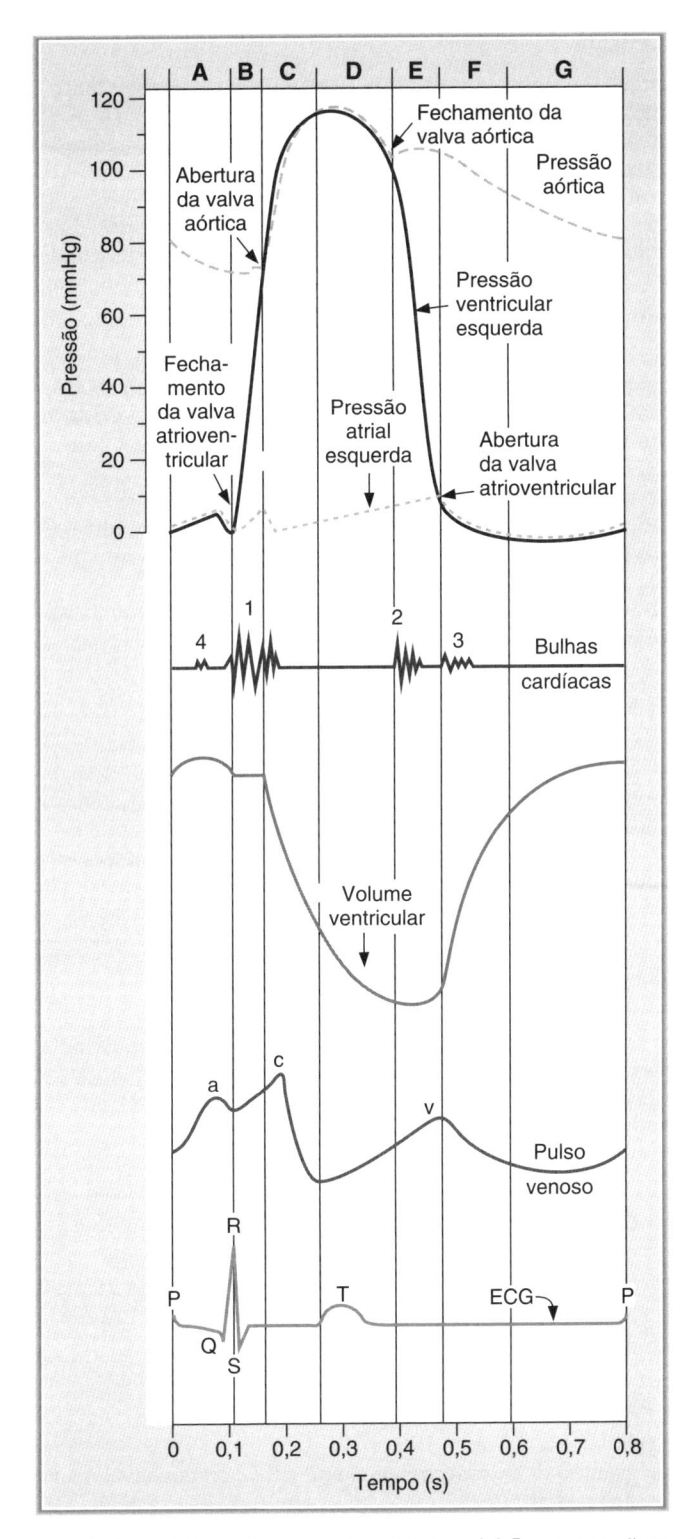

Figura 3.15 Ciclo cardíaco. ECG = eletrocardiograma; A = sístole atrial; B = contração ventricular isovolumétrica; C = ejeção ventricular rápida; D = ejeção ventricular lenta; E = relaxamento ventricular isovolumétrico; F = enchimento ventricular rápido; G = enchimento ventricular lento.

D. Ejeção ventricular lenta

- A ejeção de sangue do ventrículo continua, porém de maneira mais lenta
- A pressão ventricular começa a diminuir
- A pressão aórtica também diminui, por causa do escoamento do sangue das artérias de grande calibre para artérias menores
- O enchimento atrial continua
- Onda V na curva de pulso venoso representa fluxo sanguíneo no átrio direito (fase ascendente da curva) e a partir do átrio direito para o ventrículo direito (fase descendente da curva).

E. Relaxamento ventricular isovolumétrico

- A repolarização dos ventrículos está agora completa (fim da onda T)
- A valva aórtica se fecha, seguida do fechamento da valva pulmonar. O fechamento das valvas semilunares (aórtica e pulmonar) corresponde à **segunda bulha cardíaca**. A inspiração provoca atraso no fechamento da valva pulmonar, e, consequentemente, causa o **desdobramento da segunda bulha cardíaca**
- As valvas AV permanecem fechadas durante essa fase
- A pressão ventricular diminui rapidamente, uma vez que o ventrículo está agora relaxado
- O volume da cavidade ventricular é constante (isovolumétrico), visto que todas as valvas estão fechadas
- A incisura no traçado da pressão aórtica ocorre após o fechamento da valva aórtica e é denominada **incisura dicrótica**.

F. Enchimento ventricular rápido

- Quando a pressão ventricular torna-se menor do que a pressão atrial, a **valva atrioventricular se abre**
- A valva atrioventricular está aberta, e começa o enchimento ventricular a partir do átrio
- A pressão aórtica continua diminuindo, visto que o sangue continua fluindo para as artérias menores
- O rápido fluxo de sangue dos átrios para os ventrículos causa a **terceira bulha cardíaca**, que é normal nas crianças, mas que, nos adultos, está associada a doença.

G. Enchimento ventricular lento (diástase)

- É a fase mais longa do ciclo cardíaco
- O enchimento ventricular continua, porém em uma velocidade mais lenta
- O tempo necessário para o enchimento ventricular depende da frequência cardíaca. Por exemplo, os aumentos da frequência cardíaca reduzem o tempo disponível para o enchimento ventricular e diminuem o volume diastólico final e o volume sistólico.

VI. Regulação da pressão arterial

- Para a regulação da pressão arterial os mecanismos mais importantes consistem em um barorreceptor rápido, de mediação neural, e em um mecanismo mais lento, de regulação hormonal, exercido pelo sistema renina-angiotensina-aldosterona.

A. Reflexo barorreceptor

- Inclui **mecanismos neurais rápidos**
- Trata-se de um sistema de retroalimentação negativa, responsável pela regulação minuto a minuto da pressão arterial
- Os **barorreceptores** são receptores de estiramento localizados nas paredes do seio carotídeo, próximo à **bifurcação das artérias carótidas comuns**.

1. **Etapas no reflexo barorreceptor** (Figura 3.16)

    a. Uma **queda da pressão arterial** diminui o estiramento das paredes do seio carotídeo.

      - Como os barorreceptores são mais sensíveis a **mudanças da pressão arterial**, a rápida queda da pressão arterial provoca uma resposta mais intensa
      - Outros barorreceptores no **arco da aorta** respondem a aumentos da pressão arterial, mas não a diminuições.

    b. A redução do estiramento **diminui a frequência de descarga do nervo do seio carotídeo** (nervo de Hering, ramo do nervo craniano [NC] IX), que transporta a informação até o centro vasomotor no tronco encefálico.

    c. **O ponto de ajuste da pressão arterial média** no centro vasomotor é de cerca de 100 mmHg. Por conseguinte, se a pressão arterial média for inferior a 100 mmHg, o centro vasomotor coordena uma série de respostas autonômicas. Essas alterações tentarão elevar a pressão arterial para seu valor normal.

    d. **As respostas do centro vasomotor** a uma redução da pressão arterial média são coordenadas para elevar a pressão arterial até 100 mmHg. As respostas consistem em **diminuição do tônus parassimpático (vagal) para o coração e em aumento do tônus simpático para o coração e os vasos sanguíneos**.

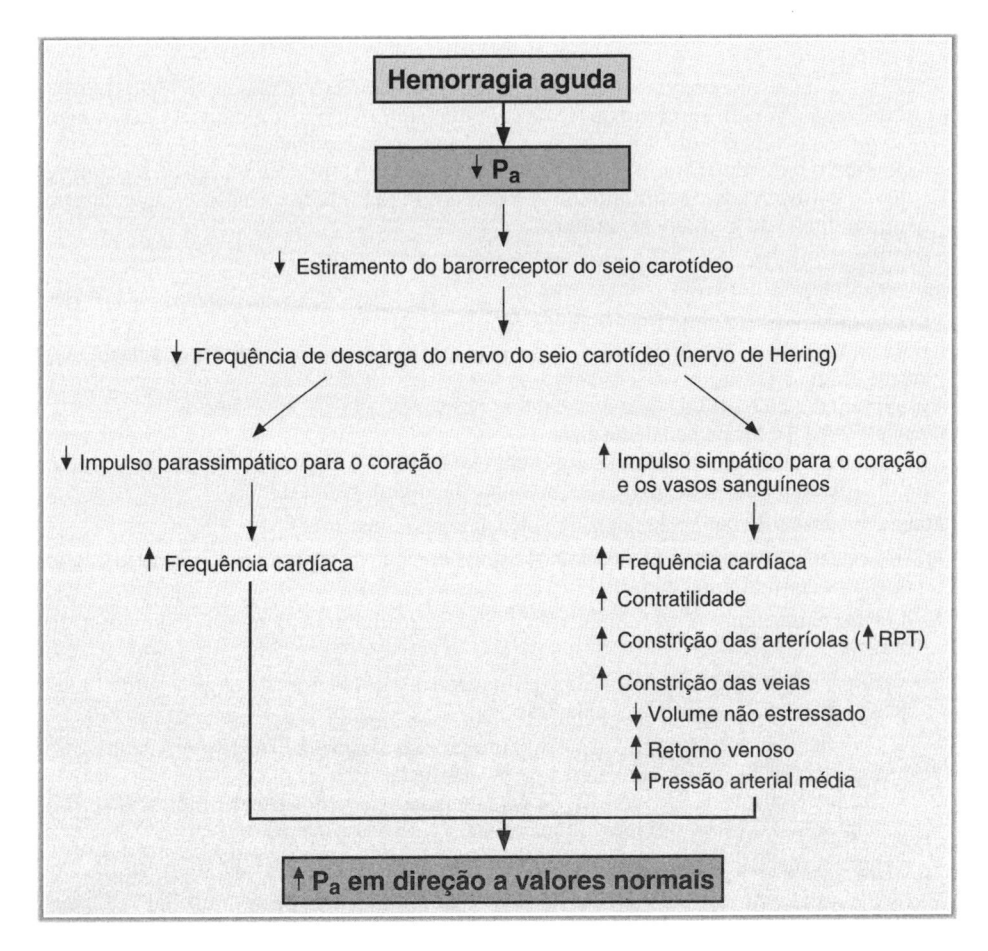

Figura 3.16 Papel do reflexo barorreceptor na resposta cardiovascular à hemorragia. P_a = pressão arterial média; RPT = resistência vascular periférica total.

- Os quatro efeitos seguintes procuram elevar a pressão arterial até seus valores normais:
  (1) ↑ *Frequência cardíaca*, resultante da diminuição do tônus parassimpático e aumento do tônus simpático para o nó SA do coração.
  (2) ↑ *Contratilidade e volume sistólico*, resultantes do aumento do tônus simpático para o coração. Juntamente com o aumento da frequência cardíaca, os aumentos da contratilidade e do volume sistólico produzem aumento do débito cardíaco, o que eleva a pressão arterial.
  (3) ↑ *Vasoconstrição das arteríolas*, devido ao aumento do tônus simpático. Em consequência, ocorre aumento da RPT e da pressão arterial.
  (4) ↑ *Vasoconstrição das veias* (venoconstrição), como resultado do aumento do tônus simpático. A constrição das veias causa redução do volume de sangue e aumento do retorno venoso ao coração. O aumento do retorno venoso provoca aumento do débito cardíaco pelo mecanismo de Frank-Starling.

2. Exemplo do reflexo barorreceptor: resposta à hemorragia aguda (Figura 3.16)

3. Exemplo do mecanismo barorreceptor: manobra de Valsalva

- A integridade do mecanismo barorreceptor pode ser avaliada pela manobra de Valsalva (*i. e.*, expiração contra a glote fechada)
- A expiração contra a glote fechada causa aumento da pressão intratorácica, o que reduz o retorno venoso
- A diminuição do retorno venoso provoca uma redução do débito cardíaco e da pressão arterial (P_a)
- Se o reflexo barorreceptor estiver intacto, a diminuição da P_a é percebida pelos barorreceptores, levando a um aumento do tônus simpático para o coração e para os vasos sanguíneos. No teste, deve-se observar um aumento da frequência cardíaca
- Quando o indivíduo interrompe a manobra, ocorre um aumento rebote do retorno venoso, débito cardíaco e P_a. O aumento da P_a é percebido pelos barorreceptores, que determinam uma redução da frequência cardíaca.

B. Sistema renina-angiotensina-aldosterona

- Trata-se de um mecanismo hormonal de ação lenta
- É utilizado no controle a longo prazo da pressão arterial, por meio do **ajuste do volume sanguíneo**
- A **renina** é uma enzima
- A angiotensina I é inativa
- **A angiotensina II é fisiologicamente ativa**
- A angiotensina II é degradada pela angiotensinase. Um dos fragmentos peptídicos, a angiotensina III, apresenta parte da atividade biológica da angiotensina II.

1. Etapas no sistema de renina-angiotensina-aldosterona (Figura 3.17)

  a. Uma **queda na pressão de perfusão renal** causa secreção de renina pelas células justaglomerulares da arteríola renal aferente.

  b. A **renina** é uma enzima que catalisa a conversão do angiotensinogênio em angiotensina I no plasma.

  c. A **enzima conversora de angiotensina (ECA)** catalisa a conversão da angiotensina I em **angiotensina II**, principalmente nos **pulmões**.

  - Os **inibidores da ECA** (p. ex., captopril) bloqueiam a conversão da angiotensina I em angiotensina II e, portanto, reduzem a pressão arterial
  - Os **antagonistas do receptor AT_1 da angiotensina** (p. ex., losartana) bloqueiam a ação da angiotensina II em seu receptor e reduzem a pressão arterial.

  d. A **angiotensina II** exerce quatro efeitos:

  (1) Estimula a síntese e a **secreção de aldosterona** pelo córtex da suprarrenal

  - A aldosterona aumenta a **reabsorção de Na^+** pelo túbulo distal renal, aumentando assim o volume de líquido extracelular (LEC), o volume sanguíneo e a pressão arterial
  - Essa ação da aldosterona é **lenta**, visto que exige a síntese de novas proteínas.

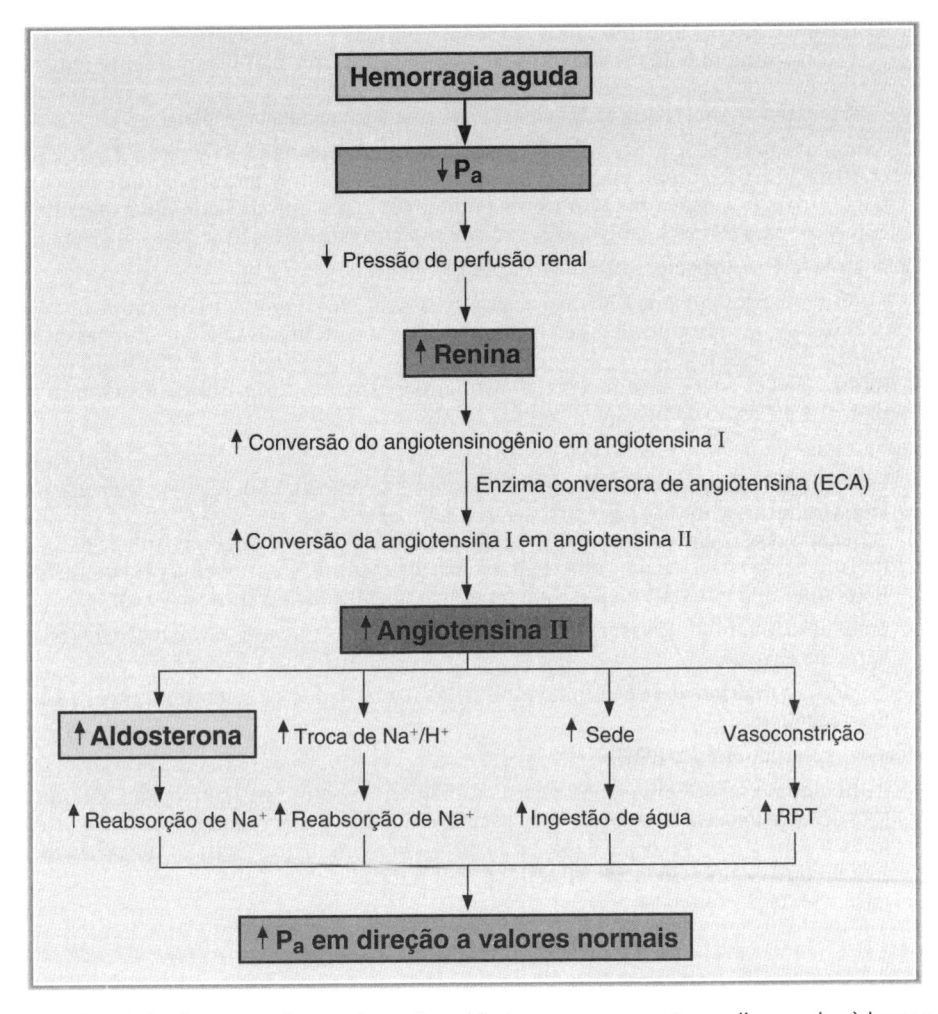

Figura 3.17 Papel do sistema renina-angiotensina-aldosterona na resposta cardiovascular à hemorragia. P_a = pressão arterial média; RPT = resistência vascular periférica total.

    (2) Aumenta a **troca de Na^+/H^+** no túbulo contorcido proximal
- Essa ação da angiotensina II aumenta diretamente a reabsorção de Na^+, complementando a estimulação indireta da reabsorção de Na^+ através da aldosterona
- Essa ação da angiotensina II causa alcalose por redução do volume sanguíneo.

    (3) Aumenta a **sede** e, consequentemente, a ingestão de água
    (4) Causa **vasoconstrição das arteríolas**, aumentando, assim, a RPT e a pressão arterial.

  2. Exemplo: resposta do sistema de renina-angiotensina-aldosterona à hemorragia aguda (Figura 3.17)

C. Outros mecanismos de regulação da pressão arterial

  1. Isquemia cerebral

    a. Na presença de isquemia cerebral, ocorre aumento da pressão parcial de dióxido de carbono (P_{CO_2}) no tecido cerebral.
    b. Os quimiorreceptores no centro vasomotor respondem por meio de **aumento do tônus simpático** para o coração e para os vasos sanguíneos.

- A constrição das arteríolas provoca vasoconstrição periférica intensa e aumento da RPT. O fluxo sanguíneo para outros órgãos (p. ex., rins) está significativamente reduzido, na tentativa de preservá-lo para o cérebro
- **A pressão arterial média pode aumentar até níveis potencialmente fatais.**

  c. A **reação de Cushing** é um exemplo de resposta à isquemia cerebral. A elevação da pressão intracraniana provoca compressão dos vasos sanguíneos cerebrais, levando a isquemia cerebral e aumento da P_{CO_2} cerebral. O centro vasomotor envia um impulso simpático eferente para o coração e para os vasos sanguíneos, causando acentuada elevação da pressão arterial.

2. Quimiorreceptores nos corpos carotídeos e para-aórticos

- Estão localizados próximo à bifurcação das artérias carótidas comuns e ao longo do arco da aorta
- Apresentam taxas muito altas de consumo de O_2 e são muito sensíveis a reduções da pressão parcial de oxigênio (P_{O_2})
- As **diminuições da P_{O_2}** ativam centros vasomotores que produzem vasoconstrição, aumento da RPT e elevação da pressão arterial.

3. Vasopressina (hormônio antidiurético [ADH])

- Está envolvida na regulação da pressão arterial em resposta à hemorragia, mas não na regulação minuto a minuto da pressão arterial normal
- Os receptores atriais respondem a uma diminuição do volume sanguíneo (ou da pressão arterial) enviando sinais neurais que promovem a liberação de vasopressina pela neuro-hipófise
- A vasopressina tem dois efeitos, que tendem a normalizar a pressão arterial:

  a. Trata-se de um potente **vasoconstritor**, que aumenta a RPT através da ativação dos **receptores V_1** nas arteríolas.

  b. Aumenta a **reabsorção de água** pelo túbulo distal renal e ductos coletores através da ativação dos **receptores V_2**.

4. Peptídio atrial natriurético (PAN)

- É liberado nos átrios em resposta a um aumento do volume sanguíneo e da pressão atrial
- Provoca **relaxamento do músculo liso vascular**, dilatação das arteríolas e diminuição da RPT
- Causa aumento da **excreção de Na^+ e de água** pelos rins, o que reduz o volume sanguíneo e tenta reduzir a pressão arterial a seus valores normais
- **Inibe a secreção de renina.**

VII. Microcirculação e linfa

A. Estrutura dos leitos capilares

- As arteríolas ramificam-se, formando os leitos capilares. Na junção das arteríolas e dos capilares existe uma faixa de músculo liso denominada **esfíncter pré-capilar**
- Os capilares verdadeiros não contêm músculo liso; consistem em uma única camada de **células endoteliais** circundadas por uma membrana basal
- As fendas (poros) entre as células endoteliais propiciam a passagem de substâncias hidrossolúveis. As fendas representam uma fração muito pequena da área de superfície capilar ($< 0,1\%$)
- O fluxo sanguíneo através dos capilares é regulado pela contração e pelo relaxamento das arteríolas e dos esfíncteres pré-capilares.

B. Passagem de substâncias através da parede capilar

1. Substâncias lipossolúveis

- Atravessam as membranas das células endoteliais capilares por **difusão simples**
- Incluem o O_2 e o CO_2.

2. Substâncias hidrossolúveis pequenas

- Atravessam pelas fendas, revestidas por água, entre as células endoteliais
- Incluem **água**, **glicose** e **aminoácidos**

- Em geral, as moléculas proteicas são demasiado grandes para passar livremente pelas fendas
- No cérebro, as fendas entre as células endoteliais são excepcionalmente impermeáveis (**barreira hematencefálica**)
- No fígado e no intestino, as fendas são excepcionalmente largas e permitem a passagem de proteínas. Esses capilares são denominados sinusoides.

3. Substâncias hidrossolúveis grandes

- Podem atravessar por **pinocitose**.

C. Troca de líquidos através dos capilares

1. Equação de Starling (Figura 3.18)

$$J_v = K_f[(P_c - P_i) - (\pi_c - \pi_i)]$$

em que:

J_v = movimento de líquido (mℓ/min)
K_f = condutância hidráulica (mℓ/min · mmHg)
P_c = pressão hidrostática capilar (mmHg)
P_i = pressão hidrostática intersticial (mmHg)
π_c = pressão oncótica capilar (mmHg)
π_i = pressão oncótica intersticial (mmHg)

a. J_v é o fluxo de líquido

- Quando o **J_v é positivo**, há um movimento efetivo de líquido para fora do capilar (filtração)
- Quando o **J_v é negativo**, há um movimento efetivo de líquido para dentro do capilar (reabsorção).

b. K_f é o coeficiente de filtração

- Trata-se da condutância hidráulica (permeabilidade à água) da parede capilar.

c. P_c é a pressão hidrostática capilar

- O aumento da P_c **favorece a filtração** para fora do capilar
- P_c é determinada pelas pressões e resistências arteriais e venosas
- A elevação da pressão arterial ou da pressão venosa produz um aumento da P_c; aumentos da pressão venosa têm maior efeito sobre a P_c
- P_c é maior na extremidade arteriolar do capilar do que na extremidade venosa (exceto nos capilares glomerulares, onde é quase constante).

d. P_i é a pressão hidrostática do líquido intersticial

- O aumento da P_i **opõe-se à filtração** para fora do capilar
- Normalmente, aproxima-se de 0 mmHg (ou é ligeiramente negativa).

e. π_c é a pressão oncótica capilar, ou coloidosmótica

- O aumento da π_c **opõe-se à filtração** para fora do capilar

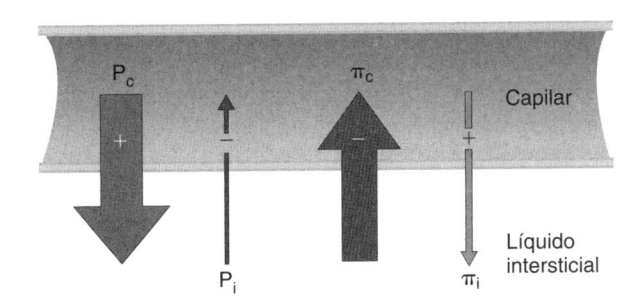

Figura 3.18 Forças de Starling através da parede capilar. *Sinal* $+$ = favorece a filtração; *sinal* $-$ = opõe-se à filtração; P_c = pressão hidrostática capilar; P_i = pressão hidrostática intersticial; π_c = pressão oncótica capilar; π_i = pressão oncótica intersticial.

- A π_c é aumentada por elevações na concentração sanguínea de proteínas (p. ex., desidratação)
- A π_c é reduzida por diminuições da concentração sanguínea de proteínas (p. ex., síndrome nefrótica, desnutrição proteica, insuficiência hepática)
- Os solutos pequenos não contribuem para a π_c.

f. π_i é a pressão oncótica do líquido intersticial

- O aumento da π_i **favorece a filtração** para fora do capilar
- π_i depende da concentração de proteínas no líquido intersticial, que normalmente é muito baixa, em razão da quantidade muito pequena de proteína filtrada.

2. Fatores que aumentam a filtração

a. $\uparrow P_c$ – causado por elevação da pressão arterial ou venosa

b. $\downarrow P_i$

c. $\downarrow \pi_c$ – causado pela diminuição na concentração sanguínea de proteínas

d. $\uparrow \pi_i$ – causado pela função linfática inadequada

3. Exemplos de cálculos usando a equação de Starling

a. Exemplo 1: Na extremidade arteriolar de um capilar, P_c é 30 mmHg, π_c é 28 mmHg, P_i é 0 mmHg e π_i é 4 mmHg. Haverá filtração ou reabsorção?

$$\text{Pressão efetiva} = (30 - 0) - (28 - 4) \text{ mmHg}$$
$$= +6 \text{ mmHg}$$

Como a pressão efetiva é positiva, **ocorrerá filtração**.

b. Exemplo 2: Na extremidade venosa do mesmo capilar, P_c caiu para 16 mmHg, π_c permanece em 28 mmHg, P_i é 0 mmHg e π_i é 4 mmHg. Haverá filtração ou reabsorção?

$$\text{Pressão efetiva} = (16 - 0) - (28 - 4) \text{ mmHg}$$
$$= -8 \text{ mmHg}$$

Como a pressão efetiva é negativa, **ocorrerá reabsorção**.

4. Linfa

a. Função da linfa

- Em condições normais, a filtração de líquido para fora dos capilares é ligeiramente maior do que a absorção de líquido nos capilares. O **excesso de líquido filtrado retorna à circulação por meio da linfa**
- A linfa também devolve à circulação qualquer proteína filtrada.

b. Fluxo unidirecional da linfa

- A presença de **valvas unidirecionais** permite a entrada, mas não a saída, de líquido intersticial dos vasos linfáticos
- O fluxo através dos vasos linfáticos de maior calibre também é unidirecional e auxiliado por valvas unidirecionais e pela contração dos músculos esqueléticos.

c. Edema (Quadro 3.2)

- Ocorre quando o volume de líquido intersticial ultrapassa a capacidade de seu retorno à circulação pelos linfáticos
- Pode ser causado pelo excesso de filtração ou pela obstrução dos vasos linfáticos
- A **histamina** causa tanto dilatação arteriolar quanto constrição venosa, que juntas produzem um grande aumento em P_c e edema local.

D. Óxido nítrico (NO)

- É produzido pelas células endoteliais
- Provoca **relaxamento local do músculo liso vascular**
- Seu mecanismo de ação envolve a ativação da guanilato ciclase e a produção de **monofosfato cíclico de guanosina (GMPc)**

Quadro 3.2 Causas e exemplos de edema.

Causa	Exemplos
↑ P_c	Dilatação arteriolar
	Constrição venosa
	Aumento da pressão venosa
	Insuficiência cardíaca
	Expansão do volume extracelular
	Posição ortostática (edema nos membros inferiores)
↓ π_c	Diminuição da concentração plasmática de proteínas
	Hepatopatia grave (incapacidade de sintetizar proteínas)
	Desnutrição proteica
	Síndrome nefrótica (perda urinária de proteína)
↑ K_f	Queimadura
	Inflamação (liberação de histamina; citocinas)

- É uma forma do fator de relaxamento derivado do endotélio (FRDE)
- A ACh (acetilcolina) provoca vasodilatação ao estimular a produção de NO no músculo liso vascular.

VIII. Circulações especiais (Quadro 3.3)

- O fluxo sanguíneo varia de um órgão para outro
- O fluxo sanguíneo para um órgão é regulado pela alteração da resistência arteriolar e pode variar, dependendo das demandas metabólicas do órgão
- O fluxo sanguíneo pulmonar e o fluxo sanguíneo renal são discutidos nos Capítulos 4 e 5, respectivamente.

A. Controle local (intrínseco) do fluxo sanguíneo

1. Exemplos de controle local

a. Autorregulação

- O fluxo sanguíneo para um órgão permanece constante dentro de uma ampla faixa de pressões de perfusão
- Os órgãos que apresentam autorregulação são o coração, o cérebro e o rim
- **Por exemplo**, se a pressão de perfusão do coração for subitamente reduzida, ocorrerá vasodilatação compensatória das arteríolas para manter um fluxo constante.

b. Hiperemia ativa

- O fluxo sanguíneo para um órgão é proporcional à sua atividade metabólica
- **Por exemplo**, se a atividade metabólica no músculo esquelético aumentar em consequência de exercício vigoroso, o fluxo sanguíneo para o músculo aumentará de modo proporcional para atender às demandas metabólicas.

c. Hiperemia reativa

- Trata-se de um aumento do fluxo sanguíneo para um órgão que ocorre depois de um período de oclusão do fluxo
- Quanto maior for o período de oclusão, maior será o aumento do fluxo sanguíneo acima dos níveis de pré-oclusão.

2. Mecanismos que explicam o controle local do fluxo sanguíneo

a. Hipótese miogênica

- Explica a autorregulação, mas não a hiperemia ativa ou reativa
- Baseia-se na observação de que o **músculo liso vascular sofre contração quando estirado**

Quadro 3.3 Resumo do controle de circulações especiais.

Circulação* (% do débito cardíaco em repouso)	Controle metabólico local	Metabólitos vasoativos	Controle simpático	Efeitos mecânicos
Coronária (5%)	Mecanismo mais importante	Hipoxia Adenosina	Mecanismo menos importante	Compressão mecânica durante a sístole
Cerebral (15%)	Mecanismo mais importante	CO_2 H^+	Mecanismo menos importante	Aumentos da pressão intracraniana diminuem o fluxo sanguíneo cerebral
Muscular (20%)	Mecanismo mais importante durante o exercício	Lactato K^+ Adenosina	Mecanismo mais importante em repouso (o receptor α_1 provoca vasoconstrição; o receptor β_2 provoca vasodilatação)	A atividade muscular causa diminuição temporária do fluxo sanguíneo
Cutânea (5%)	Mecanismo menos importante	–	Mecanismo mais importante (regulação da temperatura)	–
Pulmonar† (100%)	Mecanismo mais importante	A hipoxia causa vasoconstrição	Mecanismo menos importante	Insuflação pulmonar

*O fluxo sanguíneo renal (25% do débito cardíaco em repouso) é discutido no Capítulo 5.
†O fluxo sanguíneo pulmonar é discutido no Capítulo 4.

- **Por exemplo**, se a pressão de perfusão para um órgão aumentar subitamente, o músculo liso arteriolar sofrerá estiramento e contração. A consequente vasoconstrição manterá um fluxo constante. (Na ausência de vasoconstrição, o fluxo sanguíneo aumentaria em consequência da pressão aumentada.)

b. **Hipótese metabólica**

- Baseia-se na observação de que o **suprimento tecidual de O_2 corresponde à demanda tecidual de O_2**
- São produzidos **metabólitos vasodilatadores** em consequência da atividade metabólica nos tecidos. Esses metabólitos são **CO_2, H^+, K^+, lactato e adenosina**
- Exemplos de **hiperemia ativa**:

(1) Se a atividade metabólica de um tecido aumenta (p. ex., durante um exercício vigoroso), tanto a demanda de O_2 quanto a produção de metabólitos vasodilatadores aumentam. Esses metabólitos causam vasodilatação arteriolar, aumento do fluxo sanguíneo e liberação aumentada de O_2 nos tecidos para atender à demanda.

(2) Se o fluxo sanguíneo para um órgão aumenta subitamente em consequência de uma elevação espontânea da pressão arterial, maior quantidade de O_2 é fornecida para a atividade metabólica. Ao mesmo tempo, o aumento do fluxo remove os metabólitos vasodilatadores. Em consequência dessa remoção das substâncias vasodilatadoras, ocorre vasoconstrição arteriolar, a resistência aumenta e o fluxo sanguíneo diminui a níveis normais.

B. **Controle hormonal (extrínseco) do fluxo sanguíneo**

1. **Inervação simpática do músculo liso vascular**

- Aumentos do tônus simpático causam vasoconstrição
- Diminuições do tônus simpático causam vasodilatação
- A densidade da inervação simpática varia amplamente entre os tecidos. A pele tem a maior inervação, enquanto os vasos coronários, pulmonares e cerebrais apresentam pouca inervação.

2. **Outros hormônios vasoativos**

   a. **Histamina**
      - Provoca **dilatação arteriolar e constrição venosa**. Os efeitos combinados da dilatação arteriolar e constrição venosa causam **aumento da P$_c$** e **aumento da filtração** para fora dos capilares, resultando em **edema** local
      - É liberada em resposta ao traumatismo tecidual.

   b. **Bradicinina**
      - Provoca **dilatação arteriolar e constrição venosa**
      - Produz aumento da filtração para fora dos capilares (de forma semelhante à histamina) e provoca edema local.

   c. **Serotonina (5-hidroxitriptamina)**
      - Causa constrição arteriolar e é liberada em resposta à lesão dos vasos sanguíneos para ajudar a evitar a perda de sangue
      - É implicada nos espasmos vasculares da **enxaqueca**.

   d. **Prostaglandinas**
      - A **prostaciclina** é um vasodilatador em vários leitos vasculares
      - As **prostaglandinas da série E** são vasodilatadoras
      - As **prostaglandinas da série F** são vasoconstritoras
      - O **tromboxano A$_2$** é um vasoconstritor.

C. **Circulação coronária**
   - É controlada quase totalmente por **fatores metabólicos locais**
   - Exibe autorregulação
   - Exibe hiperemia ativa e reativa
   - Os fatores metabólicos locais mais importantes são a **hipoxia** e a **adenosina**
   - Por exemplo, os **aumentos da contratilidade miocárdica** são acompanhados de aumento na demanda de O$_2$. Para atender a essa demanda, ocorre vasodilatação compensatória dos vasos coronários, e, em consequência, tanto o fluxo sanguíneo quanto o suprimento de O$_2$ para o músculo cardíaco em contração aumentam (hipercmia ativa)
   - Durante a **sístole**, a compressão mecânica dos vasos coronários reduz o fluxo sanguíneo. Depois do período de oclusão, o fluxo sanguíneo aumenta para repor o déficit de O$_2$ (hiperemia reativa)
   - Os nervos simpáticos desempenham um papel mínimo.

D. **Circulação cerebral**
   - É controlada quase totalmente por **fatores metabólicos locais**
   - Exibe autorregulação
   - Exibe hiperemia ativa e reativa
   - O **vasodilatador local mais importante para a circulação cerebral é o CO$_2$**. Os aumentos da P$_{CO_2}$ provocam vasodilatação das arteríolas cerebrais e aumento do fluxo sanguíneo para o cérebro. As reduções da P$_{CO_2}$ provocam constrição das arteríolas cerebrais e redução do fluxo sanguíneo para o cérebro
   - Os nervos simpáticos desempenham um papel mínimo
   - As substâncias vasoativas na circulação sistêmica exercem pouco ou nenhum efeito sobre a circulação cerebral, visto que essas substâncias são excluídas pela barreira hematencefálica.

E. **Músculo esquelético**
   - É controlado pela **inervação simpática** extrínseca dos vasos sanguíneos no músculo esquelético e por **fatores metabólicos locais**.

1. **Inervação simpática**
   - Constitui o principal regulador do fluxo sanguíneo para o músculo esquelético em repouso
   - As arteríolas do músculo esquelético são densamente inervadas por fibras simpáticas. As veias também são inervadas, porém com menor densidade

- Existem receptores tanto α_1 quanto β_2 nos vasos sanguíneos da musculatura esquelética
- A estimulação dos **receptores α_1** causa **vasoconstrição**
- A estimulação dos **receptores β_2** causa **vasodilatação**
- O estado de constrição das arteríolas do músculo esquelético é um importante fator que contribui para a RPT (em função da grande massa de músculo esquelético).

2. **Controle metabólico local**

- O fluxo sanguíneo no músculo esquelético apresenta autorregulação, hiperemia ativa e hiperemia reativa
- A demanda de O_2 no músculo esquelético varia de acordo com o nível de atividade metabólica, e o fluxo sanguíneo é regulado para atender à demanda
- Durante o **exercício físico**, quando a demanda é alta, esses mecanismos metabólicos locais são predominantes
- As substâncias vasodilatadoras locais são **lactato, adenosina e K^+**
- Os efeitos mecânicos durante o exercício físico comprimem temporariamente as artérias e diminuem o fluxo sanguíneo. Durante o período de pós-oclusão, a hiperemia reativa aumenta o fluxo sanguíneo para repor o déficit de O_2.

F. Pele

- Apresenta extensa **inervação simpática**. O fluxo sanguíneo cutâneo está sob controle extrínseco
- A **regulação da temperatura** constitui a principal função dos nervos simpáticos cutâneos. O aumento da temperatura ambiente leva à vasodilatação cutânea, possibilitando a dissipação do excesso de calor corporal
- O **traumatismo** provoca uma tríplice reação na pele (tríplice reação de Lewis): ponto avermelhado (eritema local), rubor (eritema difuso) e pápula. A pápula (vergão) é um edema localizado, que resulta da liberação local de **histamina**, que aumenta a filtração capilar.

IX. Funções integrativas do sistema cardiovascular | Gravidade, exercício físico e hemorragia

- As respostas a alterações da força gravitacional, ao exercício físico e à hemorragia demonstram as funções integrativas do sistema cardiovascular.

A. Alterações nas forças gravitacionais (Quadro 3.4 e Figura 3.19)

- As seguintes alterações ocorrem quando o indivíduo **passa do decúbito dorsal para a posição ortostática (de pé)**:

1. **Quando a pessoa fica de pé**, ocorre acúmulo de um volume significativo de sangue nos membros inferiores, em virtude da elevada complacência das veias. (A atividade muscular evitaria esse represamento de sangue.)

Quadro 3.4 Resumo das respostas à posição ortostática.

Parâmetro	Resposta inicial à posição ortostática	Resposta compensatória
Pressão arterial	↓	↑ (em direção ao normal)
Frequência cardíaca	–	↑
Débito cardíaco	↓	↑ (em direção ao normal)
Volume sistólico	↓	↑ (em direção ao normal)
RPT	–	↑
Pressão venosa central	↓	↑ (em direção ao normal)

RPT = resistência vascular periférica total.

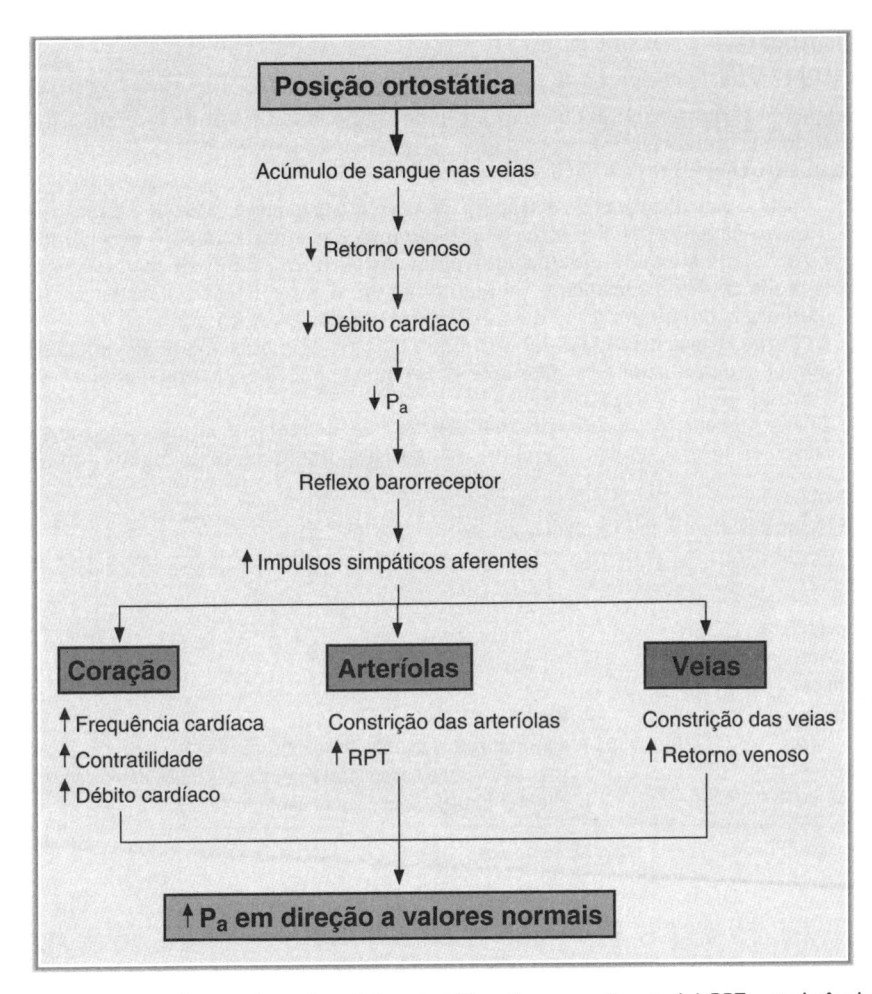

Figura 3.19 Respostas cardiovasculares à posição ortostática. P_a = pressão arterial; RPT = resistência vascular periférica total.

2. **Em consequência do acúmulo venoso** e do aumento da pressão venosa local, a P_c nas pernas aumenta, e ocorre filtração de líquido para o interstício. Se a filtração efetiva de líquido ultrapassar a capacidade dos linfáticos de devolvê-lo à circulação, ocorrerá **edema**.
3. **O retorno venoso diminui**. Em consequência da diminuição do retorno venoso, tanto **o volume sistólico quanto o débito cardíaco diminuem** (lei de Frank-Starling, seção IV D 5).
4. **A pressão arterial diminui** em consequência da redução do débito cardíaco. Se a pressão arterial cerebral se tornar baixa o suficiente, pode ocorrer desmaio.
5. Os **mecanismos compensatórios** procuram aumentar a pressão arterial para níveis normais (Figura 3.19). Os **barorreceptores do seio carotídeo** respondem à diminuição da pressão arterial por meio de uma redução da frequência de descarga dos nervos do seio carotídeo. Uma resposta coordenada do centro vasomotor aumenta então os impulsos simpáticos eferentes para o coração e para os vasos sanguíneos e diminui os impulsos parassimpáticos para o coração. Em consequência, ocorre aumento da frequência cardíaca, da contratilidade, da RPT e do retorno venoso, e a pressão arterial eleva-se em direção a níveis normais.
6. Pode ocorrer **hipotensão ortostática** (desmaio ou tontura ao ficar de pé) em indivíduos nos quais o reflexo barorreceptor esteja comprometido (p. ex., indivíduos tratados com agentes simpaticolíticos).

B. Exercício físico (Quadro 3.5 e Figura 3.20)

1. O comando central (antecipação do exercício)

- Origina-se no córtex motor ou a partir de reflexos iniciados nos proprioceptores musculares, quando o exercício físico é antecipado
- Dá início às seguintes alterações:

  a. **O impulso simpático para o coração e para os vasos sanguíneos aumenta.** Ao mesmo tempo, o impulso parassimpático para o coração diminui. Em consequência, ocorre aumento da frequência cardíaca e da contratilidade (volume sistólico), e o volume de sangue venoso diminui.

  b. **O débito cardíaco aumenta**, principalmente em decorrência da elevação da frequência cardíaca e, em menor grau, do aumento do volume sistólico.

  c. **O retorno venoso aumenta** como resultado da atividade muscular e da venoconstrição. O aumento do retorno venoso fornece mais sangue para cada volume sistólico (lei de Frank-Starling, seção IV D 5).

  d. **Ocorre aumento da resistência arteriolar na pele, nas regiões esplâncnicas, nos rins e nos músculos inativos.** Por conseguinte, o fluxo sanguíneo para esses órgãos diminui.

Quadro 3.5 Resumo dos efeitos do exercício físico.

Parâmetro	Efeito
Frequência cardíaca	↑ ↑
Volume sistólico	↑
Débito cardíaco	↑ ↑
Pressão arterial	↑ (leve)
Pressão do pulso	↑ (em virtude do aumento do volume sistólico)
RPT	↓ ↓ (em virtude da vasodilatação dos leitos musculares esqueléticos)
Diferença AV de O_2	↑ ↑ (em virtude do consumo aumentado de O_2)

AV = arteriovenosa; RPT = resistência vascular periférica total.

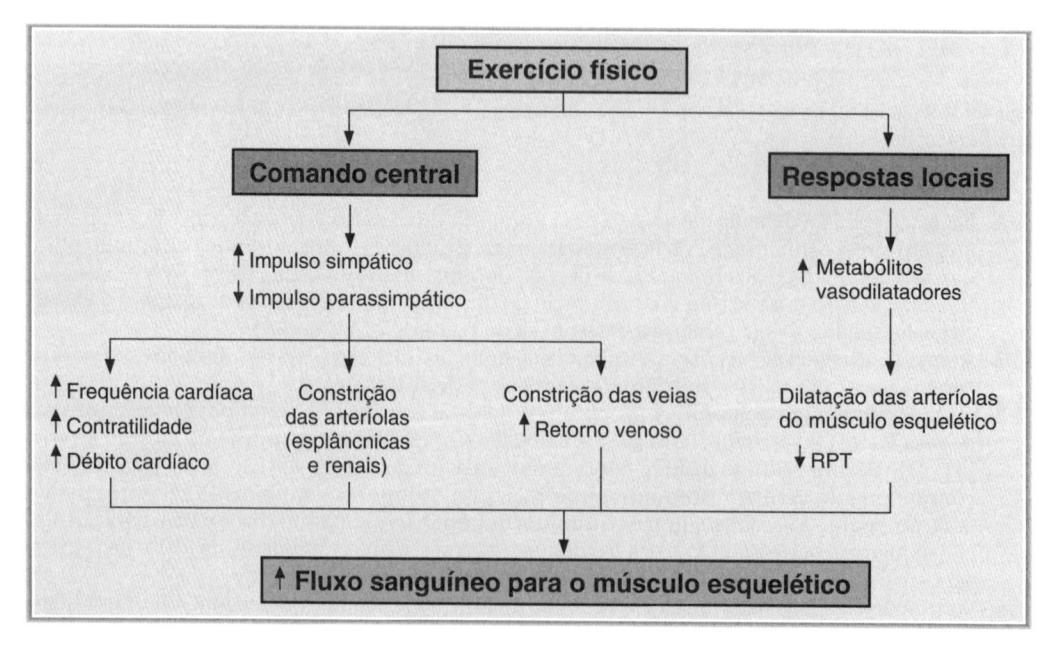

Figura 3.20 Respostas cardiovasculares ao exercício físico. RPT = resistência vascular periférica total.

2. Aumento da atividade metabólica do músculo esquelético

- Os **metabólitos vasodilatadores (lactato, K$^+$ e adenosina**) acumulam-se em função do aumento do metabolismo dos músculos exercitados
- Esses metabólitos causam dilatação arteriolar no músculo esquelético ativo, aumentando assim o fluxo sanguíneo para essa região (hiperemia ativa)
- Como resultado do aumento do fluxo sanguíneo, o suprimento de O$_2$ para o músculo aumenta. O número de capilares perfundidos aumenta, de modo que a distância de difusão do O$_2$ diminui
- Essa vasodilatação é responsável pela **redução global da RPT** que ocorre com o exercício físico. É preciso assinalar que a ativação isolada do sistema nervoso simpático (pelo comando central) causaria aumento da RPT.

C. Hemorragia (Quadro 3.6 e Figura 3.21)

- As **respostas compensatórias** à hemorragia aguda são as seguintes:

1. A **diminuição do volume sanguíneo** produz uma redução da pressão arterial média. Em consequência, ocorre redução tanto do débito cardíaco quanto da pressão arterial.

2. Os **barorreceptores do seio carotídeo** detectam a queda da pressão arterial. Como resultado do reflexo barorreceptor, há **aumento do impulso simpático para o coração e para os vasos sanguíneos e diminuição do impulso parassimpático para o coração, produzindo**:

   a. ↑ frequência cardíaca.

   b. ↑ contratilidade (inotropismo).

   c. ↑ RPT (em função da constrição arteriolar).

   d. Venoconstrição, que aumenta o retorno venoso.

   e. Constrição das arteríolas nos leitos vasculares esqueléticos, esplâncnicos e cutâneos. Todavia, não ocorre nos leitos vasculares coronários ou cerebrais, garantindo a manutenção de um fluxo sanguíneo adequado para o coração e para o cérebro.

   f. Essas respostas procuram restaurar a pressão arterial normal.

3. Os **quimiorreceptores nos corpos carotídeos e para-aórticos** são muito sensíveis à hipoxia. Eles suplementam o mecanismo barorreceptor, aumentando o impulso simpático para o coração e para os vasos sanguíneos.

4. A **isquemia cerebral** (quando presente) provoca **aumento local da P$_{CO_2}$**, o que ativa os quimiorreceptores no centro vasomotor, aumentando o impulso simpático.

5. A **vasoconstrição arteriolar** provoca **diminuição da P$_c$**. Em consequência, a reabsorção capilar é favorecida, o que ajuda a restaurar o volume sanguíneo circulante.

Quadro 3.6 Resumo das respostas compensatórias à hemorragia.

Parâmetro	Resposta compensatória
Frequência cardíaca	↑
Contratilidade	↑
RPT	↑
Venoconstrição	↑
Renina	↑
Angiotensina II	↑
Aldosterona	↑
Epinefrina e norepinefrina circulantes	↑
ADH	↑

ADH = hormônio antidiurético; RPT = resistência vascular periférica total.

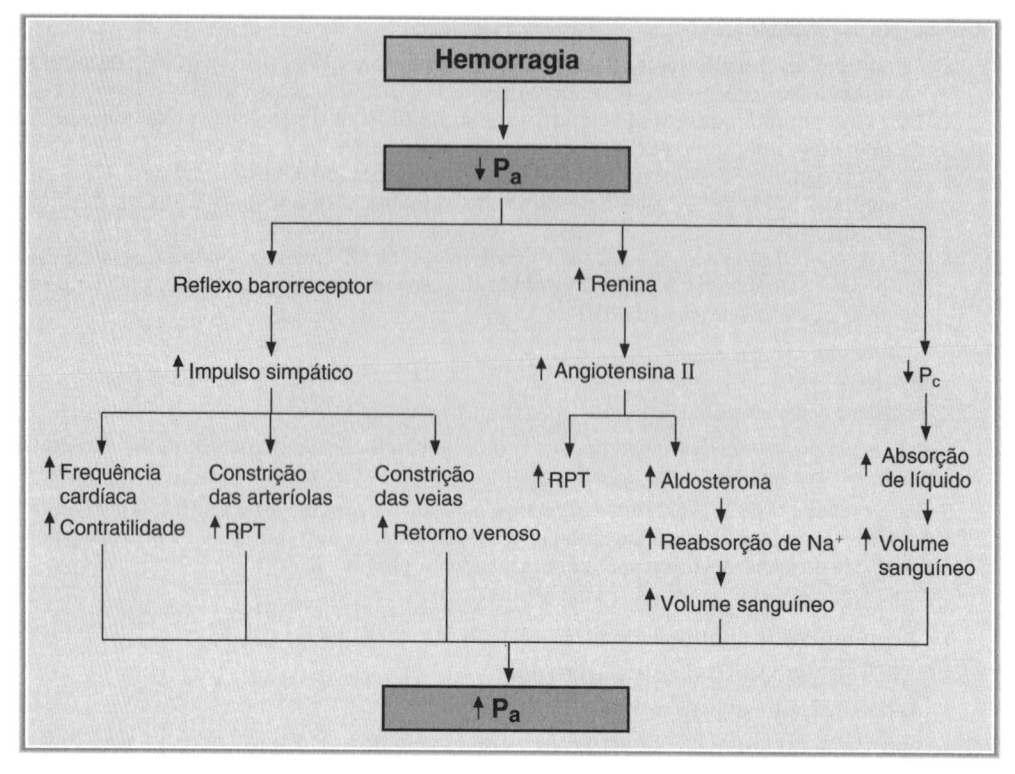

Figura 3.21 Respostas cardiovasculares à hemorragia. P_a = pressão arterial; P_c = pressão hidrostática capilar; RPT = resistência vascular periférica total.

6. A **medula suprarrenal libera epinefrina e norepinefrina**, que suplementam as ações do sistema nervoso simpático sobre o coração e os vasos sanguíneos.

7. O **sistema renina-angiotensina-aldosterona** é ativado pela diminuição da pressão de perfusão renal. Como é um potente vasoconstritor, a **angiotensina II** reforça o efeito estimulatório do sistema nervoso simpático sobre a RPT. A **aldosterona** aumenta a reabsorção de NaCl nos rins, aumentando o volume sanguíneo circulante.

8. O **ADH** é liberado quando os receptores atriais detectam a redução do volume sanguíneo. O ADH causa tanto vasoconstrição quanto aumento da reabsorção de água, ambos os quais tendem a aumentar a pressão arterial.

Questões de revisão

1. A arteriografia de uma mulher de 53 anos de idade revela estreitamento de 50% da artéria renal esquerda. Qual é a alteração esperada do fluxo sanguíneo através da artéria estenosada?

(A) Diminuição para 1/2 do fluxo original
(B) Diminuição para 1/4 do fluxo original
(C) Diminuição para 1/8 do fluxo original
(D) Diminuição para 1/16 do fluxo original
(E) Nenhuma alteração

2. Qual das seguintes alterações compensatórias ocorre quando uma pessoa passa do decúbito dorsal para a posição ortostática?

(A) Diminuição da frequência cardíaca
(B) Aumento da contratilidade
(C) Diminuição da resistência vascular periférica total (RPT)
(D) Diminuição do débito cardíaco
(E) Aumento do intervalo PR no ECG

3. Em que local a pressão arterial sistólica é mais alta?

(A) Artéria aorta
(B) Veias cavas
(C) Artéria pulmonar
(D) Átrio direito
(E) Artéria renal
(F) Veia renal

4. O eletrocardiograma (ECG) de uma pessoa não apresenta a onda P, mas exibe um complexo QRS e onda T normais. Por conseguinte, seu marca-passo está localizado no:

(A) nó sinoatrial (SA)
(B) nó atrioventricular (AV)
(C) feixe de His
(D) sistema de Purkinje
(E) músculo ventricular

5. Se a fração de ejeção aumentar, haverá uma redução do(a):

(A) débito cardíaco
(B) volume sistólico final
(C) frequência cardíaca
(D) pressão de pulso
(E) volume sistólico
(F) pressão sistólica

Perguntas 6 e 7

O eletrocardiograma (ECG) de uma pessoa mostra extrassístoles ventriculares.

6. O batimento extrassistólico causaria:

(A) aumento da pressão de pulso, em função do aumento da contratilidade
(B) aumento da pressão de pulso, em função do aumento da frequência cardíaca
(C) diminuição da pressão de pulso, em função do aumento do tempo de enchimento ventricular
(D) diminuição da pressão de pulso, em função da diminuição do volume sistólico
(E) diminuição da pressão de pulso, em função do prolongamento do intervalo PR

7. Depois de uma extrassístole, a próxima contração ventricular "normal" produz:

(A) aumento da pressão de pulso, em função do aumento da contratilidade do ventrículo
(B) aumento da pressão de pulso, em função da diminuição da resistência vascular periférica total (RPT)
(C) aumento da pressão de pulso, em função da diminuição da complacência das veias
(D) diminuição da pressão de pulso, em função do aumento da contratilidade do ventrículo
(E) diminuição da pressão de pulso, em função da diminuição da RPT

8. Um aumento da contratilidade é demonstrado no diagrama de Frank-Starling por:

(A) aumento do débito cardíaco para determinado volume diastólico final
(B) aumento do débito cardíaco para determinado volume sistólico final
(C) diminuição do débito cardíaco para determinado volume diastólico final
(D) diminuição do débito cardíaco para determinado volume sistólico final

Perguntas 9 a 12

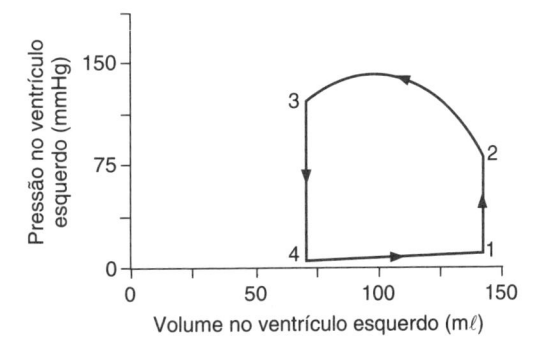

9. No gráfico que mostra o volume e a pressão no ventrículo esquerdo, a contração isovolumétrica ocorre a partir do ponto:

(A) 4 → 1
(B) 1 → 2
(C) 2 → 3
(D) 3 → 4

10. A valva aórtica fecha-se no ponto:

(A) 1
(B) 2
(C) 3
(D) 4

11. A primeira bulha cardíaca (B1) corresponde ao ponto:

(A) 1
(B) 2
(C) 3
(D) 4

12. Se a frequência cardíaca é de 70 bpm, o débito cardíaco desse ventrículo está mais próximo de:

(A) 3,45 ℓ/min
(B) 4,55 ℓ/min
(C) 5,25 ℓ/min
(D) 8,00 ℓ/min
(E) 9,85 ℓ/min

Perguntas 13 e 14

Em um capilar, a P_c é de 30 mmHg, a P_i é de −2 mmHg, π_c é de 25 mmHg e π_i é de 2 mmHg.

13. Qual a direção do movimento de líquido e qual a força motriz efetiva?

(A) Reabsorção; 6 mmHg
(B) Reabsorção; 9 mmHg
(C) Filtração; 6 mmHg
(D) Filtração; 9 mmHg
(E) Não ocorre nenhum movimento efetivo de líquido

14. Se K_f é de 0,5 mℓ/min/mmHg, qual a velocidade do fluxo de água através da parede capilar?

(A) 0,06 mℓ/min
(B) 0,45 mℓ/min
(C) 4,50 mℓ/min
(D) 9,00 mℓ/min
(E) 18,00 mℓ/min

15. A tendência do fluxo sanguíneo a ser turbulento é aumentada:

(A) pelo aumento da viscosidade
(B) pelo aumento do hematócrito
(C) pela oclusão parcial de um vaso sanguíneo
(D) pela diminuição da velocidade do fluxo sanguíneo

16. Após uma simpatectomia, um homem de 66 anos de idade apresenta hipotensão ortostática. A explicação dessa ocorrência é:

(A) uma resposta exagerada do sistema renina-angiotensina-aldosterona
(B) uma resposta suprimida do sistema renina-angiotensina-aldosterona
(C) uma resposta exagerada do mecanismo baror-receptor
(D) uma resposta suprimida do mecanismo baror-receptor

17. Em que parte isoelétrica do eletrocardiograma (ECG) os ventrículos estão completamente despolarizados?

(A) Intervalo PR
(B) Complexos QRS
(C) Intervalo QT
(D) Segmento ST
(E) Onda T

18. Em qual das seguintes situações o fluxo sanguíneo pulmonar é maior do que o fluxo sanguíneo aórtico?

(A) Adulto normal
(B) Feto
(C) Derivação (*shunt*) ventricular da esquerda para a direita
(D) Derivação (*shunt*) ventricular da direita para a esquerda
(E) Insuficiência ventricular direita
(F) Administração de agente inotrópico positivo

19. A alteração indicada pela linha tracejada nas curvas de débito cardíaco/retorno venoso mostra:

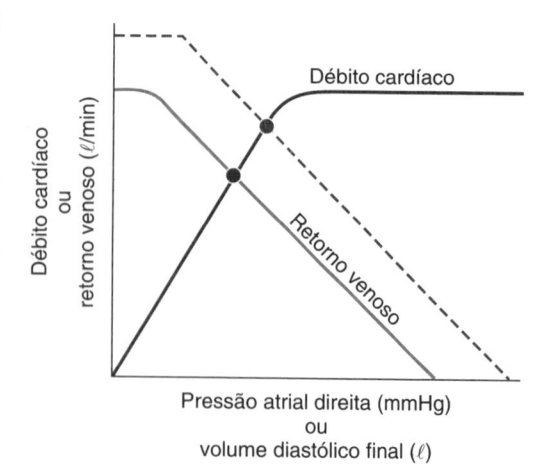

(A) diminuição do débito cardíaco no "novo" estado de equilíbrio dinâmico
(B) diminuição do retorno venoso no "novo" estado de equilíbrio dinâmico
(C) aumento da pressão média de enchimento sistêmico
(D) diminuição do volume sanguíneo
(E) aumento da contratilidade miocárdica

20. O eletrocardiograma (ECG) de uma paciente de 30 anos de idade mostra duas ondas P precedendo cada complexo QRS. A interpretação desse padrão é:

(A) diminuição da frequência de disparo do marca-passo no nó sinoatrial (SA)
(B) diminuição da frequência de disparo do marca-passo no nó atrioventricular (AV)
(C) aumento da frequência de disparo do marca-passo no nó SA
(D) diminuição da condução através do nó AV
(E) aumento da condução através do sistema de His-Purkinje

21. Qual das seguintes alterações compensatórias é causada por uma redução aguda da pressão arterial?

(A) Diminuição da frequência de disparo no nervo do seio carotídeo
(B) Aumento do impulso parassimpático eferente para o coração
(C) Diminuição da frequência cardíaca
(D) Diminuição da contratilidade
(E) Diminuição da pressão média de enchimento sistêmico

22. A tendência à ocorrência de edema é aumentada por:

(A) constrição arteriolar
(B) aumento da pressão venosa
(C) aumento da concentração plasmática de proteínas
(D) atividade muscular

23. A inspiração desdobra a segunda bulha cardíaca porque:

(A) a valva aórtica se fecha antes da valva pulmonar
(B) a valva pulmonar se fecha antes da valva aórtica
(C) a valva atrioventricular esquerda se fecha antes da valva atrioventricular direita
(D) a valva atrioventricular direita se fecha antes da valva atrioventricular esquerda
(E) o enchimento dos ventrículos tem componentes rápido e lento

24. Durante o exercício, a resistência vascular periférica total (RPT) diminui em virtude do efeito:

(A) do sistema nervoso simpático sobre as arteríolas esplâncnicas
(B) do sistema nervoso parassimpático sobre as arteríolas do músculo esquelético
(C) dos metabólitos locais sobre as arteríolas do músculo esquelético
(D) dos metabólitos locais sobre as arteríolas cerebrais
(E) da histamina sobre as arteríolas do músculo esquelético

Perguntas 25 e 26

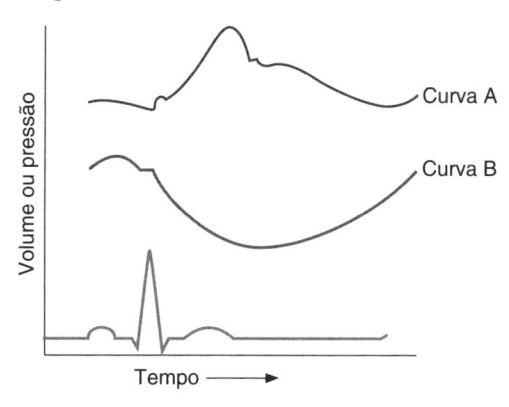

25. A curva A na figura representa:

(A) a pressão aórtica
(B) a pressão ventricular
(C) a pressão atrial
(D) o volume ventricular

26. A curva B na figura representa:

(A) a pressão atrial esquerda
(B) a pressão ventricular
(C) a pressão atrial
(D) o volume ventricular

27. O aumento da resistência arteriolar, sem alteração em nenhum outro componente do sistema cardiovascular, produzirá:

(A) uma diminuição da resistência vascular periférica total (RPT)
(B) um aumento da filtração capilar
(C) um aumento da pressão arterial
(D) uma diminuição da pós-carga

28. As seguintes aferições foram obtidas em um homem:

Pressão venosa central: 10 mmHg
Frequência cardíaca: 70 bpm
$[O_2]$ da veia pulmonar = 0,24 mℓ O_2/mℓ
$[O_2]$ da artéria pulmonar = 0,16 mℓ O_2/mℓ
Consumo de O_2 corporal total: 500 mℓ/min
Qual é o débito cardíaco desse paciente?

(A) 1,65 ℓ/min
(B) 4,55 ℓ/min
(C) 5,00 ℓ/min
(D) 6,25 ℓ/min
(E) 8,00 ℓ/min

29. Qual dos seguintes eventos resulta de uma corrente de influxo de Na^+?

(A) Fase ascendente do potencial de ação no nó sinoatrial (SA)
(B) Fase ascendente do potencial de ação nas fibras de Purkinje

(C) Platô do potencial de ação no músculo ventricular

(D) Repolarização do potencial de ação no músculo ventricular

(E) Repolarização do potencial de ação no nó SA

Perguntas 30 e 31

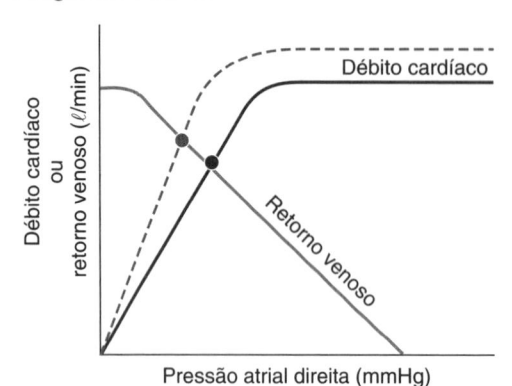

30. A linha tracejada na figura ilustra o efeito de:

(A) aumento da resistência vascular periférica total (RPT)

(B) aumento do volume sanguíneo

(C) aumento da contratilidade

(D) agente inotrópico negativo

(E) aumento da pressão média de enchimento sistêmico

31. O eixo X na figura poderia ter sido denominado:

(A) volume sistólico final

(B) volume diastólico final

(C) pressão de pulso

(D) pressão média de enchimento sistêmico

(E) frequência cardíaca

32. A maior redução pressórica na circulação ocorre nas arteríolas, visto que:

(A) elas apresentam a maior área de superfície

(B) elas apresentam a maior área de seção transversa

(C) a velocidade do fluxo sanguíneo através das arteríolas é maior

(D) a velocidade do fluxo sanguíneo através das arteríolas é menor

(E) elas apresentam a maior resistência

33. A pressão de pulso é:

(A) a maior pressão aferida nas artérias

(B) a menor pressão aferida nas artérias

(C) aferida apenas durante a diástole

(D) determinada pelo volume sistólico

(E) reduzida quando a capacitância das artérias diminui

(F) a diferença entre a pressão arterial média e a pressão venosa central

34. No nó sinoatrial (SA), a fase 4 de despolarização (potencial de marca-passo) é atribuível a:

(A) um aumento da condutância do K^+

(B) um aumento da condutância do Na^+

(C) uma diminuição da condutância do Cl^-

(D) uma diminuição da condutância do Ca^{2+}

(E) um aumento simultâneo das condutâncias do K^+ e do Cl^-

35. Um homem saudável de 35 anos de idade está correndo uma maratona. Durante a corrida, há um aumento em sua resistência esplâncnica vascular. Que receptor medeia a constrição do músculo liso arteriolar?

(A) Receptores α_1

(B) Receptores β_1

(C) Receptores β_2

(D) Receptores muscarínicos

36. Durante que fase do ciclo cardíaco a pressão aórtica é máxima?

(A) Sístole atrial

(B) Contração ventricular isovolumétrica

(C) Ejeção ventricular rápida

(D) Ejeção ventricular lenta

(E) Relaxamento ventricular isovolumétrico

(F) Enchimento ventricular rápido

(G) Enchimento ventricular lento (diástase)

37. A contratilidade miocárdica está mais bem relacionada com a concentração intracelular de:

(A) Na^+

(B) K^+

(C) Ca^{2+}

(D) Cl^-

(E) Mg^{2+}

38. Qual das seguintes opções representa um efeito da histamina?

(A) Diminuição da filtração capilar

(B) Vasodilatação das arteríolas

(C) Vasodilatação das veias

(D) Diminuição da P_c

(E) Interação com os receptores muscarínicos nos vasos sanguíneos

39. Qual dos seguintes órgãos tem o seu fluxo sanguíneo regulado pelo dióxido de carbono (CO_2)?

(A) Coração

(B) Pele

(C) Cérebro

(D) Músculo esquelético em repouso

(E) Músculo esquelético durante o exercício

40. O débito cardíaco do lado direito do coração representa que porcentagem do débito cardíaco do lado esquerdo do coração?

(A) 25%

(B) 50%

(C) 75%
(D) 100%
(E) 125%

41. A função fisiológica da condução relativamente lenta através do nó atrioventricular (AV) consiste em proporcionar tempo suficiente para:

(A) o escoamento do sangue da aorta para as artérias
(B) o retorno venoso para os átrios
(C) o enchimento dos ventrículos
(D) a contração dos ventrículos
(E) a repolarização dos ventrículos

42. Que órgão tem o seu fluxo sanguíneo controlado principalmente pelo sistema nervoso simpático, e não por metabólitos locais?

(A) Pele
(B) Coração
(C) Cérebro
(D) Músculo esquelético durante o exercício

43. Qual dos seguintes parâmetros diminui durante a prática de exercício moderado?

(A) Diferença arteriovenosa de O_2
(B) Frequência cardíaca
(C) Débito cardíaco
(D) Pressão de pulso
(E) Resistência vascular periférica total (RPT)

44. Uma senhora de 72 anos de idade, que estava sendo tratada com propanol, descobre que não pode manter sua rotina de exercícios. O médico explica que o fármaco reduziu seu débito cardíaco. Qual receptor que, ao ser bloqueado, é responsável pela diminuição do débito cardíaco?

(A) Receptores α_1
(B) Receptores β_1
(C) Receptores β_2
(D) Receptores muscarínicos
(E) Receptores nicotínicos

45. Durante que fase do ciclo cardíaco o volume de sangue nos ventrículos é mais baixo?

(A) Sístole atrial
(B) Contração ventricular isovolumétrica
(C) Ejeção ventricular rápida
(D) Ejeção ventricular lenta
(E) Relaxamento ventricular isovolumétrico
(F) Enchimento ventricular rápido
(G) Enchimento ventricular lento (diástase)

46. Qual das seguintes alterações causará aumento no consumo de O_2 do miocárdio?

(A) Diminuição da pressão aórtica
(B) Diminuição da frequência cardíaca
(C) Diminuição da contratilidade
(D) Aumento do tamanho do coração
(E) Aumento do influxo de Na^+ durante a fase ascendente do potencial de ação

47. Qual das seguintes substâncias atravessa as paredes dos capilares principalmente por meio de fendas revestidas por água entre as células endoteliais?

(A) O_2
(B) CO_2
(C) CO
(D) Glicose

48. Uma mulher de 24 anos de idade procura o serviço de emergência com diarreia grave. Em decúbito dorsal, a pressão arterial é de 90/60 mmHg (diminuída) e a frequência cardíaca é de 100 bpm (aumentada). Quando passa para a posição ortostática, a frequência cardíaca aumenta para 120 bpm. Qual dos seguintes itens é responsável pelo aumento adicional de sua frequência cardíaca na posição ortostática?

(A) Diminuição da resistência vascular periférica total
(B) Aumento da venoconstrição
(C) Aumento da contratilidade
(D) Aumento da pós-carga
(E) Diminuição do retorno venoso

49. Um empresário de 60 anos de idade é avaliado pelo seu médico, que verifica que a pressão arterial do paciente está significativamente elevada em 185/130 mmHg. Os exames laboratoriais revelam aumento da atividade da renina plasmática, do nível plasmático de aldosterona e do nível de renina na veia renal esquerda. O nível de renina na veia renal direita está diminuído. Qual é a causa mais provável da hipertensão do paciente?

(A) Tumor secretor de aldosterona
(B) Adenoma suprarrenal secretor de aldosterona e cortisol
(C) Feocromocitoma
(D) Estenose da artéria renal esquerda
(E) Estenose da artéria renal direita

Perguntas 50 a 52

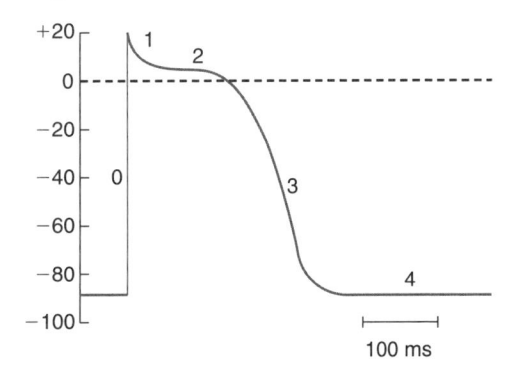

50. Em que fase do potencial de ação ventricular o potencial de membrana está mais próximo do potencial de equilíbrio do K^+?

(A) Fase 0
(B) Fase 1
(C) Fase 2
(D) Fase 3
(E) Fase 4

51. Em que fase do potencial de ação ventricular a condutância do Ca^{2+} é máxima?

(A) Fase 0
(B) Fase 1
(C) Fase 2
(D) Fase 3
(E) Fase 4

52. Que fase do potencial de ação ventricular coincide com a diástole?

(A) Fase 0
(B) Fase 1
(C) Fase 2
(D) Fase 3
(E) Fase 4

53. O propranolol apresenta qual dos seguintes efeitos?

(A) Reduz a frequência cardíaca
(B) Aumenta a fração de ejeção ventricular esquerda
(C) Aumenta o volume sistólico
(D) Diminui a resistência vascular esplâncnica
(E) Diminui a resistência vascular cutânea

54. Que receptor medeia o alentecimento do ritmo cardíaco?

(A) Receptores α_1
(B) Receptores β_1
(C) Receptores β_2
(D) Receptores muscarínicos

55. Qual dos seguintes agentes ou alterações exerce um efeito inotrópico negativo sobre o coração?

(A) Aumento da frequência cardíaca
(B) Estimulação simpática
(C) Norepinefrina
(D) Acetilcolina (ACh)
(E) Glicosídios cardíacos

56. As estruturas de baixa resistência entre as células miocárdicas que possibilitam a propagação dos potenciais de ação são:

(A) as junções comunicantes
(B) os túbulos T
(C) o retículo sarcoplasmático (RS)
(D) os discos intercalados
(E) as mitocôndrias

57. Qual é o agente liberado ou secretado após uma hemorragia que provoca aumento na reabsorção renal de Na^+?

(A) Aldosterona
(B) Angiotensina I
(C) Angiotensinogênio
(D) Hormônio antidiurético (ADH)
(E) Peptídio atrial natriurético

58. Em que fase do ciclo cardíaco a valva atrioventricular esquerda se abre?

(A) Sístole atrial
(B) Contração ventricular isovolumétrica
(C) Ejeção ventricular rápida
(D) Ejeção ventricular lenta
(E) Relaxamento ventricular isovolumétrico
(F) Enchimento ventricular rápido
(G) Enchimento ventricular lento (diástase)

59. Um paciente hospitalizado apresenta uma fração de ejeção de 40%, frequência cardíaca de 95 bpm e débito cardíaco de 3,5 ℓ/min. Qual é o volume diastólico final do paciente?

(A) 14 mℓ
(B) 37 mℓ
(C) 55 mℓ
(D) 92 mℓ
(E) 140 mℓ

60. Uma mulher de 38 anos de idade teve um episódio de gastroenterite viral com vômitos e diarreia durante alguns dias. Embora esteja se sentindo melhor, ao se levantar rapidamente ela se sente tonta. Qual das seguintes opções explica a tontura dessa paciente?

(A) Redução do volume sanguíneo, da pré-carga e do débito cardíaco
(B) Aumento da frequência cardíaca e do débito cardíaco
(C) Aumento do débito simpático, da resistência periférica total e da pressão arterial
(D) Aumento dos níveis de renina, de angiotensina II e de aldosterona
(E) Diminuição dos níveis de peptídio natriurético atrial e da reabsorção de Na^+

Respostas e explicações

1. **A resposta é D** [II C, D]. Se o raio da artéria diminui em 50% (1/2), a resistência aumentará em 2^4, ou 16 ($R = 8 \eta l/\pi r^4$). Como o fluxo é inversamente proporcional à resistência ($Q = \Delta P/R$), o fluxo diminuirá para 1/16 do valor original.

2. **A resposta é B** [IX A; Quadro 3.4]. Quando uma pessoa adota a posição ortostática, o sangue acumula-se nas veias das pernas, causando diminuição do retorno venoso ao coração, redução do débito cardíaco e queda da pressão arterial. Os barorreceptores detectam a redução da pressão arterial, e o centro vasomotor é ativado para aumentar o impulso simpático eferente e diminuir o impulso parassimpático eferente. Ocorre aumento da frequência cardíaca (resultando em diminuição do intervalo PR), da contratilidade e da resistência vascular periférica total (RPT). Devido ao aumento da frequência cardíaca e da contratilidade, o débito cardíaco aumenta para valores normais.

3. **A resposta é E** [II G, H, I]. As pressões no lado venoso da circulação (p. ex., veias cavas, átrio direito, veia renal) são mais baixas do que as pressões no lado arterial. A pressão na artéria pulmonar (e todas as pressões no lado direito do coração) é muito menor do que seus correspondentes no lado esquerdo do coração. Na circulação sistêmica, a pressão sistólica é, na realidade, ligeiramente mais alta nas artérias distais (p. ex., artéria renal) do que na aorta, em função da reflexão das ondas de pressão nos pontos de ramificação.

4. **A resposta é B** [III A]. A ausência da onda P indica que o átrio não está se despolarizando, e, por conseguinte, o marca-passo não pode estar no nó sinoatrial (SA). Como o QRS e as ondas T estão normais, a despolarização e a repolarização do ventrículo precisam prosseguir na sequência normal. Essa situação pode ocorrer se o marca-passo estiver localizado no nó atrioventricular (AV). Se o aparelho estivesse localizado no feixe de His ou no sistema de Purkinje, os ventrículos seriam ativados em uma sequência anormal (dependendo da localização exata do marca-passo), e o complexo QRS teria uma configuração anormal. O músculo ventricular normal não tem propriedades de marca-passo.

5. **A resposta é B** [IV G 3]. Um aumento da fração de ejeção significa que a maior fração do volume diastólico final é ejetada no volume sistólico (p. ex., em razão da administração de um agente inotrópico positivo). Quando essa situação ocorre, o volume remanescente no ventrículo depois da sístole (volume sistólico final) diminui. O débito cardíaco, a pressão de pulso, o volume sistólico e a pressão sistólica aumentam.

6. **A resposta é D** [V G]. No batimento extrassistólico, a pressão de pulso diminui, visto que o tempo de enchimento ventricular é inadequado – o ventrículo se contrai "cedo demais". Em consequência, o volume sistólico diminui.

7. **A resposta é A** [IV C 1 a (2)]. A contração pós-extrassistólica produz aumento na pressão de pulso, em resposta ao aumento da contratilidade. Ocorre entrada de uma quantidade adicional de Ca^{2+} na célula durante o batimento extrassistólico. A contratilidade está diretamente relacionada com a quantidade de Ca^{2+} intracelular disponível para ligação à troponina C.

8. **A resposta é A** [IV D 5 a]. O aumento da contratilidade provoca aumento do débito cardíaco para um dado volume ou pressão diastólica final. A lei de Frank-Starling demonstra a correspondência do débito cardíaco (o sangue que sai do coração) com o retorno venoso (o sangue que retorna ao coração). O aumento da contratilidade (efeito inotrópico positivo) desvia a curva para cima.

9. **A resposta é B** [IV E 1 a]. Ocorre contração isovolumétrica durante a sístole ventricular, antes da abertura da valva aórtica. A pressão ventricular aumenta, porém o volume permanece constante, visto que o sangue não pode ser ejetado para a aorta contra uma valva fechada.

10. **A resposta é C** [IV 1 c]. Ocorre fechamento da valva aórtica após a ejeção de sangue a partir do ventrículo e a redução da pressão ventricular esquerda abaixo da pressão aórtica.

11. **A resposta é A** [V B]. A primeira bulha cardíaca corresponde ao fechamento das valvas atrioventriculares. Antes da ocorrência desse fechamento, há enchimento do ventrículo (fase 4 → 1). Depois do fechamento das valvas, a contração isovolumétrica começa, e a pressão ventricular aumenta (fase 1 → 2).

12. **A resposta é C** [IV E 1, G 1, 2]. O volume sistólico é o volume de sangue ejetado pelo ventrículo e é representado, na alça de pressão-volume, como a fase 2 → 3; o volume diastólico final é de cerca de 140 mℓ, e o volume sistólico final, de cerca de 65 mℓ; a diferença, ou volume sistólico, é de 75 mℓ. O débito cardíaco é calculado como volume sistólico × frequência cardíaca ou 75 mℓ × 70 bpm = 5.250 mℓ/min ou 5,25 ℓ/min.

13. **A resposta é D** [VII C 1]. A força motriz efetiva pode ser calculada pela equação de Starling.

$$\text{Pressão efetiva} = (P_c - P_i) - (\pi_c - \pi_i)$$
$$= [(30 - (-2)) - (25 - 2)] \text{ mmHg}$$
$$= 32 \text{ mmHg} - 23 \text{ mmHg}$$
$$= +9 \text{ mmHg}$$

Como a pressão efetiva é positiva, ocorrerá filtração para fora do capilar.

14. **A resposta é C** [VII C 1]. K_f é o coeficiente de filtração para o capilar, que descreve a permeabilidade intrínseca à água.

$$\text{Fluxo de água} = K_f \times \text{Pressão efetiva}$$
$$= 0,5 \text{ mℓ/min/mmHg} \times 9 \text{ mmHg}$$
$$= 4,5 \text{ mℓ/min}$$

15. **A resposta é C** [II D 2 a, b]. O fluxo turbulento ocorre quando o número de Reynolds está aumentado. Os fatores que aumentam o número de Reynolds e produzem fluxo turbulento são a diminuição da viscosidade (hematócrito) e o aumento da velocidade. A oclusão parcial de um vaso sanguíneo aumenta o número de Reynolds (e a turbulência), visto que a redução na área de seção transversa resulta em aumento da velocidade do fluxo sanguíneo (v = Q/A).

16. **A resposta é D** [IX A]. A hipotensão ortostática é uma queda da pressão arterial que ocorre quando o indivíduo passa do decúbito dorsal para a posição ortostática. O indivíduo com mecanismo barorreceptor normal responde a uma redução da pressão arterial por meio do centro vasomotor, aumentando o impulso simpático eferente e diminuindo o impulso parassimpático eferente. O componente simpático ajuda a restaurar a pressão arterial ao aumentar a frequência cardíaca, a contratilidade, a resistência vascular periférica total (RPT) e a pressão média de enchimento sistêmico. No indivíduo que foi submetido à simpatectomia, o componente simpático do mecanismo barorreceptor está ausente.

17. **A resposta é D** [III A]. O segmento PR (parte do intervalo PR) e o segmento ST são as únicas porções isoelétricas do eletrocardiograma (ECG). O intervalo PR inclui a onda P (despolarização atrial) e o segmento PR, que representa a condução através do nó atrioventricular (AV); durante essa fase, os ventrículos ainda não estão despolarizados. O segmento ST é o único período isoelétrico em que todo o ventrículo está despolarizado.

18. **A resposta é C** [I A]. Na derivação (*shunt*) ventricular da esquerda para a direita, um defeito no septo interventricular permite o fluxo de sangue do ventrículo esquerdo para o direito, em lugar de ser ejetado para a aorta. A fração "desviada" do débito ventricular esquerdo é, portanto, acrescentada ao débito do ventrículo direito, fazendo com que o fluxo sanguíneo pulmonar (o débito cardíaco do ventrículo direito) seja maior do que o fluxo sanguíneo sistêmico (o débito cardíaco do ventrículo esquerdo). Nos adultos normais, os débitos de ambos os ventrículos são iguais no estado de equilíbrio dinâmico. No feto, o fluxo sanguíneo pulmonar é de quase zero. A insuficiência ventricular direita resulta em diminuição do fluxo sanguíneo pulmonar. A administração de um agente inotrópico positivo deve ter o mesmo efeito sobre a contratilidade e o débito cardíaco em ambos os ventrículos.

19. **A resposta é C** [IV F 2 a]. O desvio na curva do retorno venoso para a direita é compatível com o aumento do volume sanguíneo e, em consequência, da pressão arterial média. Tanto o débito cardíaco quanto o retorno venoso estão aumentados no novo estado de equilíbrio dinâmico (e são iguais entre si). A contratilidade não é afetada.

20. **A resposta é D** [III E 1 b]. Um padrão de duas ondas P precedendo cada complexo QRS indica que somente uma das duas ondas P está sendo conduzida através do nó atrioventricular (AV) para o ventrículo. Por conseguinte, a velocidade de condução através do nó AV deve estar diminuída.

21. **A resposta é A** [VI A 1 a a d]. Uma redução da pressão arterial provoca diminuição do estiramento dos barorreceptores do seio carotídeo e da descarga do nervo do seio carotídeo. Na tentativa de restaurar a pressão arterial, o impulso parassimpático eferente para o coração diminui, enquanto o impulso

simpático eferente aumenta. Em consequência, haverá aumento da frequência cardíaca e da contratilidade. A pressão média de enchimento sistêmico aumentará, por causa do aumento do tônus simpático das veias (e desvio de sangue para as artérias).

22. **A resposta é B** [VII C 4 c; Quadro 3.2]. Ocorre edema quando a quantidade de líquido filtrada para fora dos capilares é maior do que a que pode retornar à circulação pelos linfáticos. A filtração é aumentada por alterações que elevam a P_c ou diminuem π_c. A constrição arteriolar diminui a P_c e a filtração. A desidratação aumenta a concentração plasmática de proteínas (por hemoconcentração) e, portanto, aumenta a π_c e diminui a filtração. O aumento da pressão venosa aumenta a P_c e a filtração.

23. **A resposta é A** [V E]. A segunda bulha está associada com o fechamento das valvas aórtica e pulmonar. Como a valva aórtica se fecha antes da valva pulmonar, pode haver desdobramento por inspiração.

24. **A resposta é C** [IX B 2]. Durante o exercício físico, os metabólitos locais acumulam-se nos músculos que estão se exercitando, causando vasodilatação local e diminuição da resistência arteriolar do músculo esquelético. Como a massa muscular é grande, ela contribui com uma importante fração da resistência vascular periférica total (RPT). Por conseguinte, a vasodilatação na musculatura esquelética resulta em diminuição global da RPT, embora haja vasoconstrição simpática em outros leitos vasculares.

25. **A resposta é A** [V A a G]. O traçado do eletrocardiograma (ECG) serve como referência. O complexo QRS assinala a despolarização ventricular, seguida de imediato pela contração ventricular. A pressão aórtica aumenta rapidamente depois do QRS, quando o sangue é ejetado dos ventrículos. Após atingir a pressão máxima, a pressão aórtica diminui à medida que o sangue escoa para as artérias. A incisura dicrótica característica (a "chanfradura" na curva da pressão aórtica) aparece quando a valva aórtica se fecha. A pressão aórtica continua diminuindo à medida que o sangue escoa da aorta.

26. **A resposta é D** [V A a G]. O volume ventricular aumenta ligeiramente com a sístole atrial (onda P), é constante durante a contração isovolumétrica (QRS) e, a seguir, diminui acentuadamente depois do QRS, quando o sangue é ejetado do ventrículo.

27. **A resposta é C** [II C]. Um aumento da resistência arteriolar aumentará a resistência vascular periférica total (RPT). Pressão arterial = débito cardíaco $\times$ RPT, de modo que a pressão arterial também aumenta. A filtração capilar diminui quando ocorre constrição arteriolar, em razão da redução da P_c. A pós-carga é aumentada pela elevação da RPT.

28. **A resposta é D** [IV J]. O débito cardíaco é calculado pelo princípio de Fick se forem dados o consumo total de oxigênio (O_2) e a concentração de O_2 na artéria pulmonar e na veia pulmonar. Uma amostra de sangue da artéria pulmonar pode ser substituída por sangue venoso misto, e uma amostra de sangue da veia pulmonar pode ser substituída por sangue arterial periférico. A pressão venosa central e a frequência cardíaca não são necessárias para esse cálculo.

$$\text{Débito cardíaco} = \frac{500 \text{ m}\ell/\text{min}}{0{,}24 \text{ m}\ell \, O_2/\text{m}\ell - 0{,}16 \text{ m}\ell \, O_2/\text{m}\ell}$$

$$= 6.250 \text{ m}\ell/\text{min ou } 6{,}25 \, \ell/\text{min}$$

29. **A resposta é B** [III B 1 a, c, d, 2 a]. A fase ascendente do potencial de ação nos átrios, nos ventrículos e nas fibras de Purkinje é o resultado da corrente de influxo rápida de Na^+. A fase ascendente do potencial de ação no nó sinoatrial (SA) é o resultado de uma corrente de influxo de Ca^{2+}. O platô do potencial de ação ventricular é o resultado de uma corrente de influxo lenta de Ca^{2+}. A repolarização em todos os tecidos cardíacos resulta de uma corrente de efluxo de K^+.

30. **A resposta é C** [IV F 3 a (1)]. O desvio da curva do débito cardíaco para cima é compatível com um aumento da contratilidade miocárdica; para qualquer valor da pressão atrial direita (comprimento do sarcômero), a força de contração estará aumentada. Essa modificação provoca aumento do volume sistólico e do débito cardíaco. O aumento do volume sanguíneo e a elevação da pressão média de enchimento sistêmico estão relacionados e causariam um desvio para a direita na curva do retorno venoso. Um agente inotrópico negativo causa diminuição da contratilidade e desvio da curva de débito cardíaco para baixo.

31. **A resposta é B** [IV F 3]. O volume diastólico final e a pressão atrial direita estão relacionados e podem ser usados de modo intercambiável.

32. **A resposta é E** [II A 2, 3, F]. A variação da pressão em qualquer ponto do sistema cardiovascular é causada pela resistência dos vasos sanguíneos ($\Delta P - Q \times R$), já que o fluxo (Q) é constante em todos os pontos. Quanto maior for a resistência, maior será a queda da pressão. As arteríolas constituem o local de maior resistência na rede vascular. As arteríolas não têm a maior área de superfície nem a maior área de seção transversa (e sim os capilares). A velocidade do fluxo sanguíneo é mais lenta nos capilares, e não nas arteríolas.

33. **A resposta é D** [II G 3]. A pressão de pulso é a diferença entre as pressões arteriais mais alta (sistólica) e mais baixa (diastólica). Reflete o volume ejetado pelo ventrículo esquerdo (volume sistólico). A pressão de pulso aumenta quando a capacitância das artérias diminui como ocorre no envelhecimento, no qual as artérias ficam mais rígidas.

34. **A resposta é B** [III B 2 c]. A despolarização da fase 4 é responsável pela propriedade de marca-passo das células do nó sinoatrial (SA). É causada por aumento na condutância do Na^+ e por uma corrente de influxo de Na^+ (I_f), que despolariza a membrana celular.

35. **A resposta é A** [VIII E 1; Quadro 3.1]. Durante o exercício, o sistema nervoso simpático é ativado. O aumento observado na resistência esplâncnica vascular ocorre em função da ativação simpática de receptores α_1 nas arteríolas esplâncnicas.

36. **A resposta é D** [V A a G]. A pressão aórtica atinge o seu nível máximo exatamente após a rápida ejeção de sangue durante a sístole ventricular esquerda. Na verdade, esse nível máximo coincide com o início da fase de ejeção ventricular lenta.

37. **A resposta é C** [IV B 6]. A contratilidade das células miocárdicas depende da $[Ca^{2+}]$ intracelular, que é regulada pela entrada de Ca^{2+} através da membrana celular durante o platô do potencial de ação e pela recaptação de Ca^{2+} e sua liberação pelo retículo sarcoplasmático (RS). O Ca^{2+} liga-se à troponina C e remove a inibição da interação actina-miosina, possibilitando a ocorrência de contração (encurtamento).

38. **A resposta é B** [VIII B 2 a]. A histamina causa vasodilatação das arteríolas, o que aumenta a P_c e a filtração capilar. Provoca também constrição das veias, o que contribui para o aumento da P_c. A acetilcolina (ACh) interage com os receptores muscarínicos (embora não estejam presentes no músculo liso vascular).

39. **A resposta é C** [VIII C, D, E 2, F]. O fluxo sanguíneo para o cérebro é autorregulado pela P_{CO_2}. Se o metabolismo aumentar (ou se a pressão arterial diminuir), a P_{CO_2} aumentará, causando vasodilatação cerebral. O fluxo sanguíneo para o coração e para o músculo esquelético durante o exercício físico também é regulado pelo metabolismo, porém a adenosina e a hipoxia constituem os vasodilatadores mais importantes no coração. A adenosina, o lactato e o K^+ são os vasodilatadores mais importantes para o músculo esquelético durante o exercício. O fluxo sanguíneo para a pele é regulado pelo sistema nervoso simpático, e não por metabólitos locais.

40. **A resposta é D** [I A]. O débito cardíaco é igual nos lados esquerdo e direito do coração. O sangue ejetado pelo lado esquerdo do coração para a circulação sistêmica precisa ser oxigenado durante sua passagem pela circulação pulmonar.

41. **A resposta é C** [III C]. O retardo atrioventricular (AV), que corresponde ao intervalo PR, proporciona o tempo necessário para o enchimento dos ventrículos pelos átrios. Se os ventrículos se contraíssem antes de estarem cheios, o volume sistólico diminuiria.

42. **A resposta é A** [VIII C a F]. A circulação cutânea é controlada principalmente pelos nervos simpáticos. As circulações coronária e cerebral são reguladas principalmente por fatores metabólicos locais. A circulação do músculo esquelético é controlada por fatores metabólicos (metabólitos locais) durante o exercício físico, embora, em repouso, seja regulada pelos nervos simpáticos.

43. **A resposta é E** [IX B]. Na antecipação do exercício, o comando central aumenta o impulso simpático eferente para o coração e para os vasos sanguíneos, causando aumento da frequência cardíaca e da contratilidade. O retorno venoso é aumentado pela atividade muscular e contribui para o aumento do débito cardíaco através do mecanismo de Frank-Starling. A pressão de pulso é aumentada, uma vez que há aumento do volume sistólico. Embora se possa esperar que o aumento do impulso simpático eferente para os vasos sanguíneos produza aumento da resistência vascular periférica total (RPT), isso não ocorre, visto que há um predomínio da vasodilatação das arteríolas do músculo esquelético, em consequência do acúmulo de metabólitos vasodilatadores (lactato, K^+, adenosina). Como essa vasodilatação melhora a oferta de O_2, maior quantidade de O_2 pode ser extraída e usada pelo músculo durante a sua contração.

44. **A resposta é B** [III 3; Quadro 3.1]. O propranolol é um antagonista adrenérgico que bloqueia ambos os receptores β_1 e β_2. Quando administrado para reduzir o débito cardíaco, o propranolol inibe os receptores β_1 no nó sinoatrial (SA) (frequência cardíaca) e no músculo ventricular (contratilidade).

45. **A resposta é E** [V E]. O volume de sangue no ventrículo apresenta seu valor mínimo enquanto o ventrículo está relaxado (diástole), exatamente antes do início do enchimento ventricular.

46. **A resposta é D** [IV I]. O consumo de O_2 do miocárdio é determinado pela intensidade da tensão gerada pelo coração. Aumenta quando ocorrem elevações da pressão aórtica (aumento da pós-carga), elevação da frequência cardíaca ou do volume sistólico (o que aumenta o débito cardíaco), ou quando o tamanho (raio) do coração está aumentado ($T = P \times r$). O influxo de íons Na^+ durante o potencial de ação é um processo puramente passivo, impulsionado pelas forças propulsoras eletroquímicas sobre os íons Na^+. Naturalmente, a manutenção do gradiente de influxo de Na^+ a longo prazo exige ação da bomba de Na^+/K^+, que é energizada pelo trifosfato de adenosina (ATP).

47. **A resposta é D** [VII B 1, 2]. Como o O_2, o CO_2 e o CO são lipofílicos, eles atravessam as paredes capilares principalmente por difusão através das membranas das células endoteliais. A glicose é hidrossolúvel; ela não pode atravessar o componente lipídico da membrana celular e fica restrita às fendas revestidas por água (poros) entre as células.

48. **A resposta é E** [VI A]. A diarreia provoca perda de volume do líquido extracelular, produzindo uma redução da pressão arterial. A queda da pressão arterial ativa o mecanismo barorreceptor, que provoca aumento da frequência cardíaca quando a paciente está em decúbito dorsal. Quando fica em posição ortostática, o sangue acumula-se nas veias das pernas, produzindo diminuição do retorno venoso, redução do débito cardíaco (pelo mecanismo de Frank-Starling) e diminuição ainda maior da pressão arterial. A redução *adicional* da pressão arterial provoca ativação *adicional* do mecanismo barorreceptor e aumento *adicional* da frequência cardíaca.

49. **A resposta é D** [VI B]. Nesse paciente, a hipertensão é mais provavelmente causada por estenose da artéria renal esquerda, que levou à secreção aumentada de renina pelo rim esquerdo. O aumento da atividade da renina plasmática provoca secreção aumentada de aldosterona, que aumenta a reabsorção de Na^+ pelo túbulo distal renal. O aumento da reabsorção de Na^+ leva a um aumento do volume sanguíneo e da pressão arterial. O rim direito responde à elevação da pressão arterial diminuindo a secreção de renina. A estenose da artéria renal direita provoca um padrão semelhante de resultados, a não ser pelo aumento da secreção de renina do rim direito, mas não do rim esquerdo. Os tumores secretores de aldosterona causam aumento dos níveis de aldosterona, porém diminuição da atividade da renina plasmática (em consequência da secreção diminuída de renina por ambos os rins). O feocromocitoma está associado a níveis circulantes aumentados de catecolaminas, que elevam a pressão arterial por meio de seus efeitos sobre o coração (aumento da frequência cardíaca e da contratilidade) e vasos sanguíneos (vasoconstrição); a elevação da pressão arterial é percebida pelos rins e resulta em diminuição da atividade da renina plasmática e dos níveis de aldosterona.

50. **A resposta é E** [III B 1 e]. A fase 4 corresponde ao potencial de repouso da membrana. Como a condutância do K^+ é máxima, o potencial de membrana aproxima-se do potencial de equilíbrio do K^+.

51. **A resposta é C** [III B 1 c]. A fase 2 é o platô do potencial de ação ventricular. Durante essa fase, a condutância do Ca^{2+} aumenta de modo transitório. O Ca^{2+} que penetra na célula durante o platô serve como gatilho para liberar uma quantidade maior de Ca^{2+} do retículo sarcoplasmático (RS) para a contração.

52. **A resposta é E** [III B 1 e]. A fase 4 é a diástole elétrica.

53. **A resposta é A** [III E 2, 3; Quadro 3.1]. O propranolol, um antagonista beta-adrenérgico, bloqueia todos os efeitos simpáticos que são mediados pelos receptores β_1 ou β_2. O efeito simpático sobre o nó sinoatrial (SA) consiste em aumentar a frequência cardíaca através do receptor β_1, por conseguinte, o propranolol reduz a frequência cardíaca. A fração de ejeção reflete a contratilidade ventricular, que constitui outro efeito dos receptores β_1; assim, o propranolol diminui a contratilidade, a fração de ejeção e o volume sistólico. As resistências esplâncnica e cutânea são mediadas pelos receptores α_1.

54. **A resposta é D** [III E 2 a; Quadro 3.1]. A acetilcolina (ACh) causa alentecimento do ritmo cardíaco por meio dos receptores muscarínicos no nó sinoatrial (SA).

55. **A resposta é D** [IV C]. Um efeito inotrópico negativo é aquele que diminui a contratilidade miocárdica. A contratilidade é a capacidade de desenvolver tensão com comprimento muscular fixo. Os fatores que diminuem a contratilidade são os que reduzem a $[Ca^{2+}]$ intracelular. O aumento da frequência

aumenta a [Ca^{2+}] intracelular, visto que uma quantidade maior de íons Ca^{2+} entra na célula durante o platô de cada potencial de ação. A estimulação simpática e a norepinefrina aumentam a [Ca^{2+}] intracelular, aumentando a entrada durante o platô e o armazenamento de Ca^{2+} pelo retículo sarcoplasmático (RS) (para liberação posterior). Os glicosídios cardíacos aumentam a [Ca^{2+}] intracelular por meio da inibição da bomba de Na^+/K^+, inibindo assim a troca de Na^+/Ca^{2+} (um mecanismo que bombeia Ca^{2+} para fora da célula). A acetilcolina (ACh) apresenta um efeito inotrópico negativo sobre os átrios.

56. **A resposta é A** [IV A 3]. As junções comunicantes são encontradas nos discos intercalados entre as células e constituem locais de baixa resistência para a propagação da corrente.

57. **A resposta é A** [VI C 4; IX C]. Os níveis de angiotensina I e de aldosterona estão aumentados em resposta a uma redução da pressão de perfusão renal. O angiotensinogênio é o precursor da angiotensina I. O hormônio antidiurético (ADH) é liberado quando os receptores atriais detectam uma redução do volume sanguíneo. Destes, apenas a aldosterona aumenta a reabsorção de Na^+. O peptídio atrial natriurético é liberado em resposta a uma elevação da pressão atrial, e não se pode esperar um aumento de sua secreção após perda de sangue.

58. **A resposta é E** [V E]. A valva atrioventricular (AV) esquerda (valva mitral) se abre quando a pressão atrial esquerda torna-se maior do que a pressão ventricular esquerda. Essa situação é observada quando a pressão ventricular esquerda está em seu nível mínimo – quando o ventrículo está relaxado, o sangue foi ejetado no ciclo anterior e antes da ocorrência de novo enchimento.

59. **A resposta é D** [IV G]. Em primeiro lugar, calcula-se o volume sistólico a partir do débito cardíaco e da frequência cardíaca: Débito cardíaco = volume sistólico × frequência cardíaca; por conseguinte, volume sistólico = débito cardíaco/frequência cardíaca = 3.500 mℓ/95 bpm = 36,8 mℓ. Em seguida, calcula-se o volume diastólico final a partir do volume sistólico e da fração de ejeção: Fração de ejeção = volume sistólico/volume diastólico final; assim, volume diastólico final = volume sistólico/fração de ejeção = 36,8 mℓ/0,4 = 92 mℓ.

60. **A resposta é A** [IX A]. A mulher apresenta perda significativa de líquido extracelular (e sangue) em decorrência de vômitos e diarreia. A redução do volume sanguíneo provoca diminuição do retorno venoso, da pré-carga e do débito cardíaco pelo mecanismo de Frank-Starling; a diminuição do débito cardíaco provoca queda da pressão arterial (P_a) e redução do fluxo sanguíneo cerebral, que é responsável pela tontura. A queda dos níveis de P_a ativará o mecanismo barorreceptor e o sistema renina-angiotensina II-aldosterona. Todavia, os resultados da ativação desses mecanismos (aumento do débito simpático, aumento da resistência periférica total, aumento da frequência cardíaca e elevação compensatória da P_a para níveis normais) são secundários à queda da P_a – não são causas de tontura. Da mesma forma, a redução dos níveis de peptídio natriurético atrial e da reabsorção de Na^+ pode ser secundária à queda da P_a, mas não é causa de tontura.

Capítulo 4
Fisiologia Respiratória

I. Volumes e capacidades pulmonares

A. Volumes pulmonares (Figura 4.1)

1. Volume corrente (V_C)

- É o volume inspirado ou expirado a cada incursão respiratória normal.

2. Volume de reserva inspiratório (VRI)

- É o volume que pode ser inspirado além do volume corrente
- É utilizado durante o exercício físico.

3. Volume de reserva expiratório (VRE)

- É o volume que pode ser expirado após a expiração do volume corrente.

4. Volume residual (VR)

- É o volume que permanece nos pulmões após uma expiração máxima
- Não pode ser medido por espirometria.

5. Espaço morto

a. Espaço morto anatômico

- É o volume das vias respiratórias de condução
- Normalmente corresponde a cerca de 150 mℓ.

b. Espaço morto fisiológico

- É uma medida funcional
- É definido como o volume dos pulmões que não participa na troca gasosa
- É aproximadamente igual ao espaço morto anatômico nos pulmões normais
- Pode ser maior do que o espaço morto anatômico em doenças pulmonares associadas a alterações da relação ventilação/perfusão (V/Q)
- É calculado pela seguinte equação:

$$V_{EM} = V_C \times \frac{P_{A_{CO_2}} - P_{E_{CO_2}}}{P_{A_{CO_2}}}$$

em que:

V_{EM} = espaço morto fisiológico (mℓ)

V_C = volume corrente (mℓ)

$P_{A_{CO_2}}$ = P_{CO_2} do gás alveolar (mmHg) = P_{CO_2} do sangue arterial

$P_{E_{CO_2}}$ = P_{CO_2} do ar expirado (mmHg)

- Em resumo, a equação determina que o espaço morto fisiológico é o volume corrente multiplicado por uma fração. A fração representa a diluição da P_{CO_2} alveolar pelo ar do espaço morto, que não participa das trocas gasosas e que, portanto, não contribui para o CO_2 presente no ar expirado.

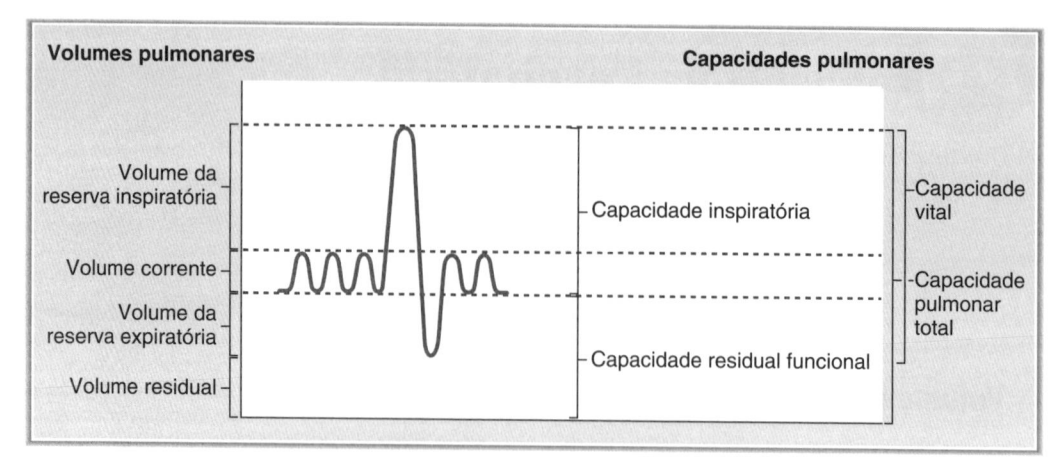

Figura 4.1 Capacidade e volumes dos pulmões.

6. **Frequência respiratória (respirações/minuto)**
   a. O **volume minuto** é expresso da seguinte maneira:

   $$\text{Volume minuto} = \text{Volume corrente} \times \text{Respirações/min}$$

   b. A **ventilação alveolar (V_A)** é expressa da seguinte maneira:

   $$\text{Ventilação alveolar} = (\text{Volume corrente} \times \text{Volume do espaço morto}) \times \text{Respirações/min}$$

   ● **Exemplo de problema:** Uma pessoa com volume corrente (V_C) de 0,5 ℓ apresenta uma frequência respiratória de 15 incursões/min. A P_{CO_2} do sangue arterial é de 40 mmHg, e a P_{CO_2} do ar expirado é de 36 mmHg. Calcule a ventilação alveolar.

   $$\text{Espaço morto} = V_C \times \frac{P_{A_{CO_2}} - P_{E_{CO_2}}}{P_{A_{CO_2}}}$$

   $$= 0,5\ \ell \times \frac{40\ \text{mmHg} - 36\ \text{mmHg}}{40\ \text{mmHg}}$$

   $$= 0,05\ \ell$$

   Ventilação alveolar $= (\text{Volume corrente} - \text{Volume do espaço morto}) \times \text{Respirações/min}$

   $$= (0,5\ \ell - 0,05\ \ell) \times 15\ \text{respirações/min}$$

   $$= 6,75\ \ell/\text{min}$$

B. **Capacidades pulmonares (Figura 4.1)**
   1. **Capacidade inspiratória**
      ● É a soma do volume corrente com o VRI.
   2. **Capacidade residual funcional (CRF)**
      ● É a soma do VRE com o VR
      ● É o volume que permanece nos pulmões após a expiração do volume corrente
      ● Inclui o VR, de modo que não pode ser medida por espirometria.
   3. **Capacidade vital (CV) ou capacidade vital forçada (CVF)**
      ● É a soma do volume corrente, do VRI e do VRE
      ● É o volume de ar que pode ser expirado de maneira forçada após uma inspiração máxima.

4. Capacidade pulmonar total (CPT)
- É a soma dos quatro volumes pulmonares
- É o volume nos pulmões após uma inspiração máxima
- Inclui o VR, de modo que **não pode ser medida por espirometria**.

C. Volume expiratório forçado (VEF$_1$) (Figura 4.2)
- O VEF$_1$ é o volume de ar que pode ser expirado no primeiro segundo de uma expiração máxima forçada
- VEF$_1$ corresponde **normalmente a 80% da capacidade vital forçada**, que é expressa como:

$$VEF_1/CVF = 0,8$$

- Em doenças pulmonares **obstrutivas**, como a asma ou a doença pulmonar obstrutiva crônica (DPOC), tanto o VEF$_1$ quanto o CVF estão reduzidos, mas o VEF$_1$ está mais reduzido do que a CVF, de modo que a relação **VEF$_1$/CVF fica diminuída**
- Em doenças pulmonares **restritivas**, como a fibrose, ocorre redução tanto do VEF$_1$ quanto da CVF, mas o FEV$_1$ se reduz menos que o CFV. Assim, a relação VEF$_1$/CVF fica aumentada.[1]

II. Mecânica da respiração

A. Músculos da inspiração

1. Diafragma
- É o músculo **mais importante** da inspiração
- Quando o diafragma se contrai, o conteúdo abdominal é empurrado para baixo, e as costelas são elevadas e empurradas para fora, aumentando o volume da cavidade torácica.

2. Músculos intercostais externos e acessórios
- Não são usados para a inspiração durante a respiração tranquila normal
- São utilizados durante o **exercício físico** e na **angústia respiratória**.

B. Músculos da expiração
- A expiração é **normalmente passiva**
- Como o sistema pulmão-parede torácica é elástico, ele retorna à sua posição original após a inspiração

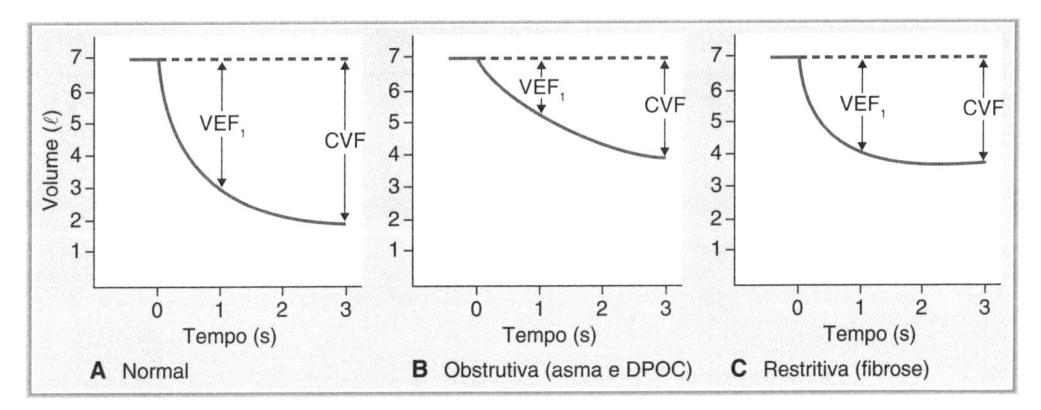

Figura 4.2 Capacidade vital forçada (CVF) e VEF$_1$ em indivíduos normais e em pacientes com doença pulmonar. VEF$_1$ = volume expirado no primeiro segundo de uma expiração máxima forçada; DPOC = doença pulmonar obstrutiva crônica.

---

[1]N.R.T.: A relação VEF$_1$/CVF é conhecida como índice de Tiffeneau.

- Os músculos expiratórios são utilizados **durante o exercício** ou quando a resistência das vias respiratórias aumenta em razão da presença de doença (p. ex., **asma**).

1. **Músculos abdominais**

- Comprimem a cavidade abdominal, empurram o diafragma para cima e ajudam a eliminar o ar dos pulmões.

2. **Músculos intercostais internos**

- Tracionam as costelas para baixo e para dentro.

C. Complacência do sistema respiratório

- É análoga à capacitância no sistema cardiovascular
- É descrita pela seguinte equação:

$$C = V/P$$

em que:

C = complacência (mℓ/mmHg)
V = volume (mℓ)
P = pressão (mmHg)

- Descreve a **distensibilidade** dos pulmões e da parede torácica
- É **inversamente relacionada com a elastância**, que depende da quantidade de tecido elástico
- É inversamente relacionada com a rigidez
- É a **inclinação da curva de pressão-volume**
- É a mudança do volume em consequência de determinada alteração da pressão. A pressão refere-se à pressão transpulmonar ou transmural (*i. e.*, a diferença de pressão através das estruturas pulmonares).

1. **Complacência dos pulmões** (Figura 4.3)

- A pressão transpulmonar é a pressão alveolar menos a pressão intrapleural
- Quando a pressão fora dos pulmões (*i. e.*, a pressão intrapleural) é negativa (*i. e.*, subatmosférica), os pulmões se expandem e o volume pulmonar aumenta
- Quando a pressão fora dos pulmões é positiva (maior que a pressão atmosférica), os pulmões sofrem colapso e o volume pulmonar diminui
- A insuflação dos pulmões (inspiração) segue uma curva diferente do esvaziamento (expiração); essa diferença é denominada **histerese**, e representa a necessidade de vencer a força de tensão superficial que se opõe à insuflação dos pulmões

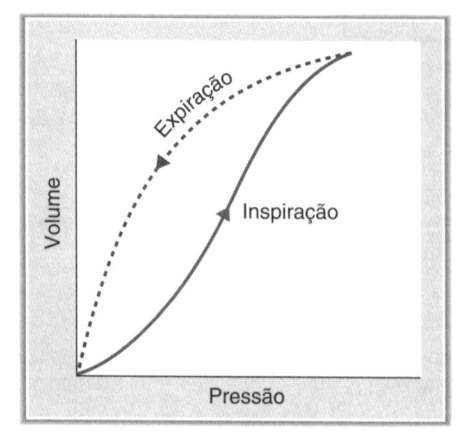

Figura 4.3 Complacência dos pulmões. São formadas diferentes curvas durante a inspiração e a expiração (histerese).

- Em níveis médios de pressão, a complacência é maior, e os pulmões são mais distensíveis
- Em níveis extremos de pressão, a complacência é mais baixa, os pulmões são menos distensíveis, e a curva é achatada.

2. **Complacência do sistema pulmão-parede torácica combinado** (Figura 4.4)

   a. A Figura 4.4 mostra as relações de pressão-volume para os pulmões isoladamente (a histerese foi eliminada para simplificar), para a parede torácica isoladamente e para os pulmões e a parede torácica juntos

     - A **complacência do sistema pulmão-parede torácica** é menor do que a do pulmão ou da parede torácica isoladamente (a inclinação é mais achatada).

   b. Em repouso (identificado pelo círculo no centro da Figura 4.4), o volume pulmonar corresponde à CRF, e a pressão nas vias respiratórias e nos pulmões é igual à pressão atmosférica (*i. e.*, zero). Nessas condições de equilíbrio, existem uma força de colapso que atua sobre os pulmões e uma força de expansão que atua sobre a parede torácica. Na **CRF**, essas duas forças são **iguais e opostas** e, por conseguinte, o sistema pulmão-parede torácica combinado não sofre colapso nem expansão (*i. e.*, fica em equilíbrio).

   c. Em consequência dessas duas forças opostas, a **pressão intrapleural é negativa** (subatmosférica)

     - Se for introduzido ar no espaço intrapleural **(pneumotórax)**, a pressão intrapleural torna-se igual à pressão atmosférica (positiva). Sem a pressão pleural negativa normal, os pulmões sofrem colapso (sua tendência natural), e a parede torácica projeta-se para fora (sua tendência natural).

   d. Alterações da complacência pulmonar

     - No paciente com **enfisema**, a complacência pulmonar está aumentada, a retração elástica está diminuída e a tendência dos pulmões a sofrer colapso diminui. No entanto, na CRF original, a tendência ao colapso pulmonar é menor do que a tendência de expansão da parede torácica. O sistema pulmão-parede torácica tenderá para uma **nova CRF maior**, de modo que as duas forças opostas possam ser equilibradas; o tórax do paciente assume uma **forma em barril**, refletindo o seu maior volume

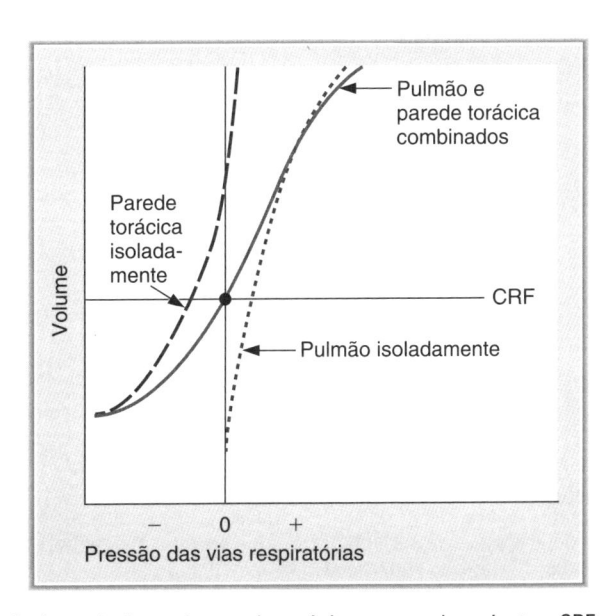

Figura 4.4 Complacência dos pulmões e da parede torácica, separadas e juntas. CRF = capacidade residual funcional.

- No paciente com **fibrose**, a complacência pulmonar está diminuída, a retração elástica está diminuída e a tendência ao colapso pulmonar está aumentada. Por conseguinte, na CRF original, a tendência dos pulmões a sofrer colapso é maior do que a tendência de expansão da parede torácica. O sistema pulmão-parede torácica tenderá para uma **nova CRF menor**, de modo que as duas forças opostas possam ser equilibradas.

D. Tensão superficial dos alvéolos e surfactante

1. Tensão superficial dos alvéolos (Figura 4.5)

- Resulta das forças de atração entre as moléculas de líquido que revestem internamente os alvéolos
- Cria uma pressão de colapso que é diretamente proporcional à tensão superficial e inversamente proporcional ao raio do alvéolo (**lei de Laplace**), como mostra a seguinte equação:

$$P = \frac{2T}{r}$$

em que:

P = pressão colapsante exercida sobre o alvéolo (ou pressão necessária para manter o alvéolo aberto) (dinas/cm²)
T = tensão superficial (dinas/cm)
r = raio do alvéolo (cm)

a. Os **alvéolos grandes** (raios grandes) apresentam baixas pressões de colapso e é fácil mantê-los abertos.
b. Os **alvéolos pequenos** (raios pequenos) apresentam altas pressões de colapso e é mais difícil mantê-los abertos

- Na **ausência de surfactante**, os alvéolos pequenos tendem a se esvaziar nos alvéolos maiores, sofrendo colapso (**atelectasia**).

2. Surfactante (Figura 4.5)

- Reveste internamente os alvéolos
- **Reduz a tensão superficial** ao romper as forças intermoleculares entre as moléculas de líquido. Essa redução da tensão superficial evita o colapso dos alvéolos pequenos e **aumenta a complacência**
- É sintetizado por **células alveolares do tipo II**[2] e consiste, principalmente, no fosfolipídio **dipalmitoilfosfatidilcolina (DPPC)**

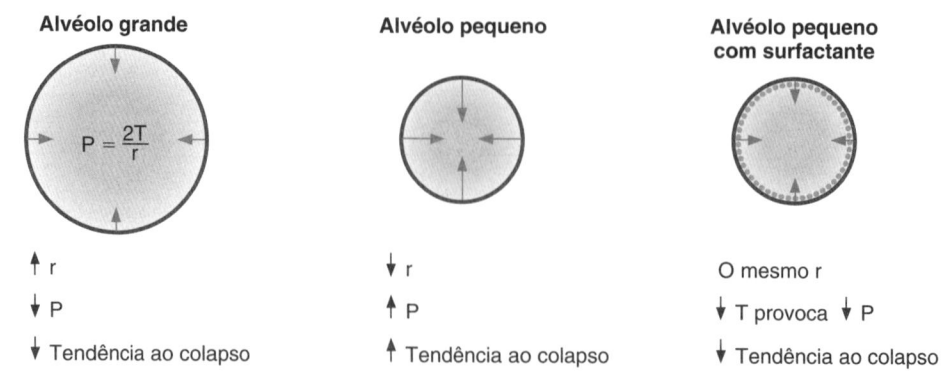

Figura 4.5 Efeito do tamanho alveolar e do surfactante sobre a pressão que tende a provocar colapso dos alvéolos. P = pressão; r = raio; T = tensão superficial.

[2]N.R.T.: Pneumócitos do tipo II.

- No **feto**, a síntese de surfactante é variável, podendo já pode ser encontrado com 24 semanas de gestação e estando quase sempre presente com 35 semanas de gestação
- Em geral, uma relação lecitina:esfingomielina maior do que 2:1 no líquido amniótico reflete níveis maduros de surfactante
- Pode ocorrer **síndrome de angústia respiratória neonatal** em prematuros, em virtude da falta de surfactante. O neonato apresenta atelectasia (colapso pulmonar), dificuldade de insuflar os pulmões (como resultado da complacência diminuída), diminuição de relação V/Q e desvio da direita para a esquerda, e hipoxemia (em consequência da diminuição de relação V/Q e desvio da direita para a esquerda).

E. Relações entre pressão, fluxo de ar e resistência

- São análogas às relações entre pressão arterial, fluxo sanguíneo e resistência no sistema cardiovascular.

1. Fluxo de ar

- É impulsionado pela **diferença de pressão** entre a boca (ou nariz) e os alvéolos, e diretamente proporcional a esta
- É **inversamente proporcional à resistência das vias respiratórias**; por conseguinte, quanto maior a resistência das vias respiratórias, menor o fluxo de ar. Essa relação inversa é mostrada na seguinte equação:

$$Q = \frac{\Delta P}{R}$$

em que:

Q = fluxo de ar (ℓ/min)

ΔP = gradiente de pressão (cmH_2O)

R = resistência das vias respiratórias (cm H_2O/ℓ/min)

2. Resistência das vias respiratórias

- É descrita pela **lei de Poiseuille**, como mostra a seguinte equação:

$$R = \frac{8\,\eta l}{\pi r^4}$$

em que:

R = resistência

η = viscosidade do gás inspirado

l = comprimento da via respiratória

r = raio da via respiratória

- Convém observar a acentuada relação inversa de quarta potência entre a resistência e o calibre (raio) das vias respiratórias
- **Por exemplo**, se o raio da via respiratória for reduzido por um fator de 4, a resistência aumentará por um fator de 256 (4^4), enquanto o fluxo de ar diminuirá por um fator de 256, ou seja, ficará 256 vezes menor

3. Fatores que modificam a resistência das vias respiratórias

- O principal local de resistência das vias respiratórias são os **brônquios de calibre médio**
- As vias respiratórias menores parecem oferecer a maior resistência, mas isso não ocorre em virtude de sua disposição em paralelo.

a. Contração ou relaxamento da musculatura lisa brônquica

- Modifica a resistência das vias respiratórias ao alterar o seu raio.
- **(1)** A *estimulação parassimpática*, os agentes irritantes e a substância de reação lenta da anafilaxia (presente na **asma**) causam constrição das vias respiratórias, diminuem o raio e aumentam a resistência ao fluxo aéreo.
- **(2)** A *estimulação simpática* e os agonistas simpáticos (**isoproterenol**) dilatam as vias respiratórias por meio dos **receptores** β_2, aumentam o raio e diminuem a resistência ao fluxo aéreo.

b. Volume pulmonar

- Altera a resistência das vias respiratórias, em razão da tração radial exercida sobre as vias respiratórias pelo tecido pulmonar circundante.

(1) Os *volumes pulmonares elevados* estão associados a maior tração e diminuição da resistência das vias respiratórias. Os pacientes com aumento da resistência das vias respiratórias (p. ex., asma) "aprendem" a respirar com volumes pulmonares mais elevados para compensar a alta resistência das vias respiratórias associada à sua doença.

(2) Os *volumes pulmonares baixos* estão associados a menor tração e aumento da resistência das vias respiratórias, mesmo até o ponto de colapso das vias respiratórias.

c. Viscosidade ou densidade do gás inspirado

- Modifica a resistência ao fluxo do ar
- Durante o mergulho em águas oceânicas profundas, tanto a densidade do ar quanto a resistência ao fluxo de ar aumentam
- A respiração de gás de baixa densidade, como o hélio, reduz a resistência ao fluxo de ar.

F. Ciclo respiratório | Descrição das pressões e do fluxo de ar (Figura 4.6)

1. Em repouso (antes de a inspiração começar)

a. A pressão alveolar é igual à pressão atmosférica

- Como as pressões pulmonares são expressas em relação à pressão atmosférica, a **pressão alveolar é considerada igual a zero**.

b. A pressão intrapleural é negativa

- As forças opostas de colapso (retração) do pulmão e de expansão da parede torácica criam uma pressão negativa no espaço intrapleural, que fica entre o pulmão e a parede torácica
- A pressão intrapleural pode ser medida por um **cateter com balão no esôfago**.

c. O volume pulmonar é a CRF.

2. Durante a inspiração

a. Os músculos inspiratórios se contraem e causam aumento do volume do tórax

- À medida que o volume pulmonar aumenta, os alvéolos se expandem, fazendo com que a pressão alveolar diminua para um valor abaixo da pressão atmosférica (*i. e.*, torna-se negativa)
- Nesse momento, o **gradiente de pressão** entre a atmosfera e os alvéolos provoca fluxo de ar para dentro dos pulmões; esse fluxo continua até que a diferença de pressão se torne nula.

b. A pressão intrapleural torna-se mais negativa

- Como o volume pulmonar aumenta durante a inspiração, a força de retração elástica dos pulmões também aumenta. Como resultado, a pressão intrapleural torna-se ainda mais negativa do que em repouso
- As alterações da pressão intrapleural durante a inspiração são utilizadas para medir a **complacência dinâmica** dos pulmões.

c. O volume pulmonar aumenta o equivalente a um V_C

- No pico da inspiração, o volume pulmonar corresponde à soma da CRF e um V_C.

3. Durante a expiração

a. A pressão alveolar torna-se maior do que a pressão atmosférica

- A pressão alveolar torna-se maior (*i. e.*, torna-se positiva), visto que o gás alveolar está comprimido pelas forças elásticas do pulmão
- Por conseguinte, nesse momento, a pressão alveolar é maior do que a pressão atmosférica, o gradiente de pressão é invertido e o ar sai dos pulmões.

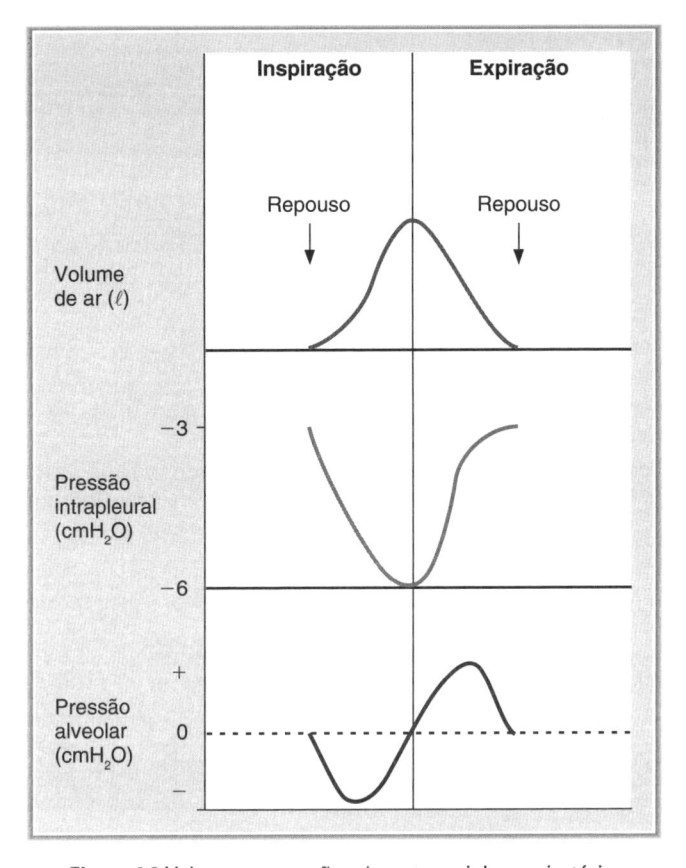

Figura 4.6 Volumes e pressões durante o ciclo respiratório.

b. A pressão intrapleural retorna a seu valor de repouso durante a expiração normal (passiva)

- Todavia, durante uma **expiração forçada**, a pressão intrapleural torna-se, na realidade, positiva. Essa pressão intrapleural positiva comprime as vias respiratórias e dificulta ainda mais a expiração
- Na **doença pulmonar obstrutiva crônica (DPOC)**, em que ocorre aumento da resistência das vias respiratórias, os pacientes aprendem a expirar lentamente, com os **"lábios franzidos"**. A criação de resistência na cavidade oral aumenta a pressão nas vias respiratórias e evita o colapso das vias respiratórias, que pode ocorrer com a expiração forçada.

c. O volume pulmonar retorna à CRF.

G. Doenças pulmonares (Quadro 4.1)

1. Asma

- Trata-se de uma doença **obstrutiva,** com comprometimento da expiração
- Caracteriza-se por diminuição da CVF, do VEF_1 e da **relação VEF_1/CVF**
- O ar que deveria ser expirado não o é, o que leva a aprisionamento de ar e **aumento da CRF.**

2. DPOC

- Trata-se de uma combinação de bronquite crônica e enfisema
- É uma doença **obstrutiva**, com **aumento da complacência pulmonar**, em que ocorre comprometimento da expiração
- Caracteriza-se por diminuição da CVF, do VEF_1 e da **relação VEF_1/CVF**

Quadro 4.1 Características das doenças pulmonares.

Doença	VEF_1	CVF	VEF_1/CVF	CRF
Asma	↓ ↓	↓	↓	↑
DPOC	↓ ↓	↓	↓	↑
Fibrose	↓	↓ ↓	↑ (ou normal)	↓

DPOC = doença pulmonar obstrutiva crônica; VEF_1 = volume expiratório forçado no primeiro segundo; CRF = capacidade residual funcional; CVF = capacidade vital forçada.

- O ar que deveria ser expirado não o é, o que leva a aprisionamento de ar, **aumento da CRF** e tórax em barril.

  a. Os **"sopradores rosados"** (principalmente enfisema) apresentam **hipoxemia leve** e, como mantêm a ventilação alveolar, **normocapnia** (P_{CO_2} normal).

  b. Os **"pletóricos azulados"** (principalmente bronquite crônica) apresentam **hipoxemia grave** com cianose e, como não mantêm a ventilação alveolar, **hipercapnia** (aumento da P_{CO_2}). Apresentam insuficiência ventricular direita e edema sistêmico.

3. **Fibrose pulmonar**

   - Trata-se de uma doença **restritiva**, com **diminuição da complacência pulmonar**, na qual ocorre comprometimento da inspiração
   - Caracteriza-se por **diminuição de todos os volumes pulmonares**. Como o VEF_1 torna-se inferior à CVF, a **relação VEF_1/CVF encontra-se aumentada** (ou pode ser até normal).

III. Troca gasosa

A. Lei de Dalton das pressões parciais

- Pode ser expressa pela seguinte equação:

$$\text{Pressão parcial} = \text{Pressão total} \times \text{Concentração percentual do gás}$$

1. **No ar inspirado seco**, a pressão parcial de O_2 pode ser calculada como descrito a seguir. Supondo-se que a pressão total seja a pressão atmosférica e que a concentração percentual de O_2 seja de 21% (0,21).

$$P_{O_2} = 760 \text{ mmHg} \times 0,21$$
$$= 160 \text{ mmHg}$$

2. **No ar umidificado da traqueia** a 37°C, o cálculo deve ser modificado para corrigir a pressão parcial de H_2O, que é de 47 mmHg.

$$P_{Total} = 760 \text{ mmHg} - 47 \text{ mmHg}$$
$$= 713 \text{ mmHg}$$
$$P_{O_2} = 713 \text{ mmHg} \times 0,21$$
$$= 150 \text{ mmHg}$$

B. Pressões parciais de O_2 e de CO_2 no ar inspirado, no ar alveolar e no sangue (Quadro 4.2)

- Cerca de 2% do débito cardíaco sistêmico não passa pela circulação pulmonar (**"desvio [shunt] fisiológico"**). A mistura resultante do sangue venoso misto com o sangue arterial oxigenado faz com que a P_{O_2} do sangue arterial seja ligeiramente menor que a do ar alveolar.

C. Gases dissolvidos

- A quantidade de gás dissolvido em uma solução (como o sangue) é proporcional à sua pressão parcial. As unidades de concentração para um gás dissolvido são mℓ de gás/100 mℓ de sangue

Quadro 4.2 Pressões parciais de O_2 e de CO_2 (mmHg).

Gás	Ar inspirado seco	Ar umidificado da traqueia	Ar alveolar	Sangue arterial sistêmico	Sangue venoso misto
P_{O_2}	160	150 A adição de H_2O diminui a P_{O_2}	100 O O_2 sofreu difusão do ar alveolar para o sangue capilar pulmonar, diminuindo a P_{O_2} do ar alveolar	100* O sangue equilibrou-se com o ar alveolar (está "arterializado")	40 O O_2 sofreu difusão do sangue arterial para os tecidos, diminuindo a P_{O_2} do sangue venoso
P_{CO_2}	0	0	40 O CO_2 foi adicionado do sangue capilar pulmonar para o ar alveolar	40 O sangue equilibrou-se com o ar alveolar	46 O CO_2 sofreu difusão dos tecidos para o sangue venoso, aumentando a P_{CO_2} do sangue venoso

*Na verdade, ligeiramente < 100 mmHg em função do "*shunt* fisiológico".

- O cálculo seguinte utiliza o O_2 no sangue arterial como **exemplo**:

$$[O_2]\ \text{dissolvida} = P_{O_2} \times \text{Coeficiente de solubilidade do } O_2 \text{ no sangue}$$
$$= 100 \text{ mmHg} \times 0{,}003 \text{ m}\ell\ O_2/100 \text{ m}\ell/\text{mmHg}$$
$$= 0{,}3 \text{ m}\ell\ O_2/100 \text{ m}\ell \text{ de sangue}$$

em que :
$[O_2]$ = concentração de O_2 no sangue
P_{O_2} = pressão parcial de O_2 no sangue
$0{,}003 \text{ m}\ell\ O_2/100 \text{ m}\ell/\text{mmHg}$ = coeficiente de solubilidade de O_2 no sangue

D. Difusão de gases como O_2 e CO_2

- As velocidades de difusão do O_2 e do CO_2 dependem das **diferenças de pressão parcial** desses gases através da membrana e da área disponível para difusão
- **Por exemplo**, a difusão do O_2 do ar alveolar para o capilar pulmonar depende da diferença de pressão parcial do O_2 entre o ar alveolar e o sangue capilar pulmonar. Em condições normais, o sangue capilar equilibra-se com o gás alveolar; quando as pressões parciais de O_2 tornam-se iguais (Quadro 4.2), não ocorre mais difusão efetiva de O_2
- A difusão de gás através da barreira de capilares alveolopulmonares ocorre de acordo com a **lei de Fick**:

$$\dot{V}_x = D_P \times \Delta P$$

em que:
$\dot{V}_x$ = volume de gás transferido por minuto (mℓ/min)
D_P = capacidade de difusão pulmonar (mℓ/min/mmHg)
ΔP = diferença de pressão parcial do gás (mmHg)

- **D_P**, ou capacidade de difusão pulmonar, equivale à permeabilidade da barreira capilar-alvéolo pulmonar, e é proporcional ao coeficiente de difusão do gás e à área de superfície, e inversamente proporcional à espessura da barreira. D_P é medida com monóxido de carbono (*i. e.*, $D_{P_{CO}}$).
  1. A **D_P aumenta** durante os exercícios porque há mais capilares abertos e, portanto, mais superfície de difusão.
  2. A **D_P diminui** no enfisema pulmonar (por causa da redução da área) bem como na fibrose e no edema pulmonar (por causa do aumento da distância de difusão).

E. Troca gasosa limitada pela perfusão e pela difusão (Quadro 4.3)

1. Troca gasosa limitada pela perfusão

- É ilustrada pelo **N_2O** e pelo **O_2 em condições normais**
- Na troca gasosa limitada pela perfusão, o gás **equilibra-se** precocemente ao longo do comprimento do capilar pulmonar. A pressão parcial do gás no sangue arterial torna-se igual à pressão parcial no ar alveolar
- Por conseguinte, para um processo limitado pela perfusão, a difusão do gás só pode ser aumentada se o fluxo sanguíneo aumentar.

2. Troca gasosa limitada pela difusão

- É ilustrada pelo **CO** e pelo **O_2 durante o exercício físico extenuante**
- É também ilustrada em estados mórbidos. Na **fibrose**, a difusão de O_2 encontra-se restrita, visto que o espessamento da membrana alveolar aumenta a distância de difusão. No **enfisema**, a difusão de O_2 está diminuída, em função da redução da área de superfície para a difusão dos gases
- Na troca gasosa limitada pela difusão, o gás **não se equilibra** quando o sangue chega ao final do capilar pulmonar. A diferença de pressão parcial do gás entre o ar alveolar e o sangue capilar pulmonar é mantida. A difusão continua enquanto for mantido o gradiente de pressão parcial.

IV. Transporte de oxigênio

- O O_2 é transportado no sangue de duas formas: dissolvido ou ligado à hemoglobina (mais importante)
- A hemoglobina, em sua concentração normal, aumenta em 70 vezes a capacidade de transporte de O_2 do sangue.

A. Hemoglobina

1. Características – proteína globular de quatro subunidades

- Cada subunidade contém uma **porção heme**, que consiste em porfirinas contendo ferro
- O ferro está no estado ferroso (**Fe^{2+}**), que se liga ao O_2
- Cada subunidade apresenta uma cadeia polipeptídica. Duas das subunidades apresentam cadeias α, enquanto as outras duas têm cadeias β. Por conseguinte, a hemoglobina normal do adulto é denominada $\alpha_2\beta_2$.

2. Hemoglobina fetal (hemoglobina F [HbF])

- Na **hemoglobina fetal**, as **cadeias β são substituídas por cadeias γ**; assim, a hemoglobina fetal é denominada $\alpha_2\gamma_2$
- A afinidade da hemoglobina fetal pelo O_2 é maior do que a da hemoglobina do adulto (**desvio para a esquerda**), visto que o 2,3-difosfoglicerato (DPG) liga-se com menos avidez à cadeia γ da hemoglobina fetal do que à cadeia β da hemoglobina do adulto
- Como a afinidade da hemoglobina fetal pelo O_2 é maior do que a da hemoglobina do adulto, o movimento de O_2 da mãe para o feto é facilitado (ver IV C 2 b).

3. Meta-hemoglobina

- O ferro está no estado Fe^{3+} (férrico)
- Não se liga ao O_2.

Quadro 4.3 Troca gasosa limitada pela perfusão e limitada pela difusão.

Limitada pela perfusão	Limitada pela difusão
O_2 (condições normais)	O_2 (enfisema, fibrose, exercício extenuante)
CO_2	CO
N_2O	

4. Hemoglobina S

- Provoca anemia falciforme
- As subunidades α são normais, e as subunidades β são anormais, dando à hemoglobina S a configuração $\alpha_2^A \beta_2^S$
- Na forma desoxigenada, a desoxi-hemoglobina adota o formato de bastonetes afoiçados, que deformam os eritrócitos e podem provocar oclusão de pequenos vasos sanguíneos e dor.

5. Capacidade de ligação do sangue ao O_2

- É a quantidade máxima de O_2 que pode ser ligada à hemoglobina no sangue
- Limita a quantidade de O_2 que pode ser transportada pelo sangue
- É medida com 100% de saturação
- É expressa em unidades de mℓ/g de hemoglobina.

6. Conteúdo de O_2 do sangue

- É a quantidade total de O_2 transportada pelo sangue, incluindo o O_2 ligado e dissolvido (livre) no plasma
- Depende da concentração de hemoglobina, da P_{O_2} e da P_{50} da hemoglobina
- É calculado pela seguinte equação:

$$\text{Conteúdo de } O_2 = (\text{Concentração de hemoglobina} \times \text{Capacidade de ligação do } O_2 \times \% \text{ de saturação}) + O_2 \text{ dissolvido}$$

em que:
Conteúdo de O_2 = quantidade de O_2 no sangue (mℓ de O_2/100 mℓ de sangue)
Concentração de hemoglobina = concentração de hemoglobina (g/100 mℓ)
Capacidade de ligação do O_2 = quantidade máxima de O_2 ligada à hemoglobina com 100% de saturação (mℓ de O_2/g de hemoglobina)
% de saturação = % de grupos heme ligados ao O_2 (%)
O_2 dissolvido = O_2 livre no sangue (mℓ de O_2/100 mℓ de sangue)

B. Curva de dissociação da hemoglobina-O_2 (Figura 4.7)

1. A hemoglobina combina-se rapidamente e de modo reversível com o O_2, formando a **oxi-hemoglobina**.
2. A curva de dissociação da hemoglobina-O_2 é um gráfico do percentual de saturação da hemoglobina em função da P_{O_2}.

   a. **Em uma P_{O_2} de 100 mmHg** (p. ex., sangue arterial)
   - A saturação da hemoglobina é de 100%; o O_2 está ligado a todos os quatro grupos heme em todas as moléculas de hemoglobina.

   b. **Em uma P_{O_2} de 40 mmHg** (p. ex., sangue venoso misto)
   - A saturação da hemoglobina é de 75%, o que significa que, em média, três dos quatro grupos heme em cada molécula de hemoglobina estão ligados ao O_2.

   c. **Em uma P_{O_2} de 25 mmHg**
   - A saturação da hemoglobina é de 50%
   - A P_{O_2} com saturação de 50% é a **P_{50}**. Uma saturação de 50% significa que, em média, dois dos quatro grupos heme de cada molécula de hemoglobina estão ligados ao O_2.

3. O **formato sigmoide** da curva é o resultado de uma alteração da afinidade da hemoglobina à medida que cada molécula de O_2 sucessiva se liga a um local heme (a denominada **cooperatividade positiva**)
   - A ligação da primeira molécula de O_2 aumenta a afinidade pela segunda molécula de O_2, e assim por diante
   - A **afinidade pela quarta molécula de O_2 é a maior de todas**
   - Essa alteração da afinidade facilita a captura de O_2 nos pulmões (porção plana da curva) e a sua liberação nos tecidos (porção inclinada da curva).

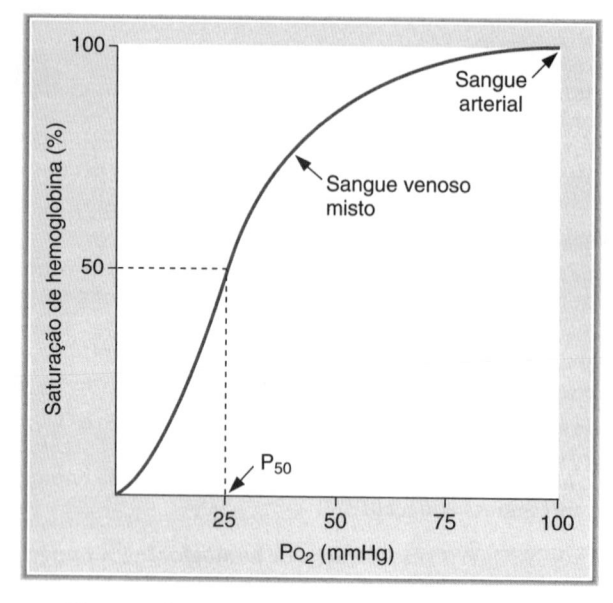

Figura 4.7 Curva de dissociação de hemoglobina-O_2.

a. Nos pulmões

- O gás alveolar apresenta uma P_{O_2} de 100 mmHg
- O sangue capilar pulmonar é "arterializado" pela difusão de O_2 do gás alveolar para o sangue, de modo que a P_{O_2} do sangue capilar pulmonar também passa a ser de 100 mmHg
- A afinidade muito alta da hemoglobina pelo O_2 em uma P_{O_2} de 100 mmHg facilita o processo de difusão. Por meio da forte ligação ao O_2, a concentração de O_2 livre e a pressão parcial de O_2 permanecem baixas, mantendo, assim, o gradiente de pressão parcial (que impulsiona a difusão de O_2)
- A curva é quase **plana quando a P_{O_2} está entre 60 e 100 mmHg**. Dessa forma, os seres humanos conseguem tolerar mudanças da pressão atmosférica (e da P_{O_2}) sem comprometer a capacidade de transporte de O_2 da hemoglobina.

b. Nos tecidos periféricos

- O O_2 sofre difusão do sangue arterial para as células
- O gradiente para difusão do O_2 é mantido, visto que as células consomem O_2 para o metabolismo aeróbico, mantendo a P_{O_2} tecidual baixa
- A menor afinidade da hemoglobina pelo O_2 nessa porção inclinada da curva facilita a liberação de O_2 nos tecidos.

4. Oximetria de pulso

- Mede o percentual de saturação da hemoglobina no sangue arterial por meio de espectrofotometria de duplo comprimento de onda
- A pressão arterial de oxigênio (Pa_{O_2}) pode ser calculada a partir da curva de dissociação O_2-hemoglobina, usando o percentual de saturação medido.

C. Alterações da curva de dissociação de hemoglobina-O_2 (Figura 4.8)

1. Desvios para a direita

- Ocorrem quando a **afinidade da hemoglobina pelo O_2 está diminuída**
- A **P_{50} está aumentada**, e a liberação de O_2 do sangue arterial para os tecidos é facilitada
- Em qualquer nível de P_{O_2}, o percentual de saturação da hemoglobina e, consequentemente, o conteúdo de O_2 no sangue está diminuído.

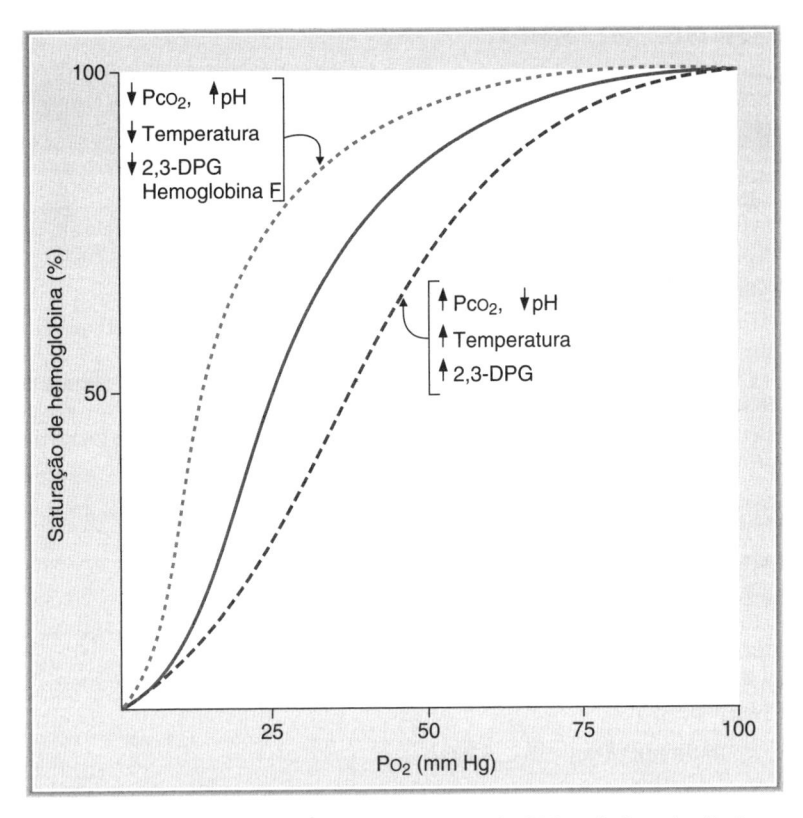

Figura 4.8 Alterações na curva de dissociação de hemoglobina-O_2. Efeitos da P_{CO_2}, do pH, da temperatura, do 2,3-difosfoglicerato (DPG) e da hemoglobina fetal (hemoglobina F) sobre a curva de dissociação de hemoglobina-O_2.

a. **Aumentos da P_{CO_2} ou diminuições do pH**
   - Desviam a curva para a direita, diminuindo a afinidade da hemoglobina pelo O_2 e facilitando a liberação de O_2 nos tecidos **(efeito de Bohr)**
   - **Por exemplo**, durante o exercício físico, os tecidos produzem mais CO_2, o que diminui o pH tecidual e, pelo efeito de Bohr, estimula o suprimento de O_2 ao músculo que está sendo exercitado.

b. **Aumentos da temperatura (p. ex., durante o exercício físico)**
   - Desvia a curva para a direita
   - O desvio para a direita diminui a afinidade da hemoglobina pelo O_2 e facilita a liberação de O_2 nos tecidos durante esse período de alta demanda.

c. **Aumentos da concentração de 2,3-DPG**
   - Desviam a curva para a direita por meio de sua ligação às cadeias β da desoxi-hemoglobina e diminuição da afinidade da hemoglobina pelo O_2
   - A **adaptação à hipoxemia crônica** (p. ex., residência em grandes altitudes) inclui aumento da síntese de 2,3-DPG, que se liga à hemoglobina e facilita a liberação de O_2 nos tecidos.

2. **Desvios para a esquerda**
   - Ocorrem quando a afinidade da hemoglobina pelo O_2 está aumentada
   - A **P_{50} está diminuída**, e a liberação de O_2 do sangue para os tecidos é mais difícil
   - Em qualquer nível de P_{O_2}, o percentual de saturação da hemoglobina está aumentado.

a. Causas do desvio para a esquerda

- São a imagem especular das causas do desvio para a direita
- Incluem **diminuição da P_{CO_2}, aumento do pH, diminuição da temperatura e diminuição da concentração de 2,3-DPG.**

b. HbF

- Não se liga ao 2,3-DPG tão fortemente quanto a hemoglobina do adulto. A diminuição da ligação ao 2,3-DPG resulta em aumento da afinidade da HbF pelo O_2, diminuição da P_{50} e **desvio da curva para a esquerda.**

c. Intoxicação por monóxido de carbono (CO) (Figura 4.9)

- O CO compete pelos locais de ligação de O_2 na hemoglobina. A afinidade da hemoglobina pelo CO é 200 vezes maior do que sua afinidade pelo O_2
- O CO ocupa os locais de ligação de O_2 na hemoglobina, **diminuindo assim o conteúdo de O_2 do sangue**
- Além disso, a ligação do CO à hemoglobina aumenta a afinidade dos locais remanescentes pelo O_2, causando **desvio da curva para a esquerda.**

D. Causas de hipoxemia e hipoxia (Quadros 4.4 e 4.5)

1. Hipoxemia

- Trata-se de uma **diminuição da P_{O_2} arterial**
- É causado pela diminuição da $P_{A_{O_2}}$, defeito de difusão, defeito V/Q e derivação (*shunts*) da direita para a esquerda
- O **gradiente (A-a)** pode ser utilizado para comparar as causas de hipoxemia, e é descrito pela seguinte equação:

$$\text{Gradiente (A-a)} = P_{A_{O_2}} - P_{a_{O_2}}$$

em que:

Gradiente (A-a) = diferença entre a P_{O_2} alveolar e a P_{O_2} arterial
$P_{A_{O_2}}$ = P_{O_2} alveolar (calculada pela equação do gás alveolar)
$P_{a_{O_2}}$ = P_{O_2} arterial (medida no sangue arterial)

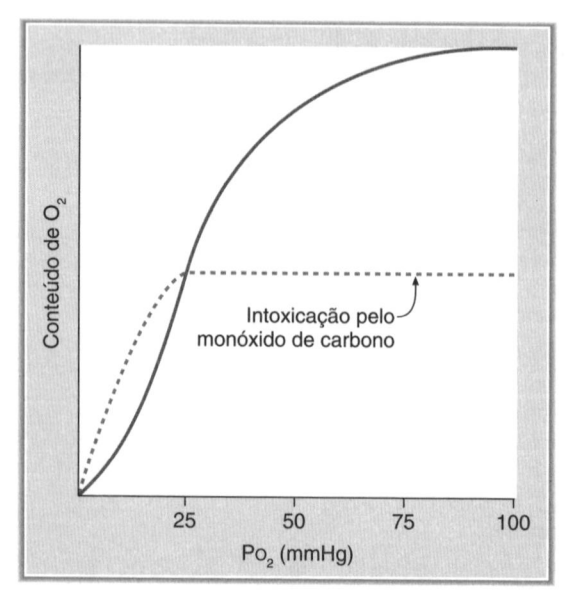

Figura 4.9 Efeito do monóxido de carbono (CO) sobre a curva de dissociação de hemoglobina-O_2.

Quadro 4.4 Causas de hipoxemia.

Causa	Pa_{O_2}	Gradiente (A-a)
Grandes altitudes ($\downarrow P_B \rightarrow PA_{O_2}$)	Diminuída	Normal
Hipoventilação ($\downarrow PA_{O_2}$)	Diminuída	Normal
Defeito da difusão (p. ex., fibrose)	Diminuída	Aumentado
Defeito V/Q	Diminuída	Aumentado
Derivação (*shunt*) da direita para a esquerda	Diminuída	Aumentado

Gradiente (A-a) = diferença da P_{O_2} entre o gás alveolar e o gás arterial; P_B = pressão barométrica; PA_{O_2} = P_{O_2} alveolar; Pa_{O_2} = P_{O_2} arterial; V/Q = relação ventilação/perfusão.

Quadro 4.5 Causas de hipoxia.

Causa	Mecanismos
$\downarrow$ Débito cardíaco	$\downarrow$ Fluxo sanguíneo
Hipoxemia	$\downarrow Pa_{O_2}$ provoca $\downarrow$ % da saturação da hemoglobina
Anemia	$\downarrow$ Concentração de hemoglobina provoca $\downarrow$ do conteúdo de O_2 do sangue
Intoxicação por monóxido de carbono	$\downarrow$ Conteúdo de O_2 do sangue
Envenenamento por cianeto	$\downarrow$ Utilização de O_2 pelos tecidos

Pa_{O_2} = P_{O_2} arterial.

- A P_{O_2} alveolar é calculada pela **equação do gás alveolar** da seguinte maneira:

$$PA_{O_2} = PI_{O_2} - PA_{CO_2}/R$$

em que:
  PA_{O_2} = P_{O_2} alveolar
  PI_{O_2} = P_{O_2} inspirada
  PA_{CO_2} = P_{CO_2} alveolar = P_{CO_2} arterial (medida no sangue arterial)
  R = razão de troca respiratória (produção de CO_2/consumo de O_2 = 0,8)

- O gradiente A-a é usado para determinar se houve equilíbrio do O_2 entre o gás alveolar e o sangue arterial.
  a. O **gradiente (A-a) normal é entre 0 e 10 mmHg**. Como o O_2 equilibra-se normalmente entre o gás alveolar e o sangue arterial, a PA_{O_2} é aproximadamente igual à Pa_{O_2}
  b. O **gradiente (A-a) aumenta** (> 10 mmHg) se não houver equilíbrio do O_2 entre o gás alveolar e o sangue arterial (p. ex., defeito de difusão, defeito da relação V/Q e derivação [*shunt*] da direita para a esquerda) e PA_{O_2} é maior que Pa_{O_2}.

2. **Hipoxia**
  - É a **redução da liberação de O_2 nos tecidos**
  - É causada pela diminuição de fluxo sanguíneo, hipoxemia, diminuição da concentração de hemoglobina, intoxicação por CO e envenenamento por cianeto
  - A **liberação de O_2** é descrita pela seguinte equação:

    Liberação de O_2 = Débito cardíaco $\times$ Conteúdo de O_2 do sangue

  - O conteúdo de O_2 do sangue depende da concentração de hemoglobina, da capacidade de ligação de O_2 da hemoglobina e da P_{O_2} (que determina a % de saturação da hemoglobina pelo O_2).

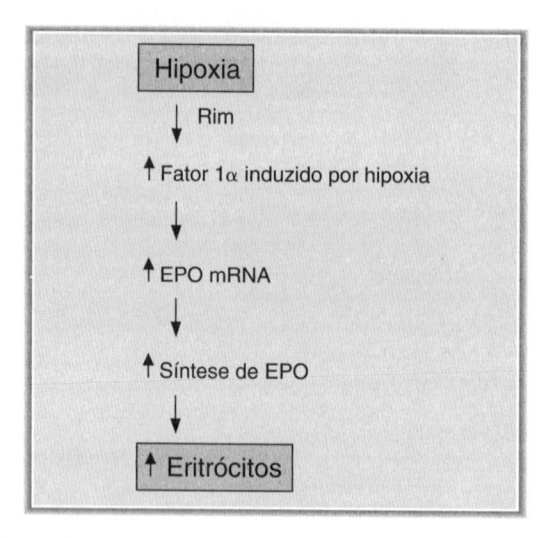

Figura 4.10 A hipoxia induz a síntese de eritropoetina. EPO = eritropoetina; mRNA = mensageiro de RNA.

E. Eritropoetina (EPO)

- É um hormônio sintetizado nos rins em resposta à hipoxia (Figura 4.10)
- A redução no aporte de O_2 para os rins causa aumento na produção do **fator induzido por hipoxia 1α** (HIF-1α)
- O HIF-1α direciona a síntese de mRNA para a EPO, que promove o desenvolvimento de eritró-citos maduros.

V. Transporte de CO_2

A. Formas de CO_2 no sangue

- O CO_2 é produzido nos tecidos e transportado para os pulmões no sangue venoso em três formas:
1. CO_2 dissolvido (pequena quantidade), que está livre em solução.
2. Carbamino-hemoglobina (pequena quantidade), que é o CO_2 ligado à hemoglobina.
3. **HCO_3^-** (formado a partir da hidratação do CO_2 nos eritrócitos), que é a **principal forma (90%)**.

B. Transporte de CO_2 como HCO_3^- (Figura 4.11)

1. O **CO_2 é gerado nos tecidos** e difunde-se livremente para o plasma venoso e, em seguida, para os eritrócitos.
2. Nos eritrócitos, o CO_2 combina-se com a H_2O para formar H_2CO_3, uma reação que é catalisada pela **anidrase carbônica**. O H_2CO_3 dissocia-se em H^+ e HCO_3^-.
3. O **HCO_3^-** sai dos eritrócitos em troca de Cl^- **(desvio do cloreto)** e é transportado no plasma até os pulmões. O HCO_3^- constitui a principal forma de transporte de CO_2 para os pulmões.
4. O H^+ é tamponado nos eritrócitos pela **desoxi-hemoglobina**. Como a desoxi-hemoglobina é um tampão melhor para o H^+ do que a oxi-hemoglobina, é vantajoso que a hemoglobina tenha sido desoxigenada quando o sangue alcança a extremidade venosa dos capilares (i. e., o local onde o CO_2 está sendo adicionado).
5. **Nos pulmões**, todas as reações descritas anteriormente ocorrem no sentido inverso. O HCO_3^- penetra nos eritrócitos em troca do Cl^-. O HCO_3^- combina-se com o H^+ para formar H_2CO_3, que se decompõe em CO_2 e H_2O. Dessa maneira, o CO_2 originalmente gerado nos tecidos é expirado.

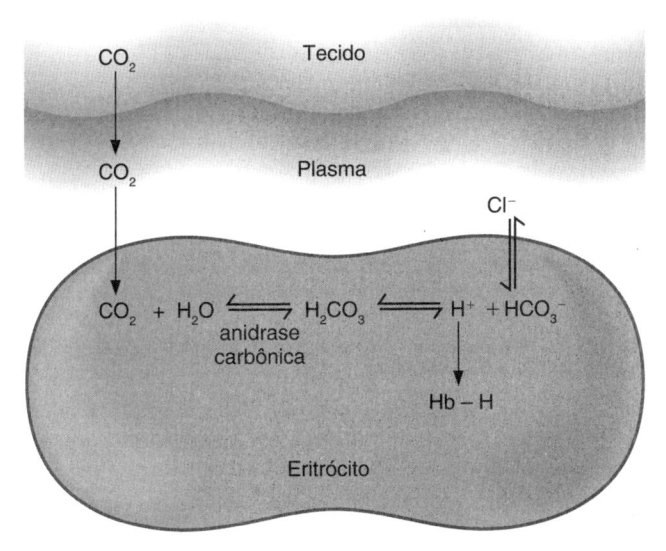

Figura 4.11 Transporte de CO_2 dos tecidos para os pulmões no sangue venoso. O H^+ é tamponado pela hemoglobina (Hb-H).

VI. Circulação pulmonar

A. Pressões e débito cardíaco na circulação pulmonar

1. Pressões

- São **muito mais baixas** na circulação pulmonar do que na circulação sistêmica
- Por exemplo, a pressão arterial pulmonar é de 15 mmHg (em comparação com a pressão aórtica de 100 mmHg).

2. Resistência

- É **também muito mais baixa** na circulação pulmonar do que na circulação sistêmica.

3. Débito cardíaco do ventrículo direito

- É o **fluxo sanguíneo pulmonar**
- É igual ao débito cardíaco do ventrículo esquerdo
- Embora as pressões na circulação pulmonar sejam mais baixas, elas são suficientes para bombear o débito cardíaco, visto que a resistência da circulação pulmonar é proporcionalmente baixa.

B. Distribuição do fluxo sanguíneo pulmonar

- Quando o indivíduo está em **decúbito dorsal**, o fluxo sanguíneo é quase uniforme nos pulmões
- Quando o indivíduo está em **posição ortostática**, o fluxo sanguíneo está irregularmente distribuído, por causa do **efeito da gravidade**. O fluxo sanguíneo é **mais baixo no ápice do pulmão** (zona 1) e **maior em sua base** (zona 3).

1. Zona 1 – o fluxo sanguíneo é menor

- Pressão alveolar > pressão arterial > pressão venosa
- A pressão alveolar elevada pode comprimir os capilares e reduzir o fluxo sanguíneo na zona 1. Essa situação pode ocorrer se a pressão do sangue arterial estiver diminuída em consequência de **hemorragia** ou se a pressão alveolar estiver aumentada, resultado da **ventilação com pressão positiva**.

2. **Zona 2 – o fluxo sanguíneo é médio**
   - Pressão arterial > pressão alveolar > pressão venosa
   - A pressão arterial, à medida que se dirige para a base dos pulmões, aumenta progressivamente, em função dos efeitos gravitacionais sobre a pressão hidrostática
   - A pressão arterial é maior do que a pressão alveolar na zona 2, e o fluxo sanguíneo é impulsionado pela diferença entre a pressão arterial e a pressão alveolar.

3. **Zona 3 – o fluxo sanguíneo é maior**
   - Pressão arterial > pressão venosa > pressão alveolar
   - Em direção à base dos pulmões, a pressão arterial é maior por causa dos efeitos gravitacionais, e a pressão venosa finalmente aumenta até atingir o ponto em que ultrapassa a pressão alveolar
   - Na zona 3, o fluxo sanguíneo é impulsionado pela diferença entre as pressões arterial e venosa, como na maioria dos leitos vasculares.

C. Regulação do fluxo sanguíneo pulmonar – vasoconstrição hipóxica
- Nos pulmões, a **hipoxia provoca vasoconstrição**
- Essa resposta é o **oposto da que ocorre em outros órgãos**, nos quais a hipoxia provoca vasodilatação
- Do ponto de vista fisiológico, esse efeito é importante, visto que a vasoconstrição local redireciona o sangue das regiões hipóxicas e pouco ventiladas dos pulmões para regiões bem ventiladas
- A **resistência vascular pulmonar fetal** é muito alta, por causa da vasoconstrição hipóxica generalizada; como resultado, o fluxo sanguíneo nos pulmões fetais é baixo. Com a primeira respiração, os alvéolos do recém-nascido são oxigenados, a resistência vascular pulmonar diminui e o fluxo sanguíneo pulmonar aumenta e torna-se igual ao débito cardíaco (como ocorre no adulto).

D. Desvios (*shunts*)

1. **Desvios (*shunts*) da direita para a esquerda**
   - Normalmente ocorrem em pequeno grau, visto que 2% do débito cardíaco não passam pelos pulmões. Podem atingir 50% do débito cardíaco em determinadas anormalidades congênitas
   - São observados na **tetralogia de Fallot**
   - Sempre resultam em **diminuição da P_{O_2} arterial**, por causa da mistura do sangue venoso com o sangue arterial
   - A magnitude do desvio da direita para a esquerda pode ser estimada fazendo-se o paciente respirar O_2 a 100% e medindo o grau de diluição do sangue arterial oxigenado pelo sangue desviado não oxigenado (venoso).

2. **Desvios (*shunts*) da esquerda para a direita**
   - São **mais comuns** do que os desvios da direita para a esquerda, já que as pressões são mais altas no lado esquerdo do coração
   - São habitualmente causados por anormalidades congênitas (p. ex., **persistência do canal arterial**) ou por lesão traumática
   - *Não* resultam em diminuição da P_{O_2} arterial. Na verdade, a P_{O_2} estará elevada no lado direito do coração em função da mistura do sangue arterial com o sangue venoso.

VII. Alterações da relação V/Q

A. Relação ventilação/perfusão (V/Q)
- É a **razão entre a ventilação alveolar (V) e o fluxo sanguíneo pulmonar (Q)**. O equilíbrio entre ventilação e perfusão é importante para atingir a troca ideal de O_2 e CO_2
- Se a frequência respiratória, o volume corrente e o débito cardíaco forem normais, a relação V/Q é de aproximadamente 0,8. Essa relação V/Q resulta em P_{O_2} arterial de 100 mmHg e em P_{CO_2} arterial de 40 mmHg.

B. Relações V/Q em diferentes partes do pulmão (Figura 4.12 e Quadro 4.6)

- Tanto a ventilação quanto o fluxo sanguíneo (perfusão) apresentam uma distribuição não uniforme nos pulmões normais em posição ortostática.

1. O **fluxo sanguíneo, ou perfusão,** é menor no ápice e maior na base, por causa dos efeitos gravitacionais que fazem com que o sangue tenda a descer.

2. A **ventilação** é menor no ápice e maior na base, também por causa da ação gravitacional. As diferenças regionais da ventilação, porém, não são tão grandes quanto as da perfusão, porque o ar é bem mais leve do que o sangue.

3. **Por conseguinte, a relação V/Q é maior no ápice dos pulmões e menor em sua base.**

4. **Em consequência das diferenças regionais na relação V/Q**, existem diferenças correspondentes na eficiência da troca gasosa e nas P_{O_2} e P_{CO_2} capilares pulmonares resultantes. As diferenças regionais da P_{O_2} são maiores que as da P_{CO_2}.

   a. **No ápice** (V/Q maior), a P_{O_2} é mais alta e a P_{CO_2} é menor, visto que a troca gasosa é mais eficiente.

   b. **Na base** (V/Q menor), a P_{O_2} é menor e a P_{CO_2} é maior, visto que a troca gasosa é menos eficiente.

C. Alterações da relação V/Q (Figura 4.13)

1. **Relação V/Q na obstrução das vias respiratórias**

   - Se houver bloqueio completo das vias respiratórias (p. ex., por um pedaço de carne preso na traqueia), a ventilação será nula. Se o fluxo sanguíneo for normal, então **V/Q é zero**, o que é denominado **efeito *shunt* (desvio) da direita para a esquerda**
   - ***Não* ocorre troca gasosa** em um pulmão que é perfundido mas não é ventilado. **A P_{O_2} e a P_{CO_2} do sangue capilar pulmonar** (e, portanto, do sangue arterial sistêmico) **se aproximarão dos valores no sangue venoso misto**
   - Existe **aumento do gradiente (A-a).**

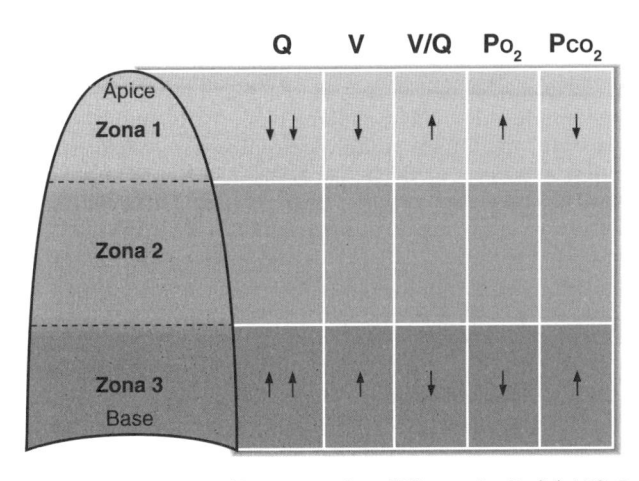

Figura 4.12 Variações regionais da perfusão (fluxo sanguíneo [Q]), ventilação (V), V/Q, P_{O_2} e P_{CO_2} nos pulmões.

Quadro 4.6 Características da relação V/Q em diferentes áreas do pulmão.

Área do pulmão	Fluxo sanguíneo	Ventilação	V/Q	P_{O_2} arterial regional	P_{CO_2} arterial regional
Ápice	Mínimo	Menor	Maior	Máxima	Menor
Base	Máximo	Maior	Menor	Mínima	Maior

V/Q = relação ventilação/perfusão.

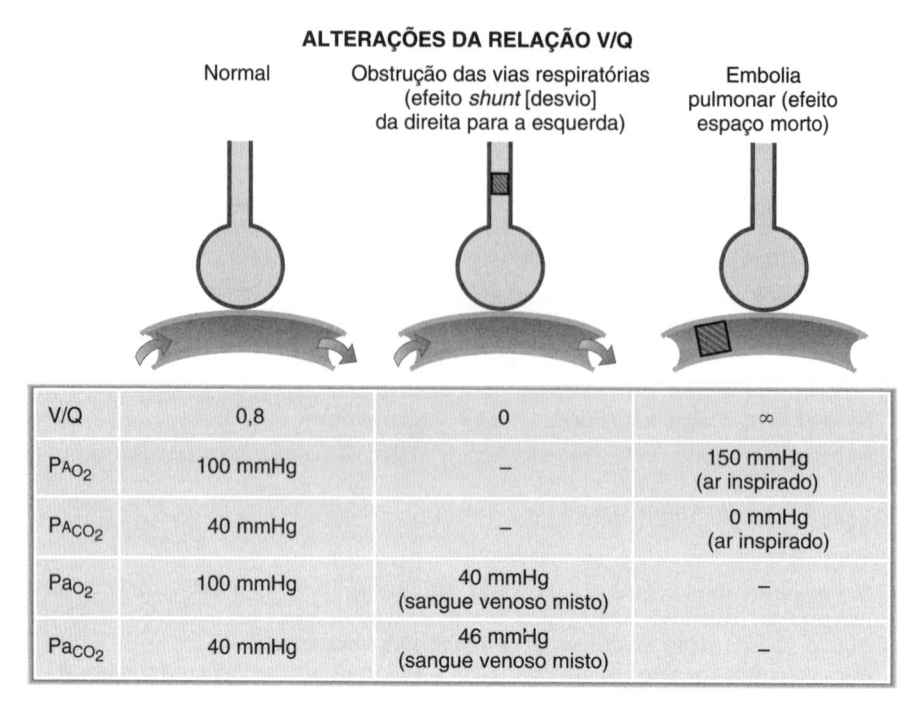

ALTERAÇÕES DA RELAÇÃO V/Q

	Normal	Obstrução das vias respiratórias (efeito *shunt* [desvio] da direita para a esquerda)	Embolia pulmonar (efeito espaço morto)
V/Q	0,8	0	∞
$P_{A_{O_2}}$	100 mmHg	–	150 mmHg (ar inspirado)
$P_{A_{CO_2}}$	40 mmHg	–	0 mmHg (ar inspirado)
$P_{a_{O_2}}$	100 mmHg	40 mmHg (sangue venoso misto)	–
$P_{a_{CO_2}}$	40 mmHg	46 mmHg (sangue venoso misto)	–

Figura 4.13 Efeito das alterações da relação ventilação/perfusão (V/Q) sobre a troca gasosa. Na obstrução das vias respiratórias, a composição do ar arterial sistêmico aproxima-se daquela do sangue venoso misto. Na embolia pulmonar, a composição do gás alveolar aproxima-se daquela do ar inspirado. $P_{A_{O_2}} = P_{O_2}$ alveolar; $P_{A_{CO_2}} = P_{CO_2}$ alveolar; $P_{a_{O_2}} = P_{O_2}$ arterial; $P_{a_{CO_2}} = P_{CO_2}$ arterial.

2. **Relação V/Q na embolia pulmonar**

   ● Na obstrução completa do fluxo sanguíneo para um dos pulmões (p. ex., por embolia que causa a oclusão de uma artéria pulmonar), o fluxo sanguíneo para esse pulmão torna-se nulo. Na ventilação normal, a **relação V/Q é infinita**, o que é denominado **efeito espaço morto**
   ● **Não** ocorre **troca gasosa** em um pulmão que é ventilado, mas que não é perfundido. **A P_{O_2} e a P_{CO_2} do gás alveolar** se aproximarão de seus valores no **ar inspirado**.

VIII. Controle da respiração

● As informações sensoriais (P_{CO_2}, distensão pulmonar, substâncias irritantes, fusos musculares, tendões e articulações) são coordenadas no **tronco encefálico**
● Os impulsos eferentes do tronco encefálico controlam os músculos respiratórios e o ciclo respiratório.

A. Controle central da respiração (tronco encefálico e córtex cerebral)

1. **Centro respiratório bulbar**

   ● Localiza-se na **formação reticular**.

   a. **Grupo respiratório dorsal**

      ● É principalmente responsável pela **inspiração** e gera o ritmo básico para a respiração
      ● Os impulsos **aferentes** para o grupo respiratório dorsal provêm dos nervos vago (X) e glossofaríngeo (IX). O nervo vago retransmite a informação proveniente dos quimiorreceptores periféricos e mecanorreceptores nos pulmões. O nervo glossofaríngeo retransmite a informação proveniente dos quimiorreceptores periféricos

- Os impulsos **eferentes** do grupo respiratório dorsal seguem o seu trajeto pelo nervo frênico até o diafragma.

b. Grupo respiratório ventral
- É principalmente responsável pela expiração
- Não é ativo durante a respiração tranquila normal, quando a expiração é passiva
- É ativado, por exemplo, durante o exercício físico, quando a expiração torna-se um processo ativo.

2. Centro apnêustico
- Está localizado na parte **inferior da ponte**
- **Estimula a inspiração**, produzindo um arquejo inspiratório profundo e prolongado, seguido por uma interrupção dos movimentos respiratórios ao término da inspiração (apneuse).

3. Centro pneumotáxico
- Está localizado na parte **superior da ponte**
- **Inibe a inspiração** e, por conseguinte, regula o volume e a frequência respiratórios.

4. Córtex cerebral
- A respiração pode estar sob controle voluntário; por conseguinte, uma pessoa pode provocar hiperventilação ou hipoventilação voluntariamente
- A hipoventilação (interrupção da respiração) é limitada pela consequente elevação da P_{CO_2} e diminuição da P_{O_2}. Um período prévio de hiperventilação prolonga o período de hipoventilação.

B. Quimiorreceptores para CO_2, H^+ e O_2 (Quadro 4.7)

1. Quimiorreceptores centrais no bulbo
- São sensíveis ao **pH** do líquido cerebrospinal (LCE). Diminuições do pH do LCE causam aumentos da frequência respiratória (hiperventilação)
- O H^+ não atravessa a barreira hematencefálica tão bem quanto o CO_2.
- **a.** O CO_2 difunde-se do sangue arterial para o LCE, visto que é lipossolúvel e atravessa facilmente a barreira hematencefálica.
- **b.** No LCE, o CO_2 combina-se com a H_2O, produzindo H^+ e HCO_3^-. O **H^+** resultante **atua diretamente sobre os quimiorreceptores centrais.**
- **c.** Por conseguinte, aumentos da P_{CO_2} e da $[H^+]$ estimulam a respiração, enquanto diminuições da P_{CO_2} e da $[H^+]$ a inibem.
- **d.** Em seguida, a hiperventilação ou a hipoventilação resultantes determinam a normalização da P_{CO_2} arterial.

2. Quimiorreceptores periféricos nos corpos carotídeos e para-aórticos
- Os corpos carotídeos estão localizados na bifurcação das artérias carótidas comuns
- Os corpos para-aórticos estão localizados acima e abaixo do arco da aorta.

a. Diminuições da P_{O_2} arterial
- Estimulam os quimiorreceptores periféricos e **aumentam a frequência respiratória**
- A **P_{O_2}** deve atingir baixos níveis (**< 60 mmHg**) para que a respiração seja estimulada. Quando a P_{O_2} é inferior a 60 mmHg, a frequência respiratória é extremamente sensível à P_{O_2}.

Quadro 4.7 Comparação dos quimiorreceptores centrais e periféricos.

Tipo de quimiorreceptor	Localização	Estímulos que aumentam a frequência respiratória
Central	Bulbo	↓ pH ↑ P_{CO_2}
Periférico	Corpos carotídeos e para-aórticos	↓ P_{O_2} (se < 60 mmHg) ↑ P_{CO_2} ↓ pH

b. Aumentos da P_{CO_2} arterial

- Estimulam os quimiorreceptores periféricos e **aumentam a frequência respiratória**
- Potencializam a estimulação da respiração causada por hipoxemia
- A resposta dos quimiorreceptores periféricos ao CO_2 é menos importante do que a resposta dos quimiorreceptores centrais ao CO_2 (ou H^+).

c. Aumentos da [H^+] arterial

- Estimulam diretamente os quimiorreceptores periféricos do corpo carotídeo, independentemente das alterações da P_{CO_2}
- Na acidose metabólica, a frequência respiratória está aumentada (hiperventilação), visto que a [H^+] arterial está aumentada e o pH está diminuído.

C. Outros tipos de receptores para o controle da respiração

1. Receptores de estiramento pulmonar

- Estão localizados no músculo liso das vias respiratórias
- Quando esses receptores são estimulados pela distensão dos pulmões, produzem diminuição reflexa da frequência respiratória **(reflexo de Hering-Breuer)**.

2. Receptores de substâncias irritativas

- Estão localizados entre as células epiteliais das vias respiratórias
- São estimulados por substâncias irritativas (p. ex., poeira e pólen).

3. Receptores J (justacapilares)

- Estão localizados nas paredes alveolares, próximo aos capilares
- A ingurgitação dos capilares pulmonares, como a que pode ocorrer na **insuficiência cardíaca esquerda**, estimula os receptores J, o que, em seguida, provoca respiração rápida e superficial.

4. Receptores articulares e musculares

- São ativados durante o movimento dos membros
- Estão envolvidos na estimulação precoce da respiração durante o exercício físico.

IX. Respostas integradas do sistema respiratório

A. Exercício físico (Quadro 4.8)

1. Durante o exercício físico, ocorre **aumento da frequência ventilatória**, que acompanha o aumento do consumo de O_2 e a produção de CO_2 pelo corpo. O estímulo para o aumento da frequência ventilatória não está totalmente elucidado. Todavia, os receptores nas articulações e nos músculos são ativados durante o movimento e provocam aumento da frequência respiratória no início do exercício.

Quadro 4.8 Resumo das respostas respiratórias ao exercício físico.

Parâmetro	Resposta
Consumo de O_2	↑
Produção de CO_2	↑
Frequência ventilatória	↑ (equilibra o consumo de O_2/produção de CO_2)
P_{O_2} e P_{CO_2} arteriais	Nenhuma alteração
pH arterial	Nenhuma alteração no exercício moderado ↓ No exercício vigoroso (acidose láctica)
P_{CO_2} venosa	↑
Fluxo sanguíneo pulmonar (débito cardíaco)	↑
Relações V/Q	Distribuição mais uniforme no pulmão

V/Q = relação ventilação/perfusão.

2. Os **valores** *médios* **da** P_{O_2} **e da** P_{CO_2} **arteriais não se modificam** durante o exercício físico.

   ● O **pH arterial** não se modifica durante o exercício moderado, embora possa diminuir durante o exercício físico vigoroso, em função da **acidose láctica**.

3. Por outro lado, **a** P_{CO_2} **venosa aumenta** durante o exercício físico, visto que o excesso de CO_2 produzido pelos músculos que estão se exercitando é transportado até os pulmões pelo sangue venoso.

4. O **fluxo sanguíneo pulmonar aumenta**, uma vez que o débito cardíaco aumenta durante o exercício físico. Em consequência, há perfusão de um maior número de capilares pulmonares, e ocorre maior troca gasosa. A **distribuição das relações V/Q** nos pulmões é **mais uniforme** durante o exercício físico do que em repouso, e ocorre uma consequente **diminuição do espaço morto fisiológico**.

B. Adaptação a grandes altitudes (Quadro 4.9)

1. A P_{O_2} **alveolar está diminuída** nas grandes altitudes, pois a pressão barométrica está diminuída. Em consequência, a P_{O_2} arterial também está diminuída **(hipoxemia)**.

2. A **hipoxemia estimula os quimiorreceptores periféricos** e aumenta a frequência respiratória **(hiperventilação)**. Essa hiperventilação produz **alcalose respiratória**, que pode ser tratada pela administração de **acetazolamida**.

3. A **hipoxemia também estimula a produção renal de eritropoetina**, que aumenta a produção de eritrócitos. Como resultado, ocorrem **aumentos da concentração de hemoglobina**, da capacidade de transporte de O_2 do sangue e do conteúdo de O_2 do sangue.

4. As **concentrações de 2,3-DPG estão aumentadas**, desviando a curva de dissociação da hemoglobina-O_2 para a direita. Em consequência, ocorre diminuição da afinidade da hemoglobina pelo O_2, o que facilita a liberação de O_2 nos tecidos.

5. A **vasoconstrição pulmonar** é resultado da hipoxemia (vasoconstrição hipóxica). Consequentemente, ocorrem elevações da pressão arterial pulmonar e do trabalho do lado direito do coração contra a maior resistência, e hipertrofia do ventrículo direito.

Quadro 4.9 Resumo da adaptação a grandes altitudes.

Parâmetro	Resposta
P_{O_2} alveolar	↓ (Resultante da ↓ da pressão barométrica)
P_{O_2} arterial	↓ (Hipoxemia)
Frequência ventilatória	↑ (Hiperventilação em virtude da hipoxemia)
pH arterial	↑ (Alcalose respiratória)
Concentração de hemoglobina	↑ (↑ EPO)
Concentração de 2,3-DPG	↑
Curva da hemoglobina-O_2	Desvio para a direita; ↓ afinidade; ↑ P_{50}
Resistência vascular pulmonar	↑ (Vasoconstrição hipóxica)

2,3-DPG = 2,3-difosfoglicerato; EPO = eritropoetina.

Questões de revisão

1. Qual dos seguintes volumes ou capacidades pulmonares pode ser medido por espirometria?

(A) Capacidade residual funcional (CRF)
(B) Espaço morto fisiológico
(C) Volume residual (VR)
(D) Capacidade pulmonar total (CPT)
(E) Capacidade vital (CV)

2. Um prematuro nascido com 25 semanas de gestação apresenta síndrome de angústia respiratória neonatal. Qual dos seguintes achados seria esperado nesse recém-nascido?

(A) P_{O_2} arterial de 100 mmHg
(B) Colapso dos pequenos alvéolos
(C) Aumento da complacência pulmonar
(D) Frequência respiratória normal
(E) Relação lecitina:esfingomielina superior a 2:1 no líquido amniótico

3. Em que leito vascular a hipoxia provoca vasoconstrição?

(A) Coronário
(B) Pulmonar
(C) Cerebral
(D) Muscular
(E) Cutâneo

Perguntas 4 e 5

Um menino de 12 anos de idade apresenta uma crise asmática grave com sibilos. Ele tem respiração rápida e torna-se cianótico. A P_{O_2} arterial é de 60 mmHg, e a P_{CO_2} de 30 mmHg.

4. Qual das seguintes afirmativas sobre esse paciente é mais provável?

(A) Relação volume expiratório forçado₁/capacidade vital forçada (VEF_1/CVF) está aumentada
(B) A relação ventilação/perfusão (V/Q) está aumentada nas áreas acometidas dos pulmões
(C) A P_{CO_2} arterial é maior do que o normal, em função da troca gasosa inadequada
(D) A P_{CO_2} arterial é menor do que a normal, uma vez que a hipoxemia está provocando hiperventilação
(E) O volume residual (VR) está diminuído

5. Para tratar esse paciente, o médico deve administrar:

(A) um antagonista α_1-adrenérgico
(B) um antagonista β_1-adrenérgico
(C) um agonista β_2-adrenérgico
(D) um agonista muscarínico
(E) um agonista nicotínico

6. Qual das seguintes afirmações é verdadeira durante a inspiração?

(A) A pressão intrapleural é positiva
(B) O volume nos pulmões é menor do que a capacidade residual funcional (CRF)
(C) A pressão alveolar é igual à pressão atmosférica
(D) A pressão alveolar é maior do que a pressão atmosférica
(E) A pressão intrapleural é mais negativa do que durante a expiração

7. Qual volume permanece nos pulmões após a expiração do volume corrente (V_C)?

(A) Volume corrente (V_C)
(B) Capacidade vital (CV)
(C) Volume de reserva expiratório (VRE)
(D) Volume residual (VR)
(E) Capacidade residual funcional (CRF)
(F) Capacidade inspiratória
(G) Capacidade pulmonar total

8. Um homem de 35 anos de idade apresenta capacidade vital (CV) de 5 ℓ, volume corrente (V_C) de 0,5 ℓ, capacidade inspiratória de 3,5 ℓ e capacidade residual funcional (CRF) de 2,5 ℓ. Qual é o seu volume de reserva expiratório (VRE)?

(A) 4,5 ℓ
(B) 3,9 ℓ
(C) 3,6 ℓ
(D) 3,0 ℓ
(E) 2,5 ℓ
(F) 2,0 ℓ
(G) 1,5 ℓ

9. Quando uma pessoa está em posição ortostática, o fluxo sanguíneo nos pulmões é:

(A) igual no ápice e nas bases
(B) maior no ápice, por causa dos efeitos da gravidade sobre a pressão arterial
(C) maior na base, visto que é onde a diferença entre as pressões arterial e venosa é maior
(D) menor na base, visto que é onde a pressão alveolar é maior do que a pressão arterial

10. Qual dos seguintes itens é ilustrado no gráfico do volume em função da pressão no sistema pulmão-parede torácica?

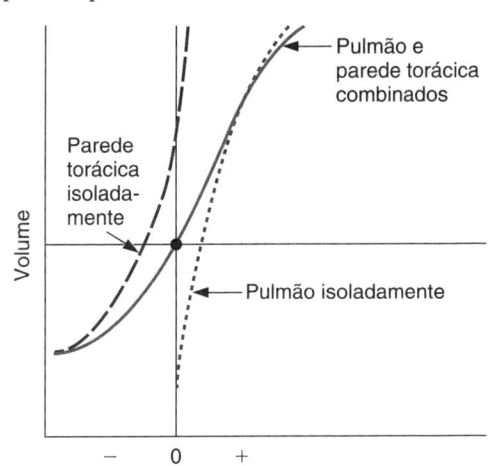

(A) A inclinação de cada curva corresponde à resistência
(B) A complacência dos pulmões isoladamente é menor do que a dos pulmões e da parede torácica combinados
(C) A complacência da parede torácica isoladamente é menor do que a dos pulmões e da parede torácica combinados
(D) Quando a pressão das vias respiratórias é igual a zero (atmosférica), o volume do sistema combinado corresponde à capacidade residual funcional (CRF)
(E) Quando a pressão das vias respiratórias é igual a zero (atmosférica), a pressão intrapleural é igual a zero

11. Qual dos seguintes locais é o de maior resistência das vias respiratórias?

(A) Traqueia
(B) Brônquios maiores
(C) Brônquios de tamanho médio
(D) Brônquios menores
(E) Alvéolos

12. Um homem de 49 anos de idade apresenta embolia pulmonar que causa obstrução completa do fluxo sanguíneo para o pulmão esquerdo. O que ocorrerá como resultado?

(A) A relação ventilação/perfusão (V/Q) no pulmão esquerdo será igual a zero
(B) A P_{O_2} arterial sistêmica estará elevada
(C) A relação V/Q no pulmão esquerdo será menor do que no pulmão direito
(D) A P_{O_2} alveolar no pulmão esquerdo será aproximadamente igual à P_{O_2} no ar inspirado
(E) A P_{O_2} alveolar no pulmão direito será aproximadamente igual à P_{O_2} no sangue venoso

Perguntas 13 e 14

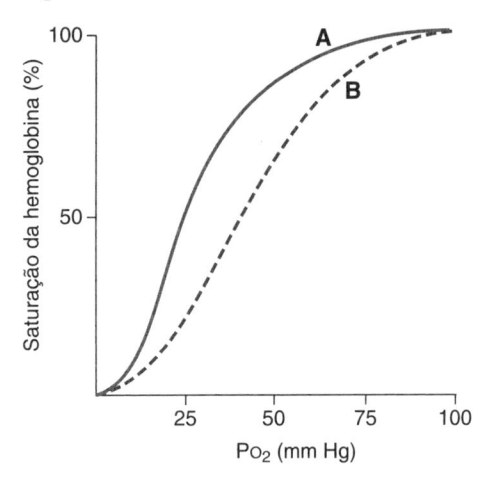

13. Nas curvas de dissociação da hemoglobina-O_2 mostradas anteriormente na figura, o desvio da curva A para a curva B poderia ser causado por:

(A) aumento do pH
(B) diminuição da concentração de 2,3-difosfoglicerato (DPG)
(C) exercício físico vigoroso
(D) hemoglobina fetal (HbF)
(E) intoxicação por monóxido de carbono (CO)

14. O desvio da curva A para a curva B está associado a:

(A) aumento da P_{50}
(B) aumento da afinidade da hemoglobina pelo O_2
(C) comprometimento da capacidade de liberar O_2 nos tecidos
(D) aumento da capacidade de transporte de O_2 da hemoglobina
(E) diminuição da capacidade de transporte de O_2 da hemoglobina

15. Que volume permanece nos pulmões após uma expiração máxima?

(A) Volume corrente (V_C)
(B) Capacidade vital (CV)
(C) Volume de reserva expiratório (VRE)
(D) Volume residual (VR)
(E) Capacidade residual funcional (CRF)
(F) Capacidade inspiratória
(G) Capacidade pulmonar total

16. Em comparação com a circulação sistêmica, a circulação pulmonar apresenta:

(A) maior fluxo sanguíneo
(B) menor resistência
(C) pressão arterial mais alta
(D) pressão capilar mais alta
(E) maior débito cardíaco

17. Um homem sadio de 65 anos de idade com volume corrente (V_C) de 0,45 ℓ apresenta uma frequência respiratória de 16 incursões/min. A P_{CO_2} arterial é de 41 mmHg, e a P_{CO_2} do ar expirado é de 35 mmHg. Qual o valor da ventilação alveolar?

(A) 0,066 ℓ/min
(B) 0,38 ℓ/min
(C) 5,0 ℓ/min
(D) 6,14 ℓ/min
(E) 8,25 ℓ/min

18. Em comparação com o ápice, a base do pulmão apresenta:

(A) P_{O_2} capilar pulmonar mais alta
(B) P_{CO_2} capilar pulmonar mais alta
(C) relação ventilação/perfusão (V/Q) maior
(D) relação V/Q igual

19. A hipoxemia provoca hiperventilação por meio de um efeito direto sobre:

(A) o nervo frênico
(B) os receptores J
(C) os receptores de estiramento pulmonar
(D) os quimiorreceptores bulbares
(E) os quimiorreceptores dos corpos carotídeos e para-aórticos

20. Qual das seguintes alterações ocorre durante o exercício físico vigoroso?

(A) A frequência respiratória e o consumo de O_2 exibem aumento igual
(B) A P_{O_2} arterial sistêmica diminui para cerca de 70 mmHg
(C) A P_{CO_2} arterial sistêmica aumenta para cerca de 60 mmHg
(D) A P_{CO_2} venosa sistêmica diminui para cerca de 20 mmHg
(E) O fluxo sanguíneo pulmonar diminui à custa do fluxo sanguíneo sistêmico

21. Se uma área do pulmão não for ventilada em função de uma obstrução brônquica, o sangue capilar pulmonar que irriga essa área apresentará uma P_{O_2} que será:

(A) igual à P_{O_2} atmosférica
(B) igual à P_{O_2} venosa mista
(C) igual à P_{O_2} arterial sistêmica normal
(D) maior do que a P_{O_2} inspirada
(E) menor do que a P_{O_2} venosa mista

22. No transporte de CO_2 dos tecidos para os pulmões, qual das seguintes situações ocorre na circulação venosa?

(A) Conversão de CO_2 e H_2O em H^+ e HCO_3^- nas hemácias
(B) Tamponamento de H^+ pela oxi-hemoglobina
(C) Transformação de HCO_3^- em eritrócitos do plasma em troca para Cl^-
(D) Ligação de HCO_3^- à hemoglobina
(E) Alcalinização dos eritrócitos

23. Qual das seguintes causas de hipoxia é caracterizada por diminuição de P_{O_2} arterial e aumento do gradiente A-a?

(A) Hipoventilação
(B) Desvio (*shunt*) cardíaco da direita para a esquerda
(C) Anemia
(D) Envenenamento por monóxido de carbono
(E) Subida a grandes altitudes

24. Uma mulher de 42 anos de idade com fibrose pulmonar grave é avaliada por seu médico e apresenta a seguinte gasometria arterial: pH = 7,48; Pa_{O_2} = 55 mmHg; e Pa_{CO_2} = 32 mmHg. Qual afirmação explica melhor o valor observado de Pa_{CO_2}?

(A) O aumento do pH estimula a respiração por meio dos quimiorreceptores periféricos
(B) O aumento do pH estimula a respiração por meio dos quimiorreceptores centrais
(C) A diminuição da Pa_{O_2} inibe a respiração por meio dos quimiorreceptores periféricos
(D) A diminuição da Pa_{O_2} estimula a respiração por meio dos quimiorreceptores periféricos
(E) A diminuição da Pa_{O_2} estimula a respiração por meio dos quimiorreceptores centrais

25. Uma mulher de 38 anos de idade muda-se com a família da cidade de Nova York (nível do mar) para Leadville, Colorado (3.100 m acima do nível do mar). O que ocorrerá em consequência da residência em grande altitude?

(A) Hipoventilação
(B) P_{O_2} arterial acima de 100 mmHg
(C) Diminuição da concentração de 2,3-difosfoglicerato (DPG)
(D) Desvio da curva de dissociação da hemoglobina-O_2 para a direita
(E) Vasodilatação pulmonar
(F) Hipertrofia do ventrículo esquerdo
(G) Acidose respiratória

26. O pH do sangue venoso é apenas ligeiramente mais ácido do que o pH do sangue arterial, visto que:

(A) o CO_2 é uma base fraca
(B) não há anidrase carbônica no sangue venoso
(C) o H^+ gerado a partir do CO_2 e da H_2O é tamponado pelo HCO_3^- no sangue venoso
(D) o H^+ gerado a partir do CO_2 e da H_2O é tamponado pela desoxi-hemoglobina no sangue venoso
(E) a oxi-hemoglobina é um melhor tampão para o H^+ do que a desoxi-hemoglobina

27. Em uma expiração máxima, o volume total expirado é:

(A) o volume corrente (V_C)
(B) a capacidade vital (CV)
(C) o volume de reserva expiratório (VRE)
(D) o volume residual (VR)
(E) a capacidade residual funcional (CRF)
(F) a capacidade inspiratória
(G) a capacidade pulmonar total

28. Uma pessoa com a relação ventilação/perfusão (V/Q) defeituosa apresenta hipoxemia e é tratada com O_2 suplementar. O O_2 suplementar será *mais* útil se o defeito predominante da V/Q da pessoa for:

(A) efeito espaço morto
(B) efeito *shunt*
(C) V/Q elevada
(D) V/Q baixa
(E) V/Q = 0
(F) V/Q = ∞

29. Que pessoa deveria ter o maior gradiente A-a?

(A) Pessoa com fibrose pulmonar
(B) Pessoa que está hipoventilando em função de uma superdosagem de morfina
(C) Pessoa a 3.600 m acima do nível do mar
(D) Pessoa com pulmões normais respirando O_2 a 50%
(E) Pessoa com pulmões normais respirando O_2 a 100%

30. Qual dos seguintes grupos de dados teria a maior média de transferência de O_2 nos pulmões?]

	PI_{O_2} (mmHg)	Pv_{O_2} (mmHg)	Área (relativa)	Espessura (relativa)
(A)	150	40	1	1
(B)	150	40	2	2
(C)	300	40	1	2
(D)	150	80	1	1
(E)	190	80	2	2

31. Uma mulher de 48 anos de idade, ao nível do mar, respira uma mistura gasosa contendo 21% de O_2. Ela apresenta os seguintes valores na gasometria arterial:

$$Pa_{O_2} = 60 \text{ mmHg}$$
$$Pa_{CO_2} = 45 \text{ mmHg}$$

A DL_{CO} medida é normal. Qual das seguintes opções é a causa da hipoxemia da paciente?

(A) Os valores demonstram função pulmonar normal
(B) Hipoventilação
(C) Fibrose
(D) Envenenamento por monóxido de carbono
(E) Desvio (*shunt*) da direita para a esquerda

32. Um homem de 62 anos de idade, ao nível do mar, respira uma mistura gasosa contendo 21% de O_2. Ele apresenta os seguintes valores na gasometria arterial:

$$Pa_{O_2} = 60 \text{ mmHg}$$
$$Pa_{CO_2} = 70 \text{ mmHg}$$

Qual das seguintes opções é a causa da hipoxemia desse paciente?

(A) Hipoventilação
(B) Fibrose
(C) Defeito V/Q
(D) Desvio (*shunt*) da direita para a esquerda
(E) Anemia

Respostas e explicações

1. **A resposta é E** [I A 4, 5, B 2, 3, 5]. O volume residual (VR) não pode ser medido por espirometria. Por conseguinte, qualquer volume ou capacidade pulmonar que inclua o VR não pode ser medido por espirometria. As medidas que incluem o VR são a capacidade residual funcional (CRF) e a capacidade pulmonar total (CPT). A capacidade vital (CV) não inclui o VR e, portanto, pode ser determinada por espirometria. O espaço morto fisiológico não é mensurável por espirometria e requer uma amostra para determinação da P_{CO_2} arterial e do CO_2 expirado.

2. **A resposta é B** [II D 2]. A síndrome de angústia respiratória neonatal é causada pela ausência de surfactante adequado no pulmão imaturo. O surfactante aparece entre 24 e 35 semanas de gestação. Na ausência de surfactante, a tensão superficial dos pequenos alvéolos é demasiado alta. Quando a pressão nos pequenos alvéolos é muito alta (P = 2T/r), os pequenos alvéolos sofrem colapso dentro dos alvéolos maiores. Há diminuição da troca gasosa nos alvéolos colapsados; ocorrem desequilíbrio da relação ventilação/perfusão (V/Q), hipoxemia e cianose. A ausência de surfactante também diminui a complacência pulmonar, dificultando a insuflação pulmonar, aumentando o trabalho respiratório e provocando dispneia (falta de ar). Em geral, a relação lecitina:esfingomielina acima de 2:1 significa níveis maduros de surfactante.

3. **A resposta é B** [VI C]. O fluxo sanguíneo pulmonar é controlado localmente pela P_{O_2} do ar alveolar. A hipoxia provoca vasoconstrição pulmonar e, portanto, afasta o sangue das áreas não ventiladas do pulmão, onde seria "desperdiçado". Na circulação coronária, a hipoxemia provoca vasodilatação. As circulações cerebral, muscular e cutânea não são controladas diretamente pela P_{O_2}.

4. **A resposta é D** [VIII B 2 a]. A P_{CO_2} arterial do paciente é menor do que o valor normal de 40 mmHg, visto que a hipoxemia estimula os quimiorreceptores periféricos a aumentar a frequência respiratória; a hiperventilação faz com que o paciente elimine uma quantidade adicional de CO_2, resultando em alcalose respiratória. Na doença obstrutiva, como a asma, tanto o volume expiratório forçado (VEF_1) quanto a capacidade vital forçada (CVF) estão diminuídos, e a maior redução é observada no VEF_1. Por conseguinte, ocorre diminuição da razão VEF_1/CVF. A ventilação deficiente das áreas afetadas diminui a relação ventilação/perfusão (V/Q) e causa hipoxemia. O volume residual (VR) do paciente aumenta, uma vez que ele está respirando em um volume pulmonar maior para compensar o aumento de resistência das vias respiratórias.

5. **A resposta é C** [II E 3 a (2)]. Uma causa de obstrução das vias respiratórias na asma é a constrição bronquiolar. A estimulação β_2-adrenérgica (uso de agonistas β_2-adrenérgicos) provoca o relaxamento dos bronquíolos.

6. **A resposta é E** [II F 2]. Durante a inspiração, a pressão intrapleural torna-se *mais negativa* do que em repouso ou durante a expiração (quando retorna ao seu valor de repouso menos negativo). Durante a inspiração, o ar flui para os pulmões, quando a pressão alveolar torna-se menor (por causa da contração do diafragma) do que a pressão atmosférica; se a pressão alveolar não fosse menor do que a pressão atmosférica, não haveria fluxo de ar para o pulmão. O volume nos pulmões durante a inspiração é a capacidade residual funcional (CRF) *mais* um volume corrente (V_C).

7. **A resposta é E** [I B 2]. Durante a respiração normal, o volume inspirado e, a seguir, expirado é um volume corrente (V_C). O volume que permanece nos pulmões após a expiração de um V_C é a capacidade residual funcional (CRF).

8. **A resposta é G** [I A 3; Figura 4.1]. O volume de reserva expiratório (VRE) é igual à capacidade vital (CV) menos a capacidade inspiratória (a capacidade inspiratória inclui o volume corrente [V_C] e o volume de reserva inspiratório [VRI]).

9. **A resposta é C** [VI B]. A distribuição do fluxo sanguíneo nos pulmões é afetada pelos efeitos gravitacionais sobre a pressão hidrostática arterial. Por conseguinte, o fluxo sanguíneo é maior na base, onde a pressão hidrostática arterial é máxima, e a diferença entre as pressões arterial e venosa também é maior. Essa diferença de pressão impulsiona o fluxo sanguíneo.

10. **A resposta é D** [II C 2; Figura 4.3]. Por convenção, quando a pressão nas vias respiratórias é igual à pressão atmosférica, é designada como pressão zero. Nessas condições de equilíbrio, não há nenhum fluxo de ar, visto que não existe gradiente de pressão entre a atmosfera e os alvéolos e o volume nos pulmões é

a capacidade residual funcional (CRF). A inclinação de cada curva é a complacência, e não a resistência; quanto mais pronunciada a inclinação, maior a alteração do volume para determinada alteração de pressão, ou maior a complacência. A complacência dos pulmões ou da parede torácica isoladamente é maior que a do sistema pulmão-parede torácica combinados (as inclinações das curvas individuais são mais acentuadas que a da curva combinada, o que significa maior complacência). Quando a pressão nas vias respiratórias é igual a zero (condições de equilíbrio), a pressão intrapleural é negativa, por causa das tendências opostas de expansão da parede torácica e de colapso dos pulmões.

11. **A resposta é C** [II E 4]. Os brônquios de tamanho médio constituem, na verdade, o local de resistência máxima ao longo da árvore brônquica. Embora os pequenos raios dos alvéolos possam indicar que eles deveriam ter a maior resistência, isso não ocorre em virtude de sua disposição em paralelo. Com efeito, as alterações iniciais da resistência nas pequenas vias respiratórias podem ser "silenciosas" e não ser detectadas em razão de sua pequena contribuição global para a resistência.

12. **A resposta é D** [VII B 2]. A P_{O_2} alveolar no pulmão esquerdo será igual à P_{O_2} do ar inspirado. Como não há fluxo sanguíneo para o pulmão esquerdo, não pode ocorrer troca gasosa entre o ar alveolar e o sangue capilar pulmonar. Consequentemente, não há adição de O_2 ao sangue capilar. A relação ventilação/perfusão (V/Q) no pulmão esquerdo será infinita (e não igual a zero, nem menor do que a do pulmão direito normal), visto que Q (o denominador) tende a zero. Naturalmente, a P_{O_2} arterial sistêmica estará diminuída, já que não há troca gasosa no pulmão esquerdo. A P_{O_2} alveolar no pulmão direito não é afetada.

13. **A resposta é C** [IV C 1; Figura 4.8]. O exercício físico vigoroso aumenta a temperatura e diminui o pH dos músculos esqueléticos; ambos os efeitos causariam um desvio da curva de dissociação da hemoglobina-O_2 para a direita, facilitando a liberação de O_2 nos tecidos para atender às demandas elevadas dos músculos em atividade. O 2,3-difosfoglicerato (DPG) liga-se às cadeias β da hemoglobina do adulto e diminui sua afinidade pelo O_2, desviando a curva para a direita. Na hemoglobina fetal, as cadeias β são substituídas por cadeias γ, que não se ligam ao 2,3-DPG, de modo que a curva é desviada para a esquerda. Como o monóxido de carbono (CO) aumenta a afinidade dos locais de ligação remanescentes pelo O_2, a curva é desviada para a esquerda.

14. **A resposta é A** [IV C 1; Figura 4.8]. O desvio da curva de dissociação da hemoglobina-O_2 para a direita representa uma diminuição da afinidade da hemoglobina pelo O_2. Em qualquer valor de P_{O_2}, a porcentagem de saturação está diminuída, a P_{50} está aumentada (indicada pela P_{O_2} do gráfico, com saturação de hemoglobina de 50%), e a liberação de O_2 nos tecidos é facilitada. A capacidade de transporte de O_2 é determinada pela concentração de hemoglobina e não é afetada pelo desvio da curva A para a curva B.

15. **A resposta é D** [I A 3]. Durante a expiração máxima forçada, o volume expirado é um volume corrente (V_C), somado ao volume de reserva expiratório (VRE). O que permanece nos pulmões é o volume residual (VR).

16. **A resposta é B** [VI A]. O fluxo sanguíneo (ou débito cardíaco) nas circulações sistêmica e pulmonar é quase igual; o fluxo pulmonar é ligeiramente menor do que o fluxo sanguíneo, visto que cerca de 2% do débito cardíaco sistêmico não passam pelos pulmões. A circulação pulmonar caracteriza-se por pressão e resistência mais baixas que as da circulação sistêmica, de modo que os fluxos através das duas circulações são aproximadamente iguais (fluxo = pressão/resistência).

17. **A resposta é D** [I A 5 b, 6 b]. A ventilação alveolar é a diferença entre o volume corrente (V_C) e o volume do espaço morto, multiplicada pela frequência respiratória. O V_C e a frequência respiratória são fornecidos, enquanto o volume do espaço morto precisa ser calculado. A conta se dá multiplicado o V_C pela diferença entre a P_{CO_2} arterial e a P_{CO_2} expirada, dividida pela P_{CO_2} arterial. Dessa forma: volume do espaço morto = $0,45 \times (41 - 35/41) = 0,066$ ℓ. Então, a ventilação alveolar é calculada da seguinte maneira: $(0,45\ ℓ - 0,066\ ℓ) \times 16$ incursões respiratórias/min = $6,14\ ℓ$/min.

18. **A resposta é B** [VII C; Figura 4.10; Quadro 4.5]. A distribuição da ventilação e da perfusão pulmonares não é uniforme. Ambas são menores no ápice e maiores na base. Entretanto, as diferenças para a ventilação não são tão grandes quanto as da perfusão, o que torna a relação ventilação/perfusão (V/Q) maior no ápice e menor na base. Consequentemente, a troca gasosa é mais eficiente no ápice e menos eficiente na base. Assim, o sangue que deixa o ápice terá uma P_{O_2} mais alta e uma P_{O_2} menor, visto que está mais bem equilibrado com o ar alveolar.

19. **A resposta é E** [VIII B 2]. A hipoxemia estimula a respiração por meio de um efeito direto sobre os quimiorreceptores periféricos nos corpos carotídeos e para-aórticos. Os quimiorreceptores centrais (bulbares) são estimulados pelo CO_2 (ou H^+). Os receptores J e de estiramento pulmonares não são

quimiorreceptores. O nervo frênico inerva o diafragma, e sua atividade é determinada pelos impulsos eferentes do centro respiratório no tronco encefálico.

20. **A resposta é A** [IX A]. Durante o exercício físico, a frequência respiratória aumenta para equilibrar o aumento do consumo de O_2 e a produção de CO_2. Esse equilíbrio é alcançado sem alteração da P_{O_2} ou da P_{CO_2} arterial média. A P_{CO_2} venosa aumenta, visto que há produção adicional de CO_2 pelos músculos em atividade. Como esse CO_2 será eliminado pelos pulmões que estão hiperventilando, não ocorre aumento da P_{CO_2} arterial. O fluxo sanguíneo pulmonar (débito cardíaco) aumenta muitas vezes durante o exercício físico vigoroso.

21. **A resposta é B** [VII B 1]. Se uma área do pulmão não for ventilada, não pode haver troca gasosa nessa região. O sangue capilar pulmonar que irriga a região não se equilibrará com a P_{O_2} alveolar, mas terá uma P_{O_2} igual à do sangue venoso misto.

22. **A resposta é A** [V B; Figura 4.9]. O CO_2 gerado nos tecidos é hidratado para formar H^+ e HCO_3^- nos eritrócitos. O H^+ é tamponado dentro dos eritrócitos pela desoxi-hemoglobina (isso *acidifica* os eritrócitos). O HCO_3^- sai dos eritrócitos em troca de Cl^-, e é transportado no plasma até os pulmões. Uma pequena quantidade de CO_2 (mas não de HCO_3^-) liga-se diretamente à hemoglobina (carbamino-hemoglobina).

23. **A resposta é B** [IV A 4; IV D; Quadros 4.4 e 4.5]. A hipoxia é definida como a diminuição do aporte de O_2 aos tecidos. Ocorre em consequência da diminuição do fluxo sanguíneo ou do conteúdo de O_2 do sangue. Essa diminuição é causada por uma redução da concentração de hemoglobina (anemia), diminuição da capacidade de ligação de O_2 da hemoglobina (intoxicação por monóxido de carbono) ou diminuição da P_{O_2} arterial (hipoxemia). A hipoventilação, o desvio (*shunt*) cardíaco da direita para a esquerda e a ascensão a grandes altitudes causam hipoxia, uma vez que diminuem a P_{O_2} arterial. Entre essas causas, apenas o desvio (*shunt*) cardíaco da direita para a esquerda está associado a um aumento do gradiente (A-a), refletindo a ausência de equilíbrio do O_2 entre o gás alveolar e o sangue arterial sistêmico. No desvio da direita para a esquerda, uma parte do débito cardíaco direito ou fluxo sanguíneo pulmonar não é oxigenada nos pulmões e, portanto, "dilui" a P_{O_2} do sangue normalmente oxigenado. Na hipoventilação e na ascensão a grandes altitudes, tanto a P_{O_2} alveolar quanto a arterial estão diminuídas, porém o gradiente A-a é normal.

24. **A resposta é D** [VIII B; Quadro 4.7]. A gasometria arterial do paciente mostra aumento do pH, diminuição da Pa_{O_2} e diminuição da Pa_{CO_2}. A diminuição da Pa_{O_2} provoca hiperventilação (estimula a respiração) por meio dos quimiorreceptores periféricos, mas não pelos quimiorreceptores centrais. A diminuição da Pa_{CO_2} resulta da hiperventilação (aumento da respiração) e provoca aumento do pH, que *inibe* a respiração por meio dos quimiorreceptores periféricos e centrais.

25. **A resposta é D** [IX B; Quadro 4.9]. Em grandes altitudes, a P_{O_2} do ar alveolar diminui, em função da diminuição da pressão barométrica. Consequentemente, a P_{O_2} arterial está diminuída (< 100 mmHg), e ocorre hipoxemia, que provoca hiperventilação por um efeito sobre os quimiorreceptores periféricos. A hiperventilação leva à alcalose respiratória. Os níveis de 2,3-difosfoglicerato (DPG) aumentam como mecanismo de adaptação; o 2,3-DPG liga-se à hemoglobina e provoca um desvio da curva de dissociação da hemoglobina-O_2 para a direita para melhorar a liberação de O_2 nos tecidos. A rede vascular pulmonar sofre vasoconstrição em resposta à hipoxia alveolar, resultando em elevação da pressão arterial pulmonar e hipertrofia do ventrículo direito (mas não do ventrículo esquerdo).

26. **A resposta é D** [V B]. No sangue venoso, o CO_2 combina-se com a H_2O e produz o ácido fraco H_2CO_3, em uma reação catalisada pela anidrase carbônica. O H^+ assim formado é tamponado pela desoxi-hemoglobina, que, por ser um tampão efetivo do H^+ (o que significa que o pK está a 1,0 unidade do pH do sangue), faz com que o pH do sangue venoso seja apenas ligeiramente mais ácido do que o pH do sangue arterial. A oxi-hemoglobina é um tampão menos efetivo do que a desoxi-hemoglobina.

27. **A resposta é B** [I B 3]. O volume expirado em uma expiração forçada máxima é a capacidade vital forçada ou capacidade vital (CV).

28. **A resposta é D** [VII]. O O_2 suplementar (inspiração de ar com P_{O_2} elevada) é mais útil no tratamento da hipoxemia associada a um defeito da relação ventilação/perfusão (V/Q) se o defeito predominante for uma diminuição da V/Q. As regiões de baixa relação V/Q apresentam o maior fluxo sanguíneo. Por conseguinte, a respiração de ar com a P_{O_2} alta elevará a P_{O_2} de um grande volume de sangue e terá maior influência sobre o fluxo sanguíneo total que sai dos pulmões (que se torna sangue arterial sistêmico). No efeito espaço morto (*i. e.*, V/Q = ∞), não há fluxo sanguíneo, de modo que o O_2 suplementar não apresenta efeito. No efeito *shunt* (*i. e.*, V/Q = 0), não há ventilação; assim,

o O_2 suplementar não tem efeito. As regiões de relação V/Q alta têm pouco fluxo sanguíneo; por conseguinte, a elevação da P_{O_2} de um pequeno volume de sangue terá pouco efeito global sobre o sangue arterial sistêmico.

29. **A resposta é A** [IV D]. O aumento do gradiente (A-a) significa falta de equilíbrio de O_2 entre o gás alveolar (A) e o sangue arterial sistêmico (a). Na fibrose pulmonar ocorrem espessamento da barreira capilar alveolopulmonar e aumento da distância de difusão do O_2, resultando em perda do equilíbrio do O_2, hipoxemia e aumento do gradiente (A-a). A hipoventilação e a ascensão a 3.600 m de altitude também causam hipoxemia, visto que o sangue arterial sistêmico está em equilíbrio com uma P_{O_2} alveolar menor (gradiente [A-a] normal). Os indivíduos que respiram O_2 a 50% ou a 100% apresentarão P_{O_2} alveolar elevada, e a P_{O_2} arterial se equilibrará com esse valor mais alto (gradiente [A-a] normal).

30. **A resposta é C** [III D]. A difusão de O_2 do gás alveolar para o sangue pulmonar capilar é proporcional à diferença da pressão parcial para O_2 entre o ar inspirado e o sangue venoso misto que adentram os capilares pulmonares, proporcional à área de difusão e inversamente proporcional à distância de difusão ou espessura da barreira.

31. **A resposta é D** [IV D]. Como a paciente apresenta hipoxemia ao nível do mar e está respirando uma mistura contendo um percentual normal de O_2, sua função pulmonar não é normal. Além disso, como tem hipoxemia, não apresenta envenenamento por monóxido de carbono (que reduziria o teor de oxigênio no sangue, mas não reduziria a Pa_{O_2}). As opções restantes de hipoventilação, fibrose e desvio (*shunt*) da direita para a esquerda são causas de hipoxemia. Fibrose pode ser eliminada porque provoca defeito de difusão e redução da DL_{CO}. Hipoventilação pode ser eliminada porque provoca aumento significativo da Pa_{CO_2}. A opção de desvio (*shunt*) da direita para a esquerda como causa da hipoxemia dessa paciente é apoiada pelo cálculo do gradiente A-a: $P_{I_{O_2}}$ = (760 mmHg − 47 mmHg) × 0,21 = 150 mmHg. $P_{A_{O_2}}$ = 150 mmHg − 45 mmHg/0,8 = 94 mmHg. Gradiente A-a = 94 mmHg − 60 mmHg = 34 mmHg, que está aumentado e compatível com desvio (*shunt*) da direita para a esquerda.

32. **A resposta é A** [IV D]. Anemia (ou redução da concentração de hemoglobina) é descartada porque provoca redução do teor de oxigênio do sangue, mas não provoca hipoxemia. Todas as outras opções provocam hipoxemia. O cálculo do gradiente A-a diferencia essas causas: $P_{I_{O_2}}$ = (760 mmHg − 47 mmHg) × 0,21 = 150 mmHg. $P_{A_{O_2}}$ = 150 mmHg − 70 mmHg/0,8 = 63 mmHg. Gradiente A-a = 63 mmHg − 60 mmHg = 3 mmHg, que é normal. Entre as opções, a única causa de hipoxemia com gradiente A-a normal é hipoventilação, segundo a qual a $P_{A_{O_2}}$ é reduzida por hipoventilação e a Pa_{O_2} se equilibra com esse valor reduzido; como $P_{A_{O_2}}$ e Pa_{O_2} são equilibradas (mas inferiores ao normal), são essencialmente normais e A-a é próximo de zero, ou normal. Fibrose, defeito V/Q e desvio (*shunt*) da direita para a esquerda provocam redução da Pa_{O_2} que não é equilibrada pela $P_{A_{O_2}}$ e, por conseguinte, aumentam o gradiente A-a.

Capítulo 5
Fisiologia Renal e Equilíbrio Acidobásico

I. Líquidos corporais

- A água corporal total (ACT) representa cerca de **60% do peso corporal**
- A água corporal é inversamente proporcional à gordura corporal
- A porcentagem de ACT é **maior nos recém-nascidos e nos homens adultos** e é **menor nas mulheres adultas**, nos idosos e nos indivíduos adultos com grande quantidade de tecido adiposo.

A. Distribuição da água (Figura 5.1 e Quadro 5.1)

1. Líquido intracelular (LIC)

- Corresponde a **dois terços da ACT**
- Os principais cátions do LIC são o **K⁺** e o **Mg²⁺**
- Os principais ânions do LIC consistem em **proteínas e fosfatos orgânicos** (trifosfato de adenosina [ATP], difosfato de adenosina [ADP] e monofosfato de adenosina [AMP]).

2. Líquido extracelular (LEC)

- **Corresponde a um terço da ACT**
- É constituído por líquido intersticial e plasma. O principal cátion do LEC é o **Na⁺**
- Os principais ânions do LEC são o **Cl⁻** e o **HCO₃⁻**.

a. O plasma corresponde a um quarto do LEC. Por conseguinte, representa 1/12 da ACT (1/4 × 1/3)

- As principais **proteínas plasmáticas** são a albumina e as globulinas.

b. O líquido intersticial corresponde a três quartos do LEC. Por conseguinte, representa 1/4 da ACT (3/4 × 1/3)

- A composição do líquido intersticial é igual à do plasma, exceto pela presença de **pouca proteína**. Assim, o líquido intersticial é um **ultrafiltrado do plasma**.

3. Regra dos 60, 40 e 20

- A ACT constitui **60%** do peso corporal
- O LIC constitui **40%** do peso corporal
- O LEC constitui **20%** do peso corporal.

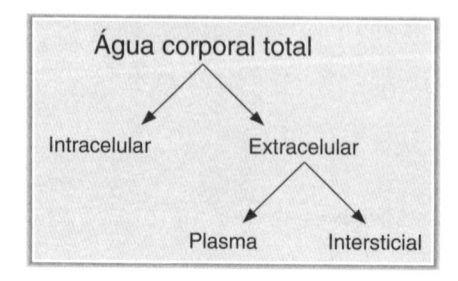

Figura 5.1 Compartimentos dos líquidos corporais.

Quadro 5.1 Água corporal e compartimentos dos líquidos corporais.

Compartimento de líquido corporal	Fração da ACT*	Marcadores usados para medir o volume	Principais cátions	Principais ânions
ACT	1,0	H_2O tritiada D_2O (deutério) Antipireno		
LEC	1/3	Sulfato Inulina Manitol	Na^+	Cl^- HCO_3^-
Plasma	1/12 (1/4 do LEC)	SARI Azul de Evans	Na^+	Cl^- HCO_3^- Proteínas plasmáticas
Intersticial	1/4 (3/4 do LEC)	LEC-volume plasmático (indireto)	Na^+	Cl^- HCO_3^-
LIC	2/3	ACT-LEC (indireto)	K^+	Fosfatos orgânicos Proteínas

*A água corporal total (ACT) constitui aproximadamente 60% do peso corporal total ou 42 ℓ em um homem de 70 kg. LEC = líquido extracelular; LIC = líquido intracelular, SARI = soroalbumina radioiodada.

B. Mensuração dos volumes dos compartimentos de líquidos (ver Quadro 5.1)

1. **Método de diluição**

   a. Administra-se uma **quantidade conhecida** de determinada substância cujo volume de distribuição é o compartimento de líquido corporal que se pretende medir

   ● Por exemplo:

   (1) A *água tritiada* é um marcador da ACT que se distribui onde houver água.

   (2) O *manitol* é um marcador para o LEC, visto que se trata de uma grande molécula incapaz de atravessar as membranas celulares, e é, portanto, excluído do LIC.

   (3) O *azul de Evans* é um marcador para o volume plasmático, pois é um corante que se liga à albumina sérica, de modo que sua distribuição é restrita ao compartimento plasmático.

   b. Espera-se até que a substância entre em **equilíbrio**.

   c. A **concentração** da substância é medida no plasma, e o **volume de distribuição é calculado** da seguinte maneira:

   $$Volume = \frac{Quantidade}{Concentração}$$

   em que:
   Volume = volume de distribuição ou
   volume do compartimento de líquido corporal (ℓ)
   Quantidade = quantidade da substância presente (mg)
   Concentração = concentração no plasma (mg/ℓ)

   d. **Exemplo de cálculo**

   ● São injetados 500 mg de manitol em um paciente. Depois de um período de equilíbrio de 2 horas, a concentração plasmática de manitol é de 3,2 mg/100 mℓ. Durante o período de equilíbrio, 10% do manitol injetado são excretados na urina. Qual é o volume de LEC do paciente?

   $$Volume = \frac{Quantidade}{Concentração}$$

   $$= \frac{Quantidade\ injetada - Quantidade\ excretada}{Concentração}$$

   $$= \frac{500\ mg - 50\ mg}{3,2\ mg/100\ m\ell}$$

   $$= 14,1\ \ell$$

2. **Substâncias usadas para medir os principais compartimentos de líquido** (ver Quadro 5.1)

   a. **ACT**

      ● Água tritiada, D_2O (deutério ou água pesada) e antipireno.

   b. **LEC**

      ● Sulfato, inulina e manitol.

   c. **Plasma**

      ● Soroalbumina radioiodada (SARI) e azul de Evans.

   d. **Intersticial**

      ● Medido indiretamente (volume de LEC-volume plasmático).

   e. **LIC**

      ● Medido indiretamente (ACT-volume de LEC).

C. Deslocamentos da água entre os compartimentos

1. **Princípios básicos**

   a. **Osmolaridade** é a concentração de partículas de soluto.

   b. A **osmolaridade plasmática (P_{osm})** é estimada da seguinte forma:

$$P_{osm} = (2 \times Na^+) + (Glicose/18) + (Ureia/2,8)$$

   em que:

   P_{osm} = osmolaridade plasmática ($mOsm/\ell$)
   Na^+ = concentração plasmática de Na^+ (mEq/ℓ)
   Glicose = concentração plasmática de glicose ($mg/d\ell$)
   Ureia = concentração plasmática de ureia ($mg/d\ell$)

   c. No estado de equilíbrio dinâmico, **a osmolaridade do LEC e a osmolaridade do LIC são iguais.**

   d. Para atingir essa igualdade, a **água desloca-se** entre esses dois compartimentos (LEC e LIC).

   e. Solutos como o NaCl e o manitol não atravessam as membranas celulares e ficam restritos aos LEC.

2. **Exemplos de deslocamentos da água entre os compartimentos** (Figura 5.2 e Quadro 5.2)

   a. **Infusão de NaCl isotônico – adição de líquido isotônico**

      ● É também denominada **expansão isosmótica de volume.**

      (1) *O volume do LEC aumenta*, porém **não ocorre alteração na osmolaridade** do LEC ou do LIC. Como a osmolaridade permanece inalterada, não há deslocamento de água entre os compartimentos de LEC e de LIC.

      (2) *A concentração plasmática de proteína e o hematócrito diminuem*, pois o acréscimo de líquido ao LEC dilui as proteínas e os eritrócitos. Como a osmolaridade do LEC permanece inalterada, os eritrócitos não sofrem contração nem intumescimento.

      (3) *A pressão arterial aumenta* em virtude do aumento de volume do LEC.

   b. **Diarreia – perda de líquido isotônico**

      ● É também denominada **contração isosmótica de volume.**

      (1) *O volume do LEC diminui*, porém **não ocorre alteração na osmolaridade** do LEC ou do LIC. Como a osmolaridade permanece inalterada, a água não se desloca entre os compartimentos de LEC e de LIC.

      (2) *A concentração plasmática de proteína e o hematócrito aumentam*, visto que a perda de LEC concentra as proteínas e os eritrócitos. Como a osmolaridade do LEC permanece inalterada, os eritrócitos não sofrem contração nem intumescimento.

      (3) *A pressão arterial diminui* em virtude da redução de volume do LEC.

   c. **Aporte excessivo de NaCl – acréscimo de NaCl**

      ● É também denominado **expansão hiperosmótica de volume.**

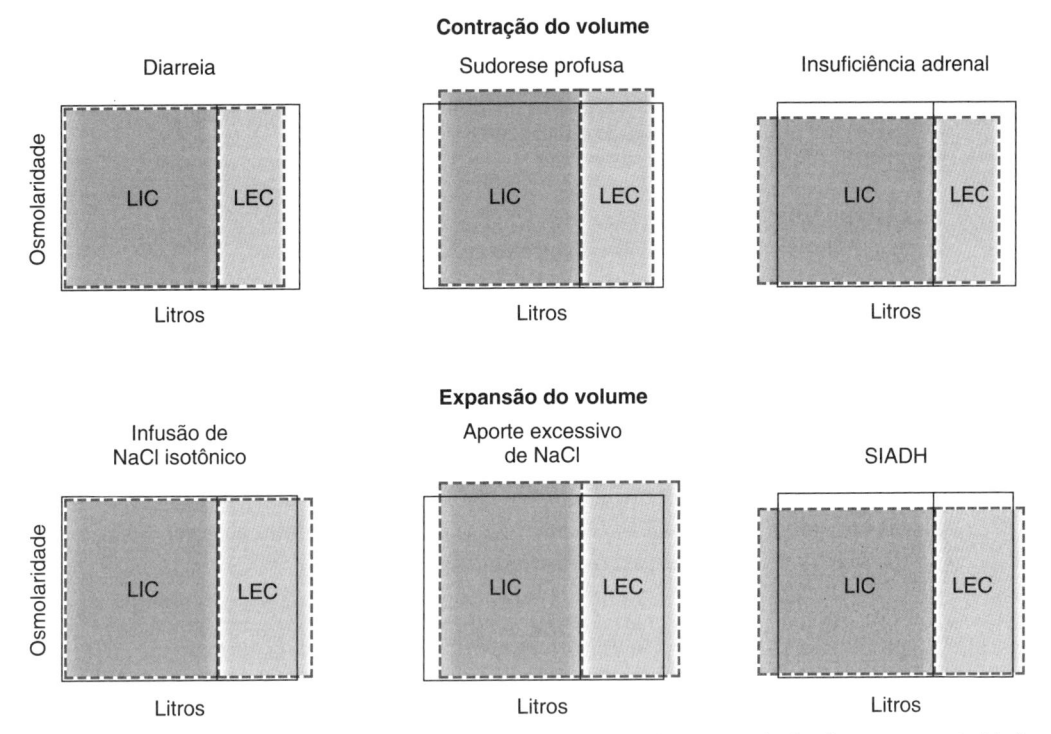

Figura 5.2 Deslocamentos da água entre os compartimentos dos líquidos corporais. O volume e a osmolaridade normais do líquido extracelular (LEC) e do líquido intracelular (LIC) estão indicados por *linhas contínuas*. As alterações do volume e da osmolaridade em resposta a várias situações estão indicadas pelas *linhas traçadas*. SIADH = síndrome da secreção inapropriada do hormônio antidiurético.

Quadro 5.2 Alterações do volume e da osmolaridade dos líquidos corporais.

Tipo	Principais exemplos	Volume do LEC	Volume do LIC	Osmolaridade do LEC	Ht e soro [Na$^+$]
Expansão isosmótica do volume	Infusão de NaCl isotônico	↑	Sem alteração	Sem alteração	↓ Ht −[Na$^+$]
Contração isosmótica do volume	Diarreia	↓	Sem alteração	Sem alteração	↑ Ht −[Na$^+$]
Expansão hiperosmótica do volume	Aporte elevado de NaCl	↑	↓	↑	↓ Ht ↑ [Na$^+$]
Contração hiperosmótica do volume	Sudorese Febre Diabetes insípido	↓	↓	↑	− Ht ↑ [Na$^+$]
Expansão hiposmótica do volume	SIADH	↑	↑	↓	− Ht ↓ [Na$^+$]
Contração hiposmótica do volume	Insuficiência adrenal	↓	↑	↓	↑ Ht ↓ [Na$^+$]

− = sem alteração; LEC = líquido extracelular; Ht = hematócrito; LIC = líquido intracelular; SIADH = síndrome da secreção inapropriada do hormônio antidiurético.

(1) *A osmolaridade do LEC aumenta* por causa do acréscimo de soluto (NaCl) ao LEC.

(2) *A água desloca-se do LIC para o LEC.* Em resposta a esse deslocamento, a **osmolaridade do LIC aumenta** até ficar igual à do LEC.

(3) Como consequência da saída de água das células, o **volume do LEC aumenta** (expansão de volume), enquanto o **volume do LIC diminui.**

(4) A concentração plasmática de proteína e o hematócrito diminuem em razão do aumento de volume do LEC.

d. Sudorese abundante – perda de água

- É também denominada **contração hiperosmótica de volume.**

(1) *A osmolaridade do LEC aumenta,* uma vez que o suor é hiposmótico (a perda de água é relativamente maior que a de sal).

(2) *O volume do LEC diminui* em razão da perda de volume no suor. A água sai do LIC; em resposta a esse deslocamento, a **osmolaridade do LIC aumenta** até ficar igual à do LEC, enquanto o **volume de LIC diminui.**

(3) *A concentração plasmática de proteína aumenta* em virtude da diminuição de volume do LEC. Embora se possa esperar também um aumento do **hematócrito**, ele permanece **inalterado** em decorrência da saída de água dos eritrócitos, diminuindo seu volume e compensando o efeito da redução de volume do LEC.

e. Síndrome da secreção inapropriada do hormônio antidiurético (SIADH) – ganho de água

- Também denominada **expansão hiposmótica de volume.**

(1) *A osmolaridade do LEC diminui* em função da retenção em excesso de água.

(2) *O volume do LEC aumenta* por causa da retenção de água. A água penetra nas células; em resposta a esse deslocamento, a **osmolaridade do LIC diminui** até ficar igual à do LEC, enquanto o **volume de LIC aumenta.**

(3) *A concentração plasmática de proteína diminui* em virtude do aumento de volume do LEC. Embora se possa esperar também uma redução do **hematócrito**, ele permanece **inalterado** em decorrência da entrada de água nos eritrócitos, aumentando seu volume e compensando o efeito de expansão de volume do LEC.

f. Insuficiência adrenal – perda de NaCl

- É também denominada **contração hiposmótica de volume.**

(1) *A osmolaridade do LEC diminui.* Em virtude da falta de aldosterona na insuficiência adrenal, ocorre diminuição da reabsorção de NaCl, e os rins excretam mais NaCl do que água.

(2) *O volume do LEC diminui.* A água penetra nas células; em resposta a esse deslocamento, a **osmolaridade do LIC diminui** até ficar igual à do LEC, enquanto o **volume de LIC aumenta.**

(3) *A concentração plasmática de proteína aumenta* em virtude da diminuição de volume do LEC. O **hematócrito aumenta** por causa da redução de volume do LEC e do intumescimento dos eritrócitos, como resposta à entrada de água.

(4) *A pressão arterial diminui* por causa da redução de volume do LEC.

II. Depuração (*clearance*) renal, fluxo sanguíneo renal (FSR) e taxa de filtração glomerular (TFG)

A. Equação da depuração (*clearance*)

- Indica o volume de plasma depurado de uma substância por unidade de tempo
- As unidades de depuração são **mℓ/min** e **mℓ/24 h**

$$C = \frac{UV}{P}$$

em que:

C = *clearance* (mℓ/min ou mℓ/24 h)
U = concentração urinária (mg/mℓ)
V = volume urinário/tempo (mℓ/min)
P = concentração plasmática (mg/mℓ)

- **Exemplo**: Se a $[Na^+]$ plasmática for de 140 mEq/ℓ, a $[Na^+]$ urinária for de 700 mEq/ℓ e o fluxo urinário for de 1 mℓ/min, qual será a depuração do Na^+?

$$C_{Na^+} = \frac{[U]_{Na^+} \times V}{[P]_{Na^+}}$$

$$= \frac{700 \text{ mEq}/\ell \times 1 \text{ m}\ell/\text{min}}{140 \text{ mEq}/\ell}$$

$$= 5 \text{ m}\ell/\text{min}$$

B. FSR

- Corresponde a **25% do débito cardíaco**
- É diretamente proporcional à diferença de pressão entre a artéria renal e a veia renal e inversamente proporcional à resistência da rede vascular renal
- A **vasoconstrição** das arteríolas renais, que resulta em diminuição do FSR, é provocada pela ativação do **sistema nervoso simpático** e pela angiotensina II. Em baixas concentrações, a **angiotensina II** produz constrição preferencial das arteríolas eferentes, "protegendo" (aumentando), assim, o RFG. Os **inibidores da enzima conversora de angiotensina (ECA)** dilatam as arteríolas eferentes e provocam diminuição do RFG; esses fármacos reduzem a hiperfiltração e a ocorrência de nefropatia diabética no diabetes melito
- A **vasodilatação** das arteríolas renais, que leva a um aumento do FSR, é provocada pelas **prostaglandinas E_2 e I_2**, bradicinina, óxido nítrico e **dopamina**
- O **peptídio natriurético atrial (PNA)** causa vaso*dilatação* nas arteríolas aferentes e, em extensões menores, vaso*constrição* nas arteríolas eferentes; além disso, a PNA aumenta o FSR e o RFG.

1. Autorregulação do FSR

- É realizada por meio da **modificação da resistência vascular renal**. Se houver alteração da pressão arterial, ocorre mudança proporcional da resistência vascular renal para manter o FSR constante
- O FSR permanece constante ao longo da faixa de pressão arterial de 80 a 200 mmHg **(autorregulação)**
- Os mecanismos de autorregulação incluem:

a. O **mecanismo miogênico**, em que ocorre contração das arteríolas aferentes renais em resposta ao estiramento. Por conseguinte, a elevação da pressão arterial renal distende as arteríolas, que se contraem e aumentam a resistência para manter o fluxo sanguíneo constante.

b. O *feedback* **(retroalimentação) tubuloglomerular** é desencadeado pela elevação da pressão arterial renal, que provoca aumento do aporte de sangue para a **mácula densa**. A mácula densa detecta a carga aumentada de sódio presente no sangue e provoca constrição da arteríola aferente adjacente, aumentando assim a resistência para manter o fluxo sanguíneo constante

- A dieta hiperproteica eleva a taxa de filtração glomerular ao aumentar a reabsorção de Na^+ e Cl^-, reduzindo o aporte de Na^+ e Cl^- à mácula densa e, assim, aumentando a TFG via *feedback* tubuloglomerular.

2. Medição do fluxo plasmático renal (FPR) – depuração do ácido para-amino-hipúrico (PAH)

- O PAH é **filtrado e secretado** pelos túbulos renais
- A depuração do PAH é utilizada para medir o FPR
- A depuração do PAH mede o **FPR efetivo** e subestima o FPR real em 10%. (A depuração do PAH não mede o fluxo plasmático renal para regiões dos rins que não filtram nem secretam o PAH.)

$$\text{FPR} = C_{PAH} = \frac{[U]_{PAH} V}{[P]_{PAH}}$$

em que:

$\qquad$ FPR = fluxo plasmático renal (mℓ/min ou mℓ/24 h)

$\qquad$ C_{PAH} = depuração do PAH (mℓ/min ou mℓ/24 h)

$\qquad$ $[U]_{PAH}$ = concentração urinária de PAH (mg/mℓ)

$\qquad$ V = fluxo urinário (mℓ/min ou mℓ/24 h)

$\qquad$ $[P]_{PAH}$ = concentração plasmática de PAH (mg/mℓ)

3. **Medição do FSR**

$$FSR = \frac{FPR}{(1 - \text{Hematócrito})}$$

- Observe que o denominador nessa equação (1 − hematócrito) representa a fração do volume sanguíneo ocupado pelo plasma.

C. TFG

1. Medição da TFG – depuração da inulina

- A inulina é **filtrada, mas não é reabsorvida nem secretada** pelos túbulos renais
- A depuração da inulina é utilizada para medir a TFG, como mostra a seguinte equação:

$$TFG = \frac{[U]_{inulina}\, V}{[P]_{inulina}}$$

em que:

TFG = taxa de filtração glomerular (mℓ/min ou mℓ/24 h)
$[U]_{inulina}$ = concentração urinária de inulina (mg/mℓ)
V = taxa de fluxo urinário (mℓ/min ou mℓ/24 h)
$[P]_{inulina}$ = concentração plasmática de inulina (mg/mℓ)

- **Exemplo de cálculo da TFG**: A inulina é infundida em um paciente para atingir uma concentração plasmática em equilíbrio dinâmico de 1 mg/mℓ. Uma amostra de urina coletada durante 1 h apresenta um volume de 60 mℓ e uma concentração de inulina de 120 mg/mℓ. Qual é a TFG do paciente?

$$TFG = \frac{[U]_{inulina}\, V}{[P]_{inulina}}$$

$$= \frac{120\ \text{mg/m}\ell \times 60\ \text{m}\ell/\text{h}}{1\ \text{mg/m}\ell}$$

$$= \frac{120\ \text{mg/m}\ell \times 1\ \text{m}\ell/\text{min}}{1\ \text{mg/m}\ell}$$

$$= 120\ \text{m}\ell/\text{min}$$

2. Estimativas da TFG com a ureia e a creatinina séricas

- Tanto a ureia quanto a creatinina séricas aumentam quando a TFG diminui
- Na **azotemia pré-renal** (hipovolemia), a ureia aumenta mais do que a creatinina (porque a hipovolemia aumenta a reabsorção de ureia no túbulo proximal), e ocorre **aumento da razão ureia/creatinina** (> 20:1)
- A **TFG diminui com a idade**, embora a creatinina sérica permaneça constante em virtude da diminuição da massa muscular.

3. Fração de filtração

- É a fração do FPR filtrada pelos capilares glomerulares, como mostra a seguinte equação:

$$\text{Fração de filtração} = \frac{TFG}{FPR}$$

- Em **condições normais, é de cerca de 0,20**. Por conseguinte, 20% do FPR são filtrados. Os 80% remanescentes saem dos capilares glomerulares pelas arteríolas eferentes e formam a rede capilar peritubular
- **Aumentos da fração de filtração** provocam elevação da concentração de proteína do sangue capilar peritubular, levando a um aumento da reabsorção no túbulo proximal
- **Reduções da fração de filtração** provocam diminuição da concentração de proteína do sangue capilar peritubular e diminuição da reabsorção no túbulo proximal.

4. Determinação da TFG – forças de Starling (Figura 5.3)

- A força motriz para a filtração glomerular é a **pressão de ultrafiltração efetiva** por meio dos capilares glomerulares
- A **filtração é sempre favorecida** nos capilares glomerulares, visto que a pressão de ultrafiltração efetiva sempre favorece o movimento de líquido para fora do glomérulo
- A TFG pode ser expressa pela **equação de Starling**:

$$TFG = K_f\,[(P_{CG} - P_{EB}) - (\pi_{CG} - \pi_{EB})]$$

a. A **TFG** é a filtração através dos capilares glomerulares.

b. **K_f é o coeficiente de ultrafiltração** dos capilares glomerulares

- A barreira glomerular consiste em endotélio capilar, membrana basal e poros de filtração dos podócitos
- Normalmente, as **glicoproteínas aniônicas revestem a barreira de filtração** e restringem a filtração das proteínas plasmáticas, que também apresentam carga elétrica negativa
- Na **doença glomerular**, as cargas aniônicas na barreira podem ser removidas, resultando em proteinúria.

c. A **P_{CG} é a pressão hidrostática no capilar glomerular**, que é constante em todo o comprimento do capilar

- Ela é **aumentada pela dilatação da arteríola aferente ou pela constrição da arteríola eferente**. O aumento da π_{CG} provoca aumento da pressão de ultrafiltração efetiva e da TFG.

d. A **P_{EB} é a pressão hidrostática no espaço de Bowman** e é análoga à P_i nos capilares sistêmicos

- Ela é **aumentada pela constrição dos ureteres**. O aumento da P_{EB} provoca diminuição da pressão de ultrafiltração efetiva e da TFG.

e. **π_{CG} é a pressão oncótica no capilar glomerular**. Normalmente ela **aumenta em todo o comprimento do capilar glomerular**, uma vez que a filtração de água aumenta a concentração de proteína no sangue capilar glomerular

- Ela é **aumentada por elevação da concentração de proteína**. O aumento da π_{CG} provoca a diminuição da pressão de ultrafiltração efetiva e da TFG.

f. **π_{EB} é a pressão oncótica no espaço de Bowman**. É habitualmente igual a **zero** e, portanto, é ignorada, visto que apenas uma pequena quantidade de proteína é normalmente filtrada.

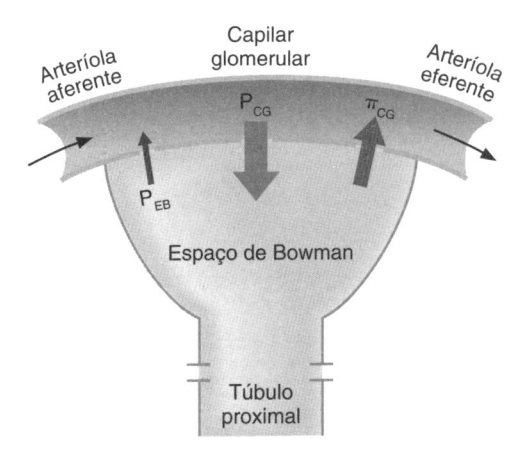

Figura 5.3 Forças de Starling através dos capilares glomerulares. As *setas grossas* indicam as forças propulsoras através da parede capilar glomerular. P_{EB} = pressão hidrostática no espaço de Bowman; P_{CG} = pressão hidrostática no capilar glomerular; π_{CG} = pressão oncótica no capilar glomerular.

5. **Exemplo de cálculo da pressão de ultrafiltração com a equação de Starling**

- Na extremidade arteriolar aferente de um capilar glomerular, a P_{CG} é de 45 mmHg, a P_{EB} é de 10 mmHg e a π_{CG} é de 27 mmHg. Quais são o valor e a direção da pressão de ultrafiltração efetiva?

$$\text{Pressão efetiva} = (P_{CG} - P_{EB}) - \pi_{CG}$$
$$\text{Pressão efetiva} = (45\ mmHg - 10\ mmHg) - 27\ mmHg$$
$$= +8\ mmHg\ (\text{favorecendo a filtração})$$

6. **Alterações nas forças de Starling – efeito sobre a TFG e a fração de filtração** (Quadro 5.3)

III. Reabsorção e secreção (Figura 5.4)

A. Cálculo das taxas de reabsorção e de secreção

- A taxa de reabsorção ou de secreção é a diferença entre a quantidade filtrada através dos capilares glomerulares e a quantidade excretada na urina. É calculada com as seguintes equações:

$$\text{Carga filtrada} = TFG \times [\text{plasma}]$$
$$\text{Taxa de excreção} = V \times [\text{urina}]$$
$$\text{Taxa de reabsorção} = \text{Carga filtrada} - \text{Taxa de excreção}$$
$$\text{Taxa de secreção} = \text{Taxa de excreção} - \text{Carga filtrada}$$

Quadro 5.3 Efeito das alterações das forças de Starling sobre a TFG, o FPR e a fração de filtração.

	Efeito sobre a TFG	Efeito sobre o FPR	Efeito sobre a fração de filtração
Constrição da arteríola aferente (p. ex., simpática)	↓ (causado por ↓ P_{CG})	↓	Sem alteração
Constrição da arteríola eferente (p. ex., angiotensina II)	↑ (causado por ↑ P_{CG})	↓	↑ (↑ TFG/ ↓ FPR)
Aumento da proteína plasmática	↓ (causado por ↑ π_{CG})	Sem alteração	↓ (↓ TFG/FPR inalterado)
Cálculo ureteral	↓ (causado por ↑ P_{EB})	Sem alteração	↓ (↓ TFG/FPR inalterado)

TFG = taxa de filtração glomerular; FPR = fluxo plasmático renal.

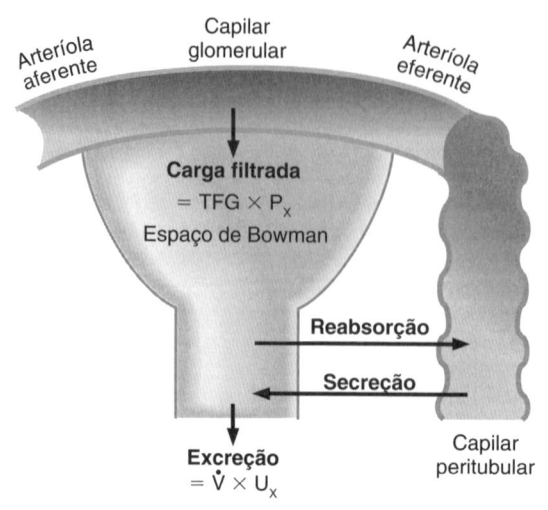

Figura 5.4 Processos de filtração, reabsorção e secreção. A soma dos três processos é a excreção.

- Se a carga filtrada for maior do que a taxa de excreção, significa que ocorreu **reabsorção efetiva** da substância. Se a carga filtrada for menor do que a taxa de excreção, significa que houve **secreção efetiva** da substância
- **Exemplo**: Uma mulher com diabetes melito sem tratamento apresenta TFG de 120 mℓ/min, concentração plasmática de glicose de 400 mg/dℓ, concentração urinária de glicose de 2.500 mg/dℓ e taxa de fluxo urinário de 4 mℓ/min. Qual é a taxa de reabsorção da glicose?

$$
\begin{aligned}
\text{Carga filtrada} &= \text{TFG} \times [\text{glicose}] \text{ plasmática} \\
&= 120 \text{ m}\ell/\text{min} \times 400 \text{ mg/d}\ell \\
&= 480 \text{ mg/min} \\
\text{Excreção} &= \text{V} \times [\text{glicose}] \text{ urinária} \\
&= 4 \text{ m}\ell/\text{min} \times 2.500 \text{ mg/d}\ell \\
&= 100 \text{ mg/min} \\
\text{Reabsorção} &= 480 \text{ mg/min} - 100 \text{ mg/min} \\
&= 380 \text{ mg/min}
\end{aligned}
$$

B. Curva de transporte máximo (T_m) da glicose – uma substância reabsorvida (Figura 5.5)

1. **Carga filtrada de glicose**
   - Aumenta em proporção direta com a concentração plasmática de glicose (carga filtrada de glicose = TFG × [glicose]$_{plasma}$).

2. **Reabsorção de glicose**
   a. O **cotransporte de Na$^+$-glicose no túbulo proximal** reabsorve a glicose do líquido tubular para o sangue. Existe um número limitado de transportadores de Na$^+$-glicose.
   b. Em concentrações plasmáticas de glicose inferiores a 250 mg/dℓ, toda a glicose filtrada pode ser reabsorvida, em virtude da ampla disponibilidade de carreadores; nessa faixa, a linha de reabsorção é igual à da filtração.
   c. Em concentrações plasmáticas de glicose superiores a 350 mg/dℓ, os carreadores estão saturados. Por conseguinte, aumentos da concentração plasmática acima de 350 mg/dℓ não resultam em taxa aumentada de reabsorção. A taxa de reabsorção em que os carreadores estão saturados é o T_m.

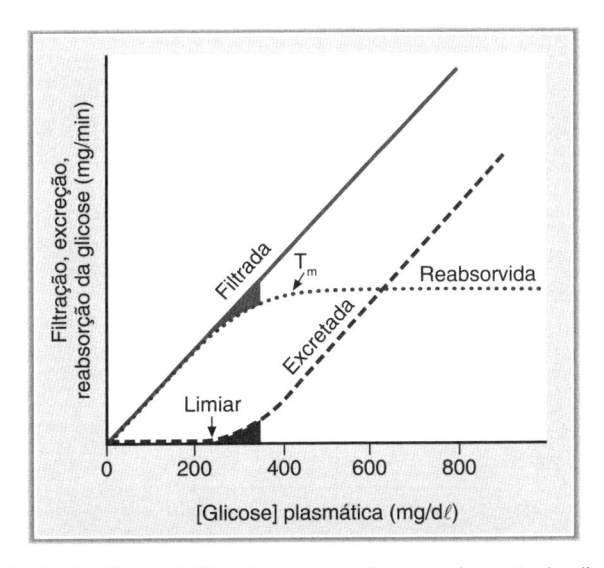

Figura 5.5 Curva de titulação da glicose. A filtração, a excreção e a reabsorção da glicose são mostradas em função da [glicose] plasmática. A área sombreada indica o *splay*. T_m = transporte máximo.

3. Excreção de glicose

a. Em concentrações plasmáticas de glicose inferiores a 250 mg/dℓ, toda a glicose filtrada é reabsorvida, e a excreção é igual a zero. O **limiar** (definido como a concentração plasmática em que a glicose aparece pela primeira vez na urina) é de cerca de 250 mg/dℓ.

b. Em concentrações plasmáticas superiores a 350 mg/dℓ, a reabsorção é saturada (T_m). Logo, à medida que a concentração plasmática aumenta, a glicose filtrada adicionalmente não pode ser reabsorvida, e é excretada na urina.

4. Janela de reabsorção (*splay*)

- Refere-se à região das curvas da glicose **entre o limiar e o T_m**
- Ocorre entre as concentrações plasmáticas de glicose de aproximadamente 250 e 350 mg/dℓ
- Representa a excreção de glicose na urina antes que seja alcançada a saturação completa da reabsorção (T_m)
- É explicada pela heterogeneidade dos néfrons e pela afinidade relativamente baixa dos transportadores de Na^+-glicose.

C. Curva de T_m do PAH – uma substância secretada (Figura 5.6)

1. Carga filtrada de PAH

- Como no caso da glicose, a carga filtrada de PAH aumenta em proporção direta com a concentração plasmática de PAH.

2. Secreção de PAH

a. A secreção de PAH ocorre do sangue capilar peritubular para o líquido tubular (urina) por meio de transportadores no **túbulo proximal**.

b. Em baixas concentrações plasmáticas de PAH, a taxa de secreção aumenta à medida que a concentração plasmática aumenta.

c. Uma vez saturados os transportadores, aumentos adicionais na concentração plasmática de PAH não provocam aumentos adicionais na taxa de secreção (**T_m**).

3. Excreção de PAH

a. A excreção de PAH é a **soma da filtração** através dos capilares glomerulares **e da secreção** a partir do sangue capilar peritubular.

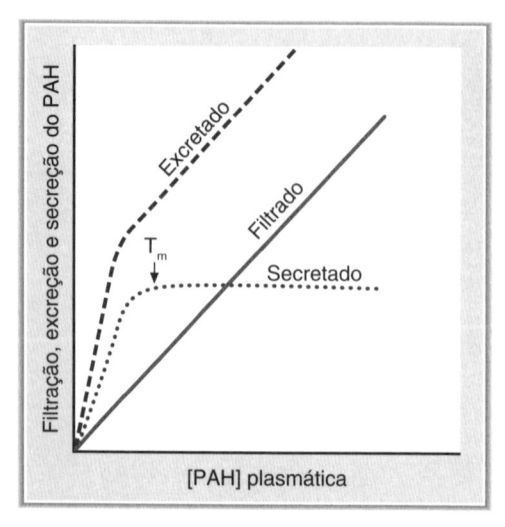

Figura 5.6 Curva de titulação do ácido para-amino-hipúrico (PAH). A filtração, a excreção e a secreção do PAH são mostradas em função da [PAH] plasmática. T_m = transporte máximo.

b. A curva de excreção é mais inclinada em baixas concentrações plasmáticas de PAH (inferiores ao T_m). Quando o T_m para a secreção é ultrapassado e todos os carreadores para secreção estão saturados, a curva de excreção torna-se plana e paralela à curva de filtração.

c. O **FPR** é medido pela **depuração do PAH** em concentrações plasmáticas de PAH inferiores ao T_m.

D. Depuração relativa das substâncias

1. Substâncias com depurações mais altas

- São aquelas filtradas através dos capilares glomerulares e secretadas dos capilares peritubulares para a urina (p. ex., PAH).

2. Substâncias com depurações mais baixas

- São aquelas que não são filtradas (p. ex., proteína) ou que são filtradas e subsequentemente reabsorvidas no sangue capilar peritubular (p. ex., Na^+, glicose, aminoácidos, HCO_3^-, Cl^-).

3. Substâncias com depuração igual à TFG

- São **marcadores glomerulares**
- São aquelas livremente filtradas, mas que não são reabsorvidas nem secretadas (p. ex., inulina).

4. Depuração relativa

- PAH > K^+ (dieta rica em K^+) > inulina > ureia > Na^+ > glicose, aminoácidos e HCO_3^-.

E. Difusão não iônica

1. Ácidos fracos

- Apresentam uma forma HA e uma forma A^-
- A forma HA, que não tem carga e é lipossolúvel, pode sofrer retrodifusão da urina para o sangue
- A forma A^-, que tem carga mas não é lipossolúvel, não pode sofrer retrodifusão
- Com **pH urinário ácido**, a forma HA predomina, a retrodifusão é maior e ocorre excreção diminuída do ácido fraco
- Com **pH urinário alcalino**, a forma A^- predomina, a retrodifusão é menor e ocorre excreção aumentada do ácido fraco. Por exemplo, a excreção de **ácido salicílico** (um ácido fraco) pode ser aumentada pela alcalinização da urina.

2. Bases fracas

- Apresentam uma forma BH^+ e uma forma B
- A forma B, que não tem carga e é lipossolúvel, pode sofrer retrodifusão da urina para o sangue
- A forma BH^+, que tem carga mas não é lipossolúvel, não pode sofrer retrodifusão
- Com **pH urinário ácido**, a forma BH^+ predomina, a retrodifusão é menor e ocorre excreção aumentada da base fraca. Por exemplo, a excreção de **morfina** (uma base fraca) pode ser potencializada pela acidificação da urina
- Com **pH urinário alcalino**, a forma B predomina, a retrodifusão é maior e ocorre excreção diminuída da base fraca.

IV. Regulação do NaCl

A. Terminologia para o néfron isolado

- O **líquido tubular (LT) é a urina** presente em qualquer ponto ao longo do néfron
- O **plasma (P) é o plasma da circulação sistêmica**. É considerado constante.

1. Razão LT/P_x

- Compara a concentração de uma substância no líquido tubular, em qualquer ponto ao longo do néfron, com a concentração no plasma.

a. Se LT/P = 1,0, significa que não houve reabsorção da substância, *ou* que a reabsorção da substância foi exatamente proporcional à reabsorção de água

- **Por exemplo**, se LT/P_{Na^+} = 1,0, a $[Na^+]$ no líquido tubular é idêntica à $[Na^+]$ no plasma

- Para qualquer substância livremente filtrada, a LT/P = 1,0 no espaço de Bowman (antes que tenha ocorrido qualquer reabsorção ou secreção para modificar o líquido tubular).

  b. **Se LT/P < 1,0**, significa que a reabsorção da substância foi maior do que a reabsorção de água, e a concentração no líquido tubular é menor do que no plasma

  - **Por exemplo**, se LT/P_{Na^+} = 8,0, a [Na^+] no líquido tubular corresponde a 80% da [Na^+] no plasma.

  c. **Se LT/P > 1,0**, significa que a reabsorção da substância foi menor do que a reabsorção de água, *ou* que houve secreção da substância.

2. **LT/$P_{inulina}$**

   - É usada como marcador para a reabsorção de água ao longo do néfron
   - Aumenta com a reabsorção de água
   - Como a inulina é livremente filtrada, mas não é reabsorvida nem secretada, sua concentração no líquido tubular é determinada exclusivamente pela quantidade de água que permanece nele
   - A equação a seguir mostra como calcular a **fração da água filtrada que foi reabsorvida**:

$$\text{Fração de } H_2O \text{ filtrada reabsorvida} = 1 - \frac{1}{[LT/P]_{inulina}}$$

   - **Por exemplo**, se houve reabsorção de 50% da água filtrada, a LT/$P_{inulina}$ = 2,0. Outro exemplo, se a LT/$P_{inulina}$ = 3,0, significa que houve reabsorção de 67% da água filtrada (*i. e.*, 1 − 1/3).

3. **Razão [LT/P]$_x$/[LT/P]$_{inulina}$**

   - Corrige a razão LT/P_x para a reabsorção de água. Essa dupla razão fornece a **fração da carga filtrada remanescente em qualquer ponto ao longo do néfron**
   - **Por exemplo**, se [LT/P]$_{K^+}$/[LT/P]$_{inulina}$ = 0,3 na extremidade do túbulo proximal, significa que 30% do K^+ filtrado permanecem no líquido tubular, enquanto 70% foram reabsorvidos para o sangue.

B. Informações gerais sobre a reabsorção de Na^+

- O Na^+ é livremente filtrado através dos capilares glomerulares; logo, a [Na^+] no líquido tubular do espaço de Bowman é igual à do plasma (*i. e.*, LT/P_{Na^+} = 1,0)
- O Na^+ é reabsorvido ao longo de todo o néfron, e uma quantidade muito pequena é excretada na urina (< 1% da carga filtrada).

C. Reabsorção de Na^+ ao longo do néfron (Figura 5.7)

1. **Túbulo proximal**

   - **Reabsorve dois terços, ou 67%, do Na^+ filtrado e da H_2O**, mais do que qualquer outra parte do néfron
   - Constitui o local do **balanço glomerulotubular**
   - O processo é **isosmótico**. A reabsorção de Na^+ e de H_2O no túbulo proximal é exatamente proporcional. Por conseguinte, tanto LT/P_{Na^+} quanto LT/P_{osm} = 1,0.

   a. **Porção inicial do túbulo proximal – características especiais** (Figura 5.8)

      - Reabsorve Na^+ e H_2O, juntamente com HCO_3^-, glicose, aminoácidos, fosfato e lactato
      - O Na^+ é reabsorvido por **cotransporte** com glicose, aminoácidos, fosfato e lactato. Esses processos de cotransporte são responsáveis pela reabsorção de toda a glicose e dos aminoácidos filtrados
      - O Na^+ também é reabsorvido por **contratransporte** por meio da **troca de Na^+-H^+**, que está diretamente associada à reabsorção do HCO_3^- filtrado
      - Os **inibidores da anidrase carbônica** (p. ex., de acetazolamida) são diuréticos que atuam na porção inicial do túbulo proximal, inibindo a reabsorção do HCO_3^- filtrado.

   b. **Porção final do túbulo proximal – características especiais**

      - A glicose, os aminoácidos e o HCO_3^- filtrados já foram totalmente reabsorvidos do líquido tubular na porção inicial do túbulo proximal
      - Na porção final do túbulo proximal, o **Na^+ é reabsorvido com Cl^-**

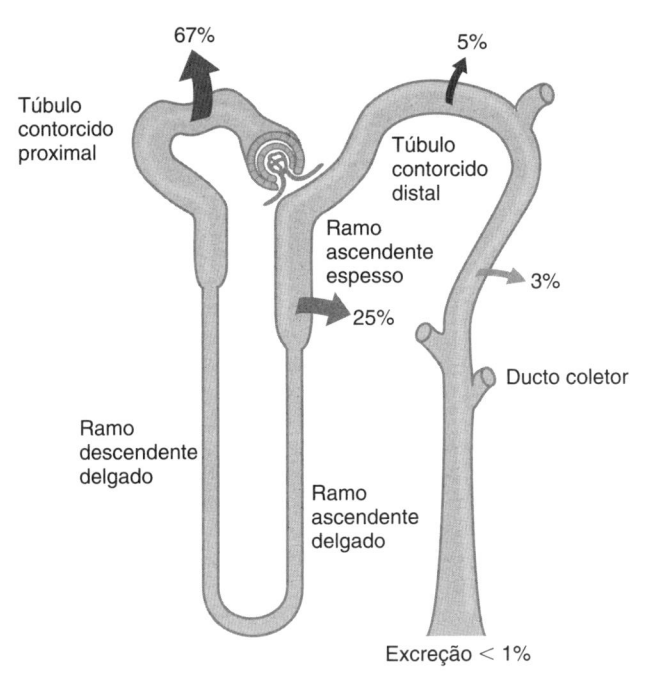

Figura 5.7 Processamento do Na^+ ao longo do néfron. As *setas* indicam a reabsorção de Na^+. Os *números* indicam a porcentagem da carga filtrada de Na^+ que é reabsorvida ou excretada.

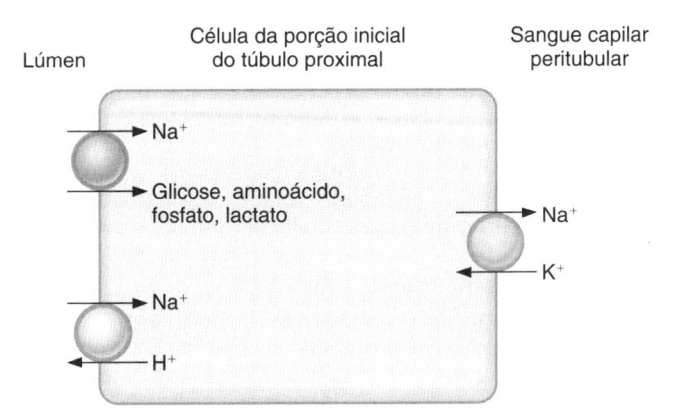

Figura 5.8 Mecanismos de reabsorção de Na^+ nas células da porção inicial do túbulo proximal.

c. **Balanço glomerulotubular no túbulo proximal**

- Mantém a **reabsorção percentual constante** (dois terços, ou 67%) do Na^+ filtrado e da H_2O.
- **(1) Por exemplo**, se a TFG aumentar de modo espontâneo, a carga filtrada de Na^+ também aumenta. Na ausência de qualquer mudança da reabsorção, esse aumento da TFG levaria a um aumento da excreção de Na^+. Todavia, o balanço glomerulotubular funciona de tal modo que a reabsorção de Na^+ também aumenta, garantindo a reabsorção de uma fração constante.
- **(2)** O *mecanismo do balanço glomerulotubular* baseia-se nas forças de Starling nos capilares peritubulares, que alteram a reabsorção de Na^+ e H_2O no túbulo proximal (Figura 5.9)
- A via de reabsorção do líquido isosmótico é do lúmen para a célula do túbulo proximal, para o espaço intercelular lateral e, em seguida, para o sangue capilar peritubular

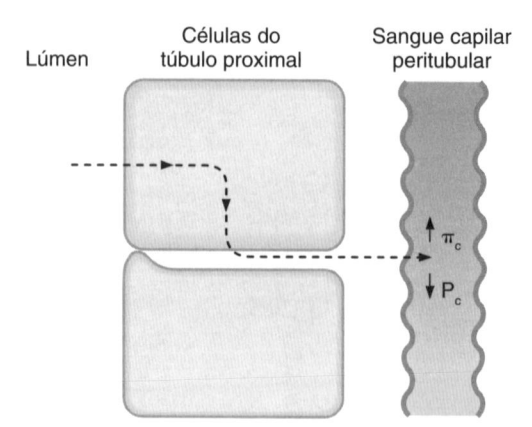

Figura 5.9 Mecanismo de reabsorção isosmótica no túbulo proximal. A *seta tracejada* mostra a via envolvida. Elevações da π_c e reduções da P_c causam aumento nas taxas de reabsorção isosmótica.

- As **forças de Starling no sangue capilar peritubular** determinam a quantidade de reabsorção desse líquido isosmótico
- A reabsorção de líquido aumenta com elevações da π_c do sangue capilar peritubular e diminui com reduções da π_c
- Aumentos da TFG e da fração de filtração causam elevação da concentração de proteína e da π_c do sangue capilar peritubular. Por sua vez, essa elevação produz aumento na reabsorção de líquido. Logo, existe um equilíbrio entre a filtração e a reabsorção, ou balanço glomerulotubular.

d. **Efeitos do volume do LEC sobre a reabsorção tubular proximal**

(1) *A contração do volume de LEC aumenta a reabsorção.* A contração do volume aumenta a concentração de proteína capilar peritubular e a π_c e diminui a P_c capilar peritubular. Juntas, essas alterações das forças de Starling no sangue capilar peritubular **causam um aumento na reabsorção tubular proximal**.

(2) *A expansão do volume de LEC diminui a reabsorção.* A expansão do volume diminui a concentração de proteína capilar peritubular e a π_c e aumenta a P_c. Juntas, essas alterações das forças de Starling no sangue capilar peritubular **causam diminuição na reabsorção tubular proximal**.

e. **Razões LT/P ao longo do túbulo proximal** (Figura 5.10)

- No início do túbulo proximal (*i. e.*, no espaço de Bowman), a razão LT/P das substâncias filtradas livremente é 1,0, visto que ainda não ocorreu reabsorção nem secreção
- Ao longo do túbulo proximal, a razão LT/P de **Na$^+$ e osmolaridade** mantém-se em 1,0 porque o Na$^+$ e o total de solutos são reabsorvidos proporcionalmente à água, ou seja, de modo isosmótico. **Glicose, água, aminoácidos e HCO$_3^-$** são mais reabsorvidos proporcionalmente que a água; portanto, seus valores de LT/P caem abaixo de 1,0. Na porção inicial do túbulo proximal, o **Cl$^-$** é menos reabsorvido proporcionalmente que a água; portanto, sua razão LT/P é maior que 1,0. A **inulina** não é reabsorvida, então sua razão LT/P aumenta de modo constante acima de 1,0 porque a água é reabsorvida e a inulina é "deixada para trás" e torna-se concentrada.

2. **Ramo ascendente espesso da alça de Henle** (Figura 5.11)

- **Reabsorve 25% do Na$^+$ filtrado**
- Contém um **cotransportador de Na$^+$-K$^+$-2Cl$^-$** na membrana luminal
- Constitui o local de ação dos **diuréticos de alça** (furosemida, ácido etacrínico, bumetanida), que inibem o cotransportador de Na$^+$-K$^+$-2Cl$^-$
- É **impermeável à água**. Assim, o NaCl é reabsorvido sem água. Como resultado, a [Na$^+$] no líquido tubular e a osmolaridade do líquido tubular diminuem para um valor abaixo de suas concentrações no plasma (*i. e.*, LT/P$_{Na^+}$ e LT/P$_{osm}$ < 1,0). Logo, esse segmento é denominado **segmento diluidor**

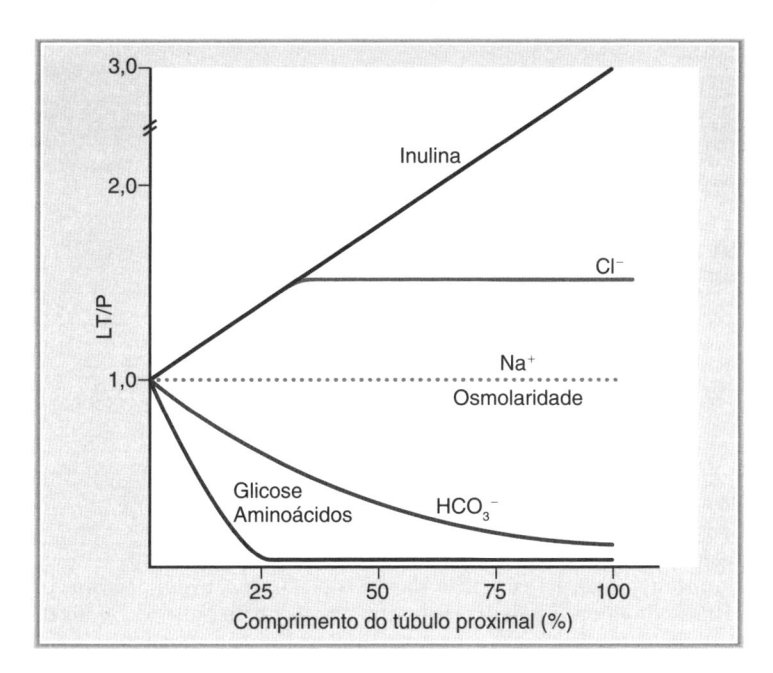

Figura 5.10 Alterações na razão da concentração LT/P para diversos solutos ao longo do túbulo proximal.

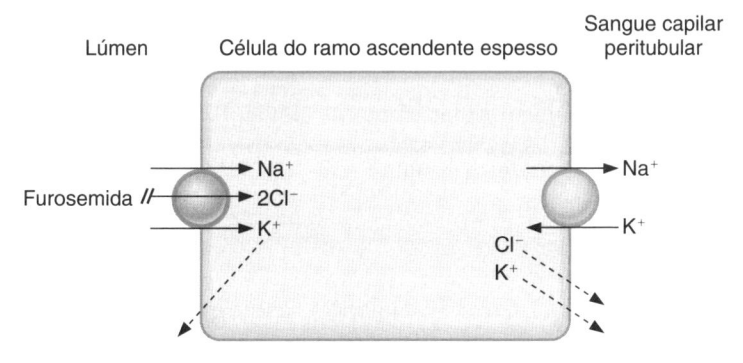

Figura 5.11 Mecanismo de transporte de íons no ramo ascendente espesso da alça de Henle.

- Apresenta uma **diferença de potencial de lúmen positiva**. Embora o cotransportador de Na^+-K^+-$2Cl^-$ pareça ser eletroneutro, ocorre alguma difusão de K^+ de volta ao lúmen, tornando-o eletricamente positivo.

3. **Túbulo distal anterior e ducto coletor**

- Em seu conjunto, **reabsorvem 8% do Na^+ filtrado**.

a. **Porção inicial do túbulo distal – características especiais** (Figura 5.12)

- Reabsorve o NaCl por meio de um **cotransportador de Na^+-Cl^-**
- Constitui o local de ação dos **diuréticos tiazídicos**
- É **impermeável à água**, assim como o ramo ascendente espesso. Dessa forma, a reabsorção de NaCl ocorre sem água, o que dilui ainda mais o líquido tubular
- É denominado **segmento diluidor cortical**.

b. **Túbulo distal posterior e ducto coletor – características especiais**

- Apresentam dois tipos de células.

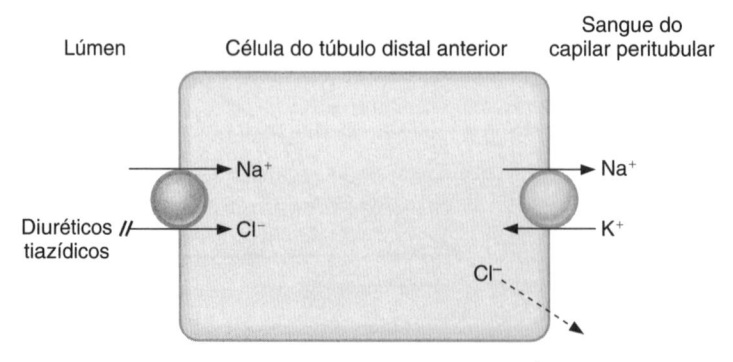

Figura 5.12 Mecanismos de transporte de íons no túbulo distal anterior.

(1) *Células principais*

- **Reabsorvem o Na⁺ e a H₂O**
- **Secretam K⁺**
- **A aldosterona aumenta a reabsorção de Na⁺ e a secreção de K⁺.** A exemplo de outros hormônios esteroides, a ação da aldosterona leva algumas horas para ocorrer, em virtude da necessidade de síntese de novas proteínas dos canais de Na^+ epiteliais (CNaE). Cerca de 2% da reabsorção total de Na^+ são afetados pela aldosterona
- **O hormônio antidiurético (ADH) aumenta a permeabilidade à H₂O** ao direcionar a inserção de canais de H_2O (aquaporinas 2 [AQP2]) na membrana luminal. Na ausência de ADH, as células principais são praticamente impermeáveis à água
- Os **diuréticos poupadores de K⁺** (espironolactona, triantereno, amilorida) diminuem a secreção de K^+.

(2) *Células intercaladas α*

- **Secretam H⁺** por meio de uma bomba de prótons H^+-adenosina trifosfatase (ATPase), que é estimulada pela **aldosterona**
- **Reabsorvem o K⁺** por meio de uma H^+/K^+-ATPase.

V. Regulação do K⁺

A. Deslocamentos do K⁺ entre o LIC e o LEC (Figura 5.13 e Quadro 5.4)

- A maior parte do K^+ corporal localiza-se no LIC
- A **saída de K⁺ das células** provoca **hiperpotassemia**
- A **entrada de K⁺ nas células** provoca **hipopotassemia**.

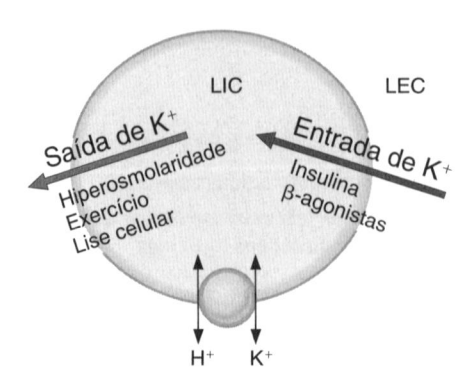

Figura 5.13 Equilíbrio interno do K^+. LEC = líquido extracelular; LIC = líquido intracelular.

Quadro 5.4 Deslocamentos do K^+ entre o LEC e o LIC.

Causas do deslocamento de K^+ para fora das células → Hiperpotassemia	Causas do deslocamento de K^+ para dentro das células → Hipopotassemia
Deficiência de insulina	Insulina
Antagonistas beta-adrenérgicos	Agonistas beta-adrenérgicos
Acidose (troca de H^+ extracelular pelo K^+ intracelular)	Alcalose (troca de H^+ intracelular pelo K^+ extracelular)
Hiperosmolaridade (a H_2O flui para fora das células; o K^+ difunde-se para fora com a H_2O)	Hiposmolaridade (a H_2O flui para dentro das células; o K^+ difunde-se para dentro com a H_2O)
Inibidores da bomba de Na^+/K^+ (p. ex., digitálicos) (quando a bomba é bloqueada, o K^+ não é captado para dentro das células)	
Exercício físico	
Lise celular	

LEC = líquido extracelular; LIC = líquido intracelular.

B. Regulação renal do equilíbrio de K^+ (Figura 5.14)

- O **K^+ é filtrado, reabsorvido** e **secretado** pelo néfron
- O **equilíbrio de K^+** é alcançado quando a excreção urinária de K^+ é exatamente igual ao aporte de K^+ na dieta
- A excreção de K^+ pode variar amplamente de 1 a 110% da carga filtrada, dependendo do aporte nutricional de K^+, dos níveis de aldosterona e do estado de equilíbrio acidobásico.

1. Capilares glomerulares

- Ocorre **filtração** livremente através dos capilares glomerulares. Logo, a LT/P_{K^+} no espaço de Bowman é igual a 1,0.

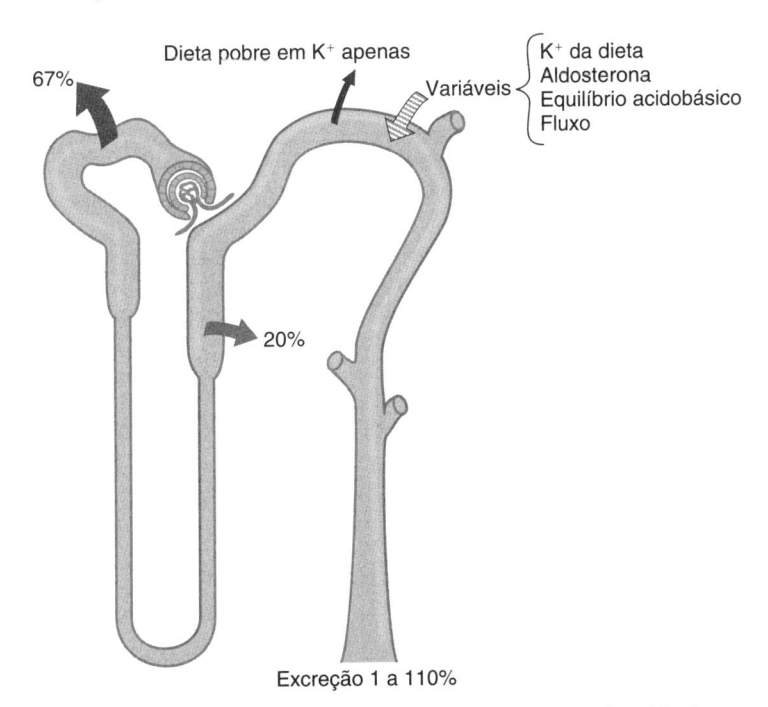

Figura 5.14 Processamento do K^+ ao longo do néfron. As *setas* indicam a reabsorção da secreção de K^+. Os *números* indicam a porcentagem da carga filtrada de K^+ que é reabsorvida ou excretada.

2. Túbulo proximal

- **Reabsorve 67%** do K^+ filtrado, juntamente com Na^+ e H_2O.

3. Ramo ascendente espesso da alça de Henle

- **Reabsorve 20%** do K^+ filtrado
- A reabsorção envolve o **cotransportador de Na^+-K^+-$2Cl^+$** na membrana luminal das células do ramo ascendente espesso (Figura 5.11).

4. Túbulo distal e ducto coletor

- Reabsorvem ou secretam K^+, dependendo do aporte nutricional de K^+.

a. Reabsorção de K^+

- Envolve uma **H^+/K^+-ATPase** na membrana luminal das células intercaladas α
- Ocorre apenas com uma dieta **pobre em K^+** (depleção de K^+). Nessas condições, a excreção de K^+ pode ser de apenas 1% da carga filtrada, visto que o rim conserva o máximo possível de K^+.

b. Secreção de K^+

- Ocorre nas **células principais**
- É **variável** e responsável pela ampla faixa de excreção urinária de K^+
- Depende de diversos fatores, como K^+ da dieta, níveis de aldosterona, estado acidobásico e fluxo urinário.

(1) *Mecanismo de secreção distal de K^+* (Figura 5.15)

  (a) Na membrana basolateral, o K^+ é transportado ativamente para dentro da célula por meio da bomba de Na^+/K^+. Como em todas as células, esse mecanismo mantém uma alta concentração intracelular de K^+.

  (b) Na membrana luminal, o K^+ sofre secreção passiva no lúmen tubular através dos canais de K^+. A magnitude dessa secreção passiva é **determinada pelas forças propulsoras químicas e elétricas que atuam sobre o K^+ através da membrana luminal**

- Os fatores que aumentam a concentração intracelular de K^+ ou que diminuem a sua concentração luminal aumentarão a secreção de K^+ ao elevar sua força motriz
- Os fatores que diminuem a concentração intracelular de K^+ reduzirão a sua secreção ao diminuir a força motriz.

(2) *Fatores que modificam a secreção distal de K^+* (Figura 5.15 e Quadro 5.5)

- A secreção distal de K^+ pelas células principais é aumentada quando se eleva a força propulsora eletroquímica para o K^+ através da membrana luminal. A secreção diminui quando a força propulsora eletroquímica é reduzida.

(a) K^+ da dieta

- Uma dieta rica em K^+ aumenta sua secreção de tal substância, enquanto uma dieta pobre em K^+ a diminui
- Com uma **dieta rica em K^+**, o K^+ intracelular aumenta, de modo que a força motriz para sua secreção também aumenta

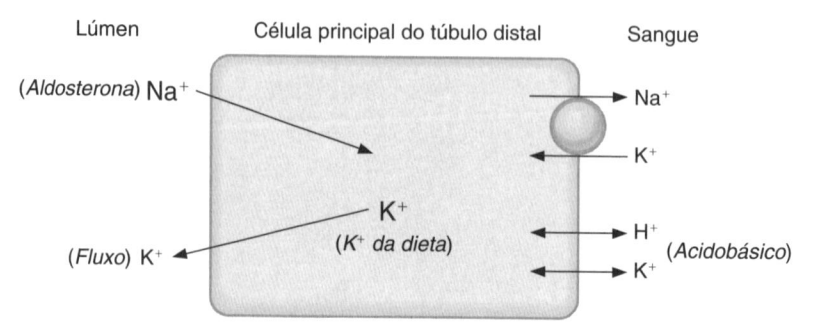

Figura 5.15 Mecanismo de secreção do K^+ na célula principal do túbulo distal.

Quadro 5.5 Alterações na secreção distal de K^+.

Causas de aumento da secreção distal de K^+	Causas de diminuição da secreção distal de K^+
Dieta rica em K^+	Dieta pobre em K^+
Hiperaldosteronismo	Hipoaldosteronismo
Alcalose	Acidose
Diuréticos tiazídicos (↑ taxa de fluxo urinário)	Diuréticos poupadores de K^+
Diuréticos de alça (↑ taxa de fluxo urinário)	
Ânions luminais (↑ negatividade do lúmen)	

- Com uma **dieta pobre em K^+**, o K^+ intracelular diminui, de modo que a força motriz para sua secreção também diminui. Além disso, as células intercaladas α são estimuladas a reabsorver o K^+ por meio da H^+/K^+-ATPase.

(b) Aldosterona
- **Aumenta a secreção de K^+**
- O **mecanismo** é desencadeado por aumento da entrada de Na^+ nas células através da membrana luminal e aumento do bombeamento de Na^+ para fora das células pela bomba de Na^+/K^+. A estimulação da bomba de Na^+/K^+ causa aumento simultâneo da captação de K^+ nas células principais, elevando a concentração intracelular de K^+ e a força propulsora para a secreção de K^+. A aldosterona também aumenta o número de canais de K^+ na membrana luminal
- O **hiperaldosteronismo** aumenta a secreção de K^+ e provoca **hipopotassemia**
- O **hipoaldosteronismo** diminui a secreção de K^+ e provoca **hiperpotassemia**.

(c) Equilíbrio acidobásico
- Efetivamente, ocorre troca entre o H^+ e o K^+ através da membrana celular basolateral
- **A acidose diminui a secreção de K^+**. Na acidose, o sangue contém H^+ em excesso; logo, o H^+ penetra na célula através da membrana basolateral e o K^+ sai da célula. Como resultado, a concentração intracelular de K^+ e a força propulsora para a secreção de K^+ diminuem
- **A alcalose aumenta a secreção de K^+**. Na alcalose, o sangue contém H^+ em quantidade muito reduzida; logo, o H^+ sai da célula através da membrana basolateral e o K^+ penetra na célula. Como resultado, a concentração intracelular de K^+ e a força propulsora para a secreção de K^+ aumentam.

(d) Diuréticos tiazídicos e de alça
- **Aumentam a secreção de K^+**
- Os diuréticos tiazídicos e os diuréticos de alça que aumentam a **taxa de fluxo** através da porção final do túbulo distal e dos ductos coletores causam diluição da concentração luminal de K^+, aumentando a força propulsora para a secreção de K^+
- Os diuréticos de alça e tiazídicos também elevam o aporte de Na^+ à extremidade do túbulo distal e aos ductos coletores, resultando em aumento da passagem de Na^+ através da membrana luminal das células principais, do bombeamento de Na^+ para fora das células pela bomba Na^+-K^+, da concentração intracelular de K^+ e da força impulsionadora da secreção de K^+
- Além disso, como resultado da secreção aumentada de K^+, esses diuréticos causam **hipopotassemia**.

(e) Diuréticos poupadores de K^+
- **Diminuem a secreção de K^+**. Quando utilizados isoladamente, causam **hiperpotassemia**
- A espironolactona é um antagonista da aldosterona; o triantereno e a amilorida atuam diretamente sobre as células principais

- O uso mais importante dos diuréticos poupadores de K^+ é em associação com diuréticos tiazídicos ou diuréticos de alça para compensar (reduzir) as perdas urinárias de K^+.

(f) Ânions luminais

- Os ânions em excesso (p. ex., HCO_3^-) no lúmen provocam aumento da secreção de K^+ pelo aumento da negatividade do lúmen, o que favorece a secreção de K^+.

VI. Regulação renal de ureia, fosfato, cálcio e magnésio

A. Ureia

- A ureia é reabsorvida e secretada no néfron por **difusão**, simples ou facilitada, dependendo do segmento do néfron
- Cinquenta por cento da ureia filtrada são reabsorvidos passivamente no túbulo proximal
- A ureia é secretada no ramo descendente delgado da alça de Henle por difusão simples (a partir da alta concentração de ureia no fluido intersticial medular)
- O túbulo distal, os ductos coletores corticais e os ductos coletores medulares externos são impermeáveis à ureia; logo, não ocorre reabsorção de ureia nesses segmentos
- O **ADH** aumenta a permeabilidade dos **ductos coletores medulares internos** à ureia. Na presença do ADH, a reabsorção de ureia por estes ductos contribui para a **recirculação da ureia na medula interna** e para a adição da ureia ao gradiente osmótico corticopapilar
- **A excreção da ureia varia de acordo com o fluxo urinário.** Na presença de altos níveis de reabsorção de água (baixo fluxo urinário), há maior reabsorção de ureia e diminuição de sua excreção. Na presença de baixos níveis de reabsorção de água (fluxo urinário elevado), há menos reabsorção de ureia e aumento de sua excreção.

B. Fosfato

- **Oitenta e cinco por cento do fosfato filtrado são reabsorvidos** no túbulo proximal por **cotransporte de Na^+-fosfato.** Como os segmentos distais do néfron não reabsorvem o fosfato, 15% da carga filtrada são excretados na urina
- **O paratormônio (PTH) inibe a reabsorção de fosfato** na porção inicial do túbulo proximal mediante ativação da adenilato ciclase, geração de AMP cíclico (cAMP) e inibição do cotransporte de Na^+-fosfato. Portanto, o PTH provoca **fosfatúria** e aumento do **cAMP urinário**
- O fosfato é um tampão urinário para o H^+; a excreção de $H_2PO_4^-$ é denominada **acidez titulável**
- O **fator de crescimento de fibroblastos (FGF23)**, que é secretado pelos ossos, inibe o cotransporte de Na^+–fosfato na parte inicial do túbulo proximal.

C. Cálcio (Ca^{2+})

- **Sessenta por cento do Ca^{2+} plasmático são filtrados** pelos capilares glomerulares
- Em seu conjunto, o **túbulo proximal e o ramo ascendente espesso** reabsorvem mais de 90% do Ca^{2+} filtrado por processos passivos, que estão acoplados à reabsorção de Na^+
- Os **diuréticos de alça (p. ex., furosemida)** causam aumento da excreção urinária de Ca^{2+}. Como a reabsorção de Ca^{2+} é impulsionada pela diferença de potencial (lúmen-positiva) na alça de Henle, a inibição da reabsorção pelo cotransportador Na^+-$2Cl^-$-K^+ por um diurético de alça inibe a diferença de potencial (lúmen-positiva) e, por conseguinte, inibe a reabsorção de Ca^{2+}. Se o volume for reposto, os diuréticos de alça podem ser utilizados no **tratamento da hipercalcemia**
- Juntos, **o túbulo distal e o ducto coletor** reabsorvem 8% do Ca^{2+} filtrado por meio de um processo ativo.

1. **O PTH aumenta a reabsorção de Ca^{2+}** ao ativar a adenilato ciclase no túbulo distal.
2. **Os diuréticos tiazídicos aumentam a reabsorção de Ca^{2+}** no túbulo distal e, portanto, diminuem a excreção de Ca^{2+}. Por esse motivo, os tiazídicos são usados no **tratamento da hipercalciúria idiopática**.

D. Magnésio (Mg^{2+})

- É **reabsorvido** no túbulo proximal, no ramo ascendente espesso da alça de Henle e no túbulo distal
- No **ramo ascendente espesso**, o Mg^{2+} e o Ca^{2+} competem pela sua reabsorção; por conseguinte, a hipercalcemia provoca aumento na excreção de Mg^{2+} (ao inibir sua reabsorção). De forma semelhante, a hipermagnesemia causa aumento na excreção de Ca^{2+} (ao inibir sua reabsorção).

VII. Concentração e diluição da urina

A. Regulação da osmolaridade plasmática

- É alcançada por meio da variação da quantidade de água excretada em relação à quantidade de soluto excretada (*i. e.*, pela variação da osmolaridade urinária).

1. **Resposta à privação de água** (Figura 5.16)
2. **Resposta à ingestão de água** (Figura 5.17)

B. Produção de urina concentrada (Figura 5.18)

- É também denominada **urina hiperosmótica**, na qual a osmolaridade da urina aumenta a osmolaridade do sangue
- É produzida quando os níveis circulantes de ADH estão elevados (p. ex., **privação de água, hemorragia, SIADH**).

1. **Gradiente osmótico corticopapilar – ADH elevado**
   - É o gradiente de osmolaridade entre o córtex (300 mOsm/ℓ) e a papila (1.200 mOsm/ℓ), constituído principalmente por NaCl e por ureia

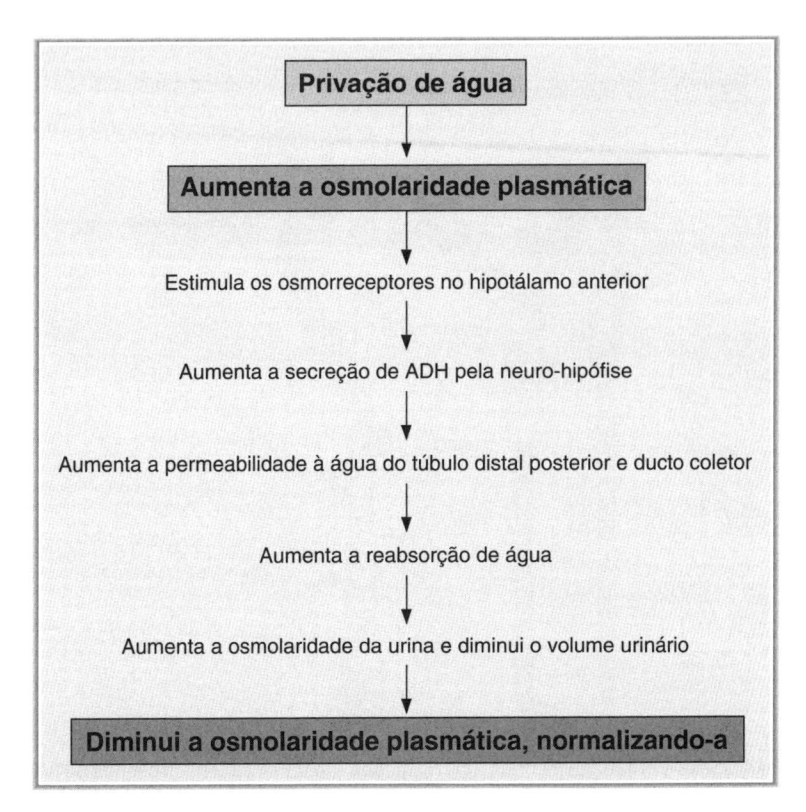

Figura 5.16 Respostas à privação de água. ADH = hormônio antidiurético.

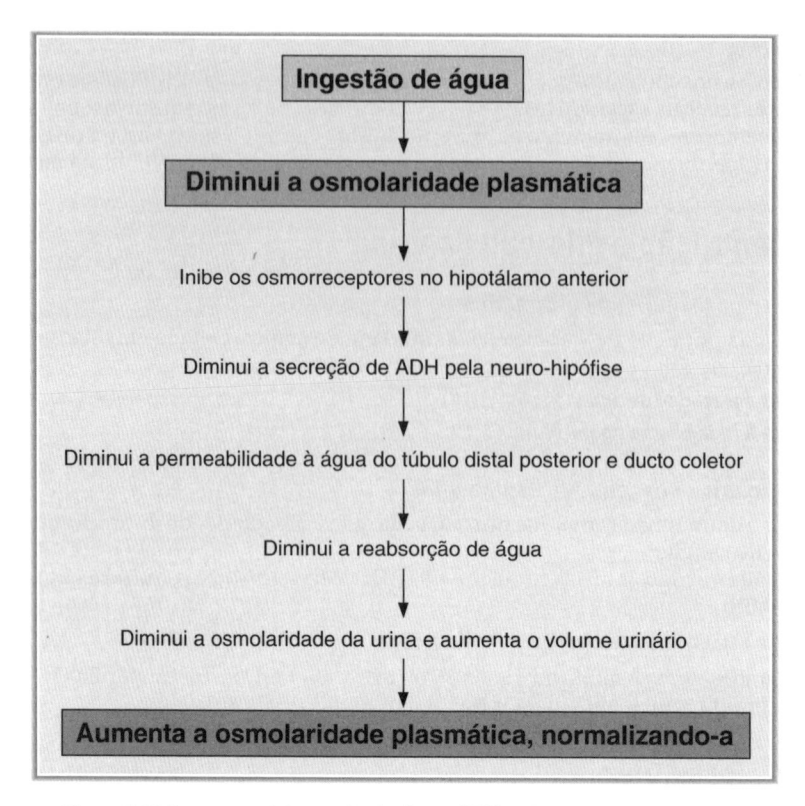

Figura 5.17 Respostas à ingestão de água. ADH = hormônio antidiurético.

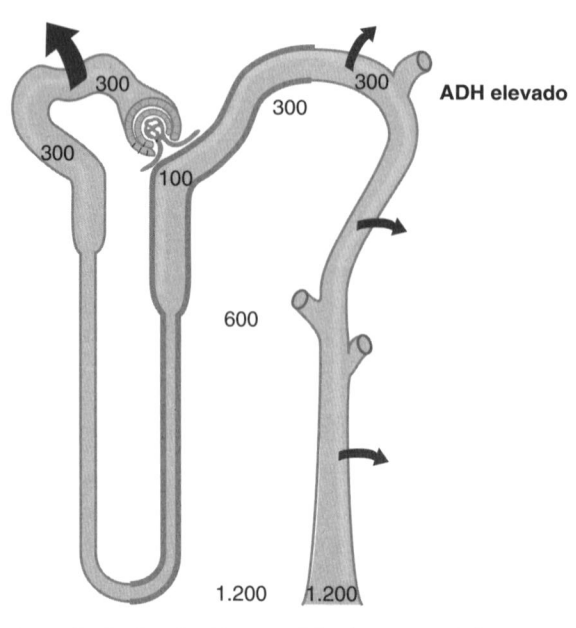

Figura 5.18 Mecanismos de produção de urina hiperosmótica (concentrada) na presença de hormônio antidiurético (ADH). Os *números* indicam a osmolaridade. As *setas grossas* indicam a reabsorção de água. O *contorno espesso* mostra os segmentos do néfron impermeáveis à água.

- É estabelecido pela multiplicação por contracorrente nas alças de Henle e recirculação da ureia nos ductos coletores na medula renal
- É mantido por meio de troca por contracorrente nos vasos retos.

a. Multiplicação por contracorrente na alça de Henle

- Depende da **reabsorção de NaCl no ramo ascendente espesso** e do **fluxo em contracorrente** nos ramos ascendente e descendente da alça de Henle
- É **aumentada pelo ADH**, que estimula a reabsorção de NaCl no ramo ascendente espesso. Portanto, a presença de ADH aumenta a magnitude do gradiente osmótico corticopapilar.

b. A **recirculação da ureia** dos ductos coletores medulares internos para o líquido intersticial medial também é **aumentada pelo ADH** (por meio de estimulação do transportador UT1).

c. Os **vasos retos** são os capilares que irrigam a alça de Henle. Eles mantêm o gradiente corticopapilar ao atuar como **trocadores osmóticos**. O sangue dos vasos retos equilibra-se osmoticamente com o líquido intersticial da medula e da papila.

2. Túbulo proximal – ADH elevado

- A osmolaridade do filtrado glomerular é igual à do plasma (300 mOsm/ℓ)
- Dois terços da H_2O filtrada são reabsorvidos de forma **isosmótica** (com Na^+, Cl^-, HCO_3^-, glicose, aminoácidos e assim por diante) no túbulo proximal
- **LT/P$_{osm}$ = 1,0** em todo o túbulo proximal, visto que a H_2O sofre reabsorção isosmótica com o soluto.

3. Ramo ascendente espesso da alça de Henle – ADH elevado

- É denominado **segmento diluidor**
- Reabsorve o NaCl por meio do **cotransportador de Na^+-K^+-$2Cl^-$**
- É **impermeável à H_2O**; portanto, a H_2O não é reabsorvida com o NaCl e o líquido tubular torna-se diluído
- O líquido que sai do ramo ascendente espesso apresenta uma osmolaridade de 100 mOsm/ℓ e **LT/P$_{osm}$ < 1,0** em consequência do processo de diluição.

4. Porção inicial do túbulo distal – ADH elevado

- É denominado **segmento diluidor cortical**
- À semelhança do ramo ascendente espesso, o túbulo distal anterior reabsorve NaCl, porém é **impermeável à água**. Consequentemente, o líquido tubular é ainda mais diluído.

5. Túbulo distal posterior – ADH elevado

- **O ADH aumenta a permeabilidade das células principais à H_2O** no túbulo distal posterior
- A H_2O é reabsorvida do túbulo até que a osmolaridade do líquido tubular distal fique igual à do líquido intersticial ao redor do córtex renal (300 mOsm/ℓ)
- **LT/P$_{osm}$ = 1,0** na extremidade do túbulo distal, uma vez que ocorre equilíbrio osmótico na presença de ADH.

6. Ductos coletores – ADH elevado

- Como na porção final do túbulo distal, o **ADH aumenta a permeabilidade à H_2O das células principais** dos ductos coletores
- À medida que flui pelos ductos coletores, o líquido tubular atravessa o gradiente corticopapilar (regiões de osmolaridade cada vez maior), que foi previamente estabelecido por multiplicação por contracorrente e recirculação da ureia
- A H_2O é reabsorvida dos ductos coletores até que a osmolaridade do líquido tubular fique igual à do líquido intersticial circundante
- A osmolaridade da urina final é igual àquela presente na curva da alça de Henle (1.200 mOsm/ℓ)
- A **LT/P$_{osm}$ > 1,0**, uma vez que ocorre equilíbrio osmótico com o gradiente corticopapilar na presença de ADH.

C. Produção de urina diluída (Figura 5.19)

- É denominada **urina hiposmótica**, em que a osmolaridade da urina < osmolaridade do sangue
- É produzida quando os níveis circulantes de ADH são baixos (p. ex., **ingestão de água, diabetes insípido central**), ou quando o ADH é incapaz de agir em seus receptores nos rins **(diabetes insípido nefrogênico)**.

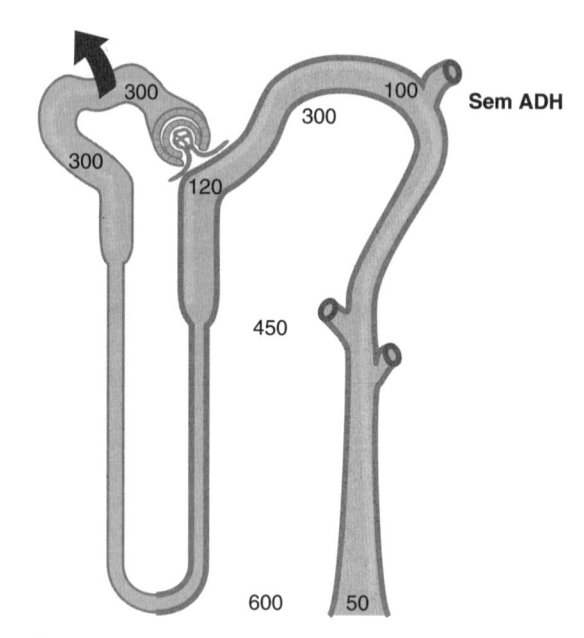

Figura 5.19 Mecanismos de produção de urina hiposmótica (diluída) na ausência de hormônio antidiurético (ADH). Os *números* indicam a osmolaridade. A *seta grossa* indica a reabsorção de água. O *contorno espesso* mostra os segmentos do néfron impermeáveis à água.

1. **Gradiente osmótico corticopapilar – sem ADH**
   - É **menor** do que na presença de ADH, visto que o ADH estimula tanto a multiplicação por contracorrente quanto a recirculação da ureia.
2. **Túbulo proximal – sem ADH**
   - Como no caso da presença de ADH, dois terços da água filtrada são reabsorvidos **de modo isosmótico**
   - $LT/P_{osm} = 1,0$ em todo o túbulo proximal.
3. **Ramo ascendente espesso da alça de Henle – sem ADH**
   - Como no caso da presença de ADH, o NaCl é reabsorvido sem água, e o líquido tubular torna-se diluído (embora não tão diluído quanto na presença de ADH)
   - $LT/P_{osm} < 1,0$.
4. **Túbulo distal anterior – sem ADH**
   - Como no caso da presença de ADH, o NaCl é reabsorvido sem H_2O, e o líquido tubular é ainda mais diluído
   - $LT/P_{osm} < 1,0$.
5. **Porção final do túbulo distal e ductos coletores – sem ADH**
   - Na ausência de ADH, as células do túbulo distal posterior e dos ductos coletores são **impermeáveis à H_2O**
   - Logo, embora o líquido tubular flua através do gradiente osmótico corticopapilar, não ocorre equilíbrio osmótico
   - A osmolaridade da urina final será diluída com uma osmolaridade baixa, de apenas 50 mOsm/ℓ
   - $LT/P_{osm} < 1,0$.

D. **Depuração (*clearance*) de água livre (C_{H_2O})**
   - É usada para **estimar a capacidade de concentrar ou de diluir a urina**
   - A água livre, ou água sem soluto, é produzida nos segmentos diluidores dos rins (*i. e.*, no ramo ascendente espesso e no túbulo distal anterior), onde o NaCl é reabsorvido e a água livre permanece no líquido tubular

- Na **ausência de ADH**, essa água sem soluto é excretada e a C_{H_2O} **é positiva**
- Na **presença de ADH**, essa água sem soluto não é excretada, mas é reabsorvida pelo túbulo distal posterior e pelos ductos coletores, e a C_{H_2O} **é negativa**.

1. **Cálculo da C_{H_2O}**

$$C_{H_2O} = V - C_{osm}$$

em que:
   C_{H_2O} = *clearance* de água livre (mℓ/min)
   V = fluxo urinário (mℓ/min)
   C_{osm} = depuração osmolar ($U_{osm}V/P_{osm}$) [mℓ/min]

- **Exemplo**: Se o fluxo urinário for de 10 mℓ/min, a osmolaridade urinária for de 100 mOsm/ℓ e a osmolaridade plasmática, de 300 mOsm/ℓ, qual é a depuração da água livre?

$$C_{H_2O} = V - C_{osm}$$
$$= 10 \text{ m}\ell/\text{min} - \frac{100 \text{ mOsm}/\ell \times 10 \text{ m}\ell/\text{min}}{300 \text{ mOsm}/\ell}$$
$$= 10 \text{ m}\ell/\text{min} - 3{,}33 \text{ m}\ell/\text{min}$$
$$= +6{,}7 \text{ m}\ell/\text{min}$$

2. **Urina isosmótica em relação ao plasma (isostenúrica)**

- C_{H_2O} **é igual a zero**
- É produzida durante o tratamento com **diurético de alça**, que inibe a reabsorção de NaCl no ramo ascendente espesso, inibindo tanto a diluição no ramo ascendente espesso quanto a produção do gradiente osmótico corticopapilar. Portanto, a urina não pode ser diluída durante a ingestão elevada de água (visto que o segmento diluidor está inibido) nem concentrada durante a privação de água (uma vez que o gradiente corticopapilar foi abolido).

3. **Urina hiposmótica em relação ao plasma (ADH baixo)**

- C_{H_2O} **é positiva**
- É produzida por uma **elevada ingestão de água** (em que a liberação de ADH pela neuro-hipófise é suprimida), no **diabetes insípido central** (em que o ADH hipofisário é insuficiente) ou no **diabetes insípido nefrogênico** (em que os ductos coletores não respondem ao ADH).

4. **Urina hiperosmótica em relação ao plasma (ADH elevado)**

- C_{H_2O} **é negativa**
- É produzida pela **privação de água** (a liberação de ADH pela hipófise é estimulada) ou **SIADH**.

E. Distúrbios clínicos relacionados com a concentração ou diluição da urina (Quadro 5.6)

Quadro 5.6 Resumo da fisiopatologia do ADH.

	ADH sérico	Osmolaridade sérica/[Na$^+$] sérica	Osmolaridade da urina	Fluxo urinário	C_{H_2O}
Polidipsia primária	↓	Diminuída	Hiposmótica	Alto	Positiva
Diabetes insípido central	↓	Aumentada (por causa da excreção excessiva de H_2O)	Hiposmótica	Alto	Positiva
Diabetes insípido nefrogênico	↑ (por causa do aumento da osmolaridade plasmática)	Aumentada (por causa da excreção excessiva de H_2O)	Hiposmótica	Alto	Positiva
Privação de água	↑	Alta–normal	Hiperosmótica	Baixo	Negativa
SIADH	↑ ↑	Diminuída (por causa da reabsorção excessiva de H_2O)	Hiperosmótica	Baixo	Negativa

ADH = hormônio antidiurético; C_{H_2O} = depuração de água livre; SIADH = síndrome da secreção inapropriada do hormônio antidiurético.

VIII. Hormônios que atuam nos rins

- Ver no Quadro 5.7 um resumo dos hormônios que atuam nos rins (ver Capítulo 7 para uma discussão desses hormônios).

IX. Equilíbrio acidobásico

A. Produção de ácido

- São produzidos dois tipos de ácidos no corpo: ácido volátil e ácidos não voláteis.

1. Ácido volátil

- É o CO_2
- É produzido pelo metabolismo aeróbico das células
- O CO_2 combina-se com a H_2O para formar o ácido fraco H_2CO_3, que se dissocia em H^+ e HCO_3^- pelas seguintes reações:

$$CO_2 + H_2O \leftrightarrow H_2CO_3 \leftrightarrow H^+ + HCO_3^-$$

- A **anidrase carbônica**, que está presente na maioria das células, catalisa a reação reversível entre CO_2 e H_2O.

2. Ácidos não voláteis

- São também denominados **ácidos fixos**
- Incluem o **ácido sulfúrico** (produto do catabolismo proteico) e o ácido fosfórico (produto do catabolismo dos fosfolipídios)

Quadro 5.7 Resumo dos hormônios que atuam nos rins.

Hormônio	Estímulo para a secreção	Tempo	Mecanismo de ação	Ações sobre os rins
PTH	↓ [Ca^{2+}] plasmática	Rápido	Receptor basolateral Adenilato ciclase cAMP → urina	↓ reabsorção de fosfato (túbulo proximal) ↑ reabsorção de Ca^{2+} (túbulo distal) Estimula a 1α-hidroxilase (túbulo proximal)
ADH	↑ osmolaridade plasmática ↓ volume sanguíneo	Rápido	Receptor V_2 basolateral Adenilato ciclase cAMP (Nota: os receptores V_1 estão localizados nos vasos sanguíneos; o mecanismo é Ca^{2+}-IP_3)	↑ Permeabilidade à H_2O (células principais do túbulo distal posterior e ducto coletor)
Aldosterona	↓ volume sanguíneo (por meio da renina-angiotensina II) ↑ [K^+] plasmática	Lento	Síntese de novas proteínas	↑ Reabsorção de Na^+ (CNaE, células principais do túbulo distal) ↑ secreção de K^+ (células principais do túbulo distal) ↑ secreção de H^+ (células intercaladas α do túbulo distal)
PNA	↑ pressão atrial	Rápido	Guanilato ciclase GMPc	↑ TFG ↓ reabsorção de Na^+
Angiotensina II	↓ volume sanguíneo (por meio da renina)	Rápido		↑ troca de Na^+-H^+ e reabsorção de HCO_3^- (túbulo proximal)

ADH = hormônio antidiurético; PNA = peptídio natriurético atrial; cAMP = monofosfato cíclico de adenosina; GMPc = monofosfato cíclico de guanosina; TFG = taxa de filtração glomerular; PTH = paratormônio; CNaE = canal de Na^+ epitelial.

- São normalmente produzidos em uma taxa de **40 a 60 mmoles/dia**
- Outros ácidos fixos que podem ser produzidos em excesso em doenças incluem **cetoácidos e ácido láctico**. Outros ácidos fixos que podem ser ingeridos são **ácido salicílico, ácido fórmico** (envenenamento por metanol) e **ácidos oxálicos e glicólicos** (envenenamento por etilenoglicol).

B. Tampões

- Evitam uma alteração do pH quando íons H^+ são acrescentados a uma solução ou removidos de uma solução
- São **mais efetivos dentro de 1,0 unidade de pH do pK** do tampão (*i. e.*, na porção linear da curva de titulação).

1. Tampões extracelulares

a. O principal tampão extracelular é o HCO_3^-, produzido a partir do CO_2 e da H_2O

- O **pK** do par de tampões CO_2/HCO_3^- é de 6,1.

b. O **fosfato** é um tampão extracelular de menor importância

- O **pK** do par de tampões $H_2PO_4^-/HPO_4^{-2}$ é de 6,8
- O fosfato é mais importante como **tampão urinário**; a excreção de H^+ na forma de $H_2PO_4^-$ é denominada **acidez titulável**.

2. Tampões intracelulares

a. Fosfatos orgânicos (p. ex., AMP, ADP, ATP, 2,3-difosfoglicerato [DPG])

b. Proteínas

- O imidazol e os grupos α-amino nas proteínas apresentam valores de pK dentro da faixa do pH fisiológico
- A **hemoglobina** é um importante tampão intracelular
- Na faixa do pH fisiológico, a **desoxi-hemoglobina é um tampão melhor do que a oxi-hemoglobina**.

3. Uso da equação de Henderson-Hasselbalch para calcular o pH

$$pH = pK + \log \frac{[A^-]}{[HA]}$$

em que:
$pH = -\log_{10} [H^+]$ (unidades de pH)
$pK = -\log_{10}$ da constante de equilíbrio (unidades de pH)
$[A^-]$ = concentração da forma básica do tampão (mM)
$[HA]$ = concentração da forma ácida do tampão (mM)

- A^-, a forma básica do tampão, é o aceptor de H^+
- HA, a forma ácida do tampão, é o doador de H^+
- Quando as concentrações de A^- e de HA são iguais, o **pH da solução é igual ao pK do tampão**, conforme calculado pela equação de Henderson-Hasselbalch
- **Exemplo**: O pK do par de tampões $H_2PO_4^-/HPO_4^{-2}$ é de 6,8. Quais são as concentrações relativas de $H_2PO_4^-$ e HPO_4^{-2} em uma amostra de urina cujo pH é de 4,8?

$$pH = pK + \log \frac{HPO_4^{-2}}{H_2PO_4^-}$$

$$4,8 = 6,8 + \log \frac{HPO_4^{-2}}{H_2PO_4^-}$$

$$\log \frac{HPO_4^{-2}}{H_2PO_4^-} = -2,0$$

$$\frac{HPO_4^{-2}}{H_2PO_4^-} = 0,01$$

$$\frac{H_2PO_4^-}{HPO_4^{-2}} = 100$$

No caso desse par de tampões, HPO_4^{-2} é A^- e $H_2PO_4^-$ é HA. Portanto, a equação de Henderson-Hasselbalch pode ser utilizada para calcular que a concentração de $H_2PO_4^-$ é 100 vezes maior que a da HPO_4^{-2} em uma amostra de urina com pH de 4,8.

4. Curvas de titulação (Figura 5.20)

- Descrevem como o pH de uma solução tamponada se modifica à medida que são acrescentados ou removidos íons H^+
- Quando são acrescentados íons H^+ à solução, a forma HA é produzida; quando são removidos íons H^+, a forma A^- é produzida
- Um tampão é **mais efetivo na porção linear** da curva de titulação, onde o acréscimo ou a remoção de H^+ provoca pouca alteração do pH
- De acordo com a equação de Henderson-Hasselbalch, quando o pH da solução é igual ao pK, as concentrações de HA e A^- são iguais.

C. Equilíbrio acidobásico renal

1. Reabsorção do HCO_3^- filtrado (Figura 5.21)

- Ocorre principalmente na porção inicial do **túbulo proximal**.

a. Características essenciais da reabsorção do HCO_3^-

(1) O H^+ e o HCO_3^- são produzidos nas células do túbulo proximal a partir de CO_2 e H_2O. O CO_2 e a H_2O combinam-se para formar H_2CO_3, uma reação catalisada pela **anidrase carbônica intracelular**; o H_2CO_3 dissocia-se em H^+ e HCO_3^-. O H^+ é secretado no lúmen pelo mecanismo de troca de Na^+-H^+ na membrana luminal. O HCO_3^- é reabsorvido.

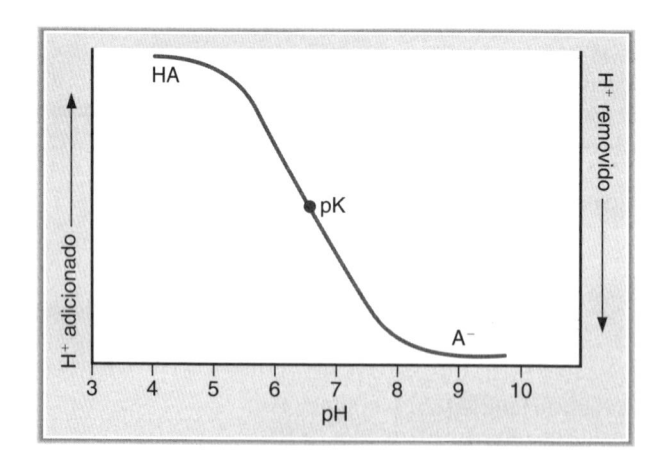

Figura 5.20 Curva de titulação de um ácido fraco (HA) e sua base conjugada (A^-).

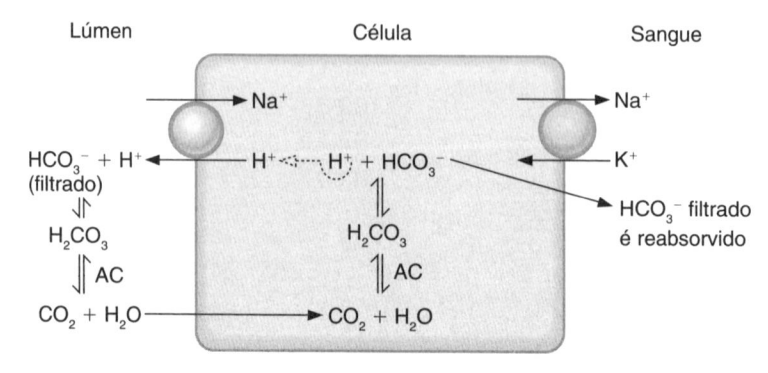

Figura 5.21 Mecanismo de reabsorção do HCO_3^- filtrado no túbulo proximal. AC = anidrase carbônica.

(2) No lúmen, o H^+ secretado combina-se com o HCO_3^- filtrado para formar H_2CO_3, que se dissocia em CO_2 e H_2O, uma reação catalisada pela **anidrase carbônica da borda em escova**. O CO_2 e a H_2O difundem-se para dentro da célula para reiniciar o ciclo.

(3) O processo resulta em **reabsorção efetiva do HCO_3^- filtrado**. Entretanto, *não* **resulta em secreção efetiva de H^+**.

b. Regulação da reabsorção do HCO_3^- filtrado

(1) *Carga filtrada*

- Aumentos na carga filtrada de HCO_3^- resultam em aumento na taxa de reabsorção de HCO_3^-. Entretanto, se a concentração plasmática de HCO_3^- se tornar muito elevada (p. ex., alcalose metabólica), a carga filtrada excederá a capacidade de reabsorção, e o HCO_3^- será excretado na urina.

(2) P_{CO_2}

- **Aumentos da P_{CO_2}** resultam em aumento na taxa de reabsorção de HCO_3^-, em virtude do aumento do aporte de H^+ intracelular para secreção. Esse mecanismo constitui a base da **compensação renal da acidose respiratória**
- **Reduções da P_{CO_2}** resultam em diminuição na taxa de reabsorção de HCO_3^-, em virtude da diminuição do aporte de H^+ intracelular para secreção. Esse mecanismo constitui a base da **compensação renal da alcalose respiratória**.

(3) *Volume do LEC*

- A **expansão do volume do LEC** resulta em diminuição da reabsorção de HCO_3^-
- A **contração do volume do LEC** resulta em aumento da reabsorção de HCO_3^- (alcalose por contração de volume).

(4) *Angiotensina II*

- Estimula a troca de Na^+-H^+ e, dessa maneira, aumenta a reabsorção de HCO_3^-, contribuindo para a **alcalose por contração de volume**, que ocorre secundariamente à contração do volume do LEC.

2. Excreção de H^+ fixo

- O H^+ fixo produzido a partir do catabolismo das proteínas e dos fosfolipídios é excretado por dois mecanismos: a acidez titulável e o NH_4^+.

a. Excreção de H^+ na forma de ácido titulável ($H_2PO_4^-$) (Figura 5.22)

- A quantidade de H^+ excretada na forma de acidez titulável depende da **quantidade de tampão urinário** presente (habitualmente, HPO_4^-) e do **pK do tampão**.

(1) O H^+ e o HCO_3^- são produzidos na célula a partir do CO_2 e da H_2O. O H^+ é secretado no lúmen por uma H^+-ATPase, enquanto o HCO_3^- é reabsorvido para o sangue (HCO_3^- "novo"). Na urina, o H^+ secretado combina-se com o HPO_4^{-2} filtrado para formar $H_2PO_4^-$, que é excretado na forma de **acidez titulável**. A H^+-ATPase é aumentada pela **aldosterona**.

(2) Esse processo resulta em **secreção efetiva de H^+** e **reabsorção efetiva do HCO_3^- recém-sintetizado**.

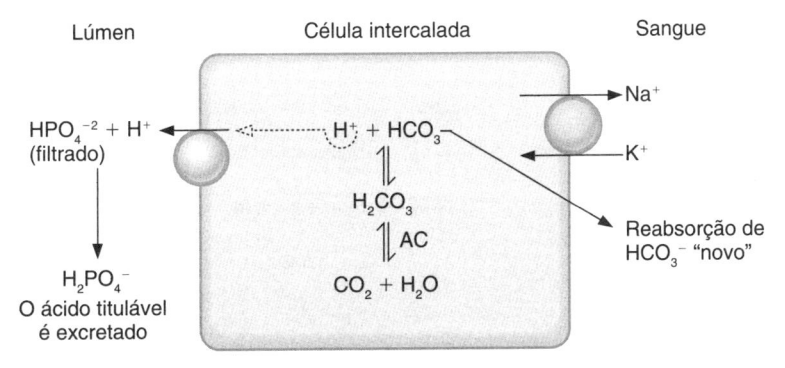

Figura 5.22 Mecanismo de excreção de H^+ como ácido titulável. AC = anidrase carbônica.

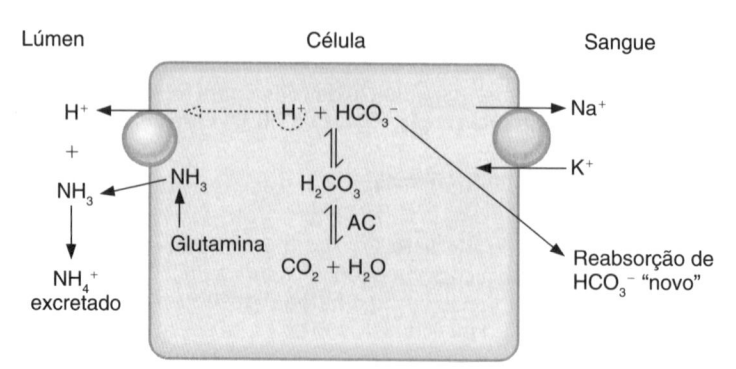

Lúmen   Célula   Sangue

Figura 5.23 Mecanismo de excreção de H^+ na forma de NH_4^+. AC = anidrase carbônica.

(3) Em decorrência da secreção de H^+, o pH da urina torna-se progressivamente menor. **O pH urinário mínimo é de 4,4.**

(4) A quantidade de H^+ excretado na forma de acidez titulável é determinada pela **quantidade de tampão urinário** e pelo **pK do tampão.**

b. Excreção de H^+ na forma de NH_4^+ (Figura 5.23)

- A quantidade de H^+ excretado na forma de NH_4^+ depende tanto da **quantidade de NH_3 sintetizada** pelas células renais quanto do **pH urinário.**

(1) O NH_3 é produzido nas células renais a partir da **glutamina.** Ele se difunde ao longo de seu gradiente de concentração, das células para o lúmen.

(2) O H^+ e o HCO_3^- são produzidos nas células a partir do CO_2 e da H_2O. O H^+ é secretado no lúmen por meio de uma H^+-ATPase e combina-se com o NH_3 para formar o NH_4^+, que é excretado **(sequestro por difusão).** O HCO_3^- é reabsorvido para o sangue (HCO_3^- "novo").

(3) Quanto menor o pH do líquido tubular, maior a excreção de H^+ na forma de NH_4^+; na presença de pH urinário baixo, existe maior quantidade de NH_4^+ em relação ao NH_3 na urina, aumentando, assim, o gradiente para a difusão de NH_3.

(4) Na presença de acidose, ocorre **aumento adaptativo da síntese de NH_3,** o que ajuda na excreção do excesso de H^+.

(5) A hiperpotassemia inibe a síntese de NH_3, o que provoca uma redução na excreção de H^+ na forma de NH_4^+ **(acidose tubular renal [ATR] do tipo 4).** Por exemplo, o **hipoaldosteronismo** causa hiperpotassemia, e assim também causa ATR do tipo 4. Por outro lado, a hipopotassemia estimula a síntese de NH_3, que produz aumento na excreção de H^+.

D. Distúrbios do equilíbrio acidobásico (Quadros 5.8 e 5.9 e Figura 5.24)

- As respostas compensatórias esperadas a distúrbios acidobásicos simples podem ser calculadas, como mostra o Quadro 5.10. Se a resposta real for igual à resposta calculada (prevista), então um distúrbio acidobásico está presente. Se a resposta real for diferente da resposta calculada, então mais de um distúrbio acidobásico está presente.

Quadro 5.8 Resumo dos distúrbios do equilíbrio acidobásico.

Distúrbio	$CO_2 + H_2O$	$\leftrightarrow$ H^+	HCO_3^-	Compensação respiratória	Compensação renal
Acidose metabólica	↓ (compensação respiratória)	↑	↓	Hiperventilação	
Alcalose metabólica	↑ (compensação respiratória)	↓	↑	Hipoventilação	
Acidose respiratória	↑	↑	↑	Nenhuma	↑ excreção de H^+ ↑ reabsorção de HCO_3^-
Alcalose respiratória	↓	↓	↓	Nenhuma	↓ excreção de H^+ ↓ reabsorção de HCO_3^-

As *setas grossas* indicam distúrbio *primário.*

Quadro 5.9 Causas dos distúrbios do equilíbrio acidobásico.

	Exemplo	Comentários
Acidose metabólica	Cetoacidose	Acúmulo de ácido β-OH-butírico e de ácido acetoacético ↑ hiato aniônico
	Acidose láctica	Acúmulo de ácido láctico durante a hipoxia ↑ hiato aniônico
	Insuficiência renal crônica	Incapacidade de excretar H^+ como acidez titulável e NH_4^+ ↑ hiato aniônico
	Intoxicação por salicilato	Causa também alcalose respiratória ↑ hiato aniônico
	Intoxicação por metanol/formaldeído	Produz ácido fórmico ↑ hiato aniônico
	Intoxicação por etilenoglicol	Produz ácidos glicólico e oxálico ↑ hiato aniônico
	Diarreia	Perda GI de HCO_3^- Hiato aniônico normal
	ATR tipo 2	Perda renal de HCO_3^- Hiato aniônico normal
	ATR tipo 1	Incapacidade de excretar ácido titulável e NH_4^+; incapacidade de acidificar a urina Hiato aniônico normal
	ATR tipo 4	Hipoaldosteronismo; incapacidade de excretar NH_4^+ Hiperpotassemia causada pela falta de aldosterona, que inibe a síntese de NH_3 Hiato aniônico normal
Alcalose metabólica	Vômito	Perda de H^+ gástrico; deixa o HCO_3^- no sangue Agravada pela contração do volume Hipopotassemia Pode apresentar ↑ hiato aniônico, em virtude da produção de cetoácidos (inanição)
	Hiperaldosteronismo	Aumento da secreção de H^+ pelo túbulo distal; aumento da reabsorção de novo HCO_3^-
	Diuréticos de alça ou tiazídicos	Alcalose por contração de volume
Acidose respiratória	Opiáceos; sedativos; anestésicos	Inibição do centro respiratório bulbar
	Síndrome de Guillain-Barré, poliomielite; ELA; esclerose múltipla	Enfraquecimento dos músculos respiratórios
	Obstrução das vias respiratórias	↓ troca de CO_2 nos pulmões
	Síndrome de angústia respiratória do adulto; DPOC	↓ troca de CO_2 nos pulmões
Alcalose respiratória	Pneumonia; embolia pulmonar	Hipoxemia causa ↑ frequência ventilatória
	Grandes altitudes Psicogênica	Hipoxemia causa ↑ frequência ventilatória
	Intoxicação por salicilato	Estimulação direta do centro respiratório bulbar; provoca também acidose metabólica

ELA = esclerose lateral amiotrófica; DPOC = doença pulmonar obstrutiva crônica; GI = gastrintestinal; ATR = acidose tubular renal.

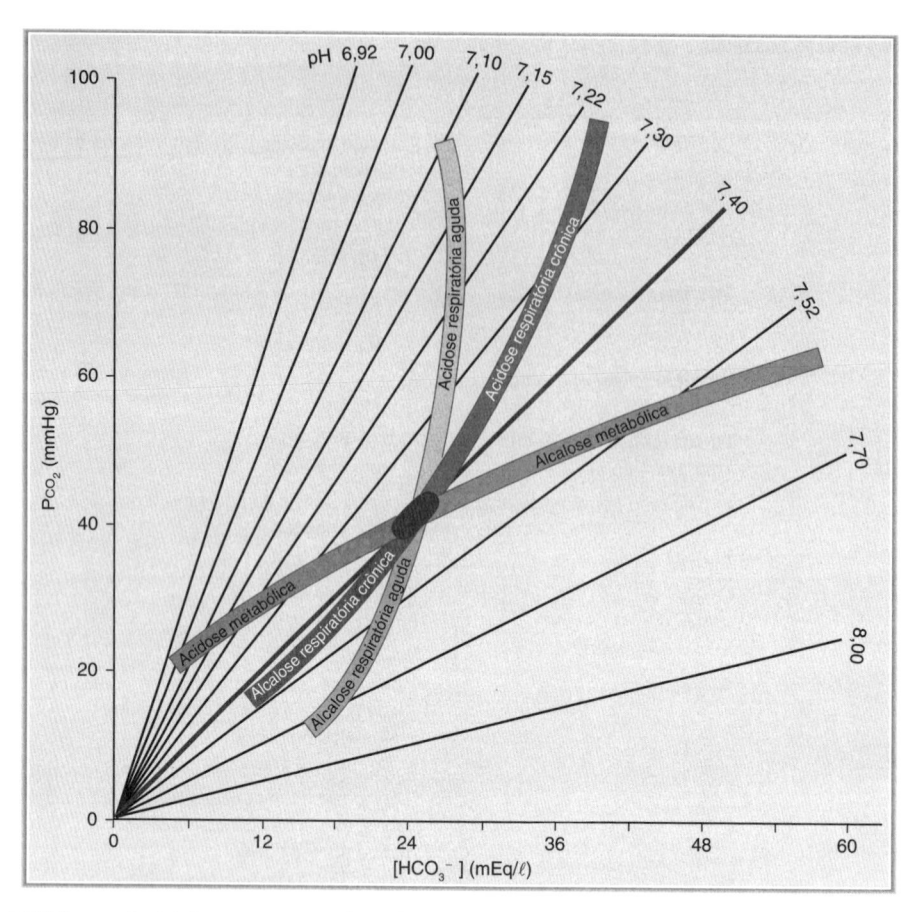

Figura 5.24 Mapa acidobásico com superposição dos valores nos distúrbios acidobásicos simples. São mostradas as relações entre a P_{CO_2}, a $[HCO_3^-]$ e o pH arteriais. A elipse no centro indica a faixa normal de valores. As áreas sombreadas mostram a faixa de valores associados aos distúrbios acidobásicos simples. São mostradas duas áreas sombreadas para cada distúrbio respiratório: uma para a fase aguda e outra para a fase crônica.

Quadro 5.10 Cálculo das respostas compensatórias aos distúrbios acidobásicos simples.

Distúrbio acidobásico	Distúrbio primário	Compensação	Resposta compensatória prevista
Acidose metabólica	↓ $[HCO_3^-]$	↓ P_{CO_2}	Diminuição de 1 mEq/ℓ no HCO_3^- → Diminuição de 1,3 mmHg na P_{CO_2}
Alcalose metabólica	↑ $[HCO_3^-]$	↑ P_{CO_2}	Aumento de 1 mEq/ℓ no HCO_3^- → Aumento de 0,7 mmHg na P_{CO_2}
Acidose respiratória			
Aguda	↑ P_{CO_2}	↑ $[HCO_3^-]$	Aumento de 1 mmHg na P_{CO_2} → Aumento de 0,1 mEq/ℓ no HCO_3^-
Crônica	↑ P_{CO_2}	↑ $[HCO_3^-]$	Aumento de 1 mmHg na P_{CO_2} → Aumento de 0,4 mEq/ℓ no HCO_3^-
Alcalose respiratória			
Aguda	↓ P_{CO_2}	↓ $[HCO_3^-]$	Diminuição de 1 mmHg na P_{CO_2} → Diminuição de 0,2 mEq/ℓ no HCO_3^-
Crônica	↓ P_{CO_2}	↓ $[HCO_3^-]$	Diminuição de 1 mmHg na P_{CO_2} → Diminuição de 0,4 mEq/ℓ no HCO_3^-

1. Acidose metabólica

a. Produção excessiva ou ingestão de ácido fixo ou a perda de bases provocam a **redução da [HCO₃⁻]**. Essa redução constitui o distúrbio primário na acidose metabólica.

b. A diminuição da concentração de HCO_3^- causa uma **redução do pH do sangue** (acidemia).

c. A acidemia causa **hiperventilação (respiração de Kussmaul)**, que constitui a **compensação respiratória** da acidose metabólica.

d. A correção da acidose metabólica consiste na excreção aumentada do excesso de H^+ fixo na forma de acidez titulável e NH_4^+ e em aumento da reabsorção e HCO_3^- "novo", que reabastece o HCO_3^- usado no tamponamento do H^+ fixo adicionado

   ● Na acidose metabólica crônica, o **aumento adaptativo na síntese de NH₃** ajuda na excreção do excesso de H^+.

e. **Hiato aniônico (*ânion gap*) sérico** = $[Na^+] - ([Cl^-] + [HCO_3^-])$ (Figura 5.25)

   ● O hiato aniônico sérico representa os **ânions não medidos** no soro. Esses ânions não medidos incluem fosfato, citrato, sulfato e proteínas

   ● O valor normal do hiato aniônico sérico é de **12 mEq/ℓ** (faixa: 8 a 16 mEq/ℓ)

   ● Na acidose metabólica, a $[HCO_3^-]$ sérica diminui à medida que sofre depleção no processo de tamponamento do ácido fixo. Para atingir a eletroneutralidade, a concentração de outro ânion precisa aumentar para substituir o HCO_3^-. Esse ânion pode ser o Cl^- ou um ânion não medido.

   (1) **O hiato aniônico sérico aumenta** se a concentração de um ânion não medido (p. ex., fosfato, lactato, β-hidroxibutirato e formato) estiver aumentada para substituir o HCO_3^-.

   (2) **O hiato aniônico sérico está normal** se a concentração de Cl^- estiver aumentada para substituir o HCO_3^- **(acidose metabólica hiperclorêmica)**.

2. Alcalose metabólica

a. A perda de H^+ fixo ou o ganho de base produzem o **aumento da [HCO₃⁻] arterial**. Esse aumento constitui o distúrbio primário na alcalose metabólica

   ● Por exemplo, no **vômito** ocorre perda de H^+ do estômago, o HCO_3^- permanece no sangue e a $[HCO_3^-]$ aumenta.

b. O aumento na concentração de HCO_3^- causa **aumento do pH do sangue (alcalemia)**.

c. A alcalemia causa **hipoventilação**, que constitui a **compensação respiratória** da alcalose metabólica.

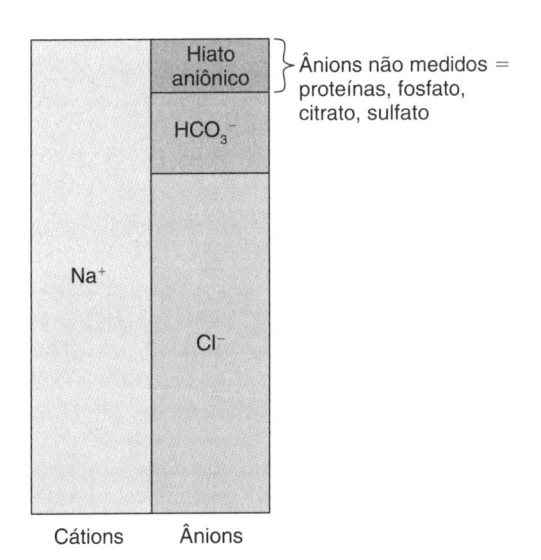

Figura 5.25 Hiato aniônico sérico.

d. A correção da alcalose metabólica consiste na excreção aumentada de HCO_3^-, visto que a carga filtrada de HCO_3^- ultrapassa a capacidade do túbulo renal de reabsorvê-la

- Se a alcalose metabólica for acompanhada de **contração do volume do LEC** (p. ex., vômitos), a reabsorção de HCO_3^- aumenta (secundariamente à contração do volume do LEC e ativação do sistema renina-angiotensina-aldosterona), agravando a alcalose metabólica (*i. e.*, **alcalose por contração de volume**).

3. Acidose respiratória

- É **causada por uma diminuição da frequência respiratória e retenção de CO_2.**

a. O aumento da P_{CO_2} arterial, que constitui o distúrbio primário, causa **aumento da [H^+] e da [HCO_3^-]** por ação de massa.

b. Não existe compensação respiratória para a acidose respiratória.

c. A **compensação renal** consiste em aumento da excreção de H^+ na forma de acidez titulável e de NH_4^+ e em aumento da reabsorção de HCO_3^- "novo". Esse processo é auxiliado pelo aumento da P_{CO_2}, que fornece mais H^+ para a secreção pelas células renais. Ademais, a consequente elevação da [HCO_3^-] sérica ajuda a normalizar o pH

- Na **acidose respiratória aguda**, ainda não houve compensação renal
- Na **acidose respiratória crônica**, houve compensação renal (aumento na reabsorção de HCO_3^-). Portanto, o pH arterial aumenta tendendo para o normal (*i. e.*, uma compensação).

4. Alcalose respiratória

- É **causada por um aumento da frequência respiratória e perda de CO_2.**

a. A diminuição da P_{CO_2} arterial, que constitui o distúrbio primário, causa **redução da [H^+] e da [HCO_3^-]** por ação de massa.

b. Não existe compensação respiratória para a alcalose respiratória.

c. A **compensação renal** consiste em diminuição da excreção de H^+ na forma de acidez titulável e de NH_4^+ e em diminuição da reabsorção de HCO_3^- "novo". Esse processo é auxiliado pela P_{CO_2} diminuída, que provoca déficit de H^+ nas células renais para secreção. Ademais, a consequente redução da [HCO_3^-] ajuda a normalizar o pH

- Na **alcalose respiratória aguda**, ainda não houve compensação renal
- Na **alcalose respiratória crônica**, ocorreu compensação renal (diminuição da reabsorção de HCO_3^-). Portanto, o pH arterial diminui tendendo para o normal (*i. e.*, uma compensação).

d. Podem ocorrer sintomas de **hipocalcemia** (p. ex., formigamento, parestesia, espasmos musculares), visto que o H^+ e o Ca^{2+} competem pelos locais de ligação nas proteínas plasmáticas. A diminuição da [H^+] provoca aumento da ligação do Ca^{2+} às proteínas e diminuição do Ca^{2+} ionizado livre.

X. Diuréticos (Quadro 5.11)

XI. Exemplos integradores

A. Hipoaldosteronismo

1. Estudo de caso

- Uma mulher apresenta história de fraqueza, perda de peso, hipotensão ortostática, aumento da frequência do pulso e pigmentação aumentada da pele. Há diminuição da [Na^+] sérica, diminuição da osmolaridade sérica, aumento da [K^+] sérica e gasometria arterial compatível com acidose metabólica.

2. Explicação do hipoaldosteronismo

a. A **deficiência de aldosterona** apresenta três efeitos diretos sobre os rins: diminuição da reabsorção de Na^+, diminuição da secreção de K^+ e diminuição da secreção de H^+. Como resultado, ocorrem **contração do volume do LEC** (causada pela diminuição da reabsorção de Na^+), **hiperpotassemia** (causada pela secreção diminuída de K^+) e **acidose metabólica** (causada pela secreção diminuída de H^+).

Quadro 5.11 Efeitos dos diuréticos sobre o néfron.

Classe de diurético	Local de ação	Mecanismo	Principais efeitos
Inibidores da anidrase carbônica (acetazolamida)	Túbulo proximal	Inibição da anidrase carbônica	↑ excreção de HCO_3^-
Diuréticos de alça (furosemida, ácido etacrínico, bumetanida)	Ramo ascendente espesso da alça de Henle	Inibição do cotransporte de $Na^+-K^+-2Cl^-$	↑ excreção de NaCl ↑ excreção de K^+ (↑ fluxo tubular distal) ↑ excreção de Ca^{2+} (tratar a hipercalcemia) ↓ capacidade de concentrar a urina (↓ gradiente corticopapilar) ↓ capacidade de diluir a urina (inibição do segmento diluidor)
Diuréticos tiazídicos (clorotiazida, hidroclorotiazida)	Parte inicial do túbulo distal (segmento diluidor cortical)	Inibição do cotransporte de Na^+-Cl^-	↑ excreção de NaCl ↑ excreção de K^+ (↑ fluxo no túbulo distal) ↓ excreção de Ca^{2+} (tratamento da hipercalciúria idiopática) ↓ capacidade de diluir a urina (inibição do segmento diluidor cortical) Nenhum efeito sobre a capacidade de concentração da urina
Diuréticos poupadores de K^+ (espironolactona, triantereno, amilorida)	Porção final do túbulo distal e ducto coletor	Inibição da reabsorção de Na^+ Inibição da secreção de K^+ Inibição da secreção de H^+	↑ excreção de Na^+ (efeito pequeno) ↓ excreção de K^+ (usado em combinação com diuréticos de alça ou tiazídicos) ↓ excreção de H^+

  b. A contração do volume do LEC é responsável pela **hipotensão ortostática** dessa paciente. A redução da pressão arterial provoca **aumento da frequência de pulso** por meio do mecanismo barorreceptor.

  c. A contração do volume do LEC também estimula a **secreção de ADH pela neuro-hipófise** por meio dos receptores de volume. O ADH provoca aumento da reabsorção de água a partir dos ductos coletores, resultando em diminuição da $[Na^+]$ sérica **(hiponatremia)** e diminuição da osmolaridade sérica. Logo, o ADH liberado pelo mecanismo de volume é "inapropriado" para a osmolaridade sérica nesse caso.

  d. A **hiperpigmentação** é causada pela insuficiência adrenal. Os níveis diminuídos de cortisol provocam aumento da secreção de hormônio adrenocorticotrófico (ACTH) por retroalimentação negativa. O ACTH apresenta efeitos que induzem a pigmentação, semelhantes aos do hormônio melanócito-estimulante (MSH).

B. Vômito

 1. **Estudo de caso**

  ● Um homem é internado no hospital para avaliação de dor epigástrica intensa. Há 4 dias ele apresenta náuseas e vômitos persistentes. A endoscopia gastrintestinal (GI) alta revela úlcera pilórica com obstrução pilórica parcial. Ele apresenta hipotensão ortostática, diminuição da $[K^+]$ sérica, diminuição da $[Cl^-]$ sérica, gasometria arterial compatível com alcalose metabólica e diminuição da frequência respiratória.

 2. **Respostas ao vômito** (Figura 5.26)

  a. A perda de H^+ do estômago pelo vômito provoca aumento da $[HCO_3^-]$ e **alcalose metabólica**. Como o Cl^- é perdido do estômago juntamente com o H^+, ocorrem **hipocloremia** e **contração do volume do LEC**.

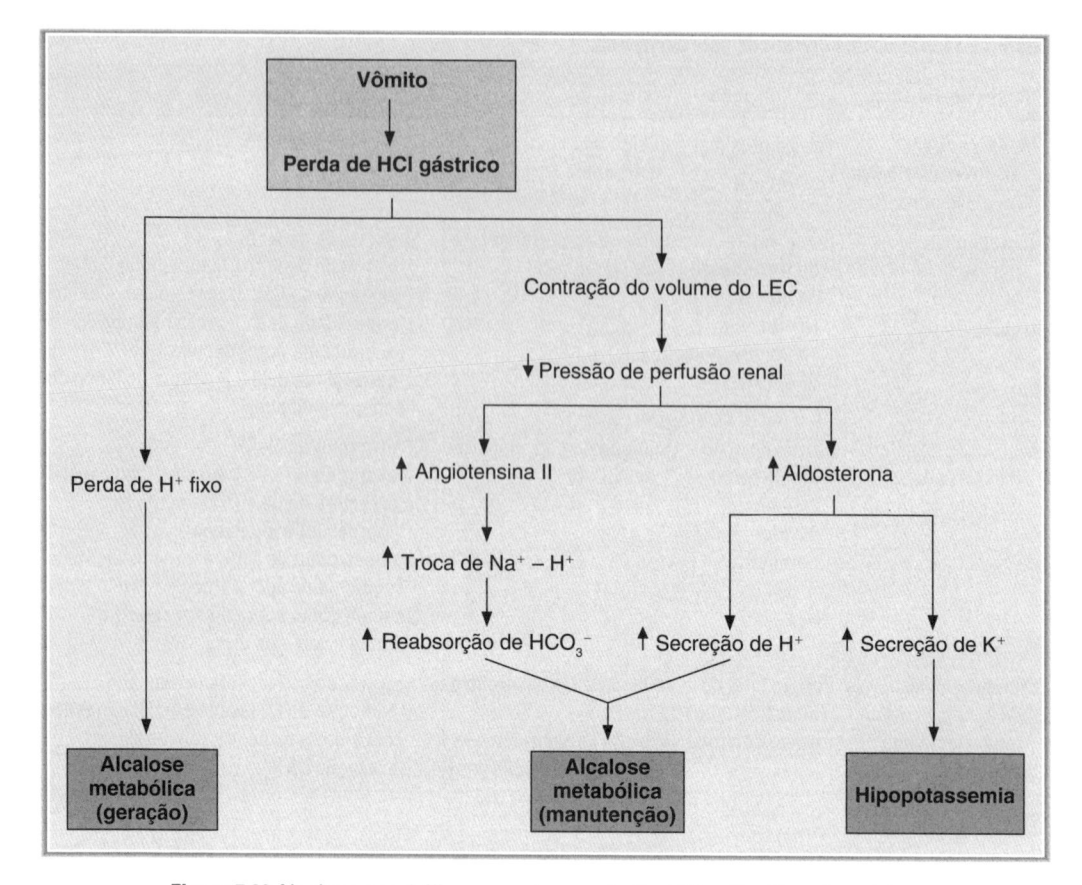

Figura 5.26 Alcalose metabólica causada por vômito. LEC = líquido extracelular.

b. A diminuição da frequência respiratória constitui a **compensação respiratória da alcalose metabólica**.

c. A contração do volume do LEC está associada a uma diminuição do volume sanguíneo e **redução da pressão de perfusão renal**. Como resultado, a secreção de renina aumenta, ocorre aumento na produção de angiotensina II, e a **secreção de aldosterona** também aumenta. Logo, a contração do volume do LEC agrava a alcalose metabólica, visto que a angiotensina II aumenta a reabsorção de HCO_3^- no túbulo proximal (**alcalose por contração de volume**).

d. Os níveis aumentados de aldosterona (secundariamente à contração de volume do LEC) causam aumento da secreção distal de K^+ e **hipopotassemia**. O aumento da aldosterona também provoca secreção distal aumentada de H^+, agravando ainda mais a alcalose metabólica.

e. O **tratamento** consiste em infusão de NaCl para corrigir a contração do volume do LEC (que está mantendo a alcalose metabólica e causando hipopotassemia) e na administração de K^+ para repor a perda de tal substância na urina.

C. Diarreia

1. Estudo de caso

● Um homem retorna de uma viagem ao exterior com "diarreia do viajante". Ele apresenta fraqueza, perda de peso, hipotensão ortostática, aumento da frequência de pulso, aumento da frequência respiratória, palidez cutânea, $[Na^+]$ sérica de 132 mEq/ℓ, $[Cl^-]$ sérica de 111 mEq/ℓ e $[K^+]$ sérica de 2,3 mEq/ℓ. A gasometria arterial é a seguinte: pH, 7,25; P_{CO_2}, 24 mmHg; e HCO_3^-, 10,2 mEq/ℓ.

2. **Explicação das respostas à diarreia**

   a. A perda de HCO_3^- pelo trato GI provoca diminuição da $[HCO_3^-]$ sanguínea e, de acordo com a equação de Henderson-Hasselbalch, redução do pH sanguíneo. Logo, esse homem apresenta **acidose metabólica**.

   b. Para manter a eletroneutralidade, o HCO_3^- perdido pelo corpo é substituído por Cl^-, um ânion medido; assim, existe um **hiato aniônico normal**. O hiato aniônico sérico $= [Na^+] - ([Cl^-] + [HCO_3^-]) = 132 - (111 + 10,2) = 10,8$ mEq/ℓ.

   c. O aumento da frequência respiratória (**hiperventilação**) constitui a **compensação respiratória da acidose metabólica**.

   d. Como resultado da diarreia, esse homem apresenta **contração do volume do LEC**, que leva a uma redução do volume sanguíneo e da pressão arterial. A redução da pressão arterial ativa o **reflexo barorreceptor**, resultando em aumento do impulso simpático para o coração e os vasos sanguíneos. O **aumento da frequência do pulso** é uma consequência da atividade simpática aumentada no nó sinoatrial (SA), e a palidez da pele resulta de vasoconstrição cutânea.

   e. A contração do volume do LEC também ativa o sistema renina-angiotensina-aldosterona. Os níveis elevados de aldosterona levam a um aumento da secreção distal de K^+ e **hipopotassemia**. A perda de K^+ no líquido diarreico também contribui para a hipopotassemia.

   f. O **tratamento** consiste em reposição de toda a perda de líquido e eletrólitos na diarreia e na urina, incluindo Na^+, HCO_3^- e K^+.

Questões de revisão

1. A secreção de K^+ pelo túbulo distal é reduzida por:

(A) alcalose metabólica
(B) dieta rica em K^+
(C) hiperaldosteronismo
(D) administração de espironolactona
(E) administração de diuréticos tiazídicos

2. Os indivíduos A e B são homens de 70 kg. O indivíduo A ingere 2 ℓ de água destilada, enquanto o indivíduo B ingere 2 ℓ de NaCl isotônico. Em consequência dessa ingestão, o indivíduo B apresentará:

(A) maior alteração no volume de líquido intracelular (LIC)
(B) maior depuração de água livre (C_{H_2O}) positiva
(C) maior alteração da osmolaridade plasmática
(D) maior osmolaridade urinária
(E) maior fluxo urinário

Perguntas 3 e 4

Uma mulher de 45 anos de idade desenvolve diarreia intensa durante as férias. Ela apresenta os seguintes valores de gasometria arterial:

pH = 7,25
P_{CO_2} = 24 mmHg
$[H\check{C}O_3^-]$ = 10 mEq/ℓ

As amostras de sangue venoso revelam diminuição da $[K^+]$ sanguínea e hiato aniônico normal.

3. O diagnóstico correto para essa paciente é:

(A) acidose metabólica
(B) alcalose metabólica
(C) acidose respiratória
(D) alcalose respiratória
(E) estado acidobásico normal

4. Qual das seguintes afirmações sobre essa paciente é correta?

(A) Ela está hipoventilando
(B) A diminuição da $[HCO_3^-]$ arterial resulta do tamponamento do excesso de H^+ pelo HCO_3^-
(C) A diminuição da $[K^+]$ sanguínea resulta da troca de H^+ intracelular por K^+ extracelular
(D) A diminuição da $[K^+]$ sanguínea resulta do aumento dos níveis circulantes de aldosterona
(E) A diminuição da $[K^+]$ sanguínea resulta dos níveis circulantes diminuídos de hormônio antidiurético (ADH)

5. Utilize estes valores para responder à seguinte pergunta.

Pressão hidrostática capilar glomerular = 47 mmHg
Pressão hidrostática no espaço de Bowman = 10 mmHg
Pressão oncótica no espaço de Bowman = 0 mmHg

Em que valor da pressão oncótica capilar glomerular deve cessar a filtração glomerular?

(A) 57 mmHg
(B) 47 mmHg
(C) 37 mmHg
(D) 10 mmHg
(E) 0 mmHg

6. A reabsorção do HCO_3^- filtrado:

(A) resulta em reabsorção de menos de 50% da carga filtrada quando a concentração plasmática de HCO_3^- é de 24 mEq/ℓ
(B) acidifica o líquido tubular até um pH de 4,4
(C) está diretamente associada à excreção de H^+ na forma de NH_4^+
(D) é inibida por uma redução da P_{CO_2} arterial
(E) pode prosseguir normalmente na presença de um inibidor da anidrase carbônica renal

7. Foram obtidas as seguintes informações de um estudante universitário de 20 anos de idade que estava participando de um estudo de pesquisa na Unidade de Pesquisa Clínica:

Plasma
[Inulina] = 1 mg/mℓ
[X] = 2 mg/mℓ

Urina
[Inulina] = 150 mg/mℓ
[X] = 100 mg/mℓ
Fluxo urinário = 1 mℓ/min

Supondo que X seja filtrado livremente, qual das seguintes afirmações é a mais correta?

(A) Ocorre secreção efetiva de X
(B) Ocorre reabsorção efetiva de X
(C) Ocorrem tanto reabsorção quanto secreção de X
(D) A depuração de X poderia ser usada para medir a taxa de filtração glomerular (TFG)
(E) A depuração de X é maior que a de inulina

8. Para manter o equilíbrio normal de H^+, a excreção diária total de H^+ deve ser igual à:

(A) produção diária de ácido fixo mais ingestão diária de ácido fixo
(B) excreção diária de HCO_3^-
(C) carga filtrada diária de HCO_3^-

(D) excreção diária de ácido titulável
(E) carga filtrada diária de H⁺

9. Uma dose de 1 g de manitol foi injetada em uma mulher. Após atingir o equilíbrio, uma amostra de plasma apresentou concentração de manitol de 0,08 g/ℓ. Durante o período de equilíbrio, 20% do manitol injetado foram excretados na urina. Nessa paciente:

(A) o volume de líquido extracelular (LEC) é de 1 ℓ
(B) o volume de líquido intracelular (LIC) é de 1 ℓ
(C) o volume do LEC é de 10 ℓ
(D) o volume do LIC é de 10 ℓ
(E) o volume intersticial é de 12,5 ℓ

10. Um homem de 58 anos de idade é submetido a um teste de tolerância à glicose. A concentração plasmática de glicose aumenta e a reabsorção e a excreção de glicose são determinadas. Quando a concentração plasmática de glicose é maior do que o transporte máximo (T_m):

(A) a depuração de glicose é zero
(B) a taxa de excreção da glicose equivale à taxa de filtração da glicose
(C) a taxa de reabsorção da glicose equivale à taxa de filtração da glicose
(D) a taxa de excreção da glicose aumenta com a elevação progressiva da concentração plasmática de glicose
(E) a concentração de glicose na veia renal equivale à concentração de glicose na artéria renal

11. A depuração de água livre negativa ($-C_{H_2O}$) ocorrerá em uma pessoa que:

(A) ingere 2 ℓ de água destilada em 30 min
(B) começa a excretar grandes volumes de urina com osmolaridade de 100 mOsm/ℓ após traumatismo cranioencefálico grave
(C) está recebendo tratamento com lítio para depressão e apresenta poliúria que não responde à administração de hormônio antidiurético (ADH)
(D) apresenta carcinoma pulmonar de pequenas células e elimina uma urina com osmolaridade de 1.000 mOsm/ℓ

12. Um par tampão (HA/A⁻) apresenta pK de 5,4. Em pH sanguíneo de 7,4, a concentração de HA é:

(A) 1/100 de A⁻
(B) 1/10 de A⁻
(C) igual à de A⁻
(D) 10 vezes maior que a de A⁻
(E) 100 vezes maior que a de A⁻

13. Qual dos seguintes itens provocaria aumento da reabsorção de líquido isosmótico no túbulo proximal?

(A) Aumento da fração de filtração
(B) Expansão do volume de líquido extracelular (LEC)
(C) Diminuição da concentração de proteína nos capilares peritubulares

(D) Aumento da pressão hidrostática capilar peritubular
(E) Privação de oxigênio

14. Qual das seguintes substâncias ou combinações de substâncias poderia ser utilizada para determinar o volume de líquido intersticial?

(A) Manitol
(B) D_2O (deutério) apenas
(C) Azul de Evans
(D) Inulina e D_2O
(E) Inulina e albumina radioativa

15. Em concentrações plasmáticas de ácido para-amino-hipúrico (PAH) inferiores ao transporte máximo (T_m):

(A) a reabsorção de PAH não está saturada
(B) a depuração de PAH é igual à depuração da inulina
(C) a taxa de secreção do PAH é igual à sua taxa de excreção
(D) a concentração de PAH na veia renal aproxima-se de zero
(E) a concentração de PAH na veia renal é igual à sua concentração na artéria renal

16. Em comparação com um indivíduo que ingere 2 ℓ de água destilada, uma pessoa com privação de água terá:

(A) maior depuração de água livre (C_{H_2O})
(B) menor osmolaridade plasmática
(C) nível circulante mais baixo de hormônio antidiurético (ADH)
(D) maior osmolaridade do líquido tubular/plasma (LT/P) no túbulo proximal
(E) maior taxa de reabsorção de H_2O nos ductos coletores

17. Qual dos seguintes itens causaria aumento da taxa de filtração glomerular (TFG) e do fluxo plasmático renal (FPR)?

(A) Hiperproteinemia
(B) Cálculo ureteral
(C) Dilatação da arteríola aferente
(D) Dilatação da arteríola eferente
(E) Constrição da arteríola eferente

18. Um paciente apresenta os seguintes valores de gasometria arterial:

pH = 7,52
P_{CO_2} = 20 mmHg
$[HCO_3^-]$ = 16 mEq/ℓ

Qual das seguintes afirmações sobre esse paciente é mais provavelmente correta?

(A) Ele está hipoventilando
(B) Ele apresenta diminuição da $[Ca^{2+}]$ ionizada no sangue

(C) Ele apresenta compensação respiratória quase completa

(D) Ele apresenta um distúrbio acidobásico causado pela produção excessiva de ácido fixo

(E) A compensação renal apropriada causaria aumento da [HCO$_3^-$] arterial

19. Qual dos seguintes itens poderia diferenciar melhor um indivíduo saudável, porém com grave privação de água, de um indivíduo com síndrome da secreção inapropriada do hormônio antidiurético (SIADH)?

(A) Depuração de água livre (C$_{H_2O}$)
(B) Osmolaridade urinária
(C) Osmolaridade plasmática
(D) Níveis circulantes de hormônio antidiurético (ADH)
(E) Gradiente osmótico corticopapilar

20. Qual dos seguintes itens provoca redução da depuração renal de Ca^{2+}?

(A) Hipoparatireoidismo
(B) Tratamento com hidroclorotiazida
(C) Tratamento com furosemida
(D) Expansão do volume de líquido extracelular (LEC)
(E) Hipermagnesemia

21. Um paciente chega ao serviço de emergência com pressão arterial baixa, redução do turgor cutâneo e os seguintes valores de gasometria arterial:

pH = 7,69
[HCO$_3^-$] = 57 mEq/ℓ
P$_{CO_2}$ = 48 mmHg

Qual das seguintes respostas também seria esperada nesse paciente?

(A) Hiperventilação
(B) Diminuição da secreção de K$^+$ pelos túbulos distais
(C) Aumento da razão entre H$_2$PO$_4^-$ a HPO$_4^{-2}$ na urina
(D) Troca do H$^+$ intracelular pelo K$^+$ extracelular

22. Uma mulher apresenta osmolaridade plasmática de 300 mOsm/ℓ e osmolaridade urinária de 1.200 mOsm/ℓ. O diagnóstico correto é:

(A) síndrome da secreção inapropriada do hormônio antidiurético (SIADH)
(B) privação de água
(C) diabetes insípido central
(D) diabetes insípido nefrogênico
(E) ingestão de grandes volumes de água destilada

23. Uma paciente recebe uma infusão de ácido para-amino-hipúrico (PAH) para medir o fluxo sanguíneo renal (FSR). Ela apresenta fluxo urinário

de 1 mℓ/min, [PAH] plasmática de 1 mg/mℓ, [PAH] urinária de 600 mg/mℓ e hematócrito de 45%. Qual é o FSR "efetivo"?

(A) 600 mℓ/min
(B) 660 mℓ/min
(C) 1.091 mℓ/min
(D) 1.333 mℓ/min

24. Qual das seguintes substâncias apresenta a maior depuração renal?

(A) Ácido para-amino-hipúrico (PAH)
(B) Inulina
(C) Glicose
(D) Na$^+$
(E) Cl$^-$

25. Uma mulher está realizando uma maratona em temperatura de 32°C e está repondo todo o volume perdido no suor bebendo água destilada. Depois da maratona, ela apresentará:

(A) diminuição da água corporal total (ACT)
(B) diminuição do hematócrito
(C) diminuição do volume de líquido intracelular (LIC)
(D) diminuição da osmolaridade plasmática
(E) aumento da osmolaridade intracelular

26. Qual dos seguintes itens provoca hiperpotassemia?

(A) Exercício físico
(B) Alcalose
(C) Injeção de insulina
(D) Diminuição da osmolaridade sérica
(E) Tratamento com β-agonistas

27. Qual dos seguintes itens constitui uma causa de alcalose metabólica?

(A) Diarreia
(B) Insuficiência renal crônica
(C) Ingestão de etilenoglicol
(D) Tratamento com acetazolamida
(E) Hiperaldosteronismo
(F) Intoxicação por salicilato

28. Qual dos seguintes itens é uma ação do paratormônio (PTH) no túbulo renal?

(A) Estimulação da adenilato ciclase
(B) Inibição da secreção tubular distal de K$^+$
(C) Inibição da reabsorção tubular distal de Ca^{2+}
(D) Estimulação da reabsorção tubular proximal de fosfato
(E) Inibição da produção de 1,25-di-hidroxicolecalciferol

29. Um homem apresenta hipertensão e hipopotassemia. A gasometria arterial revela pH de 7,5 e HCO$_3^-$ calculado de 32 mEq/ℓ. O nível sérico de cortisol e o nível urinário de ácido vanilmandélico (VMA) estão normais, o nível sérico de aldosterona

está aumentado e a atividade da renina plasmática está diminuída. Qual das seguintes opções constitui a causa mais provável de sua hipertensão?

(A) Síndrome de Cushing
(B) Doença de Cushing
(C) Síndrome de Conn
(D) Estenose da artéria renal
(E) Feocromocitoma

30. Que conjunto de valores de gasometria arterial descreve um fumante inveterado com história de enfisema e bronquite crônica que está se tornando cada vez mais sonolento?

	pH	HCO_3^- (mEq/ℓ)	P_{CO_2} (mmHg)
(A)	7,65	48	45
(B)	7,50	15	20
(C)	7,40	24	40
(D)	7,32	30	60
(E)	7,31	16	33

31. Qual dos seguintes conjuntos de valores de gasometria arterial descreve um paciente com alcalose respiratória parcialmente compensada depois de 1 mês sob ventilação mecânica?

	pH	HCO_3^- (mEq/ℓ)	P_{CO_2} (mmHg)
(A)	7,65	48	45
(B)	7,50	15	20
(C)	7,40	24	40
(D)	7,32	30	60
(E)	7,31	16	33

32. Qual dos seguintes conjuntos de valores de gasometria arterial descreve um paciente com doença renal crônica (que segue uma dieta com teor normal de proteína) e diminuição da excreção urinária de NH_4^+?

	pH	HCO_3^- (mEq/ℓ)	P_{CO_2} (mmHg)
(A)	7,65	48	45
(B)	7,50	15	20
(C)	7,40	24	40
(D)	7,32	30	60
(E)	7,31	16	33

33. Qual dos seguintes conjuntos de valores de gasometria arterial descreve um paciente com diabetes melito não tratado e excreção urinária aumentada de NH_4^+?

	pH	HCO_3^- (mEq/ℓ)	P_{CO_2} (mmHg)
(A)	7,65	48	45
(B)	7,50	15	20
(C)	7,40	24	40
(D)	7,32	30	60
(E)	7,31	16	33

34. Qual dos seguintes conjuntos de valores de gasometria arterial descreve um paciente com história de 5 dias de vômitos?

	pH	HCO_3^- (mEq/ℓ)	P_{CO_2} (mmHg)
(A)	7,65	48	45
(B)	7,50	15	20
(C)	7,40	24	40
(D)	7,32	30	60
(E)	7,31	16	33

A figura a seguir aplica-se às perguntas 35 a 39.

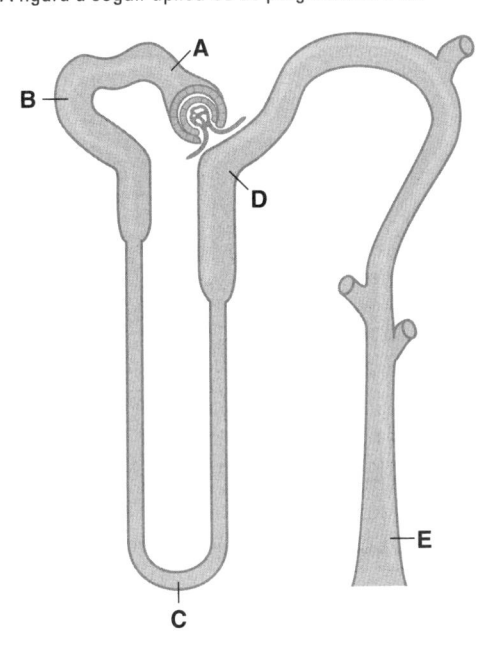

35. Em que local do néfron a quantidade de K^+ no líquido tubular ultrapassa a quantidade de K^+ filtrado em uma pessoa com dieta rica em K^+?

(A) Local A
(B) Local B
(C) Local C
(D) Local D
(E) Local E

36. Em que parte do néfron a osmolaridade do líquido tubular/plasma (LT/P) é mais baixa em um indivíduo que foi privado de água?

(A) Local A
(B) Local B
(C) Local C
(D) Local D
(E) Local E

37. Em que local do néfron a concentração de inulina no líquido tubular é mais elevada na presença de altas concentrações de ADH (antidiurese)?

(A) Local A

(B) Local B
(C) Local C
(D) Local D
(E) Local E

38. Em que parte do néfron a concentração de inulina no líquido tubular é mais baixa?

(A) Local A
(B) Local B
(C) Local C
(D) Local D
(E) Local E

39. Em que local do néfron a concentração de glicose no líquido tubular é mais elevada?

(A) Local A
(B) Local B
(C) Local C
(D) Local D
(E) Local E

O gráfico a seguir aplica-se às perguntas 40 a 42. As curvas mostram a porcentagem da carga filtrada que permanece no líquido tubular em vários locais ao longo da amostra.

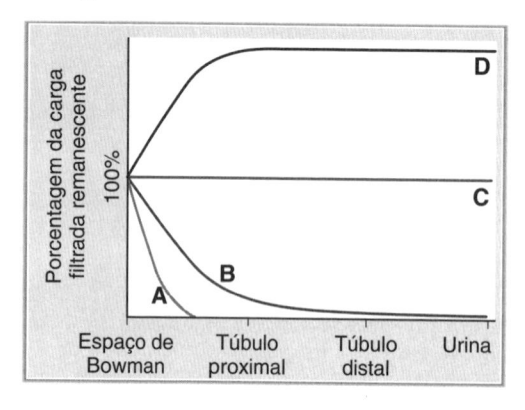

40. Qual dessas curvas descreve o perfil da inulina ao longo do néfron?

(A) Curva A
(B) Curva B

(C) Curva C
(D) Curva D

41. Qual dessas curvas descreve o perfil da alanina ao longo do néfron?

(A) Curva A
(B) Curva B
(C) Curva C
(D) Curva D

42. Qual dessas curvas descreve o perfil do ácido para-amino-hipúrico (PAH) ao longo do néfron?

(A) Curva A
(B) Curva B
(C) Curva C
(D) Curva D

43. Um menino de 5 anos de idade toma uma superdosagem de ácido acetilsalicílico (ácido salicílico) e é tratado no serviço de emergência. O tratamento provoca uma alteração do pH urinário, que aumenta a excreção de ácido salicílico. Qual foi a alteração do pH urinário e qual é o mecanismo do aumento da excreção de ácido salicílico?

(A) Acidificação, que converte o ácido salicílico em sua forma HA
(B) Alcalinização, que converte o ácido salicílico em sua forma A^-
(C) Acidificação, que converte o ácido salicílico em sua forma A^-
(D) Alcalinização, que converte o ácido salicílico em sua forma HA

44. Uma estudante está hiperventilando antes da prova oral e se queixa de tontura e dormência e formigamento nas mãos e nos pés. Qual das seguintes opções seria observada no pronto-socorro?

	pH	P_{CO_2}, mmHg	P_{O_2}, mmHg	Ca^{2+} ionizado
(A)	7,3	30	100	Diminuído
(B)	7,3	50	90	Aumentado
(C)	7,4	40	100	Normal
(D)	7,5	30	110	Diminuído
(E)	7,5	50	90	Aumentado

Respostas e explicações

1. **A resposta é D** [V B 4 b]. A secreção distal de K^+ é diminuída por fatores que reduzem a força motriz para a difusão passiva do K^+ através da membrana luminal. Como a espironolactona é um antagonista da aldosterona, ela reduz a secreção de K^+. A alcalose, uma dieta rica em K^+ e o hiperaldosteronismo aumentam a $[K^+]$ nas células distais e, portanto, aumentam a secreção de K^+. Os diuréticos tiazídicos aumentam o fluxo através do túbulo distal e diluem a $[K^+]$ luminal, de modo que a força propulsora para a secreção de K^+ aumenta.

2. **A resposta é D** [I C 2 a; VII C; Figura 5.15; Quadro 5.6]. Depois de beber água destilada, o indivíduo A apresentará aumento dos volumes de líquido intracelular (LIC) e líquido extracelular (LEC), diminuição da osmolaridade plasmática, supressão da secreção do hormônio antidiurético (ADH) e depuração de água livre (C_{H_2O}) positiva e produzirá uma urina *diluída* com fluxo elevado. O indivíduo B, após ingerir o mesmo volume de NaCl isotônico, apresentará apenas aumento do volume de LEC, sem nenhuma alteração da osmolaridade plasmática. Como o ADH do indivíduo B não será suprimido, ele apresentará osmolaridade urinária mais alta, menor fluxo urinário e C_{H_2O} menor que o indivíduo A.

3. **A resposta é A** [IX D 1 a a c; Quadros 5.8 e 5.9]. Um pH ácido, juntamente com diminuição do HCO_3^- e da P_{CO_2}, é compatível com acidose metabólica com compensação respiratória (hiperventilação). A diarreia provoca perda gastrintestinal (GI) de HCO_3^-, causando acidose metabólica.

4. **A resposta é D** [IX D 1 a a c; Quadros 5.8 e 5.9]. A redução da $[HCO_3^-]$ arterial é causada por perda gastrintestinal (GI) de HCO_3^- na diarreia, e não pelo tamponamento do excesso de H^+ pelo HCO_3^-. Essa mulher está hiperventilando como compensação respiratória da acidose metabólica. A hipopotassemia não pode ser atribuída à troca do H^+ intracelular pelo K^+ extracelular, visto que a mulher apresenta aumento do H^+ extracelular, o que impulsionaria a troca no outro sentido. Os níveis circulantes de aldosterona estariam elevados, como resultado da contração do volume de líquido extracelular (LEC), levando a um aumento da secreção de K^+ pelo túbulo distal e hipopotassemia.

5. **A resposta é C** [II C 4, 5]. A filtração glomerular cessa quando a pressão de ultrafiltração efetiva através do capilar glomerular é igual a zero; isto é, quando a força que favorece a filtração (47 mmHg) é exatamente igual às forças que se opõem a ela (10 mmHg + 37 mmHg).

6. **A resposta é D** [IX C 1 a e b]. As reduções da P_{CO_2} arterial causam diminuição da reabsorção do HCO_3^- filtrado ao diminuir o aporte de H^+ na célula para sua secreção no lúmen. A reabsorção do HCO_3^- filtrado é de quase 100% da carga filtrada e exige a presença da anidrase carbônica na borda em escova da célula tubular para que a conversão do HCO_3^- filtrado em CO_2 ocorra normalmente. Esse processo produz pouca acidificação da urina e não está associado à excreção efetiva de H^+ na forma de acidez titulável ou NH_4^+.

7. **A resposta é B** [II C 1]. Para responder essa pergunta, é preciso calcular a taxa de filtração glomerular (TFG) e C_x. TFG = $150\,mg/m\ell \times 1\,m\ell/min \div 1\,mg/m\ell = 150\,m\ell/min$. $C_x = 100\,mg/m\ell \times 1\,m\ell/min \div 2\,mg/m\ell = 50\,m\ell/min$. Como a depuração de X é menor que a da inulina (ou que a TFG), é preciso ter ocorrido *reabsorção efetiva de X*. Os dados de depuração isoladamente não são capazes de determinar se houve também secreção de X. Como a TFG não pode ser medida com uma substância que é reabsorvida, X não seria apropriada.

8. **A resposta é A** [IX C 2]. A produção diária total de H^+ fixo a partir do catabolismo das proteínas e dos fosfolipídios (mais qualquer H^+ fixo adicional ingerido) deve ser compensada pela soma da excreção de H^+ como acidez titulável mais NH_4^+ para manter o equilíbrio acidobásico.

9. **A resposta é C** [I B 1 a]. O manitol é uma substância marcadora do volume de líquido extracelular (LEC). Volume de LEC = quantidade de manitol/concentração de manitol = $(1\,g - 0,2\,g)/0,08\,g/\ell = 10\,\ell$.

10. **A resposta é D** [III B; Figura 5.5]. Em concentrações superiores às do transporte máximo (T_m) de glicose, os carreadores estão saturados, de modo que a taxa de reabsorção não acompanha mais a taxa de filtração. A diferença é excretada na urina. À medida que a concentração plasmática de glicose

aumenta, sua excreção também aumenta. Quando a excreção de glicose é maior do que o T_m, a concentração de glicose na veia renal é menor do que na artéria renal, visto que parte da glicose está sendo excretada na urina e, portanto, não retorna ao sangue. A depuração da glicose é igual a zero em concentrações inferiores ao T_m (ou inferiores ao limiar), quando toda a glicose filtrada é reabsorvida, porém é maior do que zero nas concentrações acima do T_m.

11. **A resposta é D** [VII D; Quadro 5.6]. Um indivíduo que produz urina hiperosmótica (1.000 mOsm/ℓ) apresentará uma depuração de água livre negativa ($-C_{H_2O}$) [$C_{H_2O} = V - C_{osm}$]. Todas as outras pessoas apresentam C_{H_2O} positiva, visto que estão produzindo uma urina hiposmótica em consequência da supressão do hormônio antidiurético (ADH) pela ingestão de água, diabetes insípido central ou diabetes insípido nefrogênico.

12. **A resposta é A** [IX B 3]. A equação de Henderson-Hasselbalch pode ser utilizada para calcular a relação HA/A$^-$:

$$pH = pK + \log A^-/HA$$
$$7,4 = 5,4 + \log A^-/HA$$
$$2,0 = \log A^-/HA$$
$$100 = A^-/HA \text{ ou } HA/A^- \text{ é } 1/100$$

13. **A resposta é A** [II C 3; IV C 1 d (2)]. Uma fração de filtração crescente significa que uma porção maior do fluxo plasmático renal (FPR) é filtrada nos capilares glomerulares. Esse fluxo aumentado causa elevação na concentração de proteínas e na pressão oncótica do sangue que deixa os capilares glomerulares. Esse sangue passa a constituir o suprimento de sangue capilar peritubular. A pressão oncótica elevada no sangue capilar peritubular é a força motriz que *favorece a reabsorção* no túbulo proximal. A expansão do volume de líquido extracelular (LEC), a diminuição da concentração de proteína nos capilares peritubulares e o aumento da pressão hidrostática capilar peritubular inibem a reabsorção proximal. A privação de oxigênio também inibiria a reabsorção ao interromper a ação da bomba de Na^+-K^+ nas membranas basolaterais.

14. **A resposta é E** [I B 2 b a d]. O volume de líquido intersticial é medido de modo indireto pela determinação da diferença entre o volume de líquido extracelular (LEC) e o volume plasmático. A inulina, um grande polímero de frutose, que fica restrita ao espaço extracelular, é um marcador do volume de LEC. A albumina radioativa é um marcador do volume plasmático.

15. **A resposta é D** [III C; Figura 5.6]. Em concentrações plasmáticas inferiores ao transporte máximo (T_m) para a secreção de ácido para-amino-hipúrico (PAH), a concentração de PAH na veia renal é quase zero, visto que a soma da filtração e secreção remove praticamente todo o PAH do plasma renal. Portanto, a concentração de PAH na veia renal é menor do que na artéria renal, uma vez que a maior parte do PAH que chega aos rins é excretada na urina. A depuração do PAH é maior que a da inulina, visto que o PAH é filtrado e secretado, enquanto a inulina é apenas filtrada.

16. **A resposta é E** [VII D; Figuras 5.14 e 5.15]. O indivíduo com privação de água apresentará maior osmolaridade plasmática e níveis circulantes mais elevados de hormônio antidiurético (ADH). Esses efeitos aumentarão a taxa de reabsorção de H_2O nos ductos coletores e determinarão um *clearance* de água livre *negativo* ($-C_{H_2O}$). A osmolaridade do líquido tubular/plasma (LT/P) no túbulo proximal não é afetada pelo ADH.

17. **A resposta é C** [II C 4; Quadro 5.3]. A dilatação da arteríola aferente aumentará tanto o fluxo plasmático renal (FPR) (em virtude da diminuição da resistência vascular renal) quanto a taxa de filtração glomerular [TFG] (em função do aumento da pressão hidrostática do capilar glomerular). A dilatação da arteríola eferente aumentará o FPR, porém diminuirá a TFG. A constrição da arteríola eferente diminuirá o FPR (em virtude do aumento da resistência vascular renal) e aumentará a TFG. Tanto a hiperproteinemia ($\uparrow \pi$ nos capilares glomerulares) quanto a presença de cálculo ureteral ($\uparrow$ pressão hidrostática no espaço de Bowman) opõem-se à filtração e diminuem a TFG.

18. **A resposta é B** [IX D 4; Quadro 5.8]. Em primeiro lugar, é preciso estabelecer o diagnóstico de distúrbio acidobásico. O pH alcalino, a P_{CO_2} baixa e o HCO_3^- baixo são compatíveis com alcalose respiratória. Na *alcalose respiratória*, a [H^+] está diminuída, e uma quantidade menor de H^+ liga-se a locais de carga elétrica negativa nas proteínas plasmáticas. Em consequência, uma quantidade maior de Ca^{2+} liga-se às proteínas, e, por conseguinte, a [Ca^{2+}] *ionizada* diminui. Não existe compensação respiratória para os distúrbios respiratórios primários. O paciente está hiperventilando, o que constitui a causa da alcalose respiratória. A compensação renal apropriada seria a redução da reabsorção de HCO_3^-, o que levaria à redução da [HCO_3^-] arterial e do pH sanguíneo (tornando-se mais próximo do normal).

19. **A resposta é C** [VII B, D 4; Quadro 5.6]. Os dois indivíduos apresentarão urina hiperosmótica, depuração de água livre negativa ($-C_{H_2O}$), gradiente corticopapilar normal e níveis circulantes elevados de hormônio antidiurético (ADH). O indivíduo com privação de água exibirá alta osmolaridade plasmática, enquanto o indivíduo com síndrome da secreção inapropriada do hormônio antidiurético (SIADH) apresentará baixa osmolaridade plasmática (em virtude da diluição causada pela reabsorção exagerada de água).

20. **A resposta é B** [Quadro 5.11]. Os diuréticos tiazídicos exercem um efeito peculiar sobre o túbulo distal; aumentam a reabsorção de Ca^{2+}, diminuindo assim a excreção e a depuração de Ca^{2+}. Como o paratormônio (PTH) aumenta a reabsorção de Ca^{2+}, sua falta causará aumento na depuração de Ca^{2+}. A furosemida inibe a reabsorção de Na^+ no ramo ascendente espesso, enquanto a expansão do volume de líquido extracelular (LEC) inibe a reabsorção de Na^{2+} no túbulo proximal. Nesses locais, a reabsorção de Ca^{2+} está associada à do Na^+, e a depuração do Ca^{2+} estaria aumentada. Como o Mg^{2+} compete com o Ca^{2+} por sua reabsorção no ramo ascendente espesso, a hipermagnesemia causará aumento da depuração do Ca^{2+}.

21. **A resposta é D** [IX D 2; Quadro 5.8]. Em primeiro lugar, é preciso estabelecer o diagnóstico do distúrbio acidobásico. O pH alcalino, associado ao aumento do HCO_3^- e da P_{CO_2}, é compatível com alcalose metabólica com compensação respiratória. A pressão arterial baixa e a redução do turgor cutâneo sugerem uma contração do volume de líquido extracelular (LEC). A diminuição da $[H^+]$ no sangue causará a saída de H^+ das células em troca do K^+ extracelular. A compensação respiratória apropriada é a *hipoventilação*, responsável pela P_{CO_2} elevada. A excreção de H^+ na urina estará diminuída, de modo que haverá excreção de menos ácido titulável. A secreção de K^+ pelos túbulos distais aumentará, uma vez que os níveis de aldosterona estarão aumentados em consequência da contração do volume de LEC.

22. **A resposta é B** [VII; Figura 5.14]. A osmolaridade plasmática e a osmolaridade urinária dessa paciente, quando consideradas em conjunto, são compatíveis com a privação de água. A osmolaridade plasmática encontra-se no limite superior da normalidade, estimulando a secreção de hormônio antidiurético (ADH) pela neuro-hipófise. Por sua vez, a secreção de ADH atua sobre os ductos coletores, aumentando a reabsorção de água e produzindo uma urina hiperosmótica. A síndrome da secreção inapropriada do hormônio antidiurético (SIADH) também provocaria uma urina hiperosmótica, porém a osmolaridade plasmática seria menor do que o normal, em virtude da retenção excessiva de água. O diabetes insípido central e nefrogênico e o aporte excessivo de água resultariam em urina hiposmótica.

23. **A resposta é C** [II B 2, 3]. O fluxo plasmático renal (FPR) efetivo é calculado a partir do *clearance* do ácido para-amino-hipúrico (PAH) [$C_{PAH} = U_{PAH} \times V/P_{PAH} = 600$ mℓ/min]. Fluxo sanguíneo renal (FSR) $=$ FPR/(1 $-$ hematócrito) $= 1.091$ mℓ/min.

24. **A resposta é A** [III D]. O ácido para-amino-hipúrico (PAH) apresenta a maior depuração de todas as substâncias, pois é filtrado e secretado. A inulina é apenas filtrada. As outras substâncias são filtradas e, subsequentemente, reabsorvidas; por conseguinte, apresentam depurações inferiores à depuração da inulina.

25. **A resposta é D** [I C 2 f; Quadro 5.2]. Por meio da sudorese e, em seguida, da reposição de todo o volume perdido com a ingestão de H_2O, essa mulher apresenta uma *perda efetiva de NaCl sem perda efetiva de H_2O*. Portanto, suas osmolaridades extracelular e plasmática estarão diminuídas, e, consequentemente, haverá um fluxo de água do líquido extracelular (LEC) para o líquido intracelular (LIC). A osmolaridade intracelular também estará diminuída após o deslocamento de água. A água corporal total (ACT) não se modifica, uma vez que essa paciente repôs todo o volume perdido no suor com a ingestão de água. O hematócrito aumentará, em virtude do deslocamento de água do LEC para o LIC e seu deslocamento para dentro dos eritrócitos, causando aumento de seu volume.

26. **A resposta é A** [Quadro 5.4]. O exercício físico provoca um deslocamento de K^+ das células para o sangue. O resultado é a hiperpotassemia. A hiposmolaridade, a insulina, os β-agonistas e a alcalose causam deslocamento de K^+ do sangue para as células. O resultado é a hipopotassemia.

27. **A resposta é E** [Quadro 5.9]. Uma das causas de alcalose metabólica é o hiperaldosteronismo; o aumento dos níveis de aldosterona provoca aumento da secreção de H^+ pelo túbulo distal e aumento da reabsorção de HCO_3^- "novo". A diarreia provoca perda de HCO_3^- do trato gastrintestinal (GI), enquanto a acetazolamida causa perda de HCO_3^- na urina, e ambas resultam em acidose metabólica hiperclorêmica com hiato aniônico (*anion gap*) normal. A ingestão de etilenoglicol e a intoxicação por salicilatos levam à acidose metabólica com aumento do hiato aniônico.

28. **A resposta é A** [VI B; Quadro 5.7]. O paratormônio (PTH) atua sobre o túbulo renal por meio da estimulação da adenilato ciclase e geração de monofosfato cíclico de adenosina (cAMP). As principais ações do hormônio consistem em inibição da reabsorção de fosfato no túbulo proximal, estimulação da reabsorção de Ca^{2+} no túbulo distal e estimulação da produção de 1,25-di-hidroxicolecalciferol. O PTH não modifica o processamento renal de K^+.

29. **A resposta é C** [IV C 3 b; V B 4 b]. A hipertensão, a hiperpotassemia, a alcalose metabólica, os níveis séricos elevados de aldosterona e a diminuição da atividade da renina plasmática são compatíveis com o hiperaldosteronismo primário (p. ex., síndrome de Conn). Os níveis elevados de aldosterona provocam aumento da reabsorção de Na^+ (resultando em elevação da pressão arterial), da secreção de K^+ (resultando em hipopotassemia) e da secreção de H^+ (resultando em alcalose metabólica). Na síndrome de Conn, a elevação da pressão arterial provoca aumento na pressão de perfusão renal, o que inibe a secreção de renina. Nem a síndrome de Cushing nem a doença de Cushing constituem causas possíveis da hipertensão desse paciente, uma vez que os níveis séricos de cortisol e do hormônio adrenocorticotrófico (ACTH) estão normais. A estenose da artéria renal causa hipertensão, que se caracteriza por aumento da atividade da renina plasmática. O feocromocitoma é excluído pela excreção urinária normal de ácido vanilmandélico (VMA).

30. **A resposta é D** [IX D 3; Quadros 5.8 e 5.9]. A história sugere fortemente a presença de doença pulmonar obstrutiva crônica (DPOC) como causa da acidose respiratória. Em virtude da DPOC, a frequência respiratória está diminuída e ocorre retenção de CO_2. A $[H^+]$ e a $[HCO_3^-]$ estão aumentadas por ação de massa. A $[HCO_3^-]$ é ainda mais aumentada pela compensação renal da acidose respiratória (o aumento da reabsorção de HCO_3^- pelos rins é facilitado pela P_{CO_2} elevada).

31. **A resposta é B** [IX D 4; Quadro 5.8]. Os valores sanguíneos na alcalose respiratória mostram diminuição da P_{CO_2} (a causa) e diminuição da $[H^+]$ e da $[HCO_3^-]$ por ação de massa. A $[HCO_3^-]$ é ainda mais reduzida pela compensação renal da alcalose respiratória crônica (diminuição da reabsorção de HCO_3^-).

32. **A resposta é E** [IX D 1; Quadros 5.8 e 5.9]. Em pacientes que apresentam doença renal crônica e ingestão de quantidades normais de proteínas, ocorre produção de ácidos fixos em virtude do catabolismo das proteínas. Como o rim em falência não produz NH_4^+ para excretar todo o ácido fixo, ocorre acidose metabólica (com compensação respiratória).

33. **A resposta é E** [IX D 1; Quadros 5.8 e 5.9]. O diabetes melito não tratado resulta na produção de cetoácidos, que são ácidos fixos que provocam acidose metabólica. A excreção urinária de NH_4^+ está aumentada nesse paciente em função da ocorrência de um aumento adaptativo na síntese renal de NH_3 em resposta à acidose metabólica.

34. **A resposta é A** [IX D 2; Quadros 5.8 e 5.9]. A história de vômito (na ausência de qualquer outra informação) indica perda de H^+ gástrico e, em consequência, alcalose metabólica (com compensação respiratória).

35. **A resposta é E** [V B 4]. O K^+ é secretado pelo túbulo distal posterior e pelos ductos coletores. Como essa secreção é afetada pelo K^+ da dieta, o indivíduo com dieta rica em K^+ pode secretar uma quantidade maior de K^+ na urina do que a que foi originalmente filtrada. Em todas as outras partes do néfron, a quantidade de K^+ no líquido tubular é igual à quantidade filtrada (local *A*) ou menor do que a quantidade filtrada (visto que o K^+ é reabsorvido no túbulo proximal e na alça de Henle).

36. **A resposta é D** [VII B 3; Figura 5.16]. O indivíduo com privação de água apresentará níveis circulantes elevados de hormônio antidiurético (ADH). A osmolaridade do líquido tubular/plasma (LT/P) é de 1,0 ao longo de todo o túbulo proximal, independentemente do nível de ADH. Quando os níveis de ADH são elevados, a osmolaridade LT/P é > 1,0 no local *C*, em função do equilíbrio do líquido tubular com o elevado gradiente osmótico corticopapilar. No local *E*, a osmolaridade LT/P é > 1,0 em virtude da reabsorção de água para fora dos ductos coletores e do equilíbrio com o gradiente corticopapilar. No local *D*, o líquido tubular está diluído, uma vez que o NaCl é reabsorvido no ramo ascendente espesso sem água, tornando a osmolaridade LT/P < 1,0.

37. **A resposta é E** [IV A 2]. Como a inulina, uma vez filtrada, não é reabsorvida nem secretada, sua concentração no líquido tubular reflete a quantidade de água que permanece no túbulo. Na antidiurese (excesso de ADH), a água é reabsorvida em todo o néfron (exceto no ramo ascendente espesso e no segmento diluidor cortical). Portanto, a concentração de inulina no líquido tubular aumenta progressivamente ao longo do néfron à medida que a água é reabsorvida, e será mais alta na urina final.

38. A resposta é A [IV A 2]. A concentração de inulina no líquido tubular depende da quantidade de água presente. À medida que ocorre reabsorção de água ao longo do néfron, a concentração de inulina aumenta de modo progressivo. Logo, a concentração de inulina no líquido tubular é mais baixa no espaço de Bowman, antes da ocorrência de qualquer reabsorção de água.

39. A resposta é A [IV C 1 a]. A glicose sofre reabsorção extensa no túbulo proximal anterior pelo cotransportador de Na^+ glicose. A concentração de glicose no líquido tubular é mais alta no espaço de Bowman, antes que tenha ocorrido qualquer reabsorção.

40. A resposta é C [IV A 2]. Uma vez filtrada, a inulina não é reabsorvida nem secretada. Assim, 100% da inulina filtrada permanecem no líquido tubular em cada local do néfron e na urina final.

41. A resposta é A [IV C 1 a]. A alanina, como a glicose, é avidamente reabsorvida no túbulo proximal anterior por um cotransportador de Na^+-aminoácido. Logo, a porcentagem da carga filtrada de alanina que permanece no líquido tubular diminui rapidamente ao longo do túbulo proximal, à medida que a alanina é reabsorvida no sangue.

42. A resposta é D [III C; IV A 3]. O ácido para-amino-hipúrico (PAH) é um ácido orgânico filtrado e subsequentemente secretado pelo túbulo proximal. O processo de secreção acrescenta PAH ao líquido tubular; portanto, a quantidade presente no túbulo proximal posterior é maior do que a quantidade encontrada no espaço de Bowman.

43. A resposta é B [III E]. A alcalinização da urina converte mais ácido salicílico em sua forma A^-. A forma A^- tem carga elétrica e não pode sofrer retrodifusão da urina para o sangue. Por conseguinte, é retida na urina e excretada.

44. A resposta é D [IX D 3; Quadros 5.8 e 5.9]. A estudante está hiperventilando e isso resulta em redução da P_{CO_2} e elevação da P_{O_2}. A redução da P_{CO_2} eleva o pH, que, por sua vez, reduz a concentração de Ca^{2+} ionizado porque H^+ e Ca^{2+} competem por ligação com a albumina plasmática. Quando o pH está elevado (redução da concentração de H^+), há menos ligação de H^+ com a hemoglobina, há mais ligação de Ca^{2+} e redução da concentração de Ca^{2+} ionizado. Essa redução da concentração de Ca^{2+} ionizado é responsável pelos sintomas de formigamento e dormência da estudante.

Capítulo 6

Fisiologia Gastrintestinal

I. Estrutura e inervação do sistema gastrintestinal

A. Estrutura do sistema gastrintestinal (GI) (Figura 6.1)

1. **Células epiteliais**
   - São especializadas, em diferentes partes do sistema GI, na **secreção** ou na **absorção**.

2. **Muscular da mucosa**
   - Sua contração provoca a mudança da área de superfície para a secreção ou absorção.

3. **Músculo circular**
   - Sua contração causa **diminuição do diâmetro** do lúmen do sistema GI.

4. **Músculo longitudinal**
   - Sua contração provoca **encurtamento** de um segmento do sistema GI.

5. **Plexo submucoso (plexo de Meissner) e plexo mioentérico (plexo de Auerbach)**
   - Compõem o **sistema nervoso entérico** do GI
   - Integram e coordenam as funções de motilidade, secretora e endócrina do sistema GI.

B. Inervação do sistema GI

- O sistema nervoso autônomo (SNA) do GI compreende os sistemas nervosos extrínseco e intrínseco.

1. **Inervação extrínseca (sistemas nervosos parassimpático e simpático)**
   - As **fibras eferentes** conduzem a informação do tronco encefálico e da medula espinal para o GI

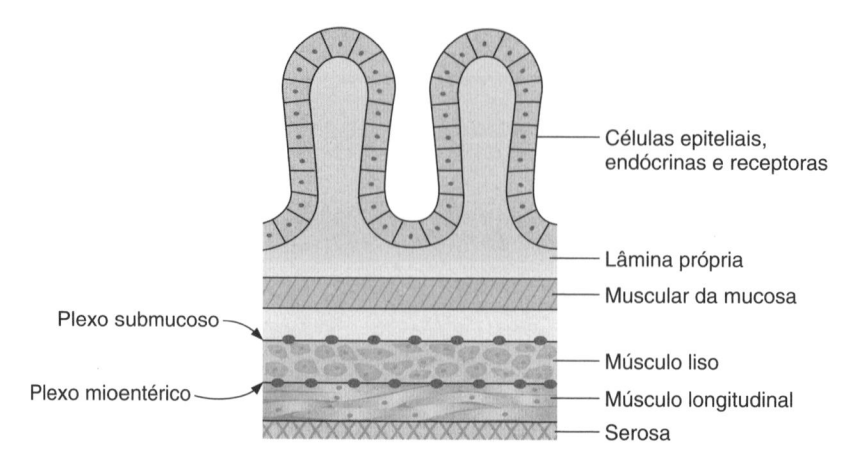

Figura 6.1 Estrutura do sistema gastrintestinal.

- As **fibras aferentes** conduzem a informação dos quimiorreceptores e mecanorreceptores do GI para o tronco encefálico e a medula espinal.

a. **Sistema nervoso parassimpático**

- É **habitualmente excitatório** nas funções do GI
- É conduzido pelo nervo vago e pelos nervos esplâncnicos pélvicos
- As fibras parassimpáticas pré-ganglionares fazem sinapses nos plexos mioentérico e submucoso
- Os corpos celulares nos gânglios dos plexos enviam, em seguida, a informação para o músculo liso, as células secretoras e as células endócrinas do GI.

(1) O **nervo vago** inerva o esôfago, o estômago, o pâncreas e a porção superior do intestino grosso.

- Os reflexos, cujas vias aferentes e eferentes estão contidas no nervo vago, são denominados **reflexos vagovagais**.

(2) Os **nervos esplâncnicos pélvicos** inervam a porção inferior do intestino grosso, o reto e o ânus.

b. **Sistema nervoso simpático**

- É **habitualmente inibitório** sobre as funções do GI
- As fibras originam-se na medula espinal, entre T8 e L2
- As fibras colinérgicas simpáticas pré-ganglionares fazem sinapse nos gânglios pré-vertebrais
- As fibras adrenérgicas simpáticas pós-ganglionares saem dos gânglios pré-vertebrais e fazem sinapse nos plexos mioentérico e submucoso. Ocorre também inervação adrenérgica pós-ganglionar direta nos vasos sanguíneos e em algumas células musculares lisas
- Os corpos celulares nos gânglios dos plexos enviam, em seguida, a informação para o músculo liso, as células secretoras e as células endócrinas do GI.

2. **Inervação intrínseca (sistema nervoso entérico)**

- Coordena e transmite informações dos sistemas nervosos parassimpático e simpático para o GI
- Utiliza **reflexos locais** para retransmitir a informação **dentro do GI**
- Controla a maioria das funções do GI, particularmente a motilidade e a secreção, mesmo na ausência de inervação extrínseca.

a. **Plexo mioentérico (plexo de Auerbach)**

- Controla principalmente a **motilidade** do músculo liso gastrintestinal.

b. **Plexo submucoso (plexo de Meissner)**

- Controla principalmente **a secreção e o fluxo sanguíneo**
- Recebe informações sensoriais dos quimiorreceptores e dos mecanorreceptores no GI.

II. Substâncias reguladoras no sistema gastrintestinal (Figura 6.2)

A. Hormônios gastrintestinais (Quadro 6.1)

- São liberados das células endócrinas na mucosa gastrintestinal para a circulação porta, penetram na circulação geral e exercem ações fisiológicas sobre as células-alvo
- Quatro substâncias atendem aos critérios para serem consideradas hormônios GI "oficiais"; outras são consideradas hormônios "candidatos". Os quatro hormônios GI oficiais são a **gastrina**, a **colecistoquinina (CCK)**, a **secretina** e o **peptídio insulinotrópico dependente de glicose (GIP)**.[1]

---

[1]N.R.T.: Também conhecido como peptídio inibitório gástrico.

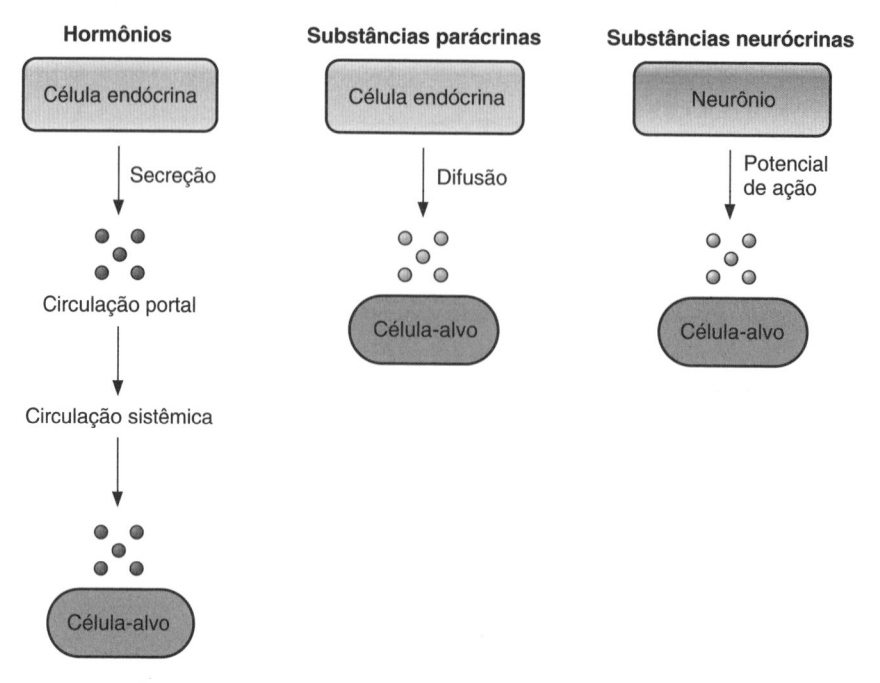

Figura 6.2 Hormônios, substâncias parácrinas e neurócrinas GI.

Quadro 6.1 Resumo dos hormônios gastrintestinais.

Hormônios	Homologia (família)	Local de secreção	Estímulo para a secreção	Ações
Gastrina	Gastrina-CCK	Células G do estômago	Pequenos peptídios e aminoácidos Distensão do estômago Vago (pelo GRP) Inibida pelo H^+ no estômago Inibida pela somatostatina	↑ Secreção gástrica de H^+ Estimula o crescimento da mucosa gástrica
CCK	Gastrina-CCK	Células I do duodeno e do jejuno	Pequenos peptídios de aminoácidos Ácidos graxos	Estimula a contração da vesícula biliar e o relaxamento do esfíncter de Oddi ↑ Secreção de enzimas pancreáticas e HCO_3^- ↑ Crescimento do pâncreas exócrino/vesícula biliar Inibe o esvaziamento gástrico
Secretina	Secretina-glucagon	Células S do duodeno	H^+ no duodeno Ácidos graxos no duodeno	↑ Secreção pancreática de HCO_3^- ↑ Secreção biliar de HCO_3^- ↓ Secreção gástrica de H^+
GIP	Secretina-glucagon	Duodeno e jejuno	Ácidos graxos, aminoácidos e glicose oral	↑ Secreção de insulina ↓ Secreção gástrica de H^+

CCK = colecistoquinina; GIP = peptídio insulinotrópico dependente de glicose; GRP = peptídio liberador de gastrina.

1. Gastrina

- Contém 17 aminoácidos (**"gastrina pequena"**)
- A gastrina pequena é a forma secretada em resposta a uma refeição
- Toda a atividade biológica da gastrina reside nos **quatro aminoácidos C-terminais**
- A **"gastrina grande"** contém 34 aminoácidos, embora não seja um dímero da gastrina pequena.

a. Ações da gastrina

(1) *Aumenta a secreção de H^+* pelas **células parietais** gástricas.

(2) *Estimula o crescimento da mucosa gástrica* por meio da estimulação da síntese de RNA e de novas proteínas. Os pacientes com **tumores secretores de gastrina** apresentam hipertrofia e hiperplasia da mucosa gástrica.

b. Estímulos para a secreção de gastrina

- A gastrina é secretada pelas **células G** do **antro gástrico** em resposta a uma refeição
- A gastrina é secretada em resposta aos seguintes estímulos:

(1) *Pequenos peptídios e aminoácidos* no lúmen do estômago

- Os estímulos mais potentes para secreção de gastrina são a **fenilalanina** e o **triptofano**.

(2) *Distensão do estômago*

(3) Estimulação vagal, mediada pelo **peptídio liberador de gastrina (GRP**, do inglês *gastrin-releasing peptide*)

- A atropina não bloqueia a secreção de gastrina mediada pelo vago, visto que o mediador do efeito vagal é o GRP, e não a acetilcolina (ACh).

c. Inibição da secreção de gastrina

- O **H^+ no lúmen estomacal** inibe a liberação de gastrina. Esse controle por retroalimentação negativa assegura a inibição da secreção de gastrina se o conteúdo gástrico for suficientemente acidificado
- A **somatostatina** inibe a liberação de gastrina.

d. Síndrome de Zollinger-Ellison (gastrinoma)

- Ocorre quando a gastrina é secretada por tumores do pâncreas que não sejam das células β.

2. CCK (colecistoquinina)

- Contém 33 aminoácidos
- É **homóloga à gastrina**
- Os cinco aminoácidos C-terminais são os mesmos na CCK e na gastrina
- A atividade biológica da CCK reside no **heptapeptídio C-terminal**. Portanto, o heptapeptídio contém a sequência homóloga à gastrina e tem atividade de gastrina, bem como de CCK.

a. Ações da CCK

(1) Estimula a **contração da vesícula biliar** e, simultaneamente, causa **relaxamento do esfíncter de Oddi**[2] para a secreção de bile.

(2) Estimula a **secreção das enzimas pancreáticas**.

(3) Potencializa a estimulação da secreção pancreática de HCO_3^- induzida pela secretina.

(4) Estimula o **crescimento do pâncreas exócrino**.

(5) **Inibe o esvaziamento gástrico**. Logo, as refeições com gordura estimulam a secreção de CCK, o que retarda o esvaziamento gástrico, proporcionando mais tempo para a digestão e a absorção intestinais.

b. Estímulos para a liberação de CCK

- A CCK é liberada pelas **células I da mucosa duodenal e jejunal** por:

(1) **Pequenos peptídios e aminoácidos**

---

[2]N.R.T.: Esfíncter de Oddi é o esfíncter do ducto colédoco.

(2) Ácidos graxos e monoglicerídios

- Os triglicerídios não estimulam a liberação de CCK porque não conseguem atravessar as membranas celulares intestinais.

3. Secretina

- Contém 27 aminoácidos
- É **homóloga ao glucagon**; 14 dos 27 aminoácidos da secretina são os mesmos do glucagon
- Todos os aminoácidos são necessários para a atividade biológica.

a. Ações da secretina

- São coordenadas para reduzir a quantidade de H^+ no lúmen do intestino delgado.

(1) Estimula a secreção pancreática do HCO_3^- e aumenta o **crescimento do pâncreas exócrino**. O HCO_3^- pancreático neutraliza o H^+ no lúmen intestinal.

(2) Estimula a secreção de HCO_3^- e de H_2O pelo fígado e aumenta a **produção de bile**.

(3) Inibe a secreção de H^+ pelas células parietais gástricas.

b. Estímulos para a liberação de secretina

- A secretina é liberada pelas **células S** do **duodeno** em resposta à presença de:

(1) H^+ no lúmen do duodeno

(2) Ácidos graxos no lúmen do duodeno.

4. GIP (peptídio insulinotrópico dependente de glicose)

- Contém 42 aminoácidos
- É **homólogo à secretina e ao glucagon**.

a. Ações do GIP

(1) Estimula a liberação de insulina. Na presença de uma carga de glicose oral, o GIP causa a liberação de insulina do pâncreas. Logo, **a glicose oral é mais efetiva do que a glicose intravenosa para induzir a liberação de insulina** e, portanto, a utilização da glicose.

(2) Inibe a secreção de H^+ pelas células parietais gástricas.

b. Estímulos para a liberação de GIP

- O GIP é secretado pelo duodeno e pelo jejuno
- O GIP é o único hormônio GI liberado em resposta aos lipídios, proteínas e carboidratos. A secreção do GIP é estimulada por **ácidos graxos, aminoácidos e pela administração oral de glicose**.

5. Hormônios candidatos

- São secretados pelas células do sistema GI
- A **motilina** aumenta a motilidade do sistema GI e está envolvida com o **complexo mioelétrico migratório**
- O **polipeptídio pancreático** inibe as secreções pancreáticas
- O **GLP-1** liga-se às células β pancreáticas e **estimula a secreção de insulina**. Substâncias análogas ao GLP-1 podem ser úteis no tratamento de diabetes melito tipo 2
- A **leptina** diminui o apetite
- A **grelina** aumenta o apetite.

B. Substâncias parácrinas

- São liberadas por células endócrinas na mucosa GI
- Difundem-se por curtas distâncias, atuando sobre células-alvo localizadas no sistema GI
- As substâncias parácrinas GI são a **somatostatina** e a **histamina**.

1. Somatostatina

- É secretada por células em todo o sistema GI, em resposta à presença de H^+ no lúmen. Sua secreção é inibida pela estimulação vagal
- **Inibe a liberação de todos os hormônios GI**
- Inibe a secreção gástrica de H^+.

2. **Histamina**
   - É secretada por mastócitos da mucosa gástrica
   - **Aumenta a secreção gástrica de H⁺** diretamente e ao potencializar os efeitos da gastrina e da estimulação vagal.

C. Substâncias neurócrinas

- São sintetizadas nos neurônios do sistema GI, levadas por transporte axonal ao longo do axônio e liberadas por potenciais de ação nos nervos
- A seguir, as substâncias neurócrinas difundem-se através da fenda sináptica até a célula-alvo
- As substâncias neurócrinas GI são **o peptídio intestinal vasoativo (VIP), o neuropeptídio Y, o óxido nítrico (NO), o GRP (bombesina)³ e as encefalinas.**

1. **VIP**
   - Contém 28 aminoácidos e é **homólogo à secretina**
   - É liberado por neurônios na mucosa e no músculo liso do sistema GI
   - Produz **relaxamento** do músculo liso GI, inclusive do **esfíncter esofágico inferior**
   - **Estimula a secreção pancreática de HCO₃⁻ e inibe a secreção pancreática de H⁺.** Nessas ações, assemelha-se à secretina
   - É secretado por tumores de células das ilhotas pancreáticas, e acredita-se que seja mediador da **cólera pancreática**.

2. **GRP (bombesina)**
   - É liberado pelos nervos vagos que inervam as células G
   - **Estimula a liberação de gastrina** pelas células G.

3. **Encefalinas (met-encefalina e leu-encefalina)**
   - São secretadas por nervos na mucosa e no músculo liso do sistema GI
   - **Estimulam a contração da musculatura lisa GI**, particularmente dos esfíncteres esofágico inferior, pilórico e ileocecal
   - **Inibem a secreção intestinal** de líquidos e eletrólitos. Essa ação constitui a base da utilidade dos **opiáceos no tratamento da diarreia.**

D. Saciedade

- **Centros hipotalâmicos**
1. O **centro de saciedade** (que inibe o apetite) está localizado no núcleo ventromedial do hipotálamo.
2. O **centro da fome** (que estimula o apetite) está localizado na área lateral do hipotálamo.
- Os **neurônios anorexígenos** liberam pró-opiomelanocortina (POMC) nos centros hipotalâmicos e diminuem o apetite
- Os **neurônios orexígenos** liberam neuropeptídios Y nos centros hipotalâmicos e estimulam o apetite
- A **leptina** é secretada por células adiposas, estimulando os neurônios anorexígenos e inibindo os orexígenos, o que diminui, portanto, o apetite
- Insulina e GLP-1 inibem o apetite
- A **grelina** é secretada por células gástricas, estimulando os neurônios orexígenos e inibindo os anorexígenos, o que aumenta, portanto, o apetite.

III. Motilidade gastrintestinal

- O tecido contrátil do sistema GI é constituído quase exclusivamente por **músculo liso unitário**, à exceção da faringe, do terço superior do esôfago e do esfíncter externo do ânus, que são constituídos por **músculo estriado**

---

³N.R.T.: Também chamado de peptídio liberador de gastrina.

- A despolarização do **músculo circular** leva à contração de um anel de músculo liso e a uma **diminuição do diâmetro** desse segmento do sistema GI
- A despolarização do **músculo longitudinal** resulta em contração na direção longitudinal e **diminuição do comprimento** desse segmento do sistema GI
- Ocorrem **contrações fásicas** no esôfago, no antro gástrico e no intestino delgado, que se contraem e relaxam periodicamente
- Ocorrem **contrações tônicas** no esfíncter esofágico inferior, na porção cefálica do estômago e nos esfíncteres ileocecal e interno do ânus.

A. Potenciais de ondas lentas (Figura 6.3)

- São **potenciais oscilatórios de membrana**, inerentes às células musculares lisas de algumas partes do sistema GI
- Ocorrem de modo espontâneo
- Originam-se nas **células intersticiais de Cajal**, que atuam como **marca-passo** do músculo liso GI
- *Não* são potenciais de ação, embora **determinem o padrão dos potenciais de ação** e, por conseguinte, o padrão de contração.

1. Mecanismo de produção das ondas lentas

- É a abertura cíclica dos canais de Ca^{2+} (despolarização), seguida da abertura dos canais de K^+ (repolarização)
- A **despolarização durante cada onda lenta** aproxima o potencial de membrana das células musculares lisas do limiar e, portanto, **aumenta a probabilidade da ocorrência de potenciais de ação**
- Os potenciais de ação, produzidos no ápice das ondas lentas de fundo, iniciam, então, as contrações fásicas das células musculares lisas (ver Capítulo 1, VII B).

2. Frequência das ondas lentas

- Varia ao longo do sistema GI, porém é constante e característica para cada parte
- *Não* é influenciada por impulsos neurais ou hormonais. Em contrapartida, a frequência dos potenciais de ação que ocorrem no ápice das ondas lentas é modificada por fatores neurais e hormonais
- **Estabelece a frequência máxima de contrações** em cada parte do sistema GI
- **É menor no estômago** (3 ondas lentas/min) e **maior no duodeno** (12 ondas lentas/min).

B. Mastigação, deglutição e peristalse esofágica

1. Mastigação

- Lubrifica o alimento, misturando-o com a saliva
- Diminui o tamanho das partículas de alimento para facilitar a deglutição e iniciar o processo digestivo.

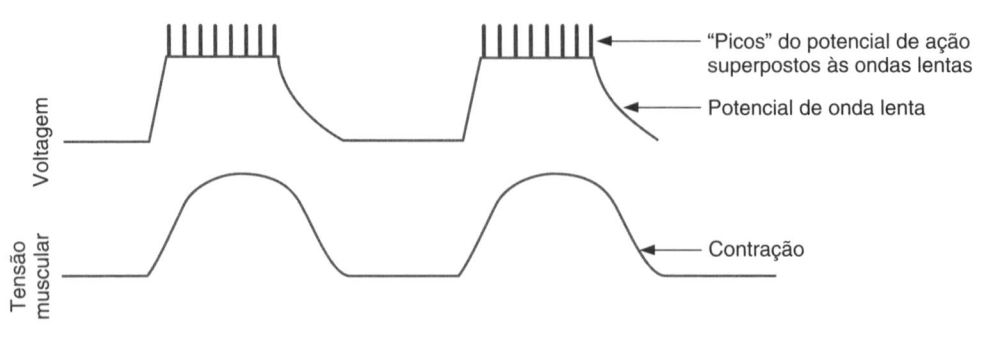

Figura 6.3 Ondas lentas gastrintestinais superpostas por potenciais de ação. Os potenciais de ação provocam contração subsequente.

2. **Deglutição**

- O reflexo da deglutição é **coordenado no bulbo**. As fibras nos nervos vago e glossofaríngeo conduzem informações entre o sistema GI e o bulbo
- Na deglutição ocorre a seguinte sequência de eventos:

   a. A nasofaringe se fecha e, ao mesmo tempo, a **respiração é inibida**.

   b. Os músculos laríngeos se contraem para fechar a glote e elevar a laringe.

   c. A **peristalse começa na faringe** para impulsionar o bolo alimentar em direção ao estômago. Simultaneamente, o **esfíncter esofágico superior relaxa** e permite a entrada do bolo alimentar no esôfago.

3. **Motilidade esofágica**

- O esôfago impulsiona o alimento deglutido até o estômago
- Os esfíncteres em ambas as extremidades do esôfago impedem a entrada de ar em sua parte superior e de ácido gástrico na inferior
- Como o esôfago está localizado no tórax, a pressão intraesofágica é igual à pressão intratorácica, que é **inferior à pressão atmosférica**. Com efeito, pode-se utilizar um cateter com balão colocado no esôfago para medir a pressão intratorácica
- À medida que o alimento passa pelo esôfago, ocorre a seguinte sequência de eventos:

   a. Como parte do reflexo da deglutição, o **esfíncter esofágico superior relaxa** e permite a entrada do alimento deglutido no esôfago.

   b. Em seguida, o esfíncter esofágico superior sofre contração, de modo que não haja refluxo do alimento para a faringe.

   c. Uma **contração peristáltica primária** cria uma área de alta pressão atrás do bolo alimentar. A contração peristáltica move-se ao longo do esôfago e impulsiona o bolo alimentar. A **gravidade** acelera esse movimento.

   d. Uma **contração peristáltica secundária** remove qualquer alimento remanescente do esôfago.

   e. À medida que o bolo alimentar se aproxima da extremidade inferior do esôfago, o **esfíncter esofágico inferior relaxa**. Esse relaxamento é mediado pelo nervo vago, e o neurotransmissor é o **VIP**.

   f. O fundo do estômago relaxa (**"relaxamento receptivo"**), permitindo a entrada do bolo alimentar no estômago.

4. **Correlações clínicas da motilidade esofágica**

   a. Pode ocorrer **refluxo gastresofágico (pirose)** se o tônus do esfíncter esofágico inferior estiver diminuído e houver refluxo do conteúdo gástrico para o esôfago.

   b. Pode ocorrer **acalasia** se o esfíncter esofágico inferior não relaxar durante a deglutição, por causa de comprometimento da peristalse esofágica. O alimento se acumula no esôfago e ocorre dilatação do esôfago acima do esfíncter.

C. Motilidade gástrica

- O estômago apresenta três camadas de músculo liso – as camadas longitudinal e circular habituais e uma terceira, oblíqua
- O estômago tem três divisões anatômicas – o **fundo**, o **corpo** e o **antro**
- A **região cefálica** do estômago inclui o fundo e a parte proximal do corpo. Essa região contém glândulas oxínticas e é responsável por receber a refeição ingerida
- A **região caudal** do estômago inclui o antro e a parte distal do corpo. Essa região é responsável pelas contrações que misturam o alimento e o impelem para o duodeno.

1. **"Relaxamento receptivo"**

- Trata-se de um **reflexo vagovagal** iniciado pela distensão do estômago e abolido pela vagotomia
- A **região cefálica do estômago relaxa** para acomodar a refeição ingerida
- A **CCK** participa do "relaxamento receptivo" aumentando a distensibilidade da porção cefálica do estômago.

2. **Mistura e digestão**

- A região caudal do estômago contrai-se para misturar o alimento com as secreções gástricas e iniciar o processo da digestão. O tamanho das partículas alimentares é reduzido.

   a. Ocorrem **potenciais de ondas lentas** na porção caudal do estômago em uma frequência de 3 a 5 ondas/min. Essas ondas despolarizam as células musculares lisas.

   b. Se o limiar for alcançado durante as ondas lentas, ocorre deflagração de potenciais de ação, seguidos de contração. Logo, a frequência das ondas lentas estabelece a frequência máxima de contração.

   c. Uma **onda de contração** fecha a porção distal do antro. Portanto, quando a porção caudal do estômago se contrai, o alimento é impelido de volta ao estômago para ser misturado (**retropulsão**).

   d. As contrações gástricas são **aumentadas por estimulação vagal e diminuídas por estimulação simpática**.

   e. Mesmo durante o jejum ocorrem contrações (o **"complexo mioelétrico migratório"**) a intervalos de 90 min, eliminando os resíduos alimentares do estômago. A **motilina** é o mediador dessas contrações.

3. **Esvaziamento gástrico**

- A região caudal do estômago se contrai para impulsionar o alimento no duodeno.

   a. A velocidade de **esvaziamento gástrico é mais rápida** quando o conteúdo gástrico é **isotônico**. Se o conteúdo gástrico for hipertônico ou hipotônico, o esvaziamento gástrico é alentecido

   b. **A gordura inibe o esvaziamento gástrico** (*i. e.*, prolonga o tempo de esvaziamento gástrico) ao estimular a liberação de **CCK**.

   c. **A presença de H$^+$ no duodeno inibe o esvaziamento gástrico** pelos reflexos neurais diretos. Os receptores de H$^+$ no duodeno transmitem a informação para o músculo liso gástrico por meio de interneurônios nos plexos GI.

D. **Motilidade do intestino delgado**

- O intestino delgado atua na **digestão** e na **absorção** dos nutrientes. Ele mistura os nutrientes com enzimas digestivas, expõe os nutrientes digeridos à mucosa absortiva e, em seguida, impulsiona o material não absorvido para o intestino grosso
- Como ocorre no estômago, as **ondas lentas** estabelecem o ritmo elétrico básico, que ocorre em uma frequência de 12 ondas/min. Os potenciais de ação ocorrem no ápice das ondas lentas e resultam em contrações
- A **estimulação parassimpática** aumenta a contração do músculo liso intestinal, enquanto a **estimulação simpática** a diminui.

1. **Contrações segmentares**

   - **Misturam o conteúdo intestinal**
   - Uma parte do intestino delgado se contrai, enviando o conteúdo intestinal (quimo) tanto na direção cefálica quanto na caudal. A seguir, essa porção do intestino delgado relaxa e o conteúdo retorna para dentro do segmento
   - Esse **movimento para a frente e para trás** produzido pelas contrações segmentares é responsável pela mistura, sem nenhum movimento anterógrado efetivo do quimo.

2. **Contrações peristálticas**

   - São altamente coordenadas e **impulsionam o quimo** ao longo do intestino delgado em direção ao intestino grosso. Em condições ideais, a peristalse ocorre após a digestão e a absorção
   - A **contração atrás do bolo** e, simultaneamente, o relaxamento à frente do bolo alimentar propelem o quimo no sentido caudal
   - O reflexo peristáltico é **coordenado pelo sistema nervoso entérico**.

   a. O alimento no lúmen intestinal sensibiliza as células enterocromafins, as quais liberam serotonina (**5-hidroxitriptamina, 5-HT**).

b. A 5-HT liga-se a receptores nos neurônios aferentes primários intrínsecos (**IPAN**) que iniciam o reflexo peristáltico.

c. Atrás do bolo alimentar, transmissores excitatórios causam contração da circunferência muscular e transmissores inibitórios causam a distensão do músculo longitudinal. **À frente do bolo alimentar**, transmissores inibitórios causam a distensão da circunferência muscular e transmissores excitatórios causam a contração do músculo longitudinal.

3. Reflexo gastroileal
- É mediado pelo SNA e, possivelmente, pela gastrina
- A presença de alimento no estômago deflagra aumento da peristalse no íleo e relaxamento do esfíncter ileocecal. Como resultado, o conteúdo intestinal é levado até o intestino grosso.

E. Motilidade do intestino grosso
- O material fecal move-se do ceco para o cólon (*i. e.*, através dos cólons ascendente, transverso, descendente e sigmoide), para o reto e, em seguida, para o canal anal
- Os **haustros**, saculações do cólon ou segmentos saculares, aparecem após as contrações do intestino grosso.

1. Ceco e parte proximal do cólon
- Quando a porção proximal do cólon é distendida por material fecal, o esfíncter ileocecal se contrai, impedindo a ocorrência de refluxo para o íleo.
  a. As **contrações segmentares** na porção proximal do cólon misturam o conteúdo e são responsáveis pelo aparecimento dos haustros do cólon.
  b. Os **movimentos de massa ocorrem 1 a 3 vezes/dia** e causam o deslocamento distal do conteúdo colônico por longas distâncias (p. ex., do cólon transverso para o cólon sigmoide).

2. Porção distal do cólon
- Como a maior parte da absorção colônica de água ocorre na porção proximal do cólon, o material fecal na porção distal torna-se semissólido e move-se lentamente. Os movimentos de massa impelem o material fecal em direção ao reto.

3. Reto, canal anal e defecação
- A sequência de eventos para a defecação é a seguinte:
  a. Quando se enche de material fecal, o reto se contrai e o esfíncter interno do ânus relaxa (**reflexo retoesfincteriano**).
  b. Quando o reto atinge cerca de 25% de sua capacidade de enchimento, surge a **urgência para defecar**. Entretanto, a defecação é impedida devido à contração tônica do esfíncter externo do ânus.
  c. Quando a defecação é conveniente, ocorre relaxamento voluntário do esfíncter externo do ânus. O músculo liso do reto se contrai, forçando a saída das fezes.
    - A pressão intra-abdominal é aumentada pela expiração contra a glote fechada (**manobra de Valsalva**).

4. Reflexo gastrocólico
- A presença de **alimento no estômago aumenta** a motilidade do cólon e a **frequência dos movimentos de massa.**
  a. O reflexo gastrocólico tem um componente **parassimpático** rápido, que é desencadeado pela distensão do estômago pelo alimento.
  b. Um componente hormonal mais lento é mediado pela CCK e pela gastrina.

5. Distúrbios da motilidade do intestino grosso
  a. Fatores emocionais influenciam fortemente a motilidade do intestino grosso pelo SNA extrínseco. A **síndrome do intestino irritável** pode ocorrer durante períodos de estresse e resultar em **constipação intestinal** (aumento das contrações segmentares) ou **diarreia** (diminuição das contrações segmentares).
  b. O **megacólon congênito (doença de Hirschsprung), a ausência do sistema nervoso entérico colônico**, resulta em constrição do segmento acometido, dilatação acentuada com acúmulo do conteúdo intestinal proximal à constrição e constipação intestinal grave.

F. Vômito

- Uma onda peristáltica inversa começa no intestino delgado, deslocando o conteúdo GI no sentido cefálico
- O conteúdo gástrico é finalmente empurrado para o esôfago. Se o esfíncter esofágico superior permanecer fechado, ocorre **ânsia de vômito**. Se a pressão no esôfago se tornar alta o suficiente para abrir o esfíncter superior do esôfago, ocorre **vômito**
- O **centro do vômito** no **bulbo** é estimulado pelo toque na parte posterior da garganta, por distensão gástrica e estimulação vestibular (cinetose)
- A **zona de gatilho quimiorreceptora** no quarto ventrículo é ativada por agentes eméticos, radiação e estimulação vestibular.

IV. Secreção gastrintestinal (Quadro 6.2)

A. Secreção salivar

1. Funções da saliva

    a. Digestão inicial do amido pela α-amilase (ptialina) e **digestão inicial dos triglicerídios** pela lipase lingual.

    b. Lubrificação pelo muco do alimento ingerido.

    c. Proteção da boca e do esôfago pela diluição e tamponamento dos alimentos ingeridos.

Quadro 6.2 Resumo das secreções gastrintestinais.

Secreção gastrintestinal	Principais características	Estimulada por	Inibida por
Saliva	HCO_3^- alto K^+ alto Hipotônica α-amilase Lipase lingual	Sistema nervoso parassimpático Sistema nervoso simpático	Sono Desidratação Atropina
Secreção gástrica	HCl	Gastrina Sistema nervoso parassimpático Histamina	↓ pH do estômago Quimo no duodeno (por meio da secretina e do GIP) Somatostatina Atropina Cimetidina Omeprazol
	Pepsinogênio Fator intrínseco	Sistema nervoso parassimpático	
Secreção pancreática	HCO_3^- alto Isotônica	Secretina CCK (potencializa a secretina) Sistema nervoso parassimpático	
	Lipase, amilase e proteases pancreáticas	CCK Sistema nervoso parassimpático	
Bile	Sais biliares Bilirrubina Fosfolipídios Colesterol	CCK (provoca contração da vesícula biliar e relaxamento do esfíncter de Oddi) Sistema nervoso parassimpático (causa contração da vesícula biliar)	Ressecção ileal

CCK = colecistoquinina; GIP = peptídio insulinotrópico dependente de glicose.

2. Composição da saliva

  a. A saliva caracteriza-se por:

    (1) Grande volume (em relação ao pequeno tamanho das glândulas salivares)
    (2) *Altas concentrações de K^+ e de HCO_3^-*
    (3) Baixas concentrações de Na^+ e de Cl^-
    (4) *Hipotonicidade*
    (5) Presença de α-amilase, lipase e calicreína.

  b. A composição da saliva varia de acordo com a intensidade do fluxo salivar (Figura 6.4):

    (1) *Na presença de fluxo de intensidade mínima*, a saliva apresenta a menor osmolaridade e concentrações mais baixas de Na^+, Cl^- e HCO_3^-, porém concentração mais elevada de K^+
    (2) *Na presença de fluxo de intensidade máxima* (até 4 mℓ/min), a composição da saliva aproxima-se mais daquela do plasma.

3. Formação da saliva (Figura 6.5)

- A saliva é formada por três glândulas principais – as **glândulas parótidas, submandibulares e sublinguais**
- A **estrutura** de cada glândula assemelha-se a um cacho de uvas. O **ácino** (extremidade cega de cada ducto) é revestido por células acinares e secreta a saliva inicial. Um **sistema de ductos ramificados** é revestido por células epiteliais colunares, que modificam a saliva inicial
- Quando a produção de saliva é estimulada, as **células mioepiteliais**, que revestem os ácinos e ductos iniciais, contraem-se e ejetam a saliva na boca.

  a. O ácino

- **Produz a saliva inicial**, com composição **semelhante à do plasma**
- Essa saliva inicial é **isotônica** e apresenta as mesmas concentrações de Na^+, K^+, Cl^- e HCO_3^- que o plasma.

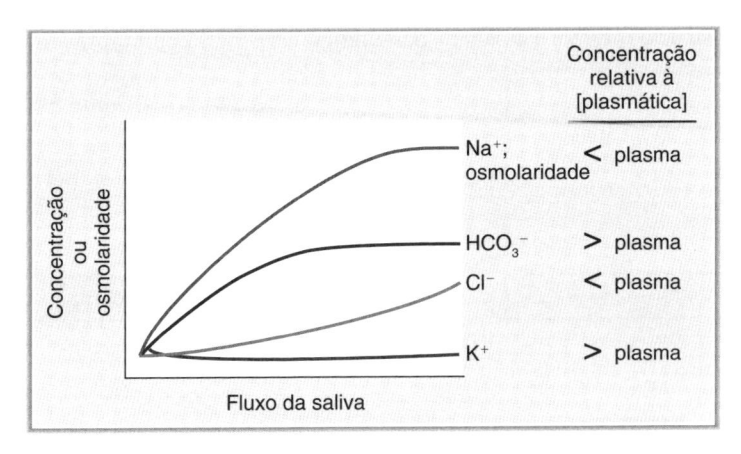

Figura 6.4 Composição da saliva em função do fluxo salivar.

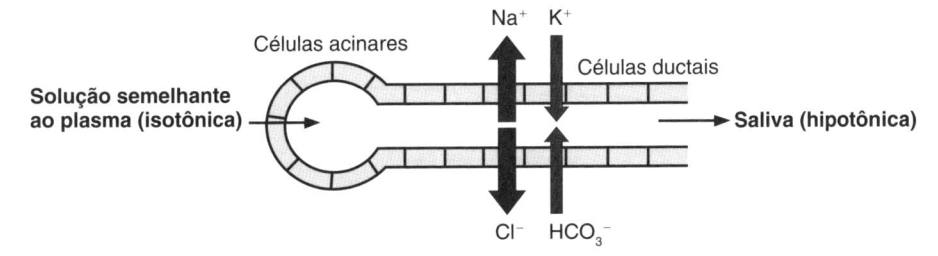

Figura 6.5 Modificação da saliva pelas células ductais.

b. Os ductos

- **Modificam a saliva inicial** por meio dos seguintes processos:

(1) Os ductos **reabsorvem Na$^+$ e Cl$^-$**; logo, as concentrações desses íons são mais baixas do que suas concentrações plasmáticas

(2) Os ductos **secretam K$^+$ e HCO$_3^-$**; logo, as concentrações desses íons são mais altas do que suas concentrações plasmáticas

(3) A **aldosterona** atua sobre as células ductais, aumentando a reabsorção de Na$^+$ e a secreção de K$^+$ (de modo análogo às suas ações sobre o túbulo distal renal)

(4) A **saliva torna-se hipotônica** nos ductos, uma vez que eles são relativamente impermeáveis à água. Como os ductos reabsorvem mais soluto do que água, a saliva fica diluída em relação ao plasma

(5) O **efeito da intensidade do fluxo** sobre a composição da saliva é explicado principalmente pelas alterações do tempo de contato disponível para que ocorram os processos de reabsorção e de secreção nos ductos

- Logo, na presença de **fluxo de alta intensidade**, a saliva assemelha-se mais à secreção inicial do ácino; ela apresenta concentrações mais altas de Na$^+$ e Cl$^-$ e concentração mais baixa de K$^+$
- Na presença de **fluxo de baixa intensidade**, a saliva assemelha-se menos à secreção inicial do ácino; ela apresenta concentrações mais baixas de Na$^+$ e Cl$^-$ e concentração mais alta de K$^+$
- O único íon que não "obedece" a essa explicação do tempo de contato é o HCO$_3^-$; sua secreção é ativada seletivamente quando a secreção de saliva é estimulada.

4. Regulação da produção de saliva (Figura 6.6)

- A produção de saliva é controlada pelos sistemas nervosos parassimpático e simpático (e não por hormônios GI)
- A produção de saliva é única, visto que é **aumentada pela atividade *tanto* simpática *quanto* parassimpática.** Todavia, a atividade parassimpática é mais importante.

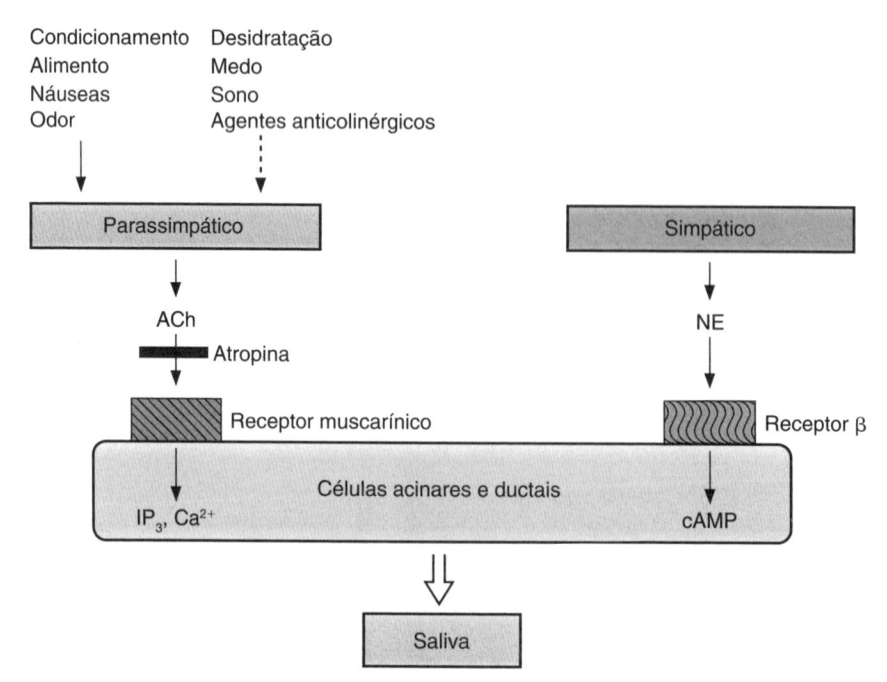

Figura 6.6 Regulação da secreção de saliva. ACh = acetilcolina; cAMP = monofosfato cíclico de adenosina; IP$_3$ = inositol 1,4,5-trifosfato; NE = norepinefrina.

a. **Estimulação parassimpática (nervos cranianos VII e IX)**
   - **Aumenta a produção de saliva** ao aumentar os processos de transporte nas células acinares e ductais e provocar vasodilatação
   - Os receptores colinérgicos nas células acinares e ductais são **muscarínicos**
   - O segundo mensageiro é o **inositol 1,4,5-trifosfato (IP₃)** e o **aumento da [Ca²⁺] intracelular**
   - Os agentes anticolinérgicos (p. ex., **atropina**) inibem a produção de saliva e provocam **ressecamento da boca**.

b. **Estimulação simpática**
   - **Aumenta a produção de saliva** e o crescimento das glândulas salivares, embora esses efeitos sejam menores que os da estimulação parassimpática
   - Os receptores nas células acinares e ductais são beta-adrenérgicos
   - O segundo mensageiro é o **monofosfato cíclico de adenosina (cAMP)**.

c. **Produção de saliva**
   - **É aumentada** (por meio da ativação do sistema nervoso parassimpático) pela presença de **alimento** na boca, por **odores, reflexos condicionados** e **náuseas**
   - **É diminuída** (por meio da inibição do sistema nervoso parassimpático) pelo **sono, desidratação, medo** e **agentes anticolinérgicos**.

B. Secreção gástrica

1. **Tipos de células gástricas e suas secreções** (Quadro 6.3 e Figura 6.7)
   - As **células parietais**, localizadas no corpo gástrico, secretam **HCl** e **fator intrínseco**
   - As **células principais**, também localizadas no corpo gástrico, secretam o **pepsinogênio**
   - As **células G**, situadas no antro, secretam **gastrina**.

2. **Mecanismo de secreção gástrica de H⁺** (Figura 6.8)
   - As células parietais **secretam HCl no lúmen estomacal** e, concomitantemente, **absorvem HCO₃⁻** na corrente sanguínea da seguinte maneira:

   a. Nas células parietais, o CO_2 e a H_2O são convertidos em H⁺ e HCO₃⁻, e a reação é catalisada pela **anidrase carbônica**.

   b. O **H⁺ é secretado no lúmen estomacal** pela bomba de H⁺/K⁺ **(H⁺/K⁺-ATPase)**. O Cl⁻ é secretado juntamente com o H⁺; logo, o produto de secreção das células parietais é o HCl.
      - O fármaco **omeprazol** (um "inibidor da bomba de prótons") inibe a H⁺/K⁺-ATPase e bloqueia a secreção de H⁺.

Quadro 6.3 Tipos de células gástricas e suas secreções.

Tipo celular	Parte do estômago	Produtos de secreção	Estímulo para a secreção
Células parietais	Corpo gástrico (fundo)	HCl	Gastrina Estimulação vagal (ACh) Histamina
		Fator intrínseco (essencial)	
Células principais	Corpo gástrico (fundo)	Pepsinogênio (convertido em pepsina em pH baixo)	Estimulação vagal (ACh)
Células G	Antro	Gastrina	Estimulação vagal (por meio do GRP) Pequenos peptídios Inibida pela somatostatina Inibida pelo H⁺ no estômago (por meio da estimulação da liberação de somatostatina)
Células mucosas	Antro	Muco Pepsinogênio	Estimulação vagal (ACh)

ACh = acetilcolina; GRP = peptídio liberador de gastrina.

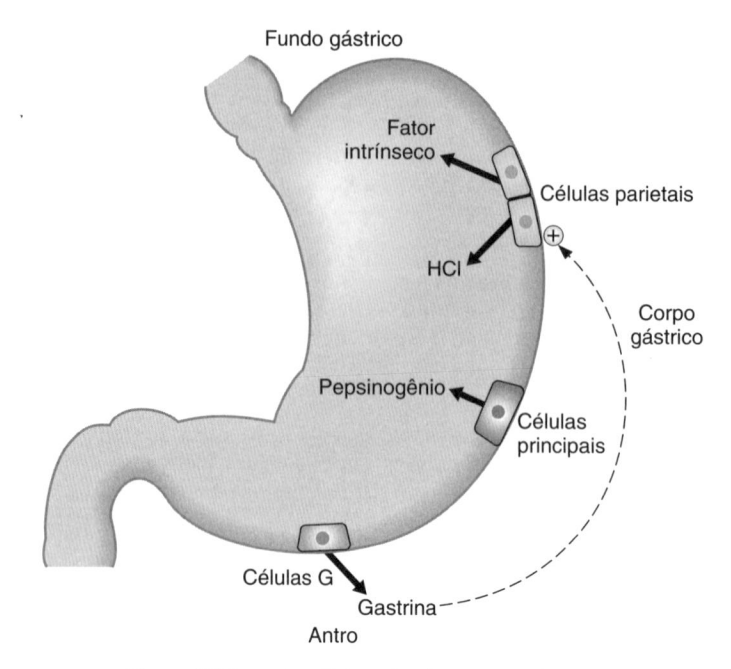

Figura 6.7 Tipos de células gástricas e suas funções.

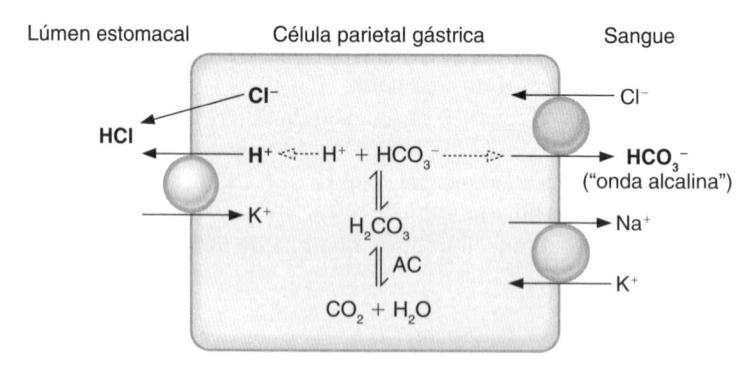

Figura 6.8 Mecanismo simplificado da secreção de H⁺ pelas células parietais gástricas. AC = anidrase carbônica.

   c. O HCO_3^- produzido nas células é absorvido na corrente sanguínea em troca de Cl^- **(troca de Cl^--HCO_3^-).** À medida que o HCO_3^- é acrescentado ao sangue venoso, o pH do sangue aumenta **("onda alcalina").** (Por fim, esse HCO_3^- será secretado nas secreções pancreáticas para neutralizar o H⁺ no intestino delgado.)

     ● Se ocorrer **vômito**, o H⁺ gástrico nunca chega ao intestino delgado, não há estimulação para a secreção pancreática de HCO_3^- e o sangue arterial torna-se alcalino **(alcalose metabólica).**

3. Estimulação da secreção gástrica de H⁺ (Figura 6.9)

  a. Estimulação vagal

     ● Aumenta a secreção de H⁺ por uma via direta e por uma via indireta

     ● Na via direta, o **nervo vago inerva as células parietais** e estimula diretamente a secreção de H⁺. Nessas sinapses, o neurotransmissor é a **ACh**, o receptor nas células parietais é **muscarínico** (M₃), e os segundos mensageiros para a CCK são o **IP₃** e o **aumento da [Ca²⁺] intracelular**

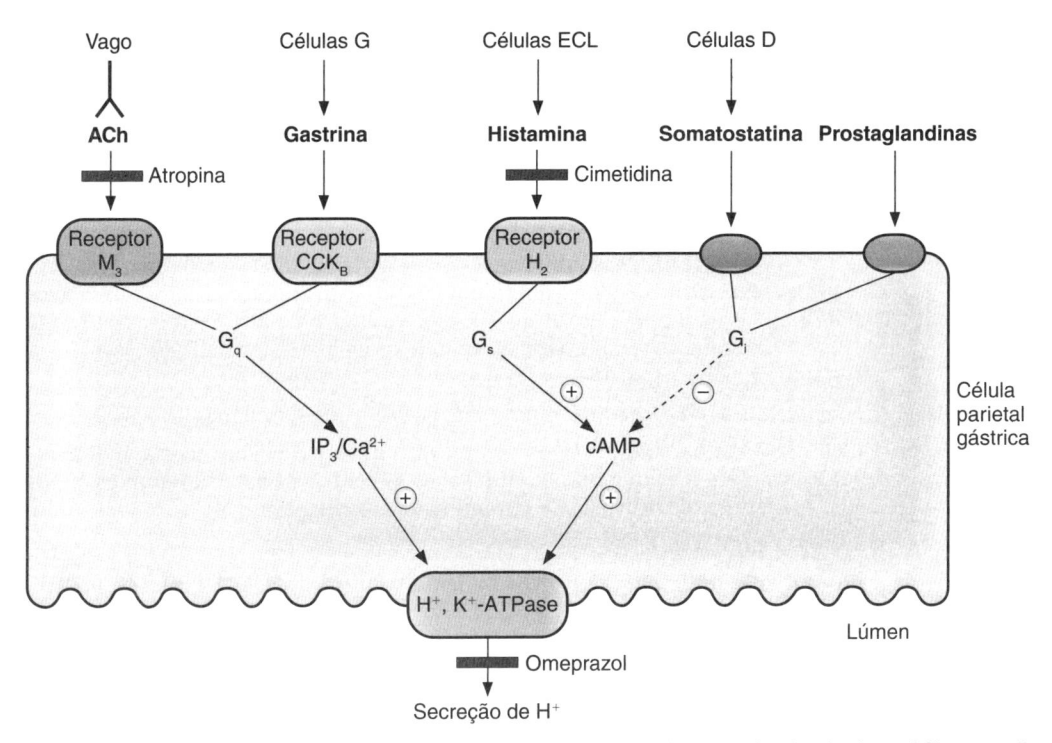

Figura 6.9 Agentes que estimulam e inibem a secreção de H⁺ pelas células parietais gástricas. ACh = acetil-colina; cAMP = monofosfato cíclico de adenosina; CCK = colecistoquinina; ECL = células do tipo enterocro-mafim; IP_3 = inositol 1,4,5-trifosfato; M = muscarínico.

- Na via indireta, o **nervo vago inerva as células G** e estimula a secreção de gastrina, que, em seguida, estimula a secreção de H⁺ por uma ação endócrina. O neurotransmissor nessas sinapses é o **GRP** (e não a ACh)
- A **atropina**, um antagonista muscarínico colinérgico, inibe a secreção de H⁺ ao bloquear a via direta, que utiliza a ACh como neurotransmissor. Todavia, a atropina não bloqueia a secreção de H⁺ por completo, uma vez que não inibe a via indireta, que utiliza GRP como neurotransmissor
- A **vagotomia** elimina tanto a via direta quanto a indireta.

b. **Gastrina**

- É liberada em resposta a uma refeição (pequenos peptídios, distensão do estômago, esti-mulação vagal)
- Estimula a secreção de H⁺ ao interagir com o receptor de colecistoquinina B (CCK_B) nas células parietais
- O segundo mensageiro da gastrina nas células parietais é o IP_3/Ca^{2+}
- A gastrina também estimula as células do tipo enterocromafim (ECL) e a secreção de histamina, que estimula a secreção de H⁺ (não mostrado na figura).

c. **Histamina**

- É liberada por células de tipo enterocromafim (ECL) na mucosa gástrica e difunde-se para as células parietais adjacentes
- Estimula a secreção de H⁺ ao ativar os **receptores H₂** na membrana das células parietais
- O receptor H₂ é ligado ao adenilato ciclase por uma proteína G_s
- O segundo mensageiro da histamina é o **cAMP**
- Os agentes bloqueadores dos receptores H₂, como a **cimetidina**, inibem a secreção de H⁺ por meio de bloqueio do efeito estimulante da histamina.

d. Potencialização dos efeitos da ACh, da histamina e da gastrina sobre a secreção de H$^+$

- Ocorre **potencialização** quando a resposta à administração simultânea de dois estimulantes é maior do que a soma das respostas a cada agente administrado isoladamente. Como resultado, a administração concomitante de baixas concentrações de estimulantes pode produzir efeitos máximos
- A potencialização da secreção de H$^+$ pode ser explicada, em parte, pelo fato de **cada agente apresentar um mecanismo de ação diferente** sobre a célula parietal.

(1) *A histamina potencializa as ações da ACh e da gastrina* ao estimular a secreção de H$^+$.

- Dessa maneira, os bloqueadores dos receptores de H$_2$ (p. ex., **cimetidina**) são particularmente efetivos no tratamento de úlceras, uma vez que bloqueiam tanto a ação direta da histamina sobre as células parietais quanto os efeitos potencializadores da histamina sobre a ACh e a gastrina.

(2) *A ACh potencializa as ações da histamina e da gastrina* ao estimular a secreção de H$^+$.

- Dessa maneira, os bloqueadores dos receptores muscarínicos, como a **atropina**, bloqueiam tanto a ação direta da ACh sobre as células parietais quanto os efeitos potencializadores da ACh sobre a histamina e a gastrina.

4. Inibição da secreção gástrica de H$^+$

- Os mecanismos de **retroalimentação negativa** inibem a secreção de H$^+$ pelas células parietais.

a. pH baixo (< 3,0) no estômago

- **Inibe a secreção de gastrina** e, desse modo, a secreção de H$^+$
- Depois de uma refeição, a secreção de H$^+$ é estimulada pelos mecanismos já discutidos (ver seção IV B 2). Após a digestão da refeição e o esvaziamento do estômago, a secreção adicional de H$^+$ diminui o pH do conteúdo gástrico. Quando o pH do conteúdo gástrico é menor que 3,0, a secreção de gastrina é inibida, e, por retroalimentação negativa, inibe a secreção adicional de H$^+$.

b. Somatostatina (Figura 6.9)

- Inibe a secreção gástrica de H$^+$ por meio de uma via direta e uma via indireta
- Na **via direta**, a somatostatina liga-se a receptores na célula parietal que estão acoplados à adenilato ciclase por uma proteína **G$_i$**, inibindo assim a adenilato ciclase e **diminuindo** os níveis de **cAMP**. Nessa via, a somatostatina antagoniza a ação estimuladora da histamina sobre a secreção de H$^+$
- Na **via indireta** (não ilustrada na Figura 6.9), a somatostatina **inibe a liberação de histamina e de gastrina**, com consequente redução da secreção de H$^+$ indiretamente.

c. Prostaglandinas (Figura 6.9)

- Inibem a secreção gástrica de H$^+$ por meio da ativação de uma proteína **G$_i$**, inibindo a adenilato ciclase e **diminuindo os níveis de cAMP**
- Mantêm a barreira mucosa e a estimulação de secreção de HCO$_3^-$, protegendo, assim, a mucosa gástrica dos efeitos deletérios de H$^+$.

5. Doença ulcerosa péptica

- Trata-se de uma lesão ulcerativa da mucosa gástrica ou duodenal
- Pode ocorrer quando há **perda da barreira mucosa protetora** (de muco e HCO$_3^-$) e/ou **secreção excessiva de H$^+$ e pepsina**
- Os **fatores protetores** são muco, HCO$_3^-$, prostaglandinas, fluxo sanguíneo da mucosa e fatores de crescimento
- Os **fatores causadores de lesão** incluem H$^+$, pepsina, a bactéria *Helicobacter pylori (H. pylori)*, anti-inflamatórios não esteroides (AINE), estresse, tabagismo e álcool.

a. Úlceras gástricas

- Ocorre lesão da mucosa gástrica
- A **secreção gástrica de H$^+$ está** *reduzida*, **visto que o H$^+$ secretado retorna por meio da mucosa gástrica lesionada**

- **Os níveis de gastrina aumentam**, uma vez que a secreção diminuída de H^+ estimula a secreção de gastrina
- Uma importante causa de úlcera gástrica é a bactéria gram-negativa *H. pylori*
- *H. pylori* coloniza o muco gástrico e libera citotoxinas que provocam lesão da mucosa gástrica
- *H. pylori* contém **urease**, que converte a ureia em NH_3, alcalinizando assim o ambiente local e permitindo a sobrevida da bactéria no lúmen gástrico ácido
- O **exame diagnóstico para *H. pylori*** envolve a ingestão de uma solução de ^{13}C-ureia, que é convertida em $^{13}CO_2$ pela urease e medida no ar expirado.

b. **Úlceras duodenais**

- Ocorre lesão da mucosa duodenal
- Há *aumento* **da secreção** gástrica de **H^+**. O excesso de H^+ segue para o duodeno, causando lesão da mucosa duodenal
- Ocorre **aumento da secreção de gastrina em resposta a uma refeição** (embora o nível basal de gastrina possa ser normal)
- *H. pylori* também constitui uma importante causa de úlcera duodenal. A bactéria inibe a secreção de somatostatina (estimulando, assim, a secreção gástrica de H^+) e também inibe a secreção intestinal de HCO_3^- (de modo que o HCO_3^- é insuficiente para neutralizar a carga de H^+ do estômago).

c. **Síndrome de Zollinger-Ellison**

- Ocorre quando um **tumor do pâncreas secretor de gastrina** causa aumento da secreção de H^+
- A secreção de H^+ permanece inalterada, já que a gastrina secretada pelas células tumorais pancreáticas não está sujeita à inibição por retroalimentação negativa do H^+.

6. **Fármacos que bloqueiam a secreção gástrica de H^+** (Figura 6.9)

a. **Atropina**

- Bloqueia a secreção de H^+ ao inibir os receptores muscarínicos colinérgicos nas células parietais, inibindo, assim, a estimulação da secreção de H^+ pela ACh.

b. **Cimetidina**

- Bloqueia os receptores histamínicos H_2 e, portanto, inibe a estimulação da secreção de H^+ pela histamina
- É particularmente efetiva na redução da secreção de H^+, visto que bloqueia não apenas a estimulação da secreção de H^+ pela histamina como também a potencialização dos efeitos da ACh pela histamina.

c. **Omeprazol**

- Trata-se de um inibidor da bomba de prótons
- Inibe diretamente a H^+/K^+-ATPase e a secreção de H^+.

C. Secreção pancreática

- Apresenta alta concentração de **HCO_3^-**, cuja finalidade é neutralizar o quimo ácido que chega ao duodeno
- Contém **enzimas** essenciais à digestão das proteínas, dos carboidratos e da gordura.

1. **Composição da secreção pancreática**

a. O suco pancreático caracteriza-se por:

(1) Grande volume
(2) Concentrações de Na^+ e K^+ praticamente iguais às do plasma
(3) **Concentração de HCO_3^-** muito **mais elevada que no plasma**
(4) Concentração de Cl^- muito menor do que no plasma
(5) *Isotonicidade*
(6) Lipase, amilase e proteases pancreáticas.

b. A composição do componente aquoso da secreção pancreática varia com a intensidade do fluxo (Figura 6.10).

- Na presença de **baixa intensidade de fluxo**, o pâncreas secreta um líquido isotônico constituído principalmente de Na^+ e **Cl^-**

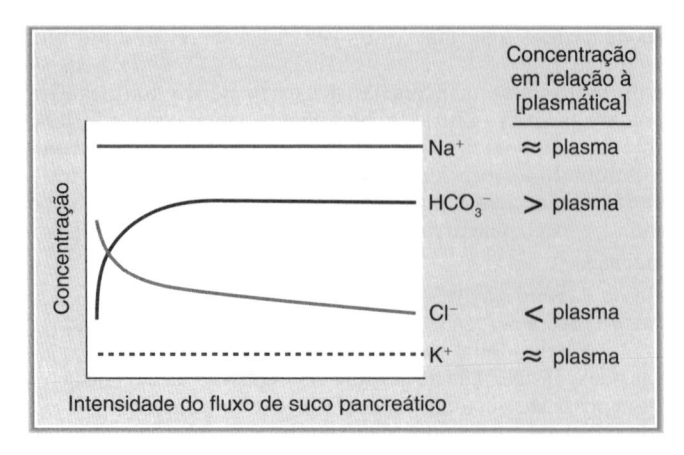

Figura 6.10 Composição da secreção pancreática como função da intensidade do fluxo pancreático.

- Na presença de **alta intensidade de fluxo**, o pâncreas secreta um líquido isotônico constituído principalmente de Na^+ e HCO_3^-
- Independentemente da intensidade do fluxo, as secreções pancreáticas são **isotônicas**.

2. **Formação da secreção pancreática** (Figura 6.11)

- À semelhança das glândulas salivares, o pâncreas exócrino assemelha-se a um cacho de uvas
- As células acinares do pâncreas exócrino constituem a maior parte de seu peso.

a. **Células acinares**

- Produzem um pequeno volume de secreção pancreática inicial, que consiste principalmente em Na^+ e Cl^-.

b. **Células ductais**

- Modificam a secreção pancreática inicial por meio da **secreção de HCO_3^-** e **absorção de Cl^-** por um mecanismo de **troca de Cl^--HCO_3^-** existente na membrana luminal
- Como os ductos pancreáticos são **permeáveis à água**, esta penetra no lúmen, tornando a secreção pancreática isosmótica.

3. **Estimulação da secreção pancreática**

a. **Secretina**

- É secretada pelas células S do duodeno em resposta ao H^+ no lúmen duodenal
- Atua sobre as **células ductais** do pâncreas, aumentando a **secreção de HCO_3^-**

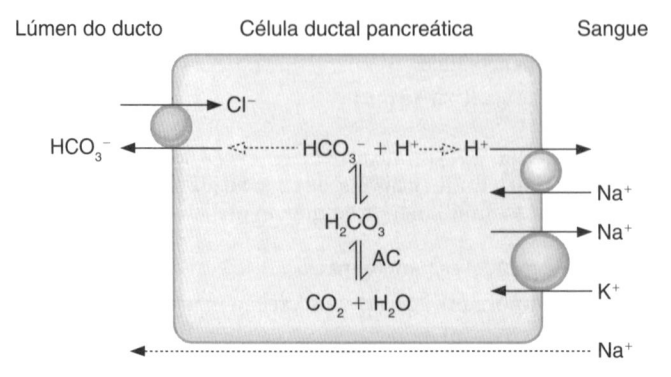

Figura 6.11 Modificação da secreção pancreática pelas células ductais. AC = anidrase carbônica.

- Portanto, quando o H^+ é transportado do estômago para o duodeno, a secretina é liberada. Como resultado, ocorre secreção de HCO_3^- do pâncreas para o lúmen duodenal a fim de neutralizar o H^+
- O segundo mensageiro da secretina é o **cAMP**.

b. CCK

- É secretada pelas células I do duodeno em resposta a pequenos peptídios, aminoácidos e ácidos graxos presentes no lúmen duodenal
- Atua sobre as **células acinares** pancreáticas, aumentando a **secreção de enzimas** (amilase, lipases, proteases)
- Potencializa o efeito da secretina sobre as células ductais, estimulando a secreção de HCO_3^-
- Os segundos mensageiros da CCK são o **IP_3 e o aumento da [Ca^{2+}] intracelular**. Os efeitos de potencialização da CCK sobre a secretina são explicados pelos diferentes mecanismos de ação dos dois hormônios GI (*i. e.*, cAMP para a secretina e IP_3/Ca^{2+} para a CCK).

c. ACh (por meio de reflexos vagovagais)

- É liberada em resposta à presença de H^+, pequenos peptídios, aminoácidos e ácidos graxos no lúmen duodenal
- **Estimula a secreção de enzimas** pelas células acinares e, como a CCK, potencializa o efeito da secretina sobre a secreção de HCO_3^-.

4. Fibrose cística

- Trata-se de um distúrbio da secreção pancreática
- Resulta de um defeito nos canais de Cl^- causado por uma mutação no **gene regulador da condutância transmembrana da fibrose cística (CFTR)**
- Está associada a uma **deficiência de enzimas pancreáticas,** resultando em má absorção e esteatorreia.

D. Secreção de bile e função da vesícula biliar (Figura 6.12)

1. Composição e função da bile

- A bile contém **sais biliares**, fosfolipídios, colesterol e pigmentos biliares (bilirrubina).

a. Sais biliares

- São moléculas **anfipáticas,** uma vez que apresentam porções tanto hidrofílicas quanto hidrofóbicas. Em solução aquosa, os sais biliares orientam-se em torno de gotículas de lipídio e as mantêm dispersas **(emulsificação)**

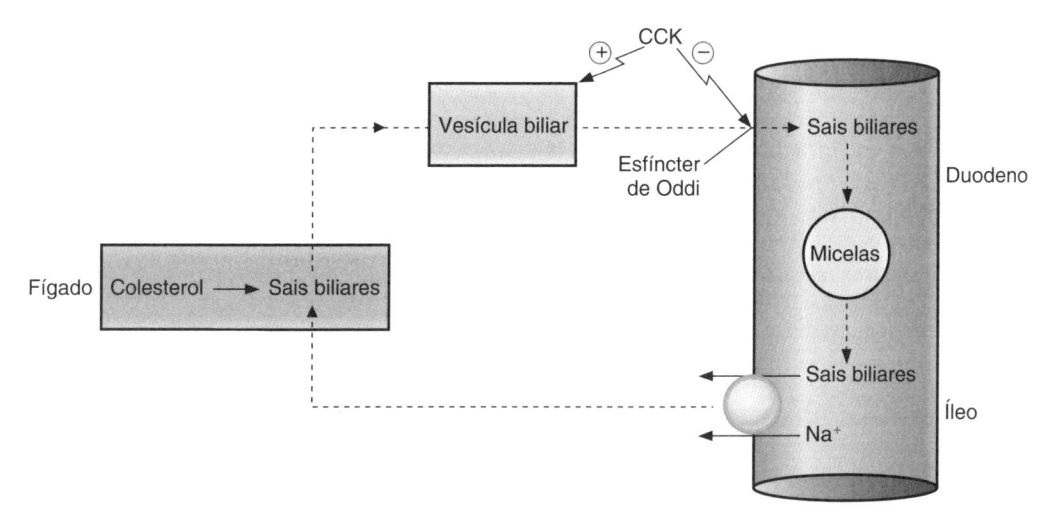

Figura 6.12 Recirculação dos ácidos biliares do íleo para o fígado. CCK = colecistoquinina.

- Auxiliam na digestão e absorção intestinais de lipídios ao emulsificá-los e solubilizá-los em **micelas**.

b. **Micelas**

- Acima de uma **concentração micelar crítica**, os sais biliares formam micelas
- Os sais biliares ficam no lado externo da micela, com suas porções hidrofílicas dissolvidas na solução aquosa do lúmen intestinal, e as hidrofóbicas, dissolvidas no interior da micela
- Existem ácidos graxos livres e monoglicerídios no interior da micela, praticamente "solubilizados" para absorção subsequente.

2. **Formação da bile**

- A bile é **produzida continuamente pelos hepatócitos**
- Ela é drenada pelos ductos hepáticos e é armazenada na vesícula biliar, para liberação subsequente
- Os **agentes coleréticos** aumentam a formação de bile
- A bile é formada pelo seguinte processo:

a. Os **ácidos biliares primários** (ácido cólico e ácido quenodesoxicólico) são sintetizados pelos hepatócitos a partir do colesterol.

- No intestino, as bactérias convertem uma porção de cada um dos ácidos biliares primários em **ácidos biliares secundários** (ácidos desoxicólico e litocólico)
- A síntese de novos ácidos biliares ocorre, quando necessário, para substituir os ácidos biliares excretados nas fezes.

b. Os ácidos biliares são conjugados com glicina ou taurina para formar seus respectivos **sais biliares**, designados com base no ácido biliar original (p. ex., o ácido taurocólico é o ácido cólico conjugado com taurina).

c. São acrescentados eletrólitos e H_2O à bile.

d. Durante o período interdigestivo, a vesícula biliar está relaxada, o esfíncter de Oddi, fechado, e a vesícula biliar se enche de bile.

e. A bile é **concentrada** na vesícula biliar, como resultado da absorção isosmótica de solutos e H_2O.

3. **Contração da vesícula biliar**

a. **CCK**

- É liberada em resposta a **pequenos peptídios** e **ácidos graxos** presentes no duodeno
- Informa a vesícula sobre a necessidade de emulsificar a bile e absorver lipídios no duodeno
- Causa **contração da vesícula biliar e relaxamento do esfíncter de Oddi**.

b. **ACh**

- Causa contração da vesícula biliar.

4. **Recirculação dos ácidos biliares para o fígado**

a. O **íleo terminal** contém um **cotransportador de Na^+-ácido biliar**, um transportador ativo secundário, que recircula os ácidos biliares para o fígado

b. Como a recirculação dos ácidos biliares só ocorre quando eles alcançam o íleo terminal, existem ácidos biliares para a absorção máxima dos lipídios em toda a extensão da parte superior do intestino delgado

c. Após **ressecção ileal**, os ácidos biliares não recirculam para o fígado, mas são excretados nas fezes. Assim, há depleção do reservatório de ácidos biliares, e a absorção de gordura está comprometida, resultando em **esteatorreia**.

V. Digestão e absorção (Quadro 6.4)

- Os carboidratos, as proteínas e os lipídios são digeridos e absorvidos no intestino delgado
- A área de superfície para absorção no intestino delgado é acentuadamente aumentada pelas **bordas em escova**.

Quadro 6.4 Resumo da digestão e absorção.

Nutriente	Digestão	Local de absorção	Mecanismo de absorção
Carboidratos	Monossacarídios (glicose, galactose, frutose)	Intestino delgado	Cotransporte dependente de Na^+ (glicose, galactose) Difusão facilitada (frutose)
Proteínas	Aminoácidos, dipeptídios, tripeptídios	Intestino delgado	Cotransporte dependente de Na^+ (aminoácidos) Cotransporte dependente de H^+ (dipeptídios e tripeptídios)
Lipídios	Ácidos graxos, monoglicerídios, colesterol	Intestino delgado	Formação de micelas com sais biliares no lúmen intestinal Difusão de ácidos graxos, monoglicerídios e colesterol para dentro da célula Reesterificação na célula em triglicerídios e fosfolipídios Formação de quilomícrons na célula (exigindo apoproteína) e sua transferência para a linfa
Vitaminas lipossolúveis		Intestino delgado	Micelas com sais biliares
Vitaminas hidrossolúveis		Intestino delgado	Cotransporte dependente de Na^+
Vitamina B_{12}		Íleo do intestino delgado	Complexo de fator intrínseco-vitamina B_{12}
Ácidos biliares		Íleo do intestino delgado	Cotransporte dependente de Na^+, recirculação para o fígado
Ca^{2+}		Intestino delgado	Dependente de vitamina D (calbindina D-28K)
Fe^{2+}	Redução do Fe^{3+} a Fe^{2+}	Intestino delgado	Ligação à apoferritina na célula Circula no sangue ligado à transferrina

A. Carboidratos

1. **Digestão dos carboidratos**

   - **Apenas os monossacarídios são absorvidos**. Os carboidratos precisam ser digeridos a glicose, galactose e frutose para que ocorra absorção.

   a. As **α-amilases** (salivar e pancreática) hidrolisam as ligações 1,4-glicosídicas do amido, produzindo maltose, maltotriose e α-dextrinas.

   b. A **maltase**, a **α-dextrinase** e a **sacarase** presentes na borda em escova intestinal hidrolisam, a seguir, os oligossacarídios em glicose.

   c. A **lactase, a trealase e a sacarase** degradam seus respectivos dissacarídios em monossacarídios.

   - A **lactase** degrada a lactose em glicose e galactose
   - A **trealase** degrada a trealose em glicose
   - A **sacarase** degrada a sacarose em glicose e frutose.

2. **Absorção de carboidratos** (Figura 6.13)

   a. **Glicose e galactose**

   - São transportadas do lúmen intestinal para as células por um **cotransportador dependente de Na^+ (SGLT1)** na membrana luminal. O açúcar é transportado contra o gradiente, enquanto o Na^+ é transportado a favor do gradiente
   - Em seguida, são transportadas das células para o sangue por difusão facilitada (GLUT 2)
   - A bomba de Na^+-K^+ na membrana basolateral mantém a $[Na^+]$ intracelular baixa, conservando, assim, o gradiente de Na^+ através da membrana luminal
   - O envenenamento da bomba de Na^+-K^+ inibe a absorção de glicose e de galactose, uma vez que dissipa o gradiente de Na^+.

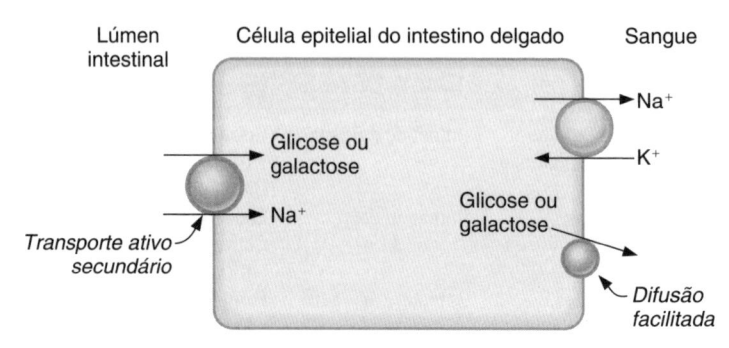

Figura 6.13 Mecanismo de absorção de monossacarídios pelas células epiteliais intestinais. A glicose e a galactose são absorvidas por cotransporte dependente de Na^+ (transporte ativo secundário), e a frutose (não mostrada) é absorvida por difusão facilitada.

  b. Frutose
- É transportada exclusivamente por **difusão facilitada**; portanto, não pode ser absorvida contra um gradiente de concentração.

  3. Distúrbios clínicos da absorção de carboidratos
- A **intolerância à lactose** resulta da ausência de lactase na borda em escova e, portanto, da incapacidade de hidrolisar a lactose em glicose e galactose para absorção. A lactose não absorvida e a H_2O permanecem no lúmen do sistema GI e causam **diarreia osmótica**.

B. Proteínas

  1. Digestão das proteínas

    a. Endopeptidases
- Degradam as proteínas por meio da hidrólise das ligações peptídicas internas.

    b. Exopeptidases
- Hidrolisam um aminoácido de cada vez a partir da extremidade C-terminal das proteínas e dos peptídios.

    c. Pepsina
- Não é essencial para a digestão das proteínas
- É secretada como pepsinogênio pelas células principais do estômago
- O pepsinogênio é ativado a pepsina pelo H^+ gástrico
- **O pH ideal para a pepsina situa-se entre 1 e 3**
- Quando o pH é maior que 5, a pepsina é desnaturada. Logo, no intestino, como o HCO_3^- é secretado nos líquidos pancreáticos, o pH duodenal aumenta e a pepsina é inativada.

    d. Proteases pancreáticas
- Incluem tripsina, quimiotripsina, elastase, carboxipeptidase A e carboxipeptidase B
- São secretadas como formas inativas, que são ativadas no intestino delgado da seguinte maneira:
  - **(1)** O tripsinogênio é ativado a **tripsina** por uma enzima na borda em escova, a enteroquinase
  - **(2)** A seguir, a tripsina converte o quimiotripsinogênio, a proelastase e as procarboxipeptidases A e B em suas formas ativas. (Até mesmo o tripsinogênio é convertido em mais tripsina pela tripsina!)
  - **(3)** Após cumprir sua função digestiva, as proteases pancreáticas degradam-se umas às outras e são absorvidas juntamente com as proteínas da dieta.

  2. Absorção das proteínas (Figura 6.14)
- Os produtos de digestão das proteínas podem ser **absorvidos na forma de aminoácidos, dipeptídios e tripeptídios** (ao contrário dos carboidratos, que só podem ser absorvidos como monossacarídios).

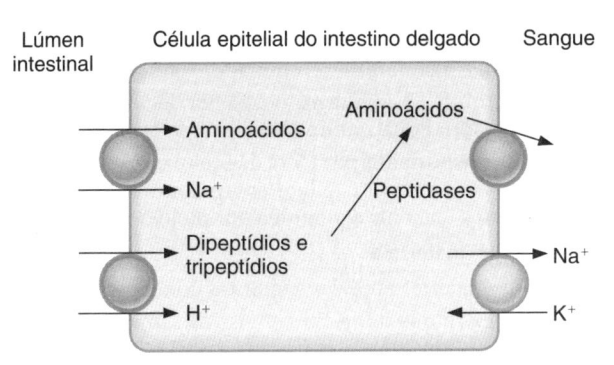

Figura 6.14 Mecanismo de absorção dos aminoácidos, dipeptídios e tripeptídios pelas células epiteliais intestinais.

a. **Aminoácidos livres**
- O **cotransporte de aminoácidos dependente de Na$^+$** ocorre na membrana luminal. Ele é análogo ao cotransportador de glicose e galactose
- Em seguida, os aminoácidos são transportados das células para o sangue por difusão facilitada
- Existem **quatro carreadores distintos** para os aminoácidos neutros, ácidos, básicos e imino, respectivamente.

b. **Dipeptídios e tripeptídios**
- São absorvidos mais rapidamente do que os aminoácidos livres
- O **cotransporte de dipeptídios e tripeptídios** dependente de H$^+$ também ocorre na membrana luminal
- Após o transporte dos dipeptídios e tripeptídios nas células intestinais, as peptidases citoplasmáticas os hidrolisam em aminoácidos
- Em seguida, os aminoácidos são transportados das células para o sangue por difusão facilitada.

C. Lipídios

1. **Digestão dos lipídios**

   a. **Estômago**

      (1) No estômago, a **mistura** fragmenta os lipídios em gotículas para aumentar a área de superfície para a digestão pelas enzimas pancreáticas.

      (2) As **lipases linguais** digerem alguns dos triglicerídios ingeridos em monoglicerídios e ácidos graxos. Entretanto, a maior parte dos lipídios é digerida no intestino pelas lipases pancreáticas.

      (3) A **CCK retarda o esvaziamento gástrico**. Logo, o aporte de lipídios do estômago para o duodeno torna-se mais lento a fim de proporcionar um tempo adequado para a digestão e a absorção no intestino.

   b. **Intestino delgado**

      (1) Os **ácidos biliares** emulsificam os lipídios no intestino delgado, aumentando a área de superfície para digestão.

      (2) As **lipases pancreáticas** hidrolisam os lipídios em ácidos graxos, monoglicerídios, colesterol e lisolecitina. As enzimas são a lipase pancreática, a hidrolase do éster de colesterol e a fosfolipase A$_2$.

      (3) Os produtos hidrofóbicos da digestão dos lipídios são solubilizados em **micelas** pelos **ácidos biliares**.

2. **Absorção dos lipídios**

   a. As **micelas** proporcionam o contato dos produtos da digestão dos lipídios com a superfície absortiva das células intestinais. A seguir, **os ácidos graxos, os monoglicerídios e o colesterol difundem-se através da membrana luminal para dentro das células**. O glicerol é hidrofílico e não está contido nas micelas.

b. Nas células intestinais, os produtos da digestão dos lipídios são **reesterificados** a triglicerídios, éster de colesterol e fosfolipídios e, com apoproteínas, formam **quilomícrons**.

- A ausência de apoproteína B resulta na incapacidade de transportar os quilomícrons para fora das células intestinais, causando **abetalipoproteinemia**.

c. Os quilomícrons são transportados para fora das células intestinais por **exocitose**. Como são demasiado grandes para entrar nos capilares, os quilomícrons são transferidos para os **vasos linfáticos** e levados para a corrente sanguínea por meio do ducto torácico.

3. **Má absorção dos lipídios – esteatorreia**

- Pode ser causada por qualquer uma das seguintes condições:

a. **Doença pancreática** (p. ex., pancreatite, fibrose cística), em que o pâncreas é incapaz de sintetizar quantidades adequadas das enzimas necessárias (p. ex., lipase pancreática) para a digestão dos lipídios.

b. **Hipersecreção de gastrina**, em que a secreção gástrica de H^+ está aumentada, enquanto o pH duodenal está diminuído. O baixo pH duodenal inativa a lipase pancreática.

c. **Ressecção ileal**, que leva a uma depleção do reservatório de ácidos biliares, uma vez que não há recirculação dos ácidos biliares para o fígado.

d. **Crescimento bacteriano excessivo**, que pode levar à desconjugação dos ácidos biliares e sua absorção "precoce" na parte superior do intestino delgado. Nesse caso, não há ácidos biliares em toda a extensão do intestino delgado para ajudar na absorção dos lipídios.

e. **Diminuição do número de células intestinais** para a absorção de lipídios (espru tropical).

f. **Incapacidade de sintetizar apoproteína B**, levando à incapacidade de formar quilomícrons.

D. Absorção e secreção de eletrólitos e H_2O

- Os eletrólitos e a H_2O podem atravessar as células epiteliais intestinais por vias celulares ou paracelulares (entre as células)
- **Junções impermeáveis** unem as células epiteliais umas às outras na membrana luminal
- A permeabilidade das junções impermeáveis varia de acordo com o tipo de epitélio. Um epitélio **"firme"** (impermeável) é o cólon. Os epitélios **"abertos"** (permeáveis) são os do intestino delgado e da vesícula biliar.

1. **Absorção de NaCl**

a. O Na^+ entra nas células intestinais através da membrana luminal, e ao longo de seu gradiente eletroquímico, por meio dos seguintes mecanismos:

(1) Difusão passiva (através dos canais de Na^+)
(2) Cotransporte de Na^+-glicose ou de Na^+-aminoácido
(3) Cotransporte de Na^+-Cl^-
(4) Troca de Na^+-H^+.

- No **intestino delgado**, os mecanismos de cotransporte de Na^+-glicose, cotransporte de Na^+-aminoácidos e de troca de Na^+-H^+ são os mais importantes. Esses mecanismos de cotransporte e de troca assemelham-se aos do túbulo proximal renal.
- No **cólon**, a difusão passiva pelos canais de Na^+ constitui o mecanismo mais importante. Os canais de Na^+ do cólon assemelham-se aos do túbulo distal renal e ductos coletores e são estimulados pela **aldosterona**.

b. O Na^+ é bombeado para fora da célula contra o seu gradiente eletroquímico pela bomba de Na^+-K^+ nas membranas basolaterais.

c. A absorção de Cl^- acompanha a do Na^+ em todo o sistema GI por meio dos seguintes mecanismos:

(1) Difusão passiva por uma via paracelular
(2) Cotransporte de Na^+-Cl^-
(3) Troca de Cl^--HCO_3^-.

2. **Absorção e secreção de K^+**

a. O K^+ da dieta é **absorvido no intestino delgado** por difusão passiva através de uma via paracelular.

b. O K^+ é **secretado ativamente no cólon** por um mecanismo semelhante ao da secreção de K^+ no túbulo distal renal.

- Como no túbulo distal, a secreção de K^+ no cólon é estimulada pela **aldosterona**
- Na **diarreia**, a secreção de K^+ pelo cólon está aumentada devido a um mecanismo dependente de fluxo, semelhante ao do túbulo distal renal. A perda excessiva de K^+ no líquido diarreico provoca **hipopotassemia**.

3. Absorção de H_2O

- É secundária à absorção de solutos
- É **isosmótica no intestino delgado e na vesícula biliar**. O mecanismo de acoplamento da absorção de solutos e de água nesses epitélios é o mesmo observado no **túbulo proximal renal**
- No **cólon**, a permeabilidade à H_2O é muito menor do que no intestino delgado, e as fezes podem ser hipertônicas.

4. Secreção intestinal de eletrólitos e de H_2O

- O sistema GI também secreta eletrólitos do sangue para o lúmen
- Os mecanismos secretores estão localizados nas **criptas**. Os mecanismos absortivos estão localizados nas vilosidades.

a. O Cl^- **é o principal íon secretado** no lúmen intestinal. Ele é transportado através dos canais de Cl^- na membrana luminal, que são regulados pelo **cAMP**.

b. O Na^+ é secretado no lúmen ao seguir passivamente o Cl^-. A H_2O acompanha o NaCl para manter as condições isosmóticas.

c. O *Vibrio cholerae* **(toxina do cólera)** provoca diarreia ao estimular a secreção de Cl^-.

- A toxina do cólera catalisa a **ribosilação do difosfato de adenosina (ADP)** da subunidade α_s da proteína G_s acoplada à adenilato ciclase, ativando-a de forma permanente
- O cAMP intracelular aumenta; em consequência, os **canais de Cl^-** da membrana luminal se abrem
- O Na^+ e a H_2O acompanham o Cl^- no lúmen, resultando em **diarreia secretora**
- Algumas cepas de *Escherichia coli* provocam diarreia por um mecanismo semelhante
- As soluções de reidratação oral (SRO) contêm Na^+, Cl^-, HCO_3^- e glicose. A inclusão de glicose estimula a absorção via cotransporte de Na^+-glicose, compensando as perdas secretórias.

E. Absorção de outras substâncias

1. Vitaminas

a. As **vitaminas lipossolúveis** (A, D, E e K) são incorporadas em micelas e absorvidas juntamente com outros lipídios.

b. As **vitaminas hidrossolúveis** são absorvidas, em sua maioria, por mecanismos de cotransporte dependente de Na^+.

c. A **vitamina B_{12} é absorvida no íleo** e exige a presença do **fator intrínseco**.

- O complexo vitamina B_{12}-fator intrínseco liga-se a um receptor nas células ileais e é absorvido
- A **gastrectomia** resulta na perda das células parietais gástricas, que constituem a fonte do fator intrínseco. É necessária uma injeção de vitamina B_{12} para evitar a **anemia perniciosa**
- A **ileoectomia** resulta na perda de absorção do complexo vitamina B_{12}-fator intrínseco e, assim, exige uma injeção de vitamina B_{12}.

2. Cálcio

- A absorção no intestino delgado depende da presença de quantidades adequadas da forma ativa da vitamina D, o **1,25-di-hidroxicolecalciferol**, que é produzido nos rins. O 1,25-di-hidroxicolecalciferol induz a síntese de uma proteína intestinal de ligação do Ca^{2+}, a **calbindina D-28K**
- A deficiência de vitamina D ou a doença renal crônica resultam em absorção intestinal inadequada de Ca^{2+}, causando **raquitismo** nas crianças e **osteomalacia** nos adultos.

3. Ferro

- É absorvido como **ferro hêmico** (ferro ligado à hemoglobina ou à mioglobina) ou como **Fe^{2+} livre**. Nas células intestinais, o "ferro hêmico" é degradado, com liberação de Fe^{2+} livre. O Fe^{2+} livre liga-se à apoferritina e é transportado no sangue

- O Fe^{2+} livre circula no **sangue ligado à transferrina**, que o transporta do intestino delgado até seus locais de armazenamento no fígado, e do fígado para a medula óssea, para a síntese de hemoglobina
- A deficiência de ferro constitui a causa mais comum de anemia.

VI. Fisiologia do fígado

A. Formação e secreção de bile (ver seção IV D)

B. Produção e excreção de bilirrubina (Figura 6.15)

- A hemoglobina é degradada em **bilirrubina** pelo sistema reticuloendotelial
- A bilirrubina é transportada na circulação ligada à albumina
- No fígado, a bilirrubina é conjugada com ácido glicurônico pela enzima **UDP glicuronil transferase**

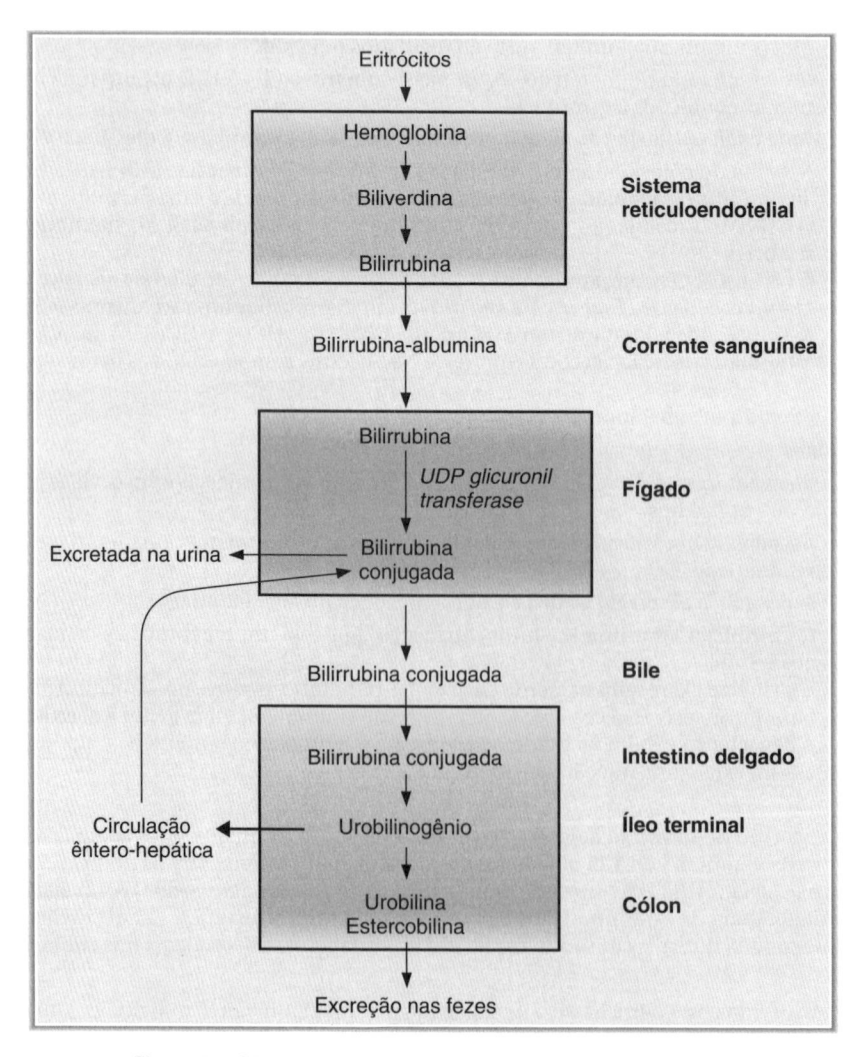

Figura 6.15 Metabolismo da bilirrubina. UDP = uridina difosfato.

- Uma porção da **bilirrubina conjugada** é excretada na urina e outra porção é secretada na bile
- No intestino, a bilirrubina conjugada é convertida em **urobilinogênio**, que retorna ao fígado pela circulação êntero-hepática, e em **urobilina** e **estercobilina**, que são excretadas nas fezes.

C. Funções metabólicas do fígado

1. Metabolismo dos carboidratos

- Realiza a gliconeogênese, armazena a glicose na forma de glicogênio e libera a glicose armazenada na circulação.

2. Metabolismo das proteínas

- Sintetiza aminoácidos não essenciais
- Sintetiza proteínas plasmáticas.

3. Metabolismo dos lipídios

- Participa na oxidação dos ácidos graxos
- Sintetiza lipoproteínas, colesterol e fosfolipídios.

D. Destoxificação

- As substâncias potencialmente tóxicas são apresentadas ao fígado por meio da circulação porta
- O fígado modifica essas substâncias no "metabolismo de primeira passagem"
- As **reações de fase I** são catalisadas pelas enzimas do citocromo P-450, seguidas das **reações de fase II**, que conjugam as substâncias.

Questões de revisão

1. Qual das seguintes substâncias é liberada pelos neurônios no sistema GI e produz relaxamento da musculatura lisa?

(A) Secretina
(B) Gastrina
(C) Colecistoquinina (CCK)
(D) Peptídio intestinal vasoativo (VIP)
(E) Peptídio inibidor gástrico (GIP)

2. Qual o local de secreção do fator intrínseco?

(A) Antro gástrico
(B) Fundo gástrico
(C) Duodeno
(D) Íleo
(E) Cólon

3. *Vibrio cholerae* provoca diarreia, visto que:

(A) aumenta os canais secretores de HCO_3^- nas células epiteliais intestinais
(B) aumenta os canais secretores de Cl^- nas células das criptas
(C) impede a absorção de glicose e causa retenção isosmótica de água no lúmen intestinal
(D) inibe a produção de monofosfato cíclico de adenosina (cAMP) nas células epiteliais intestinais
(E) inibe a produção de inositol 1,4,5-trifosfato (IP_3) nas células epiteliais intestinais

4. A colecistoquinina (CCK) tem algumas propriedades semelhantes às da gastrina, visto que tanto a CCK quanto a gastrina:

(A) são liberadas pelas células G no estômago
(B) são liberadas pelas células I no duodeno
(C) são membros da família homóloga à secretina
(D) apresentam cinco aminoácidos C-terminais idênticos
(E) exibem 90% de homologia de seus aminoácidos

5. Qual dos seguintes compostos é transportado nas células epiteliais intestinais por um processo de cotransporte dependente de Na^+?

(A) Ácidos graxos
(B) Triglicerídios
(C) Frutose
(D) Alanina
(E) Oligopeptídios

6. Um paciente de 49 anos de idade com doença de Crohn grave não respondeu à terapia farmacológica e foi submetido à ressecção ileal. Depois da cirurgia, ele apresentará esteatorreia, pois:

(A) o reservatório hepático de ácidos biliares aumenta
(B) não há formação de quilomícrons no lúmen intestinal
(C) não há formação de micelas no lúmen intestinal
(D) os triglicerídios da dieta não podem ser digeridos
(E) o pâncreas não secreta lipase

7. A colecistoquinina (CCK) inibe:

(A) o esvaziamento gástrico
(B) a secreção pancreática de HCO_3^-
(C) a secreção pancreática de enzimas
(D) a contração da vesícula biliar
(E) o relaxamento do esfíncter de Oddi

8. Qual dos seguintes itens abole o "relaxamento receptivo" do estômago?

(A) Estimulação parassimpática
(B) Estimulação simpática
(C) Vagotomia
(D) Administração de gastrina
(E) Administração de peptídio intestinal vasoativo (VIP)
(F) Administração de colecistoquinina (CCK)

9. Qual das seguintes substâncias tem sua secreção inibida por um pH baixo?

(A) Secretina
(B) Gastrina
(C) Colecistoquinina (CCK)
(D) Peptídio intestinal vasoativo (VIP)
(E) Peptídio inibidor gástrico (GIP)

10. Qual dos seguintes é o local de secreção da gastrina?

(A) Antro gástrico
(B) Fundo gástrico
(C) Duodeno
(D) Íleo
(E) Cólon

11. A formação de micelas é necessária para a absorção intestinal de:

(A) glicerol
(B) galactose
(C) leucina
(D) ácidos biliares
(E) vitamina B_{12}
(F) vitamina D

12. Qual das seguintes alterações ocorre durante a defecação?

(A) Relaxamento do esfíncter interno do ânus
(B) Contração do esfíncter externo do ânus
(C) Relaxamento da musculatura lisa retal
(D) Pressão intra-abdominal mais baixa do que em repouso
(E) Predomínio das contrações segmentares

13. Qual das seguintes opções é característica da saliva?

(A) Hipotonicidade em relação ao plasma
(B) Concentração de HCO_3^- mais baixa que a do plasma
(C) Presença de proteases
(D) Aumento da taxa de secreção pela vagotomia
(E) A modificação pelas células ductais salivares envolve a reabsorção de K^+ e HCO_3^-

14. Qual das seguintes substâncias é secretada em resposta a uma carga de glicose oral?

(A) Secretina
(B) Gastrina
(C) Colecistoquinina (CCK)
(D) Peptídio intestinal vasoativo (VIP)
(E) Peptídio insulinotrópico dependente de glicose (GIP)

15. Qual das seguintes afirmações é verdadeira no que concerne à secreção do pâncreas exócrino?

(A) Apresenta uma concentração de Cl^- mais alta que a do plasma
(B) É estimulada pela presença de HCO_3^- no duodeno
(C) A secreção pancreática de HCO_3^- é aumentada pela gastrina
(D) A secreção de enzimas pancreáticas é aumentada pela colecistoquinina (CCK)
(E) É hipotônica

16. Qual das seguintes substâncias deve ser digerida antes que possa ser absorvida por carreadores específicos nas células intestinais?

(A) Frutose
(B) Sacarose
(C) Alanina
(D) Dipeptídios
(E) Tripeptídios

17. As ondas lentas nas células musculares lisas do intestino delgado são:

(A) potenciais de ação
(B) contrações fásicas
(C) contrações tônicas
(D) potenciais de membrana de repouso oscilantes
(E) liberação oscilante de colecistoquinina (CCK)

18. Um estudante universitário de 24 anos de idade participa de um estudo de pesquisa clínica sobre motilidade intestinal. A peristalse do intestino delgado:

(A) mistura o bolo alimentar
(B) é coordenada pelo sistema nervoso central (SNC)
(C) envolve a contração do músculo liso atrás e na frente do bolo alimentar
(D) envolve a contração do músculo liso atrás do bolo alimentar e o relaxamento do músculo liso na frente do bolo
(E) envolve o relaxamento simultâneo do músculo liso em todo o intestino delgado

19. Um paciente com úlcera duodenal é tratado com sucesso com o fármaco cimetidina. A base da inibição da secreção gástrica de H^+ pela cimetidina é que ela:

(A) bloqueia os receptores muscarínicos nas células parietais
(B) bloqueia os receptores H_2 nas células parietais
(C) aumenta os níveis intracelulares de monofosfato cíclico de adenosina (cAMP)
(D) bloqueia a H^+/K^+-adenosina trifosfatase (ATPase)
(E) intensifica a ação da acetilcolina (ACh) sobre as células parietais

20. Qual das seguintes substâncias inibe o esvaziamento gástrico?

(A) Secretina
(B) Gastrina
(C) Colecistoquinina (CCK)
(D) Peptídio intestinal vasoativo (VIP)
(E) Peptídio inibidor gástrico (GIP)

21. Quando estimuladas, as células parietais secretam:

(A) HCl e fator intrínseco
(B) HCl e pepsinogênio
(C) HCl e HCO_3^-
(D) HCO_3^- e fator intrínseco
(E) Muco e pepsinogênio

22. Uma mulher de 44 anos de idade é diagnosticada com síndrome de Zollinger-Ellison. Qual das seguintes alterações é consistente com o diagnóstico?

(A) Diminuição dos níveis séricos de gastrina
(B) Aumento dos níveis séricos de insulina
(C) Aumento da absorção dos lipídios da dieta
(D) Diminuição da massa de células parietais
(E) Doença ulcerosa péptica

23. Em qual dos seguintes locais ocorre o cotransporte de Na^+-ácidos biliares?

(A) Antro gástrico
(B) Fundo gástrico
(C) Duodeno
(D) Íleo
(E) Cólon

Respostas e explicações

1. **A resposta é D** [II C 1]. O peptídio intestinal vasoativo (PIV) é uma substância neurócrina GI que produz relaxamento da musculatura lisa GI. Por exemplo, o VIP medeia a resposta de relaxamento do esfíncter esofágico inferior quando um bolo alimentar se aproxima dele, permitindo a passagem do bolo para o estômago.

2. **A resposta é B** [IV B 1; Quadro 6.3; Figura 6.7]. O fator intrínseco é secretado pelas células parietais do fundo gástrico (assim como o HCl). Ele é absorvido, juntamente com a vitamina B_{12}, no íleo.

3. **A resposta é B** [V D 4 c]. A toxina do cólera ativa a adenilato ciclase e aumenta os níveis de monofosfato cíclico de adenosina (cAMP) nas células das criptas intestinais. Nas células das criptas, o cAMP ativa os canais secretores de Cl^- e produz secreção primária de Cl^-, seguida do Na^+ e da H_2O.

4. **A resposta é D** [II A 2]. Os dois hormônios têm cinco aminoácidos idênticos na extremidade C-terminal. A atividade biológica da colecistoquinina (CCK) está associada aos sete aminoácidos C-terminais, enquanto a da gastrina está associada aos quatro aminoácidos C-terminais. Como esse heptapeptídio da CCK contém os cinco aminoácidos comuns, é lógico que a CCK deva ter algumas propriedades semelhantes às da gastrina. As células G secretam gastrina. As células I secretam CCK. A família da secretina inclui o glucagon.

5. **A resposta é D** [V A a C; Quadro 6.4]. A frutose é o único monossacarídio que não é absorvido por cotransporte dependente de Na^+; ela é transportada por difusão facilitada. Os aminoácidos são absorvidos por cotransporte dependente de Na^+, mas não os oligopeptídios (unidades peptídicas maiores). Os triglicerídios não são absorvidos se não houver digestão adicional. Os produtos da digestão dos lipídios, como os ácidos graxos, são absorvidos por difusão simples.

6. **A resposta é C** [IV D 4]. A ressecção ileal remove a porção do intestino delgado que normalmente transporta os ácidos biliares a partir do lúmen intestinal, fazendo sua recirculação para o fígado. Como esse processo mantém o reservatório de ácidos biliares, a síntese de novos ácidos biliares só é necessária para repor aqueles que são perdidos nas fezes. Na ressecção ileal, os ácidos biliares secretados são, em sua maior parte, excretados nas fezes, e o reservatório hepático diminui significativamente. Os ácidos biliares são necessários para a formação das micelas no lúmen intestinal a fim de solubilizar os produtos da digestão dos lipídios, de modo que possam ser absorvidos. Os quilomícrons são formados *dentro* das células epiteliais intestinais e transportados até os vasos linfáticos.

7. **A resposta é A** [II A 2 a; Quadro 6.1]. A colecistoquinina (CCK) inibe o esvaziamento gástrico e, portanto, ajuda a retardar a passagem do alimento do estômago para o intestino durante períodos de alta atividade digestiva. A CCK estimula ambas as funções do pâncreas exócrino: secreção de HCO_3^- e secreção de enzimas digestivas. Além disso, estimula a liberação de bile da vesícula biliar para o lúmen do intestino delgado, causando contração da vesícula biliar, enquanto relaxa o esfíncter de Oddi.

8. **A resposta é C** [III C 1]. O "relaxamento receptivo" da região cefálica do estômago é iniciado quando o alimento passa do esôfago para o estômago. Esse reflexo parassimpático (vagovagal) é abolido pela vagotomia.

9. **A resposta é B** [II A 1; Quadro 6.1]. A principal ação fisiológica da gastrina consiste em aumentar a secreção de H^+. A secreção de H^+ diminui o pH do conteúdo gástrico. Por sua vez, a redução do pH inibe a secreção adicional de gastrina – um exemplo clássico de retroalimentação negativa.

10. **A resposta é A** [II A 1 b; Quadro 6.3; Figura 6.7]. A gastrina é secretada pelas células G do antro gástrico. O HCl e o fator intrínseco são secretados pelo fundo gástrico.

11. **A resposta é F** [V E 1; Quadro 6.4]. As micelas proporcionam um mecanismo para a solubilização dos nutrientes lipossolúveis na solução aquosa do lúmen intestinal até que os nutrientes possam entrar em contato com as células epiteliais intestinais e ser absorvidos por elas. Como a vitamina D é lipossolúvel, ela é absorvida da mesma forma que os outros lipídios da dieta. O glicerol é um produto da digestão dos lipídios, que é hidrossolúvel e que não é incluído nas micelas. A galactose e a leucina são absorvidas por cotransporte dependente de Na^+. Embora os ácidos biliares sejam ingredientes essenciais das micelas, eles são absorvidos por um cotransportador específico dependente de Na^+ no íleo. A vitamina B_{12} é hidrossolúvel; portanto, sua absorção não requer micelas.

12. **A resposta é A** [III E 3]. Tanto o esfíncter interno quanto o esfíncter externo do ânus precisam estar relaxados para que as fezes sejam expulsas do corpo. O músculo liso retal se contrai e a pressão intra-abdominal é elevada pela expiração contra a glote fechada (manobra de Valsalva). As contrações segmentares são proeminentes no intestino delgado durante a digestão e a absorção.

13. **A resposta é A** [IV A 2 a; Quadro 6.2]. A saliva caracteriza-se por sua hipotonicidade e concentração elevada de HCO_3^- (em relação ao plasma) e pela presença de α-amilase e lipase lingual (mas não de proteases). A concentração elevada de HCO_3^- é alcançada por meio da secreção de HCO_3^- na saliva pelas células ductais (e não pela reabsorção de HCO_3^-). Como o controle da produção de saliva é parassimpático, ele é abolido pela vagotomia.

14. **A resposta é E** [II A 4; Quadro 6.4]. O peptídio insulinotrópico dependente de glicose (GIP) é o único hormônio GI liberado em resposta a todas as três categorias de nutrientes (lipídios, proteínas e carboidratos). A glicose oral libera GIP, que, por sua vez, causa a liberação de insulina pelo pâncreas endócrino. Essa ação do GIP explica por que a glicose oral é mais efetiva do que a intravenosa na liberação de insulina.

15. **A resposta é D** [II A 2, 3; Quadro 6.2]. O principal ânion das secreções pancreáticas é o HCO_3^- (encontrado em concentrações mais altas do que no plasma), enquanto a concentração de Cl^- é menor que a do plasma. A secreção pancreática é estimulada pela presença de ácidos graxos no duodeno. A secretina (mas não a gastrina) estimula a secreção pancreática de HCO_3^-, enquanto a colecistoquinina (CCK) estimula a secreção de enzimas pancreáticas. As secreções pancreáticas são sempre isotônicas, qualquer que seja a intensidade do fluxo.

16. **A resposta é B** [V A, B; Quadro 6.4]. Apenas os monossacarídios podem ser absorvidos pelas células epiteliais intestinais. Os dissacarídios, como a sacarose, precisam ser digeridos em monossacarídios antes de sua absorção. Por outro lado, as proteínas são hidrolisadas em aminoácidos, dipeptídios ou tripeptídios, e todas essas três formas são transportadas nas células intestinais para serem absorvidas.

17. **A resposta é D** [III A; Figura 6.3]. As ondas lentas são potenciais de repouso da membrana oscilante do músculo liso GI. As ondas lentas fazem com que o potencial de membrana se aproxime ou alcance o limiar, mas *elas próprias não são potenciais de ação*. Se o potencial de membrana atingir o limiar por meio de uma onda lenta, então ocorrem potenciais de ação, seguidos de contração.

18. **A resposta é D** [III D 2]. A peristalse é a atividade contrátil coordenada pelo sistema nervoso entérico (mas não pelo sistema nervoso central [SNC]) e que impulsiona o conteúdo intestinal para a frente. Normalmente, ocorre após haver mistura, digestão e absorção suficientes. Para impulsionar o bolo alimentar para a frente, é preciso que haja contração simultânea do músculo liso atrás do bolo alimentar e relaxamento na sua frente.

19. **A resposta é B** [IV B 3 c, d (1), 6]. A cimetidina é um inibidor reversível dos receptores H_2 nas células parietais e bloqueia a secreção de H^+. Seria esperada uma diminuição, e não um aumento, do monofosfato cíclico de adenosina (cAMP) (o segundo mensageiro da histamina). A cimetidina também bloqueia a ação da acetilcolina (ACh) para estimular a secreção de H^+. O omeprazol bloqueia diretamente a H^+/K^+-adenosina trifosfatase (ATPase).

20. **A resposta é C** [II A 2 a; Quadro 6.1]. A colecistoquinina (CCK) é o hormônio mais importante para a digestão e a absorção da gordura da dieta. Além de causar a contração da vesícula biliar, ela inibe o esvaziamento gástrico. Consequentemente, o quimo passa mais lentamente do estômago para o intestino delgado, proporcionando, dessa maneira, mais tempo para a digestão e a absorção das gorduras.

21. **A resposta é A** [IV B 1; Quadro 6.3]. As células parietais gástricas secretam HCl e fator intrínseco. As células principais secretam pepsinogênio.

22. **A resposta é E** [II A 1 d; V C 3 b]. A síndrome de Zollinger-Ellison (gastrinoma) é um tumor de células não β do pâncreas. O tumor secreta gastrina, que circula até as células parietais gástricas para provocar aumento da secreção de H^+, úlcera péptica e crescimento das células parietais (efeito trófico da gastrina). Como o tumor não acomete as células β pancreáticas, os níveis de insulina não são afetados. A absorção dos lipídios diminui (e não aumenta), visto que a secreção aumentada de H^+ diminui o pH do lúmen intestinal e inativa as lipases pancreáticas.

23. **A resposta é D** [IV D 4]. Os sais biliares recirculam para o fígado na circulação êntero-hepática por meio de um cotransportador de Na^+- ácidos biliares no íleo do intestino delgado.

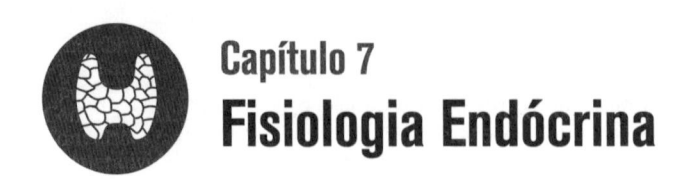

Capítulo 7
Fisiologia Endócrina

I. Considerações gerais sobre os hormônios

A. O Quadro 7.1 apresenta uma lista dos hormônios, inclusive abreviaturas, glândulas de origem e principais ações.

Quadro 7.1 Lista dos principais hormônios.

Hormônio	Abreviatura	Glândula de origem	Principais ações*
Hormônio liberador da tireotropina	TRH	Hipotálamo	Estimula a secreção de TSH e de prolactina
Hormônio liberador da corticotropina	CHR	Hipotálamo	Estimula a secreção de ACTH
Hormônio liberador das gonadotrofinas	GnRH	Hipotálamo	Estimula a secreção de LH e FSH
Hormônio liberador do hormônio de crescimento	GHRH	Hipotálamo	Estimula a secreção do hormônio de crescimento
Hormônio inibidor da liberação de somatotropina (somatostatina)	SRIF	Hipotálamo	Inibe a secreção do hormônio de crescimento
Fator inibidor da prolactina (dopamina)	PIF	Hipotálamo	Inibe a secreção de prolactina
Hormônio tireoestimulante	TSH	Adeno-hipófise	Estimula a síntese e a secreção dos hormônios tireoidianos
Hormônio foliculoestimulante	FSH	Adeno-hipófise	Estimula o crescimento dos folículos ovarianos e a secreção de estrogênio. Promove a maturação dos espermatozoides (testículos)
Hormônio luteinizante	LH	Adeno-hipófise	Estimula a ovulação, a formação do corpo lúteo e a síntese de estrogênio e de progesterona (ovário). Estimula a síntese e a secreção de testosterona (testículos)
Hormônio de crescimento	GH	Adeno-hipófise	Estimula a síntese de proteínas e o crescimento geral
Prolactina		Adeno-hipófise	Estimula a produção de leite e o desenvolvimento mamário

Quadro 7.1 Lista dos principais hormônios. (*Continuação*)

Hormônio	Abreviatura	Glândula de origem	Principais ações*
Hormônio adrenocorticotrófico	ACTH	Adeno-hipófise	Estimula a síntese e a secreção dos hormônios do córtex suprarrenal
Hormônio melanócito-estimulante	MSH	Adeno-hipófise	Estimula a síntese de melanina (? nos seres humanos)
Ocitocina		Neuro-hipófise	Ejeção de leite; contração uterina
Hormônio antidiurético (vasopressina)	ADH	Neuro-hipófise	Estimula a reabsorção de H_2O pelos ductos coletores renais
L-tiroxina Tri-iodotironina	T_4 T_3	Glândula tireoide	Crescimento ósseo; ↑ consumo de O_2; produção de calor; ↑ uso de proteínas, lipídios e carboidratos; maturação do sistema nervoso (perinatal)
Glicocorticoides (cortisol)		Córtex suprarrenal	Estimula a gliconeogênese; anti-inflamatório; imunossupressão
Estradiol		Ovário	Crescimento e desenvolvimento dos órgãos reprodutores femininos; fase folicular do ciclo menstrual
Progesterona		Ovário	Fase lútea do ciclo menstrual
Testosterona		Testículos	Espermatogênese; características sexuais secundárias masculinas
Paratormônio	PTH	Glândula paratireoide	↑ $[Ca^{2+}]$ sérica; ↓ [fosfato] sérica
Calcitonina		Glândula tireoide (células parafoliculares)	↓ $[Ca^{2+}]$ sérica
Aldosterona		Córtex suprarrenal	↑ Reabsorção renal de Na^+; ↑ secreção renal de K^+; ↑ secreção renal de H^+
1,25-di-hidroxicolecalciferol		Rim (ativação)	↑ absorção intestinal de Ca^{2+}; ↑ mineralização óssea
Insulina		Pâncreas (células beta)	↓ [glicose] sanguínea; ↓ [aminoácidos] sanguíneos; ↓ [ácidos graxos] sanguíneos
Glucagon		Pâncreas (células alfa)	↑ [glicose] sanguínea; ↑ [ácidos graxos] sanguíneos
Gonadotrofina coriônica humana	HCG	Placenta	↑ Síntese de estrogênio e de progesterona no corpo lúteo da gravidez
Lactogênio placentário humano	HPL	Placenta	Ações iguais às do hormônio do crescimento e da prolactina durante a gravidez

*Ver o texto para uma descrição mais completa de cada hormônio.

B. Síntese dos hormônios

1. Síntese de hormônios proteicos e peptídicos

- A síntese de **pré-pró-hormônios** ocorre no **retículo endoplasmático** e é dirigida por um mRNA específico
- Os **peptídios sinalizadores são clivados** do pré-pró-hormônio, produzindo um **pró-hormônio**, que é transportado até o aparelho de Golgi
- Outras sequências peptídicas são clivadas no aparelho de Golgi para formar o **hormônio**, que é acondicionado em grânulos secretores para liberação posterior.

2. Síntese de hormônios esteroides

- Os hormônios esteroides são **derivados do colesterol** (as vias de biossíntese são descritas em V A 1).

3. Síntese de hormônios aminas

- Os hormônios aminas (hormônios tireoidianos, epinefrina, norepinefrina) são **derivados da tirosina** (a via de biossíntese dos hormônios tireoidianos é descrita em IV A).

C. Regulação da secreção hormonal

1. *Feedback* negativo

- É o princípio mais comumente utilizado para a regulação da secreção hormonal
- É autolimitado
- Um hormônio tem ações biológicas que, direta ou indiretamente, inibem sua secreção adicional
- **Por exemplo**, a insulina é secretada pelas células beta do pâncreas em resposta a um aumento do nível de glicemia. Por sua vez, a insulina provoca aumento da captação de glicose pelas células, resultando em diminuição da glicemia. A diminuição da glicemia reduz, então, a secreção adicional de insulina
- **Por exemplo**, paratormônio (PTH) é secretado pelas células principais das glândulas paratireoides em resposta a uma queda da concentração sérica de Ca^{2+}. Por sua vez, as ações do paratormônio (PTH) nos ossos, rins e intestinos elevam a concentração sérica de Ca^{2+}. A concentração sérica de Ca^{2+} aumentada reduz, então, a secreção adicional de paratormônio (PTH).

2. *Feedback* positivo

- É raro
- É explosivo e autorreforçador
- Um hormônio tem ações biológicas que, direta ou indiretamente, aumentam sua secreção
- **Por exemplo**, o pico de hormônio luteinizante (LH) que ocorre exatamente antes da ovulação resulta do *feedback* positivo do estrogênio sobre a adeno-hipófise. Em seguida, o LH atua sobre os ovários e provoca mais secreção de estrogênio.

D. Regulação dos receptores

- Os hormônios determinam a sensibilidade do tecido-alvo por meio da **regulação do número ou da sensibilidade dos receptores**.

1. Infrarregulação (*down-regulation*) dos receptores

- Um hormônio **diminui o número ou a afinidade dos receptores** para si ou para outro hormônio. Por exemplo, no útero, a progesterona infrarregula o seu próprio receptor e o receptor de estrogênio.

2. Suprarregulação (*up-regulation*) dos receptores

- Um hormônio **aumenta o número ou a afinidade dos receptores** para ele próprio ou para outro hormônio
- **Por exemplo**, no ovário, o estrogênio suprarregula o seu próprio receptor e o receptor de LH.

II. Mecanismos celulares e segundos mensageiros (Quadro 7.2)

A. Proteínas G

- São **proteínas de ligação do trifosfato de guanosina (GTP)** que acoplam os receptores de hormônios a moléculas efetoras adjacentes. Por exemplo, no sistema do segundo mensageiro do cAMP, as proteínas G acoplam o receptor hormonal à adenilato ciclase
- São utilizadas nos **sistemas de segundos mensageiros de adenilato ciclase** e **1,4,5-trifosfato de inositol (IP₃)**
- Apresentam **atividade GTPase** intrínseca
- Apresentam três subunidades: α, β e γ
- A **subunidade α** pode ligar-se ao difosfato de guanosina (GDP) ou ao GTP. Quando o GDP está ligado à subunidade α, a proteína G é inativa. Quando é o GTP que está ligado, a proteína G é ativa
- As proteínas G podem ser estimuladoras (G_s) ou inibitórias (G_i). A atividade estimuladora ou inibitória reside nas subunidades α, que, portanto, são denominadas $α_s$ e $α_i$.

B. Mecanismo da adenilato ciclase (Figura 7.1)

1. **O hormônio liga-se a um receptor na membrana celular** (etapa 1).
2. **O GDP é liberado da proteína G e substituído pelo GTP** (etapa 2), o que ativa a proteína G. A seguir, essa proteína ativa ou inibe a adenilato ciclase. Se a proteína G for estimuladora (G_s), a adenilato ciclase será ativada; se for inibitória (G_i), a adenilato ciclase será inibida (não mostrado). A atividade GTPase intrínseca na proteína G converte o GTP de volta em GDP (não mostrado).
3. A **adenilato ciclase ativada** catalisa, então, a conversão do trifosfato de adenosina (ATP) em cAMP (etapa 3).
4. O **cAMP ativa a proteinoquinase A** (etapa 4), que fosforila proteínas específicas (etapa 5), produzindo ações fisiológicas altamente específicas (etapa 6).
5. O **cAMP é degradado a 5′-AMP pela fosfodiesterase**, que é inibida pela **cafeína**. Assim, é esperado que os inibidores da fosfodiesterase aumentem as ações fisiológicas do cAMP.

C. Mecanismo do IP₃ (Figura 7.2)

1. O **hormônio liga-se a um receptor** na membrana celular (etapa 1) e, por meio de uma proteína G (etapa 2), **ativa a fosfolipase C** (etapa 3).
2. A **fosfolipase C libera diacilglicerol e IP₃** a partir dos lipídios da membrana (etapa 4).
3. O **IP₃ mobiliza o Ca²⁺ do retículo endoplasmático** (etapa 5). Juntos, o Ca^{2+} e o diacilglicerol **ativam a proteinoquinase C** (etapa 6), que fosforila proteínas e produz **ações fisiológicas** específicas (etapa 7).

Quadro 7.2 Mecanismos de ação dos hormônios.

Mecanismo do cAMP	Mecanismo do IP₃	Mecanismo dos hormônios esteroides	Outros mecanismos
ACTH	GnRH	Glicocorticoides	**Ativação da tirosinoquinase**
LH e FSH	TRH	Estrogênio	Insulina
TSH	GHRH	Testosterona	IGF-1
ADH (receptor V₂)	Angiotensina II	Progesterona	Hormônio de crescimento
HCG	ADH (receptor V₁)	Aldosterona	Prolactina
MSH	Ocitocina	Vitamina D	
CRH	Receptores α₁	Hormônio tireoidiano	
Receptores β₁ e β₂			**cGMP**
Calcitonina			ANP
PTH			Óxido nítrico
Glucagon			

ANP = peptídio atrial natriurético; cAMP = monofosfato cíclico de adenosina; cGMP = monofosfato cíclico de guanosina; IGF = fator de crescimento semelhante à insulina; IP₃ = 1,4,5-trifosfato de inositol (trifosfoinositol). Ver Quadro 7.1 para outras abreviaturas.

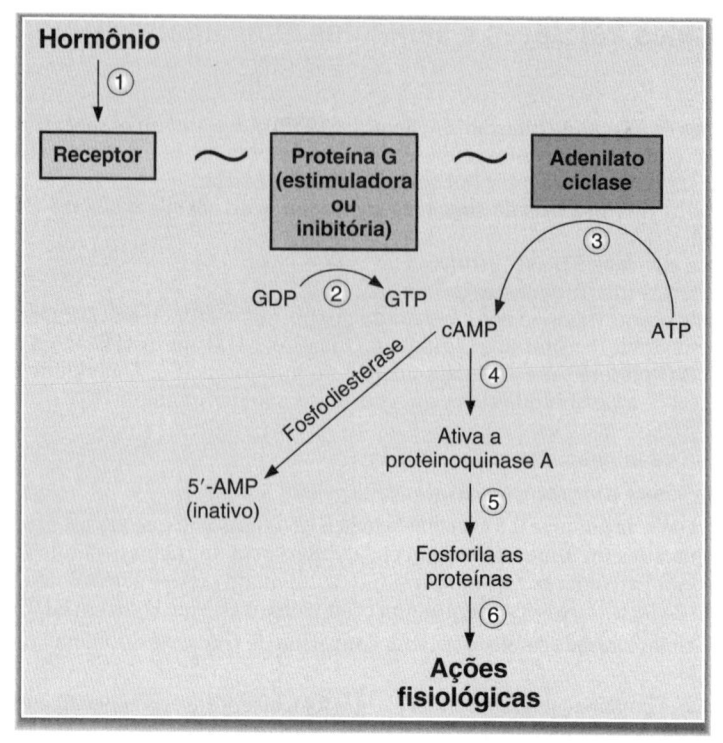

Figura 7.1 Mecanismo de ação hormonal − adenilato ciclase. ATP = trifosfato de adenosina; cAMP = monofosfato cíclico de adenosina; GDP = difosfato de guanosina; GTP = trifosfato de guanosina.

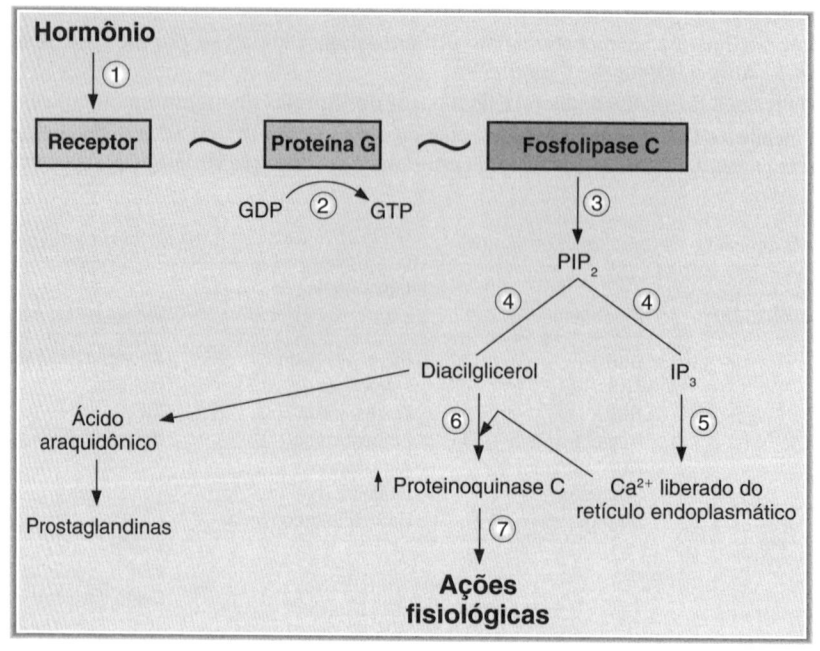

Figura 7.2 Mecanismo de ação hormonal − 1,4,5-trifosfato de inositol (IP_3) − Ca^{2+}. GDP = difosfato de guanosina; GTP = trifosfato de guanosina; PIP_2 = fosfatidilinositol 4,5-bifosfato.

D. Mecanismo dos receptores catalíticos

- O hormônio liga-se a receptores extracelulares com atividades enzimáticas na parte intracelular da membrana ou associados a estas.

1. Guanilil ciclase

   a. O **peptídio natriurético atrial (ANP)** age por meio do *receptor* de guanilil ciclase, receptor esse cuja parte extracelular liga-se a ANP e a intracelular possui atividade de guanilil ciclase. A ativação de tal substância converte GTP em GMP cíclico, o qual é o segundo mensageiro.

   b. O **óxido nítrico (NO)** age por meio da guanilil ciclase *citosólica*. A ativação de tal substância converte GTP em GMP, o qual é o segundo mensageiro.

2. Tirosinoquinases (Figura 7.3)

   - O hormônio liga-se a receptores extracelulares com atividade de tirosinoquinase ou associados a esta. Quando ativada, essa substância fosforila partes de tirosina em proteínas, levando às ações fisiológicas do hormônio.

   a. Receptor de tirosinoquinase
   - O hormônio liga-se à parte extracelular do receptor
   - A parte intracelular do receptor tem atividade intrínseca de tirosinoquinase

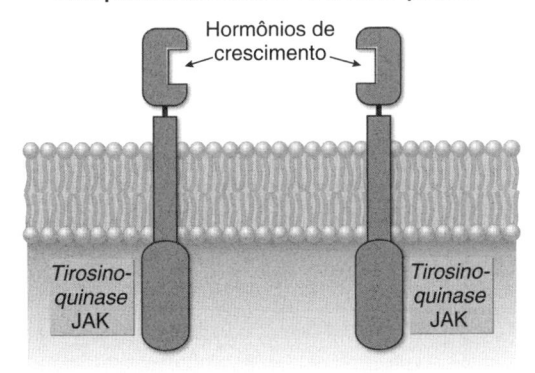

Figura 7.3 Receptores de tirosinoquinase. O fator de crescimento do nervo e a insulina utilizam o receptor de tirosinoquinase. O hormônio de crescimento utiliza o receptor associado de tirosinoquinase. JAK = família Janus do receptor associado de tirosinoquinase; NGF = fator de crescimento do nervo.

- Um dos tipos de receptores de tirosinoquinase é um **monômero** (p. ex., receptor do fator de crescimento do nervo). A ligação do hormônio ou de ligante causa dimerização do receptor, ativação de tirosinoquinase intrínseca e fosforilação de partes de tirosina
- Outro tipo de receptor de tirosinoquinase é um **dímero** (p. ex., receptores para o **fator de crescimento de insulina** e **semelhante à insulina [IGF]**). A ligação do hormônio ativa tirosinoquinase intrínseca, levando à fosforilação de partes de tirosina
- Receptores de insulina são também discutidos na Seção VI C 2.

b. Receptor associado de tirosinoquinase

- É o mecanismo de ação do **hormônio de crescimento**
- O hormônio de crescimento se liga à parte extracelular do receptor
- A parte intracelular do receptor *não* possui atividade de tirosinoquinase, mas é *associada*, de maneira covalente, com tal substância (p. ex., a família Janus do receptor associado de tirosinoquinase, **JAK**)
- A ligação do hormônio de crescimento causa dimerização do receptor e ativação de tirosinoquinase na proteína associada (p. ex., JAK)
- São alvos de JAK transdutores de sinal e ativadores de transcrição (**STAT**), o que causa transcrição de novos mRNA e novas sínteses proteicas.

E. Mecanismo dos hormônios esteroides e dos hormônios tireoidianos (Figura 7.4)

1. Os hormônios esteroides (e tireoidianos) difundem-se através da membrana celular e ligam-se a seu **receptor** (etapa 1).

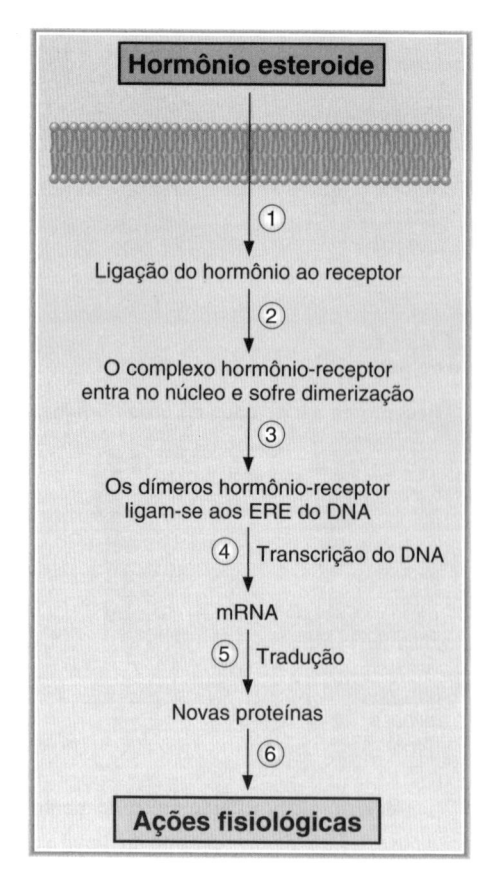

Figura 7.4 Mecanismo de ação hormonal – hormônios esteroides. ERE = elementos responsivos aos esteroides.

2. O complexo hormônio-receptor entra no núcleo e sofre dimerização (etapa 2).

3. Os **dímeros hormônio-receptor** são fatores de transcrição que se **ligam aos elementos responsivos aos esteroides (ERE)** do DNA (etapa 3) e iniciam a transcrição do DNA (etapa 4).

4. Ocorre produção de **novo RNA mensageiro**, que deixa o núcleo e é traduzido para sintetizar novas proteínas (etapa 5).

5. As **novas proteínas** sintetizadas apresentam ações fisiológicas específicas. Por exemplo, o 1,25-di-hidroxicolecalciferol induz a síntese de calbindina D-28K, uma proteína de ligação do Ca^{2+} no intestino; a aldosterona induz a síntese de canais de Na^+ nas células principais renais.

III. Hipófise

A. Relações hipotalâmico-hipofisárias

1. **O lobo anterior da hipófise** está conectado ao **hipotálamo por meio do sistema porta hipotalâmico-hipofisário**. Dessa maneira, o sangue proveniente do hipotálamo, com altas concentrações de hormônios hipotalâmicos, passa diretamente para a adeno-hipófise. Em seguida, os hormônios hipotalâmicos (p. ex., hormônio de liberação do hormônio do crescimento [GHRH]) estimulam ou inibem a liberação de hormônios adeno-hipofisários (p. ex., hormônio do crescimento).

2. **O lobo posterior da hipófise** deriva do tecido neural. Os **corpos celulares** dos nervos **estão localizados nos núcleos hipotalâmicos**. Os hormônios da neuro-hipófise são sintetizados nos corpos das células nervosas do hipotálamo, acondicionados em grânulos secretores e transportados ao longo dos axônios até a neuro-hipófise, onde são armazenados para sua posterior liberação na circulação.

B. Hormônios do lobo anterior da hipófise

- São eles: hormônio do crescimento, prolactina, hormônio tireoestimulante (TSH), LH, hormônio foliculoestimulante (FSH) e hormônio adrenocorticotrófico (ACTH)
- O hormônio do crescimento e a prolactina são discutidos de modo detalhado nesta seção. O TSH, o LH, o FSH e o ACTH são discutidos no contexto (p. ex., o TSH com os hormônios tireoidianos) em seções subsequentes deste capítulo.

1. **TSH, LH e FSH**
   - Pertencem à mesma família de glicoproteínas. Cada um apresenta uma subunidade α e uma β. As **subunidades α são idênticas**. As subunidades β são diferentes e responsáveis pela atividade biológica singular de cada hormônio.

2. **ACTH, hormônio melanócito-estimulante (MSH), β-lipotropina e α-endorfina** (Figura 7.5)
   - São derivados de um único precursor, a **pró-opiomelanocortina (POMC)**
   - **α-MSH e β-MSH** são produzidos no lobo intermediário, que é rudimentar nos seres humanos adultos.

3. **Hormônio do crescimento (somatotropina)**
   - Trata-se do hormônio mais importante para o crescimento normal até o tamanho do adulto
   - É um polipeptídio de cadeia única, **homólogo à prolactina** e ao lactogênio placentário humano.

   a. **Regulação da secreção de hormônio do crescimento** (Figura 7.6)
      - O hormônio do crescimento é liberado de forma **pulsátil**
      - A **secreção é aumentada** por sono, estresse, hormônios relacionados com a puberdade, inanição, exercício físico e hipoglicemia
      - A **secreção é diminuída** por somatostatina, somatomedinas, obesidade, hiperglicemia e gravidez.

      (1) *Controle hipotalâmico – GHRH e somatostatina*
         - O **GHRH** estimula a síntese e a secreção do hormônio do crescimento
         - A **somatostatina** inibe a secreção de hormônio do crescimento ao bloquear a resposta da adeno-hipófise ao GHRH.

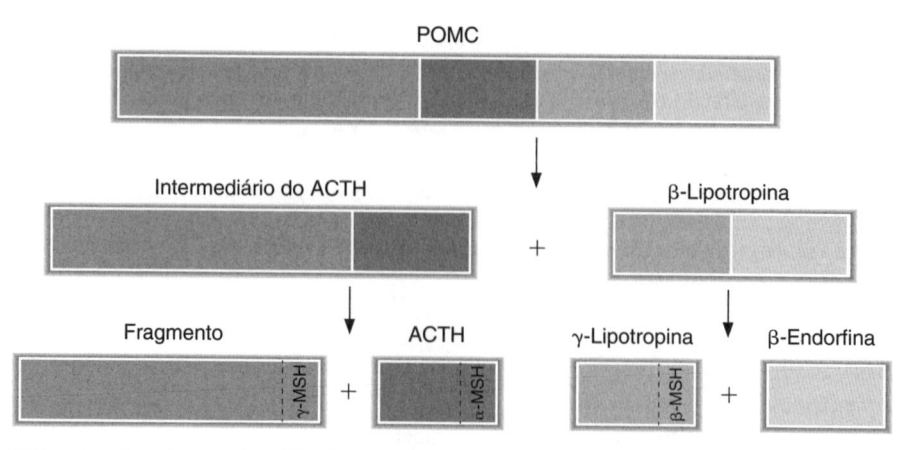

Figura 7.5 A pró-opiomelanocortina (POMC) é o precursor do hormônio adrenocorticotrófico (ACTH), da β-lipotropina e da β-endorfina na adeno-hipófise. MSH = hormônio melanócito-estimulante.

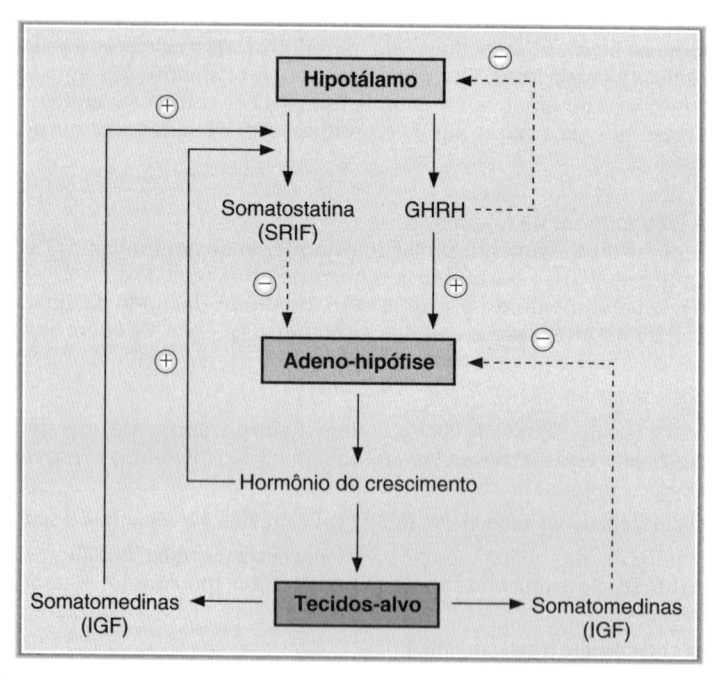

Figura 7.6 Controle da secreção de hormônio do crescimento. GHRH = hormônio de liberação do hormônio do crescimento; IGF = fator de crescimento semelhante à insulina; SRIF = fator inibidor da liberação de somatotropina.

(2) *Controle por feedback negativo por meio das somatomedinas*
- As somatomedinas são produzidas quando o hormônio do crescimento atua nos tecidos-alvo. Elas **inibem a secreção de hormônio do crescimento**, atuando diretamente sobre a adeno-hipófise e estimulando a secreção de somatostatina do hipotálamo.

(3) *Controle por feedback negativo por meio do GHRH e do hormônio do crescimento*
- O **GHRH** inibe sua própria secreção pelo hipotálamo
- O **hormônio do crescimento** também inibe sua própria secreção, estimulando a secreção de somatostatina pelo hipotálamo.

b. **Ações do hormônio do crescimento**

- No fígado, o hormônio do crescimento gera a produção de **somatomedinas (IGFs)**, que atuam como intermediários de várias ações fisiológicas
- O **receptor de IGF** apresenta **atividade de tirosinoquinase**, semelhante ao receptor de insulina.

(1) *Ações diretas do hormônio do crescimento*

- **(a)** ↓ captação de glicose pelas células **(diabetogênica)**
- **(b)** ↑ lipólise
- **(c)** ↑ síntese de proteína nos músculos e ↑ massa corporal não adiposa
- **(d)** ↑ produção de **IGF**

(2) *Ações do hormônio do crescimento por meio do IGF*

- **(a)** ↑ síntese de proteína nos condrócitos e ↑ **crescimento linear (estirão de crescimento da puberdade)**
- **(b)** ↑ síntese de proteína nos músculos e ↑ **massa corporal magra**
- **(c)** ↑ síntese de proteína na maioria dos órgãos e ↑ **tamanho dos órgãos**

c. **Fisiopatologia do hormônio do crescimento**

(1) *Deficiência de hormônio do crescimento*

- Nas crianças, provoca retardo do crescimento, baixa estatura, obesidade discreta e puberdade tardia
- Pode ser causada por:

- **(a)** Falta de hormônio do crescimento da adeno-hipófise
- **(b)** Disfunção hipotalâmica (↓ GHRH)
- **(c)** Incapacidade de produzir IGF no fígado
- **(d)** Deficiência do receptor do hormônio do crescimento

(2) *Excesso de hormônio do crescimento*

- A hipersecreção do hormônio do crescimento causa **acromegalia**

- **(a) Antes da puberdade**, o hormônio de crescimento em excesso provoca aumento do crescimento linear **(gigantismo)**
- **(b) Depois da puberdade**, o hormônio do crescimento em excesso causa aumento do crescimento ósseo periósteo, aumento do tamanho dos órgãos e intolerância à glicose
- Pode ser tratado com **análogos da somatostatina** (p. ex., **octreotida**), que inibem a secreção do hormônio do crescimento.

4. **Prolactina**

- Trata-se do principal hormônio responsável pela **lactogênese**
- Participa, juntamente com o estrogênio, no desenvolvimento das mamas
- É estruturalmente **homóloga ao hormônio do crescimento**.

a. **Regulação da secreção de prolactina** (Figura 7.7 e Quadro 7.3)

(1) *Controle hipotalâmico pela dopamina e pelo hormônio de liberação da tireotropina (TRH)*

- A secreção de prolactina é **tonicamente inibida pela dopamina** (fator de inibição da prolactina [FIP]) secretada pelo hipotálamo. Assim, a interrupção do trato hipotalâmico-hipofisário provoca aumento da secreção de prolactina e manutenção da lactação
- O TRH aumenta a secreção de prolactina.

(2) *Controle por feedback negativo*

- A prolactina inibe sua própria secreção ao estimular a liberação hipotalâmica de dopamina.

b. **Ações da prolactina**

(1) Estimula a **produção de leite** nas mamas (caseína, lactoalbumina)

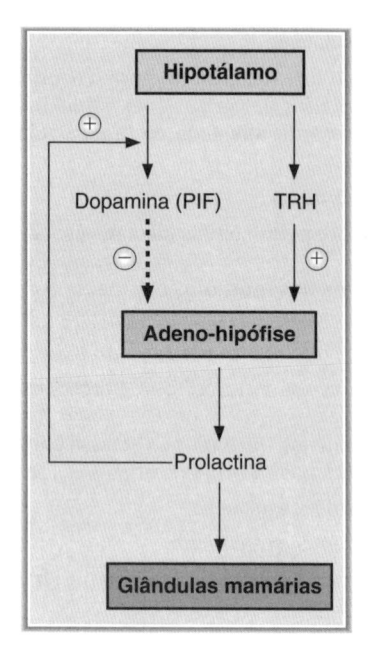

Figura 7.7 Controle da secreção de prolactina. PIF = fator de inibição da prolactina; TRH = hormônio de liberação da tireotropina.

Quadro 7.3 Regulação da secreção de prolactina.

Fatores que aumentam a secreção de prolactina	Fatores que diminuem a secreção de prolactina
Estrogênio (gravidez)	Dopamina
Amamentação	Bromocriptina (agonista da dopamina)
Sono	Somatostatina
Estresse	Prolactina (por *feedback* negativo)
TRH	
Antagonistas da dopamina	

TRH = hormônio de liberação da tireotropina.

    (2) Estimula o **desenvolvimento das mamas** (desempenhando um papel de suporte com o estrogênio)

    (3) Inibe a ovulação ao reduzir a síntese e a liberação do hormônio de liberação da gonadotrofina (GnRH)

    (4) Inibe a espermatogênese (mediante redução do GnRH)

  c. Fisiopatologia da prolactina

    (1) *Deficiência de prolactina* (destruição da adeno-hipófise)

       ● Resulta em **incapacidade de lactação**.

    (2) *Excesso de prolactina*

       ● **Resulta da destruição do hipotálamo** (por causa da perda do controle "inibitório" tônico pela dopamina) ou de tumores secretores de prolactina **(prolactinomas)**

       ● Provoca **galactorreia** e diminuição da libido

       ● Causa **falência da ovulação** e **amenorreia**, uma vez que inibe a secreção de GnRH

       ● Pode ser tratado com **bromocriptina**, que reduz a secreção de prolactina ao atuar como **agonista da dopamina**.

C. Hormônios da neuro-hipófise

- Trata-se do hormônio antidiurético (ADH) e da ocitocina
- São nonapeptídios homólogos
- São **sintetizados nos núcleos hipotalâmicos** e acondicionados em grânulos secretores com suas respectivas **neurofisinas**
- São transportados pelos axônios para serem secretados pela neuro-hipófise.

1. ADH (ver Capítulo 5, seção VII)

- Origina-se principalmente nos **núcleos supraópticos** do hipotálamo
- Regula a osmolaridade sérica por meio do aumento da permeabilidade da porção final dos túbulos distais e dos ductos coletores à H_2O.

  a. Regulação da secreção de ADH (Quadro 7.4).

  b. Ações do ADH

  (1) ↑ **Aumento de permeabilidade à H_2O (aquaporina 2, AQP2)** das células principais da porção final do túbulo distal e do ducto coletor (por meio de um **receptor V_2** e de um mecanismo de adenilato ciclase/cAMP)

  (2) Constrição do músculo liso vascular (por meio de um **receptor V_1** e de um mecanismo IP_3/Ca^{2+})

  (3) Aumento do cotransporte de Na^+-$2Cl^-$-K^+ no ramo ascendente espesso, resultando em aumento da multiplicação por contracorrente e do gradiente osmótico corticopapilar

  (4) Aumento da reciclagem de ureia nos ductos coletores da medula renal, resultando em elevação do gradiente osmótico corticopapilar.

  c. Fisiopatologia do ADH (ver Capítulo 5, seção VII).

2. Ocitocina

- Origina-se principalmente nos **núcleos paraventriculares** do hipotálamo
- Causa **ejeção de leite das mamas** quando estas são estimuladas pela sucção.

  a. Regulação da secreção de ocitocina

  (1) *Sucção*

  - Constitui o principal estímulo para a secreção de ocitocina
  - As fibras aferentes conduzem os impulsos do mamilo até a medula espinal. Retransmissões no hipotálamo desencadeiam a liberação de ocitocina pela neuro-hipófise
  - O fato de ver ou ouvir o lactente pode estimular os neurônios hipotalâmicos a secretar ocitocina, mesmo na ausência de sucção.

  (2) *Dilatação do colo do útero e orgasmo*

  - Aumentam a secreção de ocitocina.

  b. Ações da ocitocina

  (1) *Contração das células mioepiteliais na mama*

  - O leite é forçado dos alvéolos mamários para dentro dos ductos e expelido para o lactente.

Quadro 7.4 Regulação da secreção de ADH.

Fatores que aumentam a secreção de ADH	Fatores que diminuem a secreção de ADH
↑ Osmolaridade sérica	↓ Osmolaridade sérica
Contração do volume	Etanol
Dor	α-agonistas
Náuseas (estimulante poderoso)	ANP
Hipoglicemia	
Nicotina, opiáceos, medicamentos antineoplásicos	

ADH = hormônio antidiurético; ANP = peptídio atrial natriurético.

(2) *Contração do útero*

- Durante a gravidez, ocorre suprarregulação dos receptores de ocitocina no útero à medida que se aproxima o parto, embora o papel da ocitocina no trabalho do parto normal permaneça incerto
- A ocitocina pode ser utilizada para induzir o trabalho de parto e **reduzir o sangramento pós-parto**.

IV. Glândula tireoide

A. Síntese dos hormônios tireoidianos (Figura 7.8)

- Cada etapa da síntese é **estimulada pelo TSH**.

1. A **tireoglobulina** é sintetizada a partir da tirosina nas células foliculares da tireoide, acondicionada em vesículas secretoras e liberada no lúmen folicular (etapa 1).

2. **A bomba de iodeto (I^-) ou cotransporte de Na^+-I^-**

   - É encontrada nas células epiteliais foliculares da tireoide
   - Transporta ativamente o I^- para dentro das células foliculares da tireoide para incorporação subsequente nos hormônios tireoidianos (etapa 2)
   - É **inibida pelo tiocianato e por ânions perclorato**.

3. **Oxidação do I^- a I_2**

   - É catalisada por uma **enzima peroxidase** na membrana das células foliculares (etapa 3)

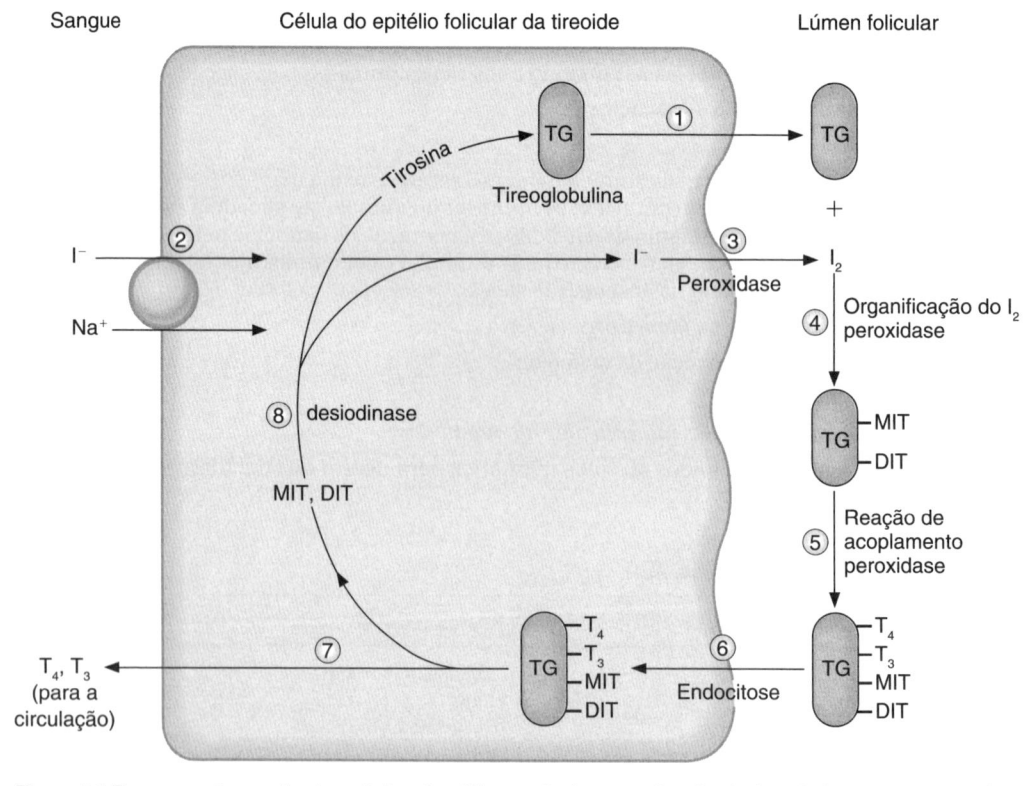

Figura 7.8 Etapas na síntese dos hormônios tireoidianos. Cada etapa é estimulada pelo hormônio tireoestimulante. DIT = di-iodotirosina; I^- = iodeto; MIT = monoiodotirosina; T_3 = tri-iodotironina; T_4 = tiroxina; TG = tireoglobulina.

- O I_2 é a forma reativa, que será "organificada" por combinação com a tirosina na tireoglobulina
- A enzima peroxidase é **inibida pela propiltiouracila,** que é utilizada terapeuticamente para reduzir a síntese de hormônio tireoidiano no tratamento do hipertireoidismo
- A mesma enzima peroxidase catalisa a organificação remanescente e as reações de acoplamento envolvidas na síntese dos hormônios tireoidianos.

4. **Organificação do I_2**
   - Na junção das células foliculares com o lúmen folicular, os resíduos de tirosina da tireoglobulina reagem com o I_2 para formar a **monoiodotirosina (MIT) e a di-iodotirosina (DIT)** (etapa 4)
   - A presença de níveis elevados de I^- inibe a organificação e, portanto, inibe a síntese de hormônio tireoidiano **(efeito de Wolff-Chaikoff).**

5. **Acoplamento da MIT e da DIT**
   - Embora a MIT e a DIT estejam ligadas à tireoglobulina, ocorrem duas reações de acoplamento (etapa 5).
   a. Quando duas moléculas de DIT se combinam, forma-se a **tiroxina (T_4).**
   b. Quando uma molécula de DIT combina-se com uma molécula de DIT, forma-se a **tri-iodotironina (T_3).**
      - A síntese de T_4 é maior que a de T_3, embora a T_3 seja mais ativa.
   c. A tireoglobulina iodada é armazenada no lúmen folicular até que a glândula tireoide seja estimulada para secretar os hormônios tireoidianos.

6. **Estimulação das células da tireoide pelo TSH**
   - Quando as células da tireoide são estimuladas, a tireoglobulina iodada é captada de volta pelas células foliculares por endocitose (etapa 6). Em seguida, as enzimas lisossômicas digerem a tireoglobulina, liberando T_4 e T_3 na circulação (etapa 7)
   - A MIT e a DIT remanescentes são desiodadas pela **tireoide deiodinase** (etapa 8). O I_2 liberado é reutilizado para a síntese de mais hormônio tireoidiano. Por conseguinte, a deficiência da tireoide deiodinase simula a deficiência de I_2.

7. **Ligação da T_3 e da T_4**
   - Na circulação, a maior parte da T_3 e da T_4 liga-se à globulina de ligação da tiroxina **(TBG).**
   a. Na **insuficiência hepática**, os níveis de TBG diminuem, resultando em diminuição dos níveis totais de hormônios tireoidianos, porém com níveis normais de hormônio livre.
   b. Durante a **gravidez**, os níveis de TBG aumentam, levando a uma elevação dos níveis totais de hormônios tireoidianos, porém com níveis normais de hormônio livre (*i. e.*, eutireoidismo clínico).

8. **Conversão da T_4 em T_3 e T_3 reversa (rT_3)**
   - Nos tecidos periféricos, a T_4 é convertida em T_3 pela **5'-deiodinase** (ou em rT_3)
   - **A T_3 é mais ativa biologicamente do que a T_4**
   - A rT_3 é inativa.

B. **Regulação da secreção dos hormônios tireoidianos (Figura 7.9)**
   1. **Controle hipotalâmico-hipofisário – TRH e TSH**
      a. O **TRH** é secretado pelo hipotálamo e estimula a secreção de TSH pela adeno-hipófise.
      b. O **TSH** aumenta tanto a síntese quanto a secreção dos hormônios da tireoide pelas células foliculares por meio de um mecanismo de **adenilato-ciclase-cAMP**
         - Elevação crônica do TSH provoca **hipertrofia** da glândula tireoide.
      c. A **T_3 infrarregula os receptores de TRH** na adeno-hipófise e, portanto, inibe a secreção de TSH.
   2. **Imunoglobulinas tireoestimulantes**
      - São componentes da fração de imunoglobulina G (IgG) das proteínas plasmáticas e são **anticorpos dirigidos contra os receptores de TSH** na glândula tireoide

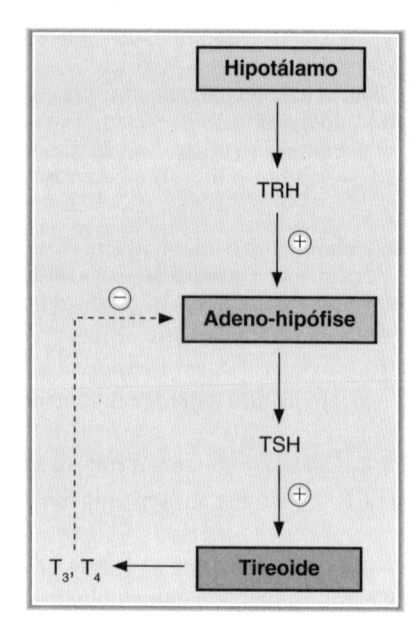

Figura 7.9 Controle da secreção dos hormônios da tireoide. T_3 = tri-iodotironina; T_4 = tiroxina; TRH = hormônio de liberação da tireotropina; TSH = hormônio tireoestimulante.

- Ligam-se aos receptores de TSH e, à semelhança do TSH, **estimulam a secreção de T_3 e de T_4 pela glândula tireoide**
- Circulam em altas concentrações nos pacientes com **doença de Graves**, que se caracteriza por altos níveis circulantes de hormônios tireoidianos e, consequentemente, por baixas concentrações de TSH (causadas pela inibição dos hormônios tireoidianos por *feedback* na adeno-hipófise).

C. Ações do hormônio tireoidiano

- **A T_3 é três a quatro vezes mais potente do que a T_4.** Os tecidos-alvo convertem a T_4 em T_3 (ver IV A 8).

1. Crescimento

- O hormônio tireoidiano é necessário para que o indivíduo alcance a altura do adulto
- Os hormônios tireoidianos atuam de modo sinérgico com o hormônio do crescimento e as somatomedinas para promover a **formação dos ossos**
- Os hormônios tireoidianos estimulam a **maturação dos ossos** em consequência da ossificação e fusão das placas de crescimento. **Na deficiência de hormônio tireoidiano, a idade óssea é inferior à idade cronológica.**

2. Sistema nervoso central (SNC)

a. Período perinatal

- A maturação do SNC **exige a presença de hormônio tireoidiano no período perinatal**
- A deficiência de hormônio tireoidiano causa retardo mental irreversível. Como existe apenas um breve período perinatal durante o qual a terapia de reposição com hormônio tireoidiano é útil, a **triagem para hipotireoidismo neonatal é obrigatória.**

b. Vida adulta

- O **hipertireoidismo** provoca hiperexcitabilidade e irritabilidade
- O **hipotireoidismo** provoca apatia, fala lenta, sonolência, comprometimento da memória e diminuição da capacidade mental.

3. **Sistema nervoso autônomo**
   - O hormônio tireoidiano exerce muitas das mesmas ações que o sistema nervoso simpático, visto que ele **suprarregula os receptores β_1-adrenérgicos no coração.** Por conseguinte, uma terapia adjuvante útil para o hipertireoidismo consiste no tratamento com um agente bloqueador beta-adrenérgico, como o propranolol.

4. **Taxa metabólica basal (TMB)**
   - O **consumo de O_2 e a TMB são aumentados** pelo hormônio tireoidiano em todos os tecidos, à exceção do encéfalo, das gônadas e do baço. O consequente aumento na produção de calor está na base do papel do hormônio tireoidiano na regulação da temperatura
   - O hormônio tireoidiano **aumenta a síntese de Na^+/K^+-ATPase** e, consequentemente, aumenta o consumo de O_2 relacionado com a atividade da bomba de Na^+/K^+.

5. **Sistemas cardiovascular e respiratório**
   - Os efeitos do hormônio tireoidiano sobre o débito cardíaco e a frequência ventilatória combinam-se para assegurar um maior aporte de O_2 aos tecidos.
   a. A frequência cardíaca e o volume sistólico são aumentados. Esses efeitos combinam-se para produzir **aumento do débito cardíaco**. O excesso de hormônio tireoidiano provoca **insuficiência cardíaca de alto débito**.
   b. A frequência ventilatória é aumentada.

6. **Efeitos metabólicos**
   - De modo geral, o metabolismo é aumentado para atender as demandas de substrato associadas à taxa aumentada de consumo de O_2.
   a. A absorção de glicose pelo trato gastrintestinal aumenta.
   b. A **glicogenólise**, a **gliconeogênese** e a **oxidação da glicose** (impulsionada pela demanda de ATP) são aumentadas.
   c. Ocorre aumento da lipólise.
   d. A síntese e a degradação de proteínas estão aumentadas. O efeito global do hormônio tireoidiano é **catabólico**.

D. **Fisiopatologia da glândula tireoide (Quadro 7.5)**

V. Córtex e medula das suprarrenais (Figura 7.10)

A. **Córtex suprarrenal**
   1. **Síntese de hormônios adrenocorticais** (Figura 7.11)
      - A **zona glomerular** produz **aldosterona**
      - As **zonas fasciculada e reticular** produzem, respectivamente, glicocorticoides **(cortisol)** e androgênios (**deidroepiandrosterona** e **androstenediona**).
      a. **Esteroides de 21 carbonos**
         - Incluem a **progesterona**, a **desoxicorticosterona**, a **aldosterona** e o **cortisol**
         - A progesterona é o precursor dos outros hormônios na série de 21 carbonos
         - A **hidroxilação em C-21** leva à produção de desoxicorticosterona, que apresenta atividade mineralocorticoide (mas não glicocorticoide)
         - A **hidroxilação em C-17** leva à produção de glicocorticoides (cortisol).
      b. **Esteroides de 19 carbonos**
         - Apresentam **atividade androgênica** e são precursores dos estrogênios
         - Se o esteroide foi previamente hidroxilado em C-17, a cadeia lateral $C_{20,21}$ pode ser clivada para produzir os esteroides de 19 carbonos **deidroepiandrosterona (DHEA)** ou **androstenediona**, no córtex suprarrenal
         - Os androgênios suprarrenais apresentam um grupamento cetona em C-17 e são excretados na forma de **17-cetoesteroides** na urina
         - Nos testículos, a androstenediona é convertida em testosterona.

Quadro 7.5 Fisiopatologia da glândula tireoide.

	Hipertireoidismo	Hipotireoidismo
Sintomas	↑ taxa metabólica Perda de peso Balanço nitrogenado negativo ↑ produção de calor (sudorese) ↑ débito cardíaco Dispneia Tremor, fraqueza Exoftalmia Bócio	↓ taxa metabólica Ganho de peso Balanço nitrogenado positivo ↓ produção de calor (maior sensibili- dade ao frio) ↓ débito cardíaco Hipoventilação Letargia, lentidão mental Queda palpebral Mixedema Retardo do crescimento e retardo mental (perinatal) Bócio
Causas	Doença de Graves (anticorpos contra o receptor de TSH) Neoplasia da tireoide	Tireoidite (tireoidite autoimune, tireoidite de Hashimoto) Remoção cirúrgica da tireoide Deficiência de I⁻ Cretinismo (congênito) ↓ TRH ou TSH
Níveis de TSH	↓ (em virtude da inibição por *feedback* da adeno-hipófise por níveis elevados de hormônio tireoidiano)	↑ (em virtude da diminuição da inibição por *feedback* na adeno-hipófise por baixos níveis de hormônio tireoidiano) ↓ (se o defeito primário estiver localizado no hipotálamo ou na adeno-hipófise)
Tratamento	Propiltiouracila (inibe a síntese de hormônio tireoidiano por meio do bloqueio da tireoperoxidase) Tireoidectomia ¹³¹I (destrói a tireoide) Betabloqueadores (terapia adjuvante)	Reposição de hormônio tireoidiano

Ver abreviaturas no Quadro 7.1.

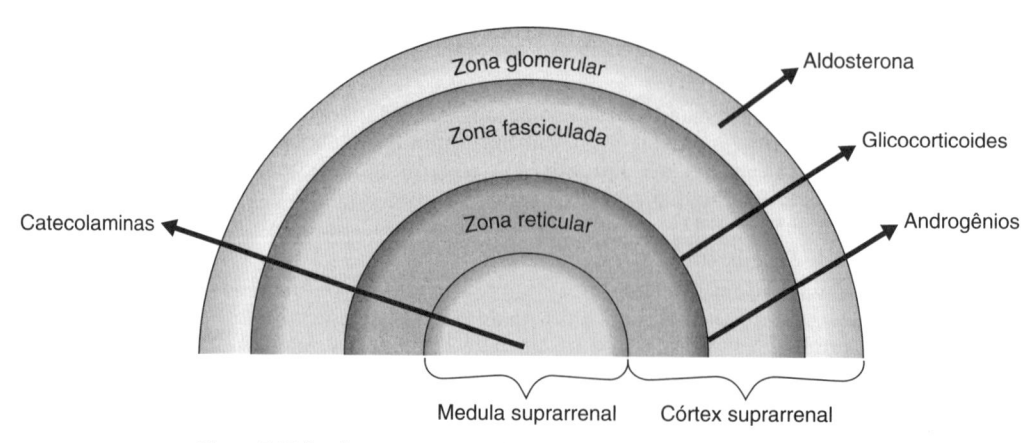

Figura 7.10 Produtos secretores do córtex e da medula suprarrenais.

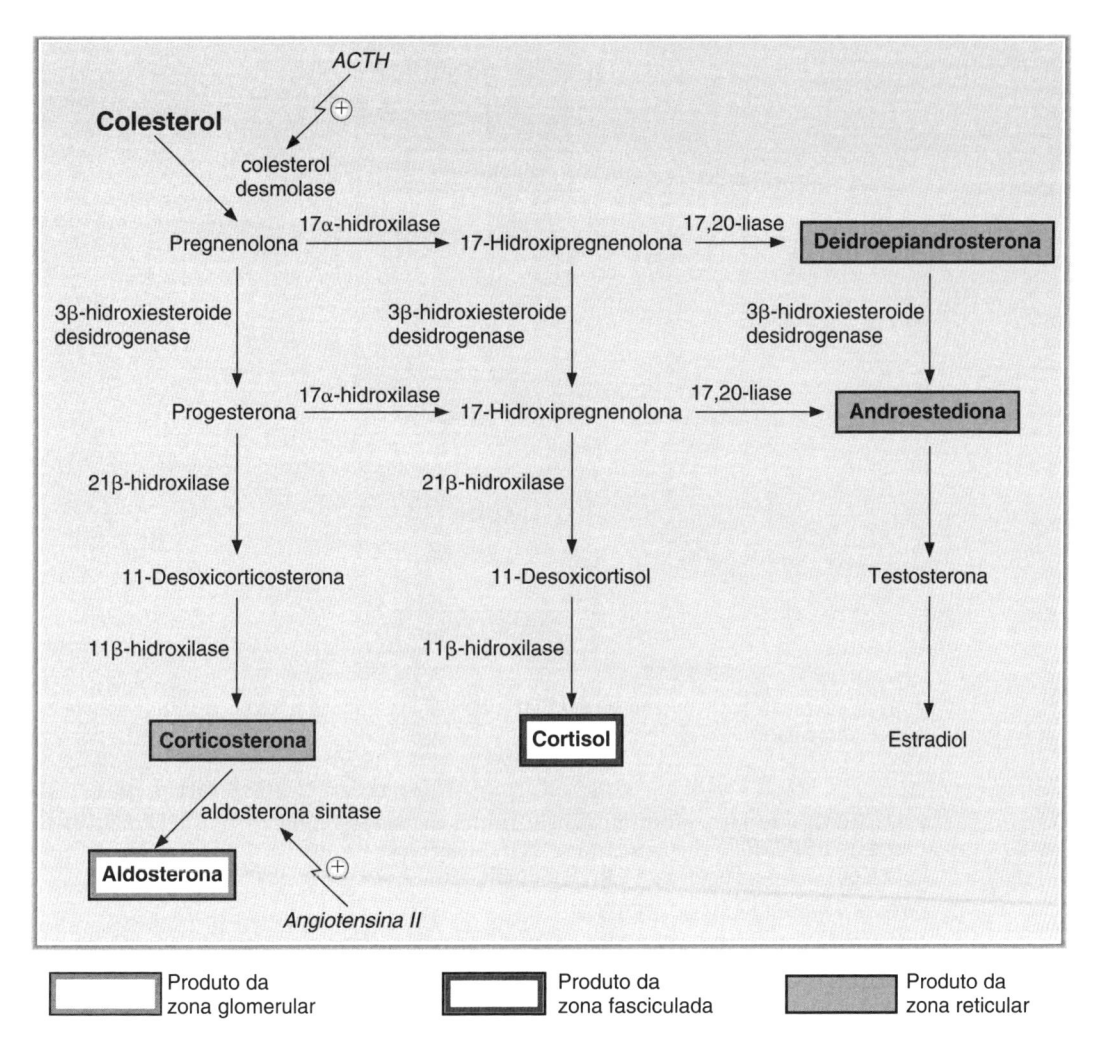

Figura 7.11 Vias de síntese dos glicocorticoides, androgênios e mineralocorticoides no córtex suprarrenal. ACTH = hormônio adrenocorticotrófico.

    c. Esteroides de 18 carbonos

- Apresentam **atividade estrogênica**
- A oxidação do anel A **(aromatização)** para produzir estrogênios ocorre nos **ovários** e na **placenta**, mas não no córtex suprarrenal nem nos testículos.

2. Regulação da secreção dos hormônios adrenocorticais

    a. Secreção de glicocorticoides (Figura 7.12)

- Oscila com uma periodicidade de 24 horas, ou **ritmo circadiano**
- Para aqueles que dormem à noite, **os níveis de cortisol atingem valores máximos pouco antes do despertar** (≈ 8 h) e **mínimos à noite** ($\approx$ meia-noite).

    (1) *Controle hipotalâmico – hormônio de liberação da corticotropina (CRH)*

- Os neurônios que contêm CRH localizam-se nos **núcleos paraventriculares** do hipotálamo
- Quando esses neurônios são estimulados, o CRH é liberado no sangue porta hipotalâmico-hipofisário e transportado até a adeno-hipófise

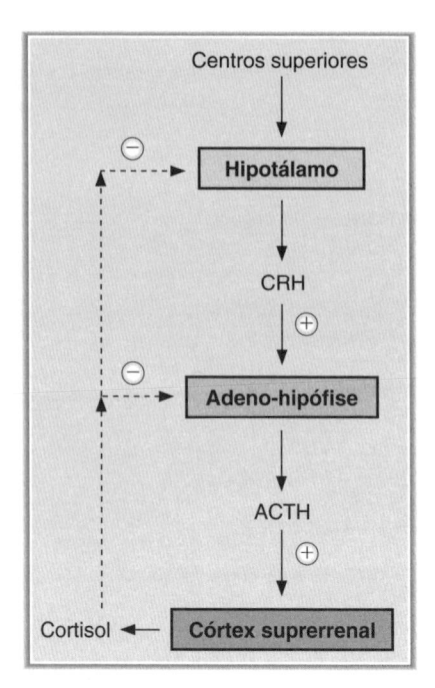

Figura 7.12 Controle da secreção de glicocortidoides. ACTH = hormônio adrenocorticotrófico; CRH = hormônio de liberação da corticotropina.

- O CRH liga-se a receptores nos corticótrofos da adeno-hipófise e os direciona para a **síntese de POMC** (o precursor do ACTH) e a **secreção de ACTH**
- O segundo mensageiro do CRH é o **cAMP**.

(2) *Lobo anterior da hipófise – ACTH*

- **O ACTH aumenta a síntese dos hormônios esteroides** em todas as zonas do córtex suprarrenal por meio do estímulo da **colesterol desmolase** e do aumento da conversão do colesterol em pregnenolona
- **O ACTH também suprarregula o seu próprio receptor**, de modo que ocorre aumento da sensibilidade do córtex suprarrenal ao ACTH
- O ACTH em níveis cronicamente elevados provoca hipertrofia do córtex suprarrenal
- O segundo mensageiro do ACTH é o **cAMP**.

(3) *Controle por* feedback *negativo – cortisol*

- **O cortisol inibe a secreção de CRH** pelo hipotálamo e a secreção de ACTH pela adeno-hipófise
- Quando ocorre elevação crônica dos níveis de cortisol (glicocorticoide), a secreção de CRH e ACTH é inibida por *feedback* negativo
- **O teste de supressão com dexametasona** baseia-se na capacidade da dexametasona (um glicocorticoide sintético) de inibir a secreção de ACTH. Nos indivíduos normais, esse glicocorticoide em dose baixa inibe ou "suprime" a secreção de ACTH e, consequentemente, a secreção de cortisol. Em indivíduos com **tumores secretores de ACTH**, altas doses de dexametasona inibem a secreção de cortisol. Em indivíduos com **tumores do córtex suprarrenal**, nem as doses baixas nem as doses altas de dexametasona inibem a secreção de cortisol.

b. Secreção de aldosterona (ver Capítulo 3, seção VI B)

- Está sob controle tônico do ACTH, porém é regulada, separadamente, pelo sistema renina-angiotensina e pelo potássio.

(1) Sistema renina-angiotensina-aldosterona

(a) As **diminuições do volume sanguíneo** causam redução da pressão de perfusão renal, o que, por sua vez, aumenta a secreção de renina. A **renina**, uma enzima, catalisa a conversão do angiotensinogênio em angiotensina I. A angiotensina I é convertida em **angiotensina II** pela **enzima conversora de angiotensina (ECA)**.

(b) A **angiotensina II** atua sobre a zona glomerular do córtex suprarrenal, **aumentando a conversão da corticosterona em aldosterona**.

(c) A **aldosterona** aumenta a reabsorção renal de Na^+, restaurando, assim, o volume de líquido extracelular (LEC) e o volume sanguíneo para valores normais.

(2) A **hiperpotassemia** aumenta a secreção de aldosterona. A aldosterona aumenta a secreção renal de K^+, restaurando a $[K^+]$ sanguínea para níveis normais.

3. **Ações dos glicocorticoides (cortisol)**

- De modo global, os glicocorticoides são essenciais para a **resposta ao estresse**.

a. **Estimulação da gliconeogênese**

- Os glicocorticoides aumentam a gliconeogênese por meio dos seguintes mecanismos:

(1) Aumentam o catabolismo das proteínas no músculo e diminuem a síntese proteica, fornecendo, assim, mais aminoácidos para a gliconeogênese no fígado.

(2) Diminuem a utilização da glicose e a sensibilidade do tecido adiposo à insulina.

(3) Aumentam a lipólise, o que fornece mais glicerol para a gliconeogênese no fígado.

b. **Efeitos anti-inflamatórios**

(1) Os glicocorticoides **induzem a síntese de lipocortina**, um **inibidor da fosfolipase A_2**. (A fosfolipase A_2 é a enzima que libera ácido araquidônico dos fosfolipídios da membrana, fornecendo o precursor para a síntese das prostaglandinas e dos leucotrienos.) Como as prostaglandinas e os leucotrienos estão envolvidos na resposta inflamatória, os glicocorticoides têm propriedades anti-inflamatórias ao inibir a formação do precursor (ácido araquidônico).

(2) Os **glicocorticoides inibem a produção de interleucina-2** (IL-2) e a proliferação de linfócitos T.

(3) Os glicocorticoides inibem a produção de histamina e de serotonina dos mastócitos e das plaquetas.

c. **Supressão da resposta imune**

- Os glicocorticoides **inibem a produção de IL-2** e de linfócitos T, ambos críticos para a imunidade celular. Em doses farmacológicas, os glicocorticoides são utilizados para **evitar a rejeição de órgãos transplantados**.

d. **Manutenção da responsividade vascular às catecolaminas**

- O cortisol **suprarregula os receptores α_1** nas arteríolas, aumentando sua sensibilidade ao efeito vasoconstritor da norepinefrina. Logo, na presença de excesso de cortisol, a pressão arterial aumenta; na deficiência de cortisol, ocorre diminuição da pressão arterial.

4. **Ação dos mineralocorticoides (aldosterona)** (ver Capítulos 3 e 5)

a. ↑ **reabsorção renal de Na^+** (ação sobre as células principais da porção final do túbulo distal e ducto coletor)

b. ↑ **secreção renal de K^+** (ação sobre as células principais da porção final do túbulo distal e ducto coletor)

c. ↑ **secreção renal de H^+** (ação sobre as células intercaladas α da porção final do túbulo distal e ducto coletor)

5. **Fisiopatologia do córtex suprarrenal** (Quadro 7.6)

a. **Insuficiência adrenocortical**

(1) *Insuficiência adrenocortical primária – doença de Addison*

- É mais comumente causada pela **destruição autoimune do córtex suprarrenal** e pode provocar **crise suprarrenal** aguda

Quadro 7.6 Fisiopatologia do córtex suprarrenal.

Distúrbio	Características clínicas	Níveis de ACTH	Tratamento
Doença de Addison (p. ex., insuficiência adrenocortical primária)	Hipoglicemia Anorexia, perda de peso, náuseas, vômitos Fraqueza Hipotensão Hiperpotassemia Acidose metabólica Diminuição dos pelos púbicos e axilares em mulheres Hiperpigmentação	Aumentados (efeito de *feedback* negativo da diminuição do cortisol)	Reposição de glicocorticoides e mineralocorticoides
Síndrome de Cushing (p. ex., hiperplasia suprarrenal primária)	Hiperglicemia Consumo muscular Obesidade central Face arredondada, gordura supraclavicular, giba de búfalo Osteoporose Estrias Virilização e distúrbios menstruais em mulheres Hipertensão	Diminuídos (efeito de *feedback* negativo do aumento do cortisol)	Cetoconazol Metirapona
Doença de Cushing (excesso de ACTH)	Iguais às da síndrome de Cushing	Aumentados	Remoção cirúrgica do tumor secretor de ACTH
Síndrome de Conn (tumor secretor de aldosterona)	Hipertensão Hipopotassemia Alcalose metabólica Diminuição da renina		Espironolactona (antagonista da aldosterona) Remoção cirúrgica do tumor secretor de aldosterona
Deficiência de 21β-hidroxilase (↓ glicocorticoides e mineralocorticoides ↑ androgênios suprarrenais)	Virilização nas mulheres Aceleração precoce do crescimento linear Aparecimento precoce de pelos pubianos e axilares Sintomas de deficiência de glicocorticoides e mineralocorticoides	Aumentados (efeito de *feedback* negativo da diminuição do cortisol)	Reposição de glicocorticoides e mineralocorticoides
Deficiência de 17α-hidroxilase (↓ androgênios e glicocorticoides suprarrenais; ↑ mineralocorticoides)	Ausência de pelos pubianos e axilares nas mulheres Sintomas de deficiência de glicocorticoides Sintomas de excesso de mineralocorticoides	Aumentados (efeito de *feedback* negativo da diminuição do cortisol)	Reposição de glicocorticoides Antagonista da aldosterona

Ver abreviaturas no Quadro 7.1.

- Caracteriza-se por:

  (a) ↓ **glicocorticoides, androgênios e mineralocorticoides suprarrenais**

  (b) ↑ **ACTH** (os baixos níveis de cortisol estimulam a secreção de ACTH por *feedback* negativo)

  (c) Hipoglicemia (causada pela deficiência de cortisol)

  (d) Perda de peso, fraqueza, náuseas e vômitos

  (e) Hiperpigmentação (os baixos níveis de cortisol estimulam a secreção de ACTH; o ACTH contém o fragmento MSH)

  (f) ↓ pelos pubianos e axilares nas mulheres (em função da deficiência de androgênios suprarrenais)

  (g) Contração do volume de LEC, hipotensão, hiperpotassemia e **acidose metabólica** (causada pela deficiência de aldosterona)

  (2) *Insuficiência adrenocortical secundária*

  - É causada pela **deficiência** primária **de ACTH**
  - ***Não*** apresenta **hiperpigmentação** (por causa da deficiência de ACTH)
  - ***Não*** apresenta **contração de volume, hiperpotassemia** ou **acidose metabólica** (porque os níveis de aldosterona estão normais)
  - Os outros sintomas assemelham-se aos da doença de Addison.

b. **Excesso adrenocortical – síndrome de Cushing**

- É mais comumente causado pela administração de **doses farmacológicas de glicocorticoides**
- É também causado por **hiperplasia** primária **das glândulas suprarrenais**
- Denomina-se **doença de Cushing** quando é causado pela produção excessiva de ACTH
- Caracteriza-se por:

  (1) ↑ **níveis de cortisol e de androgênios**
  (2) ↓ ACTH (se for causado por hiperplasia suprarrenal primária ou por doses farmacológicas de glicocorticoides); ↑ ACTH (se for causado pela produção excessiva de ACTH, como na doença de Cushing)
  (3) Hiperglicemia (causada por níveis elevados de cortisol)
  (4) ↑ catabolismo das proteínas e consumo muscular
  (5) Obesidade central (face arredondada, gordura supraclavicular, giba de búfalo)
  (6) Cicatrização deficiente de feridas
  (7) Virilização das mulheres (causada por níveis elevados de androgênios suprarrenais)
  (8) Hipertensão (causada pelos níveis elevados de cortisol e aldosterona)
  (9) Osteoporose (os níveis elevados de cortisol provocam aumento da reabsorção óssea)
  (10) Estrias

- O **cetoconazol**, um inibidor da síntese dos hormônios esteroides, pode ser usado no tratamento da doença de Cushing.

c. **Hiperaldosteronismo – síndrome de Conn**

- É causado por um tumor secretor de aldosterona
- Caracteriza-se por:

  (1) Hipertensão (visto que a aldosterona aumenta a reabsorção de Na^+, levando a aumentos do volume de LEC e do volume sanguíneo)
  (2) Hipopotassemia (uma vez que a aldosterona aumenta a secreção de K^+)
  (3) Alcalose metabólica (visto que a aldosterona aumenta a secreção de H^+)
  (4) ↓ secreção de **renina** (já que o aumento do volume de LEC e da pressão arterial inibem a secreção de renina por *feedback* negativo)

d. **Deficiência de 21β-hidroxilase**

- Constitui a anormalidade bioquímica mais comum da via esteroidogênica (ver Figura 7.11)
- Pertence a um grupo de distúrbios caracterizados por **síndrome adrenogenital**

- Caracteriza-se por:

(1) ↓ **níveis de cortisol e de aldosterona** (visto que o bloqueio da enzima impede a produção de 11-desoxicorticosterona e 11-desoxicortisol, os precursores do cortisol e da aldosterona)

(2) ↑ níveis de 17-hidroxiprogesterona e de progesterona (em função do acúmulo dos intermediários acima do bloqueio enzimático)

(3) ↑ **ACTH** (em virtude da diminuição da inibição por retroalimentação causada pelo cortisol)

(4) Hiperplasia da zona fasciculada e da zona reticular (por causa dos níveis elevados de ACTH)

(5) ↑ **androgênios suprarrenais** (visto que a 17-hidroxiprogesterona é o seu principal precursor) e ↑ **17-cetosteroides urinários**

(6) Virilização nas mulheres

(7) Aceleração precoce do crescimento linear e aparecimento precoce de pelos púbicos e axilares

(8) Supressão da função gonádica tanto nos homens quanto nas mulheres

e. **A deficiência de 17α-hidroxilase caracteriza-se por:**

(1) ↓ **níveis de androgênios e de glicocorticoides** (visto que o bloqueio enzimático impede a produção de 17-hidroxipregnenolona e de 17-hidroxiprogesterona)

(2) ↑ **níveis de mineralocorticoides** (visto que os intermediários se acumulam à esquerda do bloqueio enzimático e são desviados para a produção de mineralocorticoides)

(3) Perda dos pelos pubianos e axilares (que dependem dos androgênios suprarrenais) nas mulheres

(4) Hipoglicemia (em virtude da diminuição dos níveis de glicocorticoides)

(5) Alcalose metabólica, hipopotassemia e hipertensão (em razão do aumento dos mineralocorticoides)

(6) ↑ **ACTH** (visto que os níveis diminuídos de cortisol estimulam a secreção de ACTH por *feedback* negativo)

B. Medula suprarrenal (ver Capítulo 2, seção I A 4)

VI. Pâncreas endócrino – glucagon e insulina (Quadro 7.7)

Quadro 7.7 Comparação entre insulina e glucagon.

	Estímulo para a secreção	Principais ações	Efeitos globais sobre os níveis sanguíneos
Insulina (receptor de tirosinoquinase)	↑ Glicemia ↑ Aminoácidos ↑ Ácidos graxos Glucagon GIP Hormônio do crescimento Cortisol	Aumenta a captação de glicose pelas células e a formação de glicogênio Diminui a glicogenólise e a gliconeogênese Aumenta a síntese de proteínas Aumenta a deposição de gordura e diminui a lipólise Aumenta a captação de K⁺ pelas células	↓ [glicose] ↓ [aminoácido] ↓ [ácidos graxos] ↓ [cetoácidos] Hipopotassemia
Glucagon (mecanismo do cAMP)	↓ Glicemia ↑ Aminoácidos CCK Norepinefrina, epinefrina, ACh	Aumenta a glicogenólise e a gliconeogênese Aumenta a lipólise e a produção de cetoácidos	↑ [glicose] ↑ [ácidos graxos] ↑ [cetoácidos]

ACh = acetilcolina; cAMP = monofosfato cíclico de adenosina; CCK = colecistoquinina; GIP = peptídio insulinotrópico dependente de glicose.

A. Organização do pâncreas endócrino

- As ilhotas de Langerhans contêm três tipos principais de células (Quadro 7.8). Outras células secretam o polipeptídio pancreático
- As **junções comunicantes** ligam as células beta entre si, as células alfa entre si e as células beta com as células alfa para uma rápida comunicação
- O suprimento sanguíneo das ilhotas permite que o sangue proveniente das células beta (contendo insulina) banhe as células alfa e delta, propiciando rápida comunicação intercelular.

B. Glucagon

1. Regulação da secreção de glucagon (Quadro 7.9)

- O principal fator que regula a secreção de glucagon é o nível de glicemia. **A diminuição do nível de glicemia estimula a secreção de glucagon**
- O aumento de aminoácidos no sangue estimula a secreção de glucagon, o que previne a hipoglicemia causada pela insulina sem oposição em resposta a refeições com altos índices de proteínas.

2. Ações do glucagon

- O glucagon atua sobre o fígado e o tecido adiposo
- O segundo mensageiro do glucagon é o **cAMP**

a. O glucagon aumenta o nível de glicemia.

(1) O **glucagon aumenta a glicogenólise** e impede a reciclagem da glicose em glicogênio.
(2) Aumenta também **a gliconeogênese**. O glucagon diminui a produção de frutose 2,6-difosfato, diminuindo a atividade da fosfofrutoquinase; com efeito, o substrato é direcionado para a formação de glicose, e não para a sua degradação.

b. O glucagon aumenta a concentração sanguínea de ácidos graxos e de cetoácidos.

- O glucagon **aumenta a lipólise**. A inibição da síntese de ácidos graxos "desvia", de fato, os substratos para a gliconeogênese
- Os cetoácidos (β-hidroxibutirato e acetoacetato) são produzidos da acetilcoenzima A (CoA), que resulta da degradação dos ácidos graxos.

c. O glucagon aumenta a produção de ureia.

- Os aminoácidos são utilizados na gliconeogênese (estimulada pelo glucagon), e os grupamentos amino resultantes são incorporados na ureia.

Quadro 7.8 Tipos celulares das ilhotas de Langerhans.

Tipo de célula	Localização	Função
Beta	Parte central da ilhota	Secreta insulina
Alfa	Borda externa da ilhota	Secreta glucagon
Delta	Difusa	Secreta somatostatina e gastrina

Quadro 7.9 Regulação da secreção de glucagon.

Fatores que aumentam a secreção de glucagon	Fatores que diminuem a secreção de glucagon
↓ Nível de glicemia	↑ Nível de glicemia
↑ Aminoácidos (particularmente arginina)	Insulina
CCK (alerta as células alfa sobre uma refeição proteica)	Somatostatina
Norepinefrina, epinefrina	Ácidos graxos, cetoácidos
ACh	

ACh = acetilcolina; CCK = colecistoquinina.

C. Insulina

- Contém uma cadeia A e uma cadeia B, unidas por duas pontes dissulfeto
- **A proinsulina é sintetizada como peptídio de cadeia simples**. No interior dos grânulos de armazenamento, as proteases removem um peptídio de conexão (peptídio C) para produzir a insulina. O **peptídio C** é acondicionado e secretado juntamente com a insulina, e sua concentração é utilizada para monitorar a função das células beta em pacientes diabéticos tratados com insulina exógena.

1. Regulação da secreção de insulina (Quadro 7.10)

a. Nível de glicemia

- Constitui o principal fator que regula a secreção de insulina
- **O aumento do nível de glicemia estimula a secreção de insulina**. Um pulso inicial de insulina é seguido de secreção sustentada.

b. Mecanismo de secreção da insulina

- A glicose estimula a secreção de insulina e liga-se ao receptor **GLUT-2** nas células beta
- No interior das células beta, a glicose é oxidada a **ATP**, que fecha os canais de K^+ na membrana celular, levando à **despolarização** das células beta. Semelhantemente à ação do ATP, as **sulfonilureias** (p. ex., tolbutamida, gliburida etc.) estimulam a secreção de insulina ao induzir o fechamento desses canais de K^+
- A despolarização **abre os canais de Ca^{2+}**, o que leva a um aumento da $[Ca^{2+}]$ intracelular e, em seguida, à **secreção de insulina**.

2. Receptor de insulina (ver Figura 7.3)

- É encontrado nos tecidos-alvo da insulina
- Trata-se de um tetrâmero com duas subunidades α e duas subunidades β.

a. As subunidades α estão localizadas no lado extracelular da membrana celular.

b. As **subunidades β** atravessam a membrana celular e têm **atividade tirosinoquinase intrínseca**. Quando a insulina se liga ao receptor, a tirosinoquinase é ativada e autofosforila as subunidades β. O receptor fosforilado, então, fosforila as proteínas intracelulares.

c. Os complexos insulinorreceptores adentram as células-alvo.

d. A insulina **infrarregula** seus próprios receptores nos tecidos-alvo.

- Logo, o número de receptores de insulina **aumenta na inanição** e **diminui na obesidade** (p. ex., diabetes melito tipo 2).

3. Ações da insulina

- A insulina atua sobre o fígado, o tecido adiposo e o músculo.

a. A insulina diminui o nível de glicemia por meio dos seguintes mecanismos:

(1) **Aumenta a captação de glicose** pelas células-alvo, direcionando a inserção dos transportadores de glicose nas membranas celulares. À medida que a glicose penetra nas células, o nível de glicemia diminui.

Quadro 7.10 Regulação da secreção de insulina.

Fatores que aumentam a secreção de insulina	Fatores que diminuem a secreção de insulina
↑ Nível de glicemia	↓ Nível de glicemia
↑ Aminoácidos (arginina, lisina, leucina)	Somatostatina
↑ Ácidos graxos	Norepinefrina, epinefrina
Glucagon	
GIP	
ACh	

ACh = acetilcolina; GIP = peptídio insulinotrópico dependente de glicose.

(2) **Promove a formação de glicogênio** a partir da glicose nos músculos e no fígado, inibindo simultaneamente a glicogenólise.

(3) **Diminui a gliconeogênese**. A insulina aumenta a produção de frutose 2,6-difosfato, aumentando a atividade da fosfofrutoquinase. Com efeito, o substrato é desviado da formação de glicose.

b. **A insulina diminui as concentrações sanguíneas de ácidos graxos e de cetoácidos**

- No tecido adiposo, ela **estimula a deposição** de gordura e **inibe a lipólise**
- A insulina **inibe a formação de cetoácidos** no fígado, visto que a diminuição da degradação dos ácidos graxos fornece menos acetil-CoA, o substrato para a formação de cetoácidos.

c. **A insulina diminui a concentração sanguínea de aminoácidos**

- Ela estimula a captação de aminoácidos pelas células, aumenta a síntese de proteínas e inibe a degradação proteica. Por conseguinte, a insulina é **anabólica**.

d. **A insulina diminui a concentração sanguínea de K^+**

- Ela aumenta a captação de K^+ pelas células, diminuindo, assim, a $[K^+]$ sanguínea.

4. **Fisiopatologia da insulina – diabetes melito**

- **Estudo de caso**: Uma mulher é levada ao serviço de emergência. Ela apresenta hipotensão e respiração acelerada; o hálito é cetônico. O exame de sangue revela hiperglicemia grave, hiperpotassemia e gasometria compatível com acidose metabólica
- **Explicação:**

a. **Hiperglicemia**

- É compatível com a deficiência de insulina
- Na ausência de insulina, a captação de glicose pelas células diminui, bem como o armazenamento de glicose na forma de glicogênio
- Se fossem realizados exames, o sangue da paciente apresentaria níveis elevados de aminoácidos (em virtude do catabolismo aumentado das proteínas) e de ácidos graxos (em virtude do aumento da lipólise).

b. **Hipotensão**

- Resulta da contração do volume de LEC
- O elevado nível de glicemia resulta em uma elevada carga de glicose filtrada, que ultrapassa a capacidade de reabsorção (T_m) dos rins
- A glicose não reabsorvida atua como diurético osmótico na urina e provoca contração do volume de LEC.

c. **Acidose metabólica**

- É causada pela produção excessiva de cetoácidos (β-hidroxibutirato e acetoacetato)
- O **aumento da frequência ventilatória** representa a compensação respiratória da acidose metabólica.

d. **Hiperpotassemia**

- Resulta da falta de insulina; normalmente, a insulina promove a captação de K^+ pelas células.

D. Somatostatina

- É secretada pelas células delta do pâncreas
- Inibe a secreção de insulina, glucagon e gastrina.

VII. Metabolismo do cálcio (paratormônio, vitamina D, calcitonina) (Quadro 7.11)

A. Homeostase global do Ca^{2+} (Figura 7.13)

- 40% do Ca^{2+} total no sangue estão **ligados às proteínas plasmáticas**

Quadro 7.11 Resumo dos hormônios que regulam o Ca^{2+}.

	PTH	Vitamina D	Calcitonina
Estímulo para a secreção	$\downarrow$ [Ca^{2+}] sérica	$\downarrow$ [Ca^{2+}] sérica $\uparrow$ PTH $\downarrow$ [fosfato] sérica	$\uparrow$ [Ca^{2+}] sérica
Ação sobre:			
Osso	$\uparrow$ Reabsorção	$\uparrow$ Reabsorção	$\downarrow$ Reabsorção
Rim	$\downarrow$ Reabsorção de P ($\uparrow$ cAMP urinário) $\uparrow$ Reabsorção de Ca^{2+}	$\uparrow$ Reabsorção de P $\uparrow$ Reabsorção de Ca^{2+}	
Intestino	$\uparrow$ Absorção de Ca^{2+} (por meio da ativação da vitamina D)	$\uparrow$ Absorção de Ca^{2+} (calbindina D-28K) $\uparrow$ Absorção de P	
Efeito global sobre:			
[Ca^{2+}] sérica	$\uparrow$	$\uparrow$	$\downarrow$
[fosfato] sérica	$\downarrow$	$\uparrow$	

cAMP = monofosfato cíclico de adenosina. Ver demais abreviaturas no Quadro 7.1.

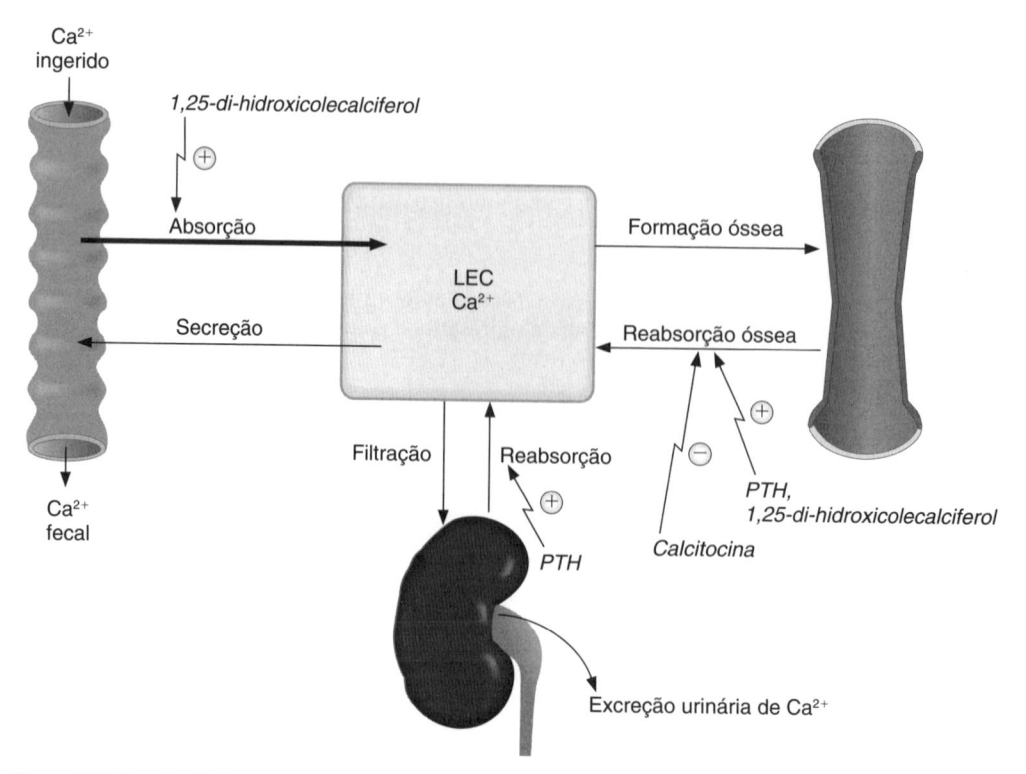

Figura 7.13 Regulação hormonal do metabolismo do Ca^{2+}. LEC = líquido extracelular; PTH = paratormônio.

- 60% do Ca^{2+} total no sangue não estão ligados às proteínas e são ultrafiltráveis. O Ca^{2+} **ultrafiltrável** inclui o Ca^{2+} ligado a ânions, como fosfato, e o Ca^{2+} ionizado livre
- **O Ca^{2+} ionizado livre é biologicamente ativo**
- A $[Ca^{2+}]$ sérica é determinada pela interação de absorção intestinal, excreção renal e remodelamento ósseo (reabsorção e formação ósseas). Cada componente é regulado por hormônios
- Para manter o equilíbrio do Ca^{2+}, a absorção intestinal efetiva deve ser compensada pela excreção urinária.

1. **Balanço positivo do Ca^{2+}**
   - É observado nas crianças em crescimento
   - A absorção intestinal de Ca^{2+} ultrapassa a excreção urinária, e o excesso é depositado nos ossos em crescimento.

2. **Balanço negativo do Ca^{2+}**
   - É observado em mulheres durante a gravidez ou lactação
   - A absorção intestinal de Ca^{2+} é menor do que sua excreção, e o déficit pode produzir fragilidade nos ossos maternos.

B. Paratormônio (PTH)
- Constitui o principal hormônio para a regulação da $[Ca^{2+}]$ sérica
- É sintetizado e secretado pelas **células principais** das glândulas paratireoides.

1. **Secreção de PTH**
   - É controlada pela ligação da Ca^{2+} sérica a **receptores sensores de Ca^{2+}** na membrana das células principais paratireóideas. **A diminuição da $[Ca^{2+}]$ sérica aumenta a secreção de PTH**, enquanto a concentração sérica aumentada de Ca^{2+} diminui a secreção de PTH
   - A concentração sérica diminuída de Ca^{2+} provoca diminuição da ligação ao receptor sensor de Ca^{2+}, o que estimula a secreção de PTH
   - Reduções discretas da $[Mg^{2+}]$ sérica estimulam a secreção de PTH
   - Reduções elevadas da $[Mg^{2+}]$ sérica inibem a secreção de PTH e provocam sintomas de hipoparatireoidismo (p. ex., hipocalcemia)
   - O segundo mensageiro da secreção de PTH pelas glândulas paratireoides é o cAMP.

2. **Ações do PTH**
   - São coordenadas para produzir **aumento da $[Ca^{2+}]$ sérica e redução da [fosfato] sérica**
   - O segundo mensageiro para as ações do PTH sobre seus tecidos-alvo é o **cAMP**.
   - a. **O PTH aumenta a reabsorção óssea**, transferindo tanto o Ca^{2+} quanto o fosfato do conteúdo mineral ósseo para o LEC. Esse efeito sobre o osso por si só não aumentaria a $[Ca^{2+}]$ ionizada sérica, visto que o fosfato forma complexos com o Ca^{2+}.
     - A reabsorção da matriz orgânica do osso reflete-se na **excreção aumentada de hidroxiprolina**.
   - b. O **PTH inibe a reabsorção renal de fosfato** nos **túbulos proximais** e, por conseguinte, aumenta a excreção de fosfato **(efeito fosfatúrico)**. Como resultado, o fosfato reabsorvido do osso é excretado na urina, possibilitando o aumento da $[Ca^{2+}]$ ionizada sérica.
     - O cAMP gerado em consequência da ação do PTH sobre o túbulo proximal é excretado na urina **(cAMP urinário)**.
   - c. **O PTH aumenta a reabsorção renal de Ca^{2+} no túbulo distal**, o que também aumenta a $[Ca^{2+}]$ sérica.
   - d. **O PTH aumenta a absorção intestinal de Ca^{2+}**, de forma indireta, por meio da estimulação da produção renal de 1,25-di-hidroxicolecalciferol (ver seção VII C).

3. **Fisiopatologia do PTH** (Quadro 7.12)
   - a. **Hiperparatireoidismo primário**
     - É mais comumente causado por **adenoma das paratireoides**
     - Caracteriza-se por:
       - **(1)** ↑ $[Ca^{2+}]$ sérica (hipercalcemia)
       - **(2)** ↓ [fosfato] sérica (hipofosfatemia)
       - **(3)** ↑ excreção urinária de fosfato (efeito fosfatúrico do PTH)

Quadro 7.12 Fisiopatologia do PTH.

Distúrbio	PTH	1,25-di-hidroxi-colecalciferol	Osso	Urina	[Ca²⁺] sérica	[P] sérica
Hiperparatireoidismo primário	↑	↑ (o PTH estimula a 1α-hidroxilase)	↑ reabsorção	↑ excreção de P (fosfatúria) ↑ excreção de Ca²⁺ (alta carga filtrada de Ca²⁺) ↑ cAMP urinário	↑	↓
Hipercalcemia humoral de neoplasia maligna	↓	–	↑ reabsorção	↑ excreção de P	↑	↓
Hipoparatireoidismo cirúrgico	↓	↓	↓ reabsorção	↓ excreção de P ↓ cAMP urinário	↓	↑
Pseudo-hipoparatireoidismo	↑	↓	↓ reabsorção (Gₛ deficiente)	↓ excreção de P ↓ cAMP urinário (Gₛ deficiente)	↓	↑
Doença renal crônica	↑ (2º)	↓ (causada por insuficiência renal)	Osteomalacia (causada por ↓ 1,25-di-hidroxicolecalciferol) ↑ reabsorção (causada por ↑ PTH)	↓ excreção de P (causada por ↓ TFG)	↓ (causada por ↓ 1,25-di-hidroxicolecalciferol)	↑ (causada por ↓ excreção de P)

cAMP = monofosfato cíclico de adenosina; TFG = taxa de filtração glomerular. Ver demais abreviaturas no Quadro 7.1.

(4) ↑ excreção urinária de Ca²⁺ (causada pelo aumento da carga filtrada de Ca²⁺)
(5) ↑ cAMP urinário
(6) ↑ reabsorção óssea

b. Hipercalcemia humoral de neoplasia maligna

- É causada pelo **peptídio semelhante ao PTH (PTH-rp)** secretado por alguns tumores malignos (p. ex., mama, pulmão). O PTH-rp apresenta todas as ações fisiológicas do PTH, incluindo aumento da reabsorção óssea, aumento da reabsorção renal de Ca²⁺ e diminuição da reabsorção renal de fosfato
- Caracteriza-se por:

(1) ↑ [Ca²⁺] sérica (hipercalcemia)
(2) ↓ [fosfato] sérica (hipofosfatemia)
(3) ↑ excreção urinária de fosfato (efeito fosfatúrico do PTH-rp)
(4) ↓ níveis séricos de PTH (em virtude da inibição por *feedback* exercida pelos níveis séricos elevados de Ca²⁺)

- Pode ser tratada com um inibidor de reabsorção óssea (p. ex., etidronato ou pamidronato) e furosemida.

c. Hipoparatireoidismo

- Resulta mais comumente de **cirurgia da tireoide**[1] ou é **congênito**

---

[1]N.R.T.: Nesse caso, com a retirada da glândula tireoide, as glândulas paratireoides podem ser retiradas inadvertidamente.

● Caracteriza-se por:

(1) ↓ [Ca^{2+}] sérica (hipocalcemia) e **tetania**
(2) ↑ [fosfato] sérica (hiperfosfatemia)
(3) ↓ excreção urinária de fosfato

d. Pseudo-hipoparatireoidismo tipo Ia – osteodistrofia hereditária de Albright

● Resulta de **deficiência da proteína G_s** no rim e no osso, causando **resistência** dos órgãos-alvo **ao PTH**
● Ocorrem **hipocalcemia** e **hiperfosfatemia** (como no hipoparatireoidismo), que não podem ser corrigidas pela administração de PTH exógeno
● Os níveis circulantes de **PTH estão elevados** (estimulados pela hipocalcemia).

e. Doença renal crônica

● A diminuição da taxa de filtração glomerular (TFG) leva a diminuição da filtração de fosfato, retenção de fosfato e **aumento da [fosfato] sérica**
● O fosfato sérico aumentado forma complexos com o Ca^{2+} e leva a uma **diminuição da [Ca^{2+}] ionizada**
● A **produção diminuída de 1,25-di-hidroxicolecalciferol** pelo tecido renal comprometido também contribui para a diminuição da [Ca^{2+}] ionizada (ver seção VII C 1)
● A diminuição da [Ca^{2+}] provoca **hiperparatireoidismo secundário**
● A combinação de níveis elevados de PTH e diminuição dos níveis de 1,25-di-hidroxicolecalciferol produz **osteodistrofia renal**, caracterizada por aumento da reabsorção óssea e osteomalacia.

f. Hipercalcemia hipocalciúrica familiar (HHF)

● Distúrbio autossômico dominante com excreção urinária diminuída de Ca^{2+} e aumento dos níveis séricos de Ca^{2+}
● Causada por **mutações inativadoras** dos receptores (sensores) de Ca^{2+} que regulam a secreção de PTH.

C. Vitamina D

● Fornece Ca^{2+} e fosfato ao LEC para a mineralização óssea
● Nas crianças, a deficiência de vitamina D provoca **raquitismo**
● Nos adultos, a deficiência de vitamina D provoca **osteomalacia**.

1. Metabolismo da vitamina D (Figura 7.14)

● O colecalciferol, o 25-hidroxicolecalciferol e o 24,25-di-hidroxicolecalciferol são inativos
● A forma ativa da vitamina D é o **1,25-di-hidroxicolecalciferol (calcitriol)**
● A produção de 1,25-di-hidroxicolecalciferol no rim é catalisada pela enzima 1α-hidroxilase
● **A atividade da 1α-hidroxilase é aumentada** por:

a. ↓ [Ca^{2+}] sérica
b. ↑ níveis de PTH
c. ↓ [fosfato] sérica.

2. Ações do 1,25-di-hidroxicolecalciferol (calcitriol)

● São coordenadas **para aumentar tanto a [Ca^{2+}] quanto a [fosfato]** no LEC para **mineralizar o osso novo**.

a. Aumentam a absorção intestinal de Ca^{2+}. A proteína de ligação do Ca^{2+} dependente de vitamina D **(calbindina D-28K)** é induzida pelo calcitriol.

● O PTH aumenta a absorção intestinal de Ca^{2+} de modo indireto, estimulando a 1α-hidroxilase e aumentando a produção da forma ativa da vitamina D.

b. Aumentam a absorção intestinal de fosfato.

c. Aumentam a reabsorção renal de Ca^{2+} e de fosfato, de modo análogo às suas ações sobre o intestino.

d. Aumentam a reabsorção óssea, o que fornece Ca^{2+} e fosfato do osso "velho" para mineralizar o osso "novo".

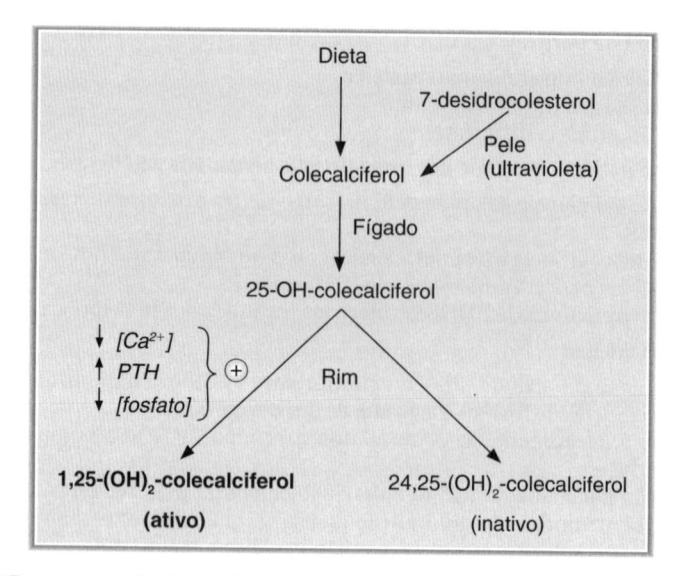

Figura 7.14 Etapas e regulação na síntese de 1,25-di-hidroxicolecalciferol. PTH = paratormônio.

D. Calcitonina

- É sintetizada e secretada pelas **células parafoliculares** da **tireoide**
- A secreção é estimulada por um aumento da $[Ca^{2+}]$ sérica
- Atua primariamente para **inibir a reabsorção óssea**
- Pode ser utilizada no **tratamento da hipercalcemia**.

VIII. Diferenciação sexual (Figura 7.15)

- O **sexo genético** é definido pelos cromossomos sexuais, **XY** nos homens e **XX** nas mulheres
- O **sexo gonádico** é definido pela presença dos **testículos** nos homens e dos **ovários** nas mulheres
- O **sexo fenotípico** é definido pelas características do **trato genital interno** e da **genitália externa**.

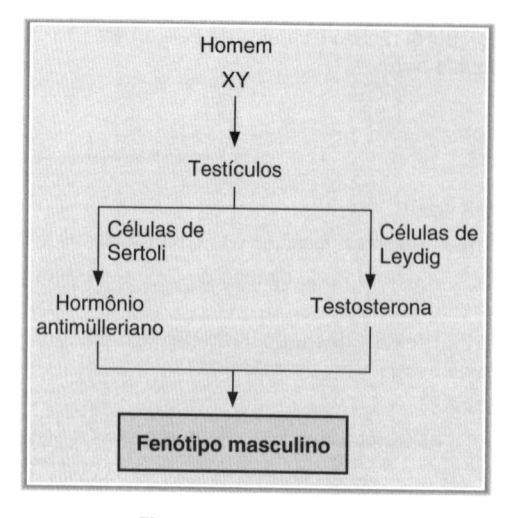
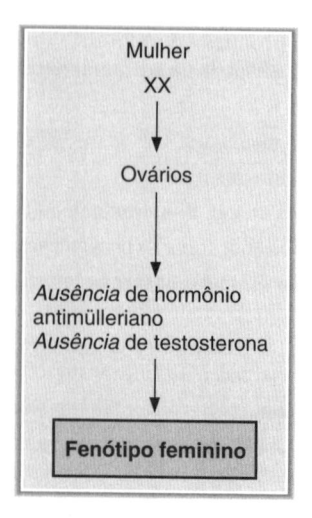

Figura 7.15 Diferenciação sexual nos homens e nas mulheres.

A. Fenótipo masculino

- Os testículos dos indivíduos com sexo gonádico masculino secretam **hormônio antimülleriano** e **testosterona**
- A testosterona estimula o crescimento e a diferenciação dos ductos de Wolff, que se desenvolvem e formam o trato genital interno masculino
- O hormônio antimülleriano provoca atrofia dos ductos de Müller (que formariam o trato genital interno feminino).

B. Fenótipo feminino

- Os ovários dos indivíduos com sexo gonádico feminino secretam estrogênio, mas não secretam hormônio antimülleriano nem testosterona
- Na ausência de testosterona, os ductos de Wolff não se diferenciam
- Na ausência de hormônio antimülleriano, os ductos de Müller não são suprimidos e, por conseguinte, desenvolvem-se no trato genital interno feminino.

IX. Reprodução masculina

A. Síntese de testosterona (Figura 7.16)

- A testosterona é o principal androgênio sintetizado e secretado pelas **células de Leydig**
- As células de Leydig não contêm 21β-hidroxilase nem 11β-hidroxilase (ao contrário do córtex suprarrenal), portanto, não sintetizam glicocorticoides nem mineralocorticoides
- O LH (em uma ação análoga à do ACTH no córtex suprarrenal) aumenta a síntese de testosterona por meio do estímulo da colesterol desmolase, a primeira etapa da via
- Os órgãos sexuais acessórios (p. ex., a **próstata**) contêm **5α-redutase**, que converte a testosterona em sua forma ativa, a di-hidrotestosterona (DHT)
- Os **inibidores da 5α-redutase (finasterida)** podem ser utilizados no tratamento da **hiperplasia prostática benigna**, visto que bloqueiam a ativação da testosterona em DHT na próstata.

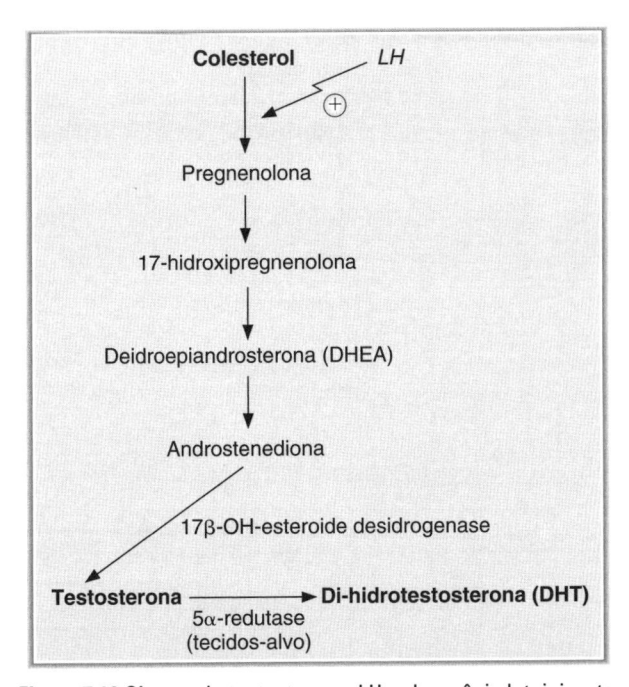

Figura 7.16 Síntese de testosterona. LH = hormônio luteinizante.

B. Regulação dos testículos (Figura 7.17)

1. Controle hipotalâmico – GnRH

- Os núcleos arqueados do hipotálamo secretam GnRH no sangue do sistema porta hipotalâmico-hipofisário. O GnRH estimula a adeno-hipófise a secretar FSH e LH.

2. Adeno-hipófise – FSH e LH

- O **FSH atua sobre as células de Sertoli** para manter a **espermatogênese**. As células de Sertoli também secretam **inibina**, que está envolvida no *feedback* negativo da secreção de FSH
- O **LH atua sobre as células de Leydig**, promovendo a **síntese de testosterona**. A testosterona atua por meio de um mecanismo parácrino intratesticular, reforçando os efeitos espermatogênicos do FSH sobre as células de Sertoli.

3. Controle por *feedback* negativo – testosterona e inibina

- A **testosterona inibe a secreção de LH** por inibição da liberação de GnRH pelo hipotálamo e inibição direta da liberação de LH da adeno-hipófise.
- A **inibina** (produzida pelas células de Sertoli) **inibe a secreção de FSH** pela adeno-hipófise.

C. Ações da testosterona e da di-hidrotestosterona (DHT)

1. Ações da testosterona

- Diferenciação do epidídimo, ducto deferente e vesículas seminais
- Estirão do crescimento da puberdade
- Interrupção do estirão do crescimento da puberdade (fechamento das epífises)
- Libido
- Espermatogênese nas células de Sertoli (efeito parácrino)
- Mudança da voz, que se torna mais grave
- Aumento da massa muscular
- Crescimento do pênis e das vesículas seminais
- *Feedback* negativo sobre a adeno-hipófise.

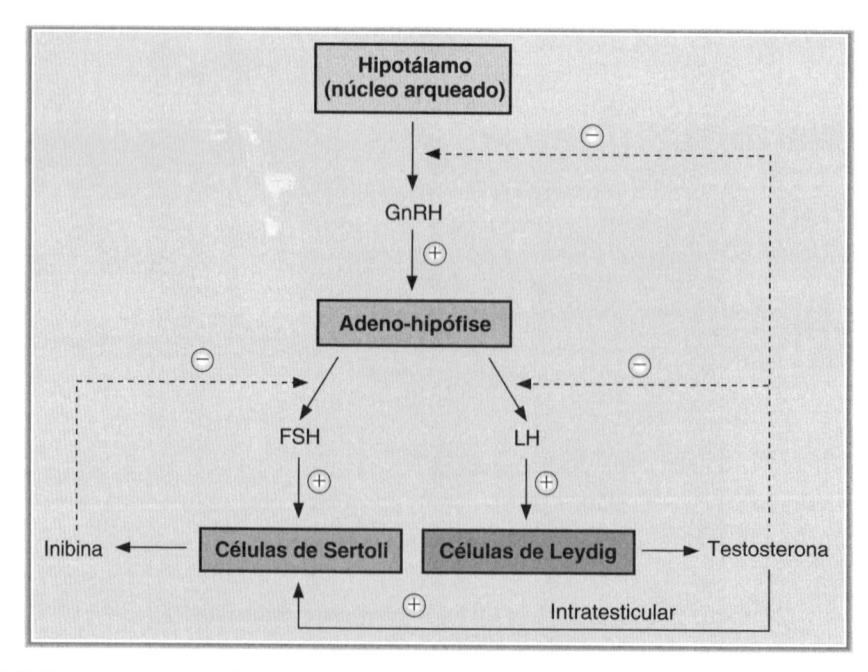

Figura 7.17 Controle dos hormônios reprodutivos masculinos. FSH = hormônio foliculoestimulante; GnRH = hormônio de liberação das gonadotrofinas; LH = hormônio luteinizante.

2. **Ações da di-hidrotestosterona**
   - Diferenciação do pênis, da bolsa escrotal e da próstata
   - Padrão de cabelo masculino
   - Calvície de padrão masculino
   - Atividade das glândulas sebáceas
   - Crescimento da próstata.

3. **Distúrbio de insensibilidade aos androgênios** (síndrome de feminilização testicular)
   - É causado por uma **deficiência de receptores de androgênio** nos tecidos-alvo dos homens
   - Ausência das ações da testosterona e da DHT nos tecidos-alvo
   - Presença de **genitália externa feminina** e ausência de trato genital interno
   - Os níveis de testosterona estão elevados por causa da ausência de receptores de testosterona na adeno-hipófise (ausência de inibição por *feedback*).

D. **Puberdade (masculina e feminina)**
   - É iniciada pela liberação **pulsátil de GnRH** do hipotálamo
   - Por sua vez, o FSH e o LH são secretados de modo pulsátil
   - O GnRH **suprarregula** o seu próprio receptor na adeno-hipófise.

E. **Variação dos níveis de FSH e de LH ao longo da vida (homens e mulheres)**
   1. Na infância, os níveis de hormônios são mínimos, e FSH > LH.
   2. Na puberdade e durante os anos férteis, os níveis de hormônios aumentam, e LH > FSH.
   3. Na senescência, os níveis de hormônios são mais elevados, e FSH > LH.

X. Reprodução feminina

A. **Síntese de estrogênio e progesterona (Figura 7.18)**
   - Nos ovários, as **células da teca** produzem testosterona (estimuladas na primeira etapa pelo LH). A androstenediona difunde-se para as **células da granulosa** adjacentes, que contêm 17β-hidroxiesteroide desidrogenase, que converte a androstenediona em testosterona, e aromatase, que converte a testosterona em 17β-estradiol (estimuladas pelo FSH).

B. **Regulação do ovário**
   1. **Controle hipotalâmico – GnRH**
      - Como nos homens, o GnRH secretado de modo pulsátil estimula a adeno-hipófise a secretar FSH e LH.
   2. **Lobo anterior da hipófise – FSH e LH**
      - O FSH e o LH estimulam os seguintes processos nos ovários:
      a. Esteroidogênese no folículo ovariano e no corpo lúteo.
      b. Desenvolvimento folicular além do estágio antral.
      c. Ovulação.
      d. Luteinização.
   3. **Controle por *feedback* negativo e positivo – estrogênio e progesterona** (Quadro 7.13)
      - As células granulosas secretam inibina, que inibe a secreção de FSH
      - As células granulosas secretam ativina, que estimulam a secreção de FSH.

C. **Ações do estrogênio**
   1. Apresenta efeitos de *feedback* tanto negativo quanto positivo sobre a secreção de FSH e LH.
   2. Produz maturação e manutenção das tubas uterinas, do útero, do colo do útero e da vagina.
   3. Produz o desenvolvimento das características sexuais secundárias femininas na puberdade.

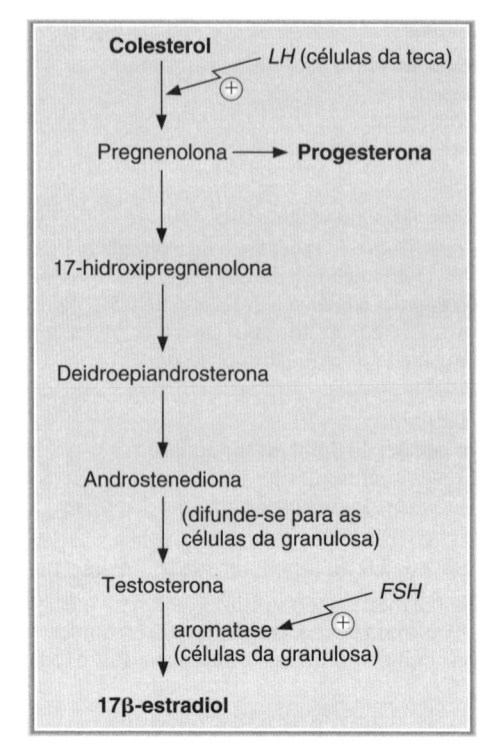

Figura 7.18 Síntese de estrogênio e progesterona. FSH = hormônio foliculoestimulante; LH = hormônio luteinizante.

Quadro 7.13 Controle do ciclo menstrual por *feedback* negativo e positivo.

Fase do ciclo menstrual	Hormônio	Tipo de *feedback* e local
Folicular	Estrogênio	Negativo; adeno-hipófise
Meio do ciclo	Estrogênio	Positivo; adeno-hipófise
Lútea	Estrogênio	Negativo; adeno-hipófise
	Progesterona	Negativo; adeno-hipófise

4. Causa o desenvolvimento das mamas.
5. Suprarregula os receptores de estrogênio, LH e progesterona.
6. Causa proliferação e desenvolvimento das células da granulosa dos ovários.
7. Durante a gravidez estimula o crescimento do miométrio e do sistema ductal nas mamas.
8. Durante a gravidez, estimula a secreção de prolactina (porém, em seguida, bloqueia a sua ação nas mamas)
9. Aumenta a contratilidade uterina.

D. Ações da progesterona

1. Apresenta efeitos de *feedback* negativo sobre a secreção de FSH e de LH durante a fase lútea.
2. Mantém a atividade secretora do útero durante a fase lútea.
3. Durante a gravidez, mantém o revestimento endometrial.
4. Diminui a contratilidade uterina.
5. Participa no desenvolvimento das mamas.

E. Ciclo menstrual (Figura 7.19)

1. Fase folicular (dias 1 a 14)[2]

- Um **folículo primordial desenvolve-se** até o estágio de folículo de Graaf, com atresia dos folículos adjacentes
- Os receptores de LH e de FSH são suprarregulados nas células da teca e da granulosa
- Os **níveis de estradiol aumentam** e causam **proliferação do útero**
- Os **níveis de FSH e de LH são suprimidos** pelo efeito de *feedback* negativo do estradiol sobre a adeno-hipófise
- Os níveis de progesterona são baixos.

2. Ovulação (dia 14)

- Ocorre 14 dias antes da menstruação subsequente, independentemente da duração do ciclo. Assim, em um ciclo de 28 dias, a ovulação ocorre no dia 14; em um ciclo de 35 dias, a ovulação ocorre no dia 22

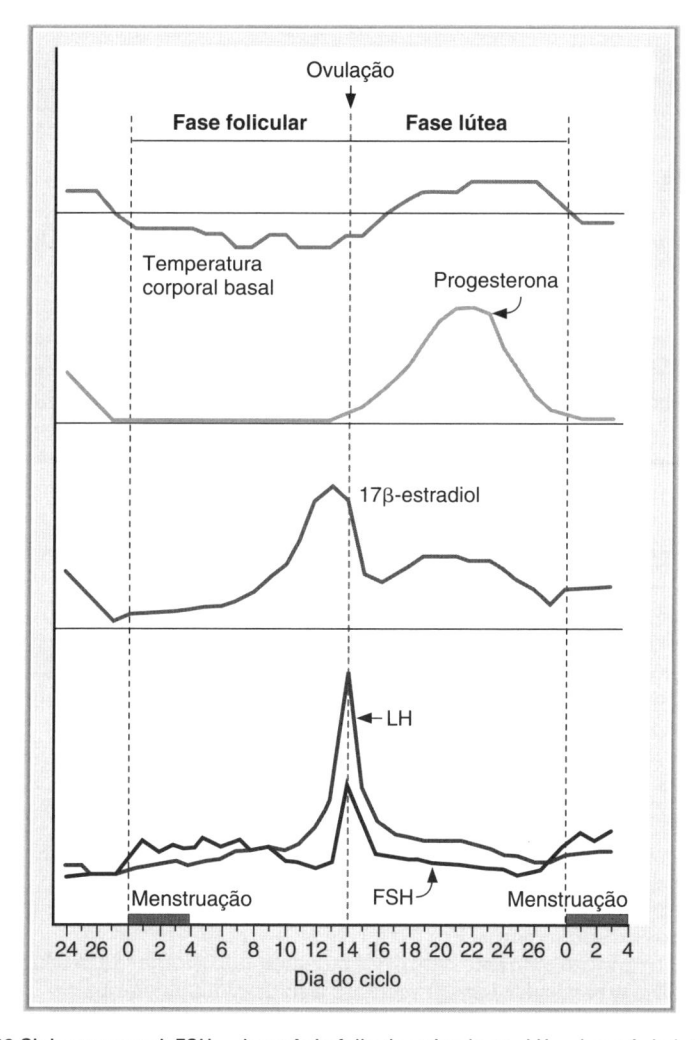

Figura 7.19 Ciclo menstrual. FSH = hormônio foliculoestimulante; LH = hormônio luteinizante.

---

[2]N.R.T.: Por convenção, o dia 1 se refere ao primeiro dia da chegada da menstruação.

- Um pico na síntese de estradiol no fim da fase folicular exerce um efeito de *feedback* positivo sobre a secreção de FSH e de LH **(pico de LH)**
- Ocorre **ovulação** em consequência do pico de **LH induzido pelo estrogênio**
- Os níveis de estrogênio diminuem logo após a ovulação (porém aumentam novamente durante a fase lútea)
- A **quantidade de muco cervical aumenta**; ele se torna menos viscoso e mais penetrável pelos espermatozoides.

3. **Fase lútea (dias 14 a 28)**

- O **corpo lúteo** começa a se desenvolver e **sintetiza estrogênio e progesterona**
- A **vascularização e a atividade secretora do endométrio aumentam**, preparando-o para receber um ovo fertilizado
- A **temperatura corporal basal** aumenta, em virtude do efeito da progesterona sobre o centro termorregulador do hipotálamo
- Se não houver fertilização, o **corpo lúteo regride** no fim da fase lútea. Em consequência, os níveis de estradiol e de progesterona diminuem de maneira abrupta.

4. **Menstruação (dias 1 a 4)**

- O **endométrio descama**, por causa da suspensão abrupta do estradiol e, principalmente, da progesterona.

F. Gravidez (Figura 7.20)

- Caracteriza-se por níveis uniformemente crescentes de estrogênio e progesterona, que mantêm o endométrio para o feto, suprimem a função folicular ovariana (por meio da inibição da secreção de FSH e LH) e estimulam o desenvolvimento das mamas.

1. **Fertilização**

- Se **houver fertilização**, a regressão do corpo lúteo é impedida pela **gonadotrofina coriônica humana (HCG)**, que é produzida pela placenta.

2. **Primeiro trimestre**

- O corpo lúteo (estimulado pela **HCG**) é responsável pela produção de estradiol e progesterona
- Os níveis máximos de HCG são alcançados com 9 semanas de gestação e, em seguida, declinam.

3. **Segundo e terceiro trimestres**

- A **progesterona** é produzida pela placenta
- Os **estrogênios** são produzidos pela interação das **glândulas suprarrenais fetais** com a placenta. As glândulas suprarrenais do feto sintetizam sulfato de deidroepiandrosterona (DHEA-S), que é hidroxilado em seguida no fígado fetal. Esses intermediários são transferidos para a placenta, onde as enzimas removem o sulfato e os aromatizam a estrogênios. **O principal estrogênio placentário é o estriol**
- O **lactogênio placentário humano** é produzido durante toda a gravidez. Suas ações assemelham-se às do hormônio do crescimento e da prolactina.

4. **Parto**

- Durante toda a gravidez, o estrogênio aumenta a contratilidade uterina e a progesterona diminui a contratilidade uterina
- Próximo ao termo, a relação estrogênio/progesterona aumenta, tornando o útero mais sensível aos estímulos contráteis
- Próximo ao termo, o aumento dos níveis de estrogênio promove a produção de prostaglandinas locais. As **prostaglandinas** aumentam a contratilidade uterina e o número de junções comunicantes entre as células da musculatura lisa uterina, provocando amolecimento, adelgaçamento e dilatação do colo do útero
- O **evento desencadeador do parto não é conhecido**. (Apesar de a ocitocina ser um poderoso estimulante das contrações uterinas, os níveis sanguíneos de ocitocina não se modificam antes do trabalho de parto.)

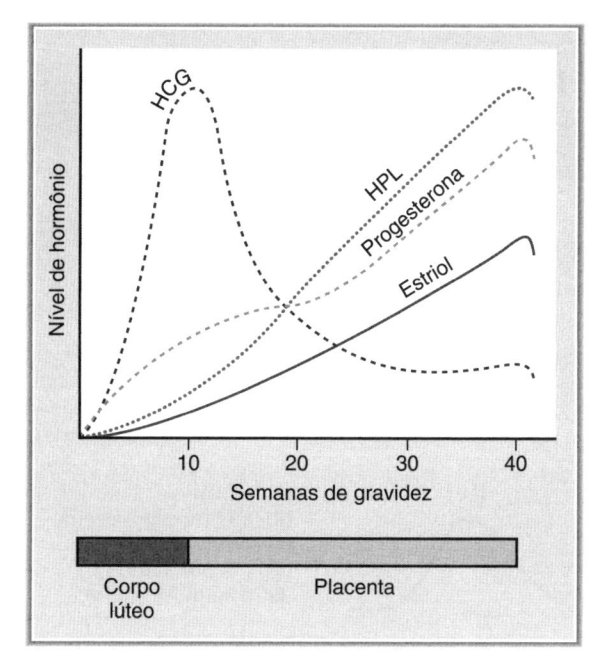

Figura 7.20 Níveis hormonais durante a gravidez. HCG = gonadotrofina coriônica humana; HPL = lactogênio placentário humano.

5. **Lactação**
   - Os estrogênios e a progesterona estimulam o crescimento e o desenvolvimento das mamas durante toda a gravidez
   - **Os níveis de prolactina aumentam de modo uniforme durante a gravidez**, visto que o estrogênio estimula a secreção de prolactina pela adeno-hipófise
   - **Não ocorre lactação durante a gravidez, já que o estrogênio e a progesterona bloqueiam a ação da prolactina sobre as mamas**
   - Após o parto, os níveis de estrogênio e de progesterona diminuem de maneira abrupta, e ocorre a lactação
   - A lactação é mantida pela sucção, que estimula a secreção de ocitocina e de prolactina
   - A **ovulação é suprimida** enquanto continuar a lactação, visto que a prolactina tem os seguintes efeitos:

   a. Inibe a secreção hipotalâmica de GnRH.

   b. Inibe a ação do GnRH sobre a adeno-hipófise e, em consequência, inibe a secreção de LH e de FSH.

   c. Antagoniza as ações do LH e do FSH sobre os ovários.

Questões de revisão

Perguntas 1 a 5

Utilize o gráfico a seguir, que mostra as alterações durante o ciclo menstrual, para responder às perguntas de 1 a 5.

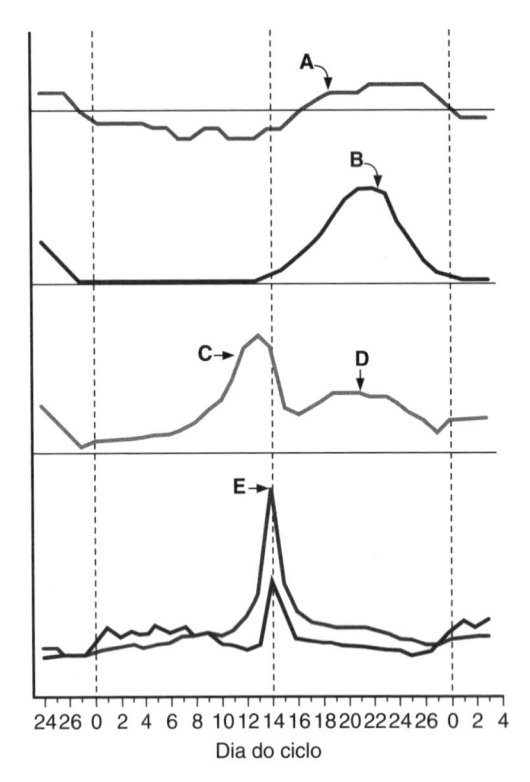

Dia do ciclo

1. O aumento mostrado no ponto A é causado pelo efeito:

(A) do estrogênio sobre a adeno-hipófise
(B) da progesterona sobre o hipotálamo
(C) do hormônio foliculoestimulante (FSH) sobre o ovário
(D) do hormônio luteinizante (LH) sobre a adeno-hipófise
(E) da prolactina sobre o ovário

2. A curva B descreve os níveis sanguíneos de que substância?

(A) Estradiol
(B) Estriol
(C) Progesterona
(D) Hormônio foliculoestimulante (FSH)
(E) Hormônio luteinizante (LH)

3. A origem do aumento da concentração indicada no ponto C é:

(A) o hipotálamo
(B) a adeno-hipófise
(C) o corpo lúteo
(D) o ovário
(E) o córtex suprarrenal

4. A origem do aumento da concentração no ponto D é:

(A) o ovário
(B) o córtex suprarrenal
(C) o corpo lúteo
(D) o hipotálamo
(E) a adeno-hipófise

5. A causa do aumento súbito mostrado no ponto E é:

(A) o *feedback* negativo da progesterona sobre o hipotálamo
(B) o *feedback* negativo do estrogênio sobre a adeno-hipófise
(C) o *feedback* negativo do hormônio foliculoestimulante (FSH) sobre o ovário
(D) o *feedback* positivo do FSH sobre o ovário
(E) o *feedback* positivo do estrogênio sobre a adeno-hipófise

6. Uma mulher de 41 anos de idade apresenta hipocalcemia, hiperfosfatemia e diminuição da excreção urinária de fosfato. A injeção de paratormônio (PTH) provoca aumento na concentração urinária de monofosfato cíclico de adenosina (cAMP). O diagnóstico mais provável é:

(A) hiperparatireoidismo primário
(B) intoxicação pela vitamina D
(C) deficiência de vitamina D
(D) hipoparatireoidismo após cirurgia da tireoide
(E) pseudo-hipoparatireoidismo

7. Qual dos seguintes hormônios atua sobre seus tecidos-alvo por meio de um mecanismo de ação de hormônio esteroide?

(A) Hormônio tireoidiano
(B) Paratormônio (PTH)
(C) Hormônio antidiurético (ADH) no ducto coletor
(D) Agonistas β_1-adrenérgicos
(E) Glucagon

8. Foi estabelecido o diagnóstico de prolactinoma em um homem de 38 anos de idade que apresenta galactorreia. O médico prescreve bromocriptina, que elimina a galactorreia. A base da ação terapêutica da bromocriptina é que ela:

(A) antagoniza a ação da prolactina sobre a mama
(B) aumenta a ação da prolactina sobre a mama
(C) inibe a liberação de prolactina pela adeno-hipófise
(D) inibe a liberação de prolactina pelo hipotálamo
(E) aumenta a ação da dopamina na adeno-hipófise

9. Qual dos seguintes hormônios tem sua origem na adeno-hipófise?

(A) Dopamina
(B) Hormônio de liberação do hormônio do crescimento (GHRH)
(C) Somatostatina
(D) Hormônio de liberação das gonadotrofinas (GnRH)
(E) Hormônio tireoestimulante (TSH)
(F) Ocitocina
(G) Testosterona

10. Qual das seguintes funções das células de Sertoli medeia o controle da secreção do hormônio foliculoestimulante (FSH) por *feedback* negativo?

(A) Síntese de inibina
(B) Síntese de testosterona
(C) Aromatização da testosterona
(D) Manutenção da barreira hematotesticular

11. Qual das seguintes substâncias deriva da pró-opiomelanocortina (POMC)?

(A) Hormônio adrenocorticotrófico (ACTH)
(B) Hormônio foliculoestimulante (FSH)
(C) Melatonina
(D) Cortisol
(E) Deidroepiandrosterona

12. Qual dos seguintes itens inibe a secreção de hormônio do crescimento pela adeno-hipófise?

(A) Sono
(B) Estresse
(C) Puberdade
(D) Somatomedinas
(E) Inanição
(F) Hipoglicemia

13. A destruição seletiva da zona glomerular do córtex suprarrenal provocaria a deficiência de que hormônio?

(A) Aldosterona
(B) Androstenediona
(C) Cortisol
(D) Deidroepiandrosterona
(E) Testosterona

14. Qual das afirmações a seguir explica a supressão da lactação durante a gravidez?

(A) Os níveis sanguíneos de prolactina são demasiado baixos para que haja produção de leite

(B) Os níveis de lactogênio placentário humano são demasiado baixos para que haja produção de leite
(C) As glândulas suprarrenais do feto não produzem estriol suficiente
(D) Os níveis sanguíneos de estrogênio e de progesterona estão elevados
(E) A adeno-hipófise materna está suprimida

15. Que etapa na biossíntese dos hormônios esteroides, quando inibida, bloqueia a produção de todos os compostos androgênicos, mas não bloqueia a produção de glicocorticoides?

(A) Colesterol → pregnenolona
(B) Progesterona → 11-desoxicorticosterona
(C) 17-hidroxipregnenolona → deidroepiandrosterona
(D) Testosterona → estradiol
(E) Testosterona → di-hidrotestosterona

16. Uma mulher de 46 anos de idade apresenta hirsutismo, hiperglicemia, obesidade, consumo muscular e aumento dos níveis circulantes de hormônio adrenocorticotrófico (ACTH). A causa mais provável de seus sintomas é:

(A) insuficiência adrenocortical primária (doença de Addison)
(B) feocromocitoma
(C) superprodução primária de ACTH (doença de Cushing)
(D) tratamento com glicocorticoides exógenos
(E) hipofisectomia

17. Qual dos seguintes itens diminui a conversão do 25-hidroxicolecalciferol em 1,25-di-hidroxicolecalciferol?

(A) Dieta pobre em Ca^{2+}
(B) Hipocalcemia
(C) Hiperparatireoidismo
(D) Hipofosfatemia
(E) Doença renal crônica

18. Deve-se esperar um aumento da secreção de hormônio adrenocorticotrófico (ACTH) em pacientes:

(A) com insuficiência adrenocortical crônica (doença de Addison)
(B) com hiperplasia adrenocortical primária
(C) que estão recebendo glicocorticoide para imunossupressão após transplante renal
(D) com níveis elevados de angiotensina II

19. Qual dos seguintes itens seria esperado em um paciente com doença de Graves?

(A) Sensibilidade ao frio
(B) Ganho de peso
(C) Diminuição do consumo de O_2
(D) Diminuição do débito cardíaco

(E) Queda das pálpebras
(F) Atrofia da glândula tireoide
(G) Aumento dos níveis de hormônio tireoestimulante (TSH)
(H) Aumento dos níveis de tri-iodotironina (T_3)

20. Qual das seguintes substâncias tem seus níveis sanguíneos diminuídos na doença de Graves?

(A) Tri-iodotironina (T_3)
(B) Tiroxina (T_4)
(C) Di-iodotirosina (DIT)
(D) Hormônio tireoestimulante (TSH)
(E) Iodeto (I^-)

21. Qual dos seguintes hormônios atua por um mecanismo de ação de inositol 1,4,5-trifosfato (IP_3)-Ca^{2+}?

(A) 1,25-di-hidroxicolecalciferol
(B) Progesterona
(C) Insulina
(D) Paratormônio (PTH)
(E) Hormônio de liberação das gonadotrofinas (GnRH)

22. Que etapa na biossíntese de hormônios esteroides é estimulada pelo hormônio adrenocorticotrófico (ACTH)?

(A) Colesterol → pregnenolona
(B) Progesterona → 11-desoxicorticosterona
(C) 17-hidroxipregnenolona → deidroepiandrosterona
(D) Testosterona → estradiol
(E) Testosterona → di-hidrotestosterona

23. A fonte de estrogênio durante o segundo e terceiro trimestres de gravidez é:

(A) o corpo lúteo
(B) os ovários maternos
(C) os ovários fetais
(D) a placenta
(E) os ovários maternos e as glândulas suprarrenais do feto
(F) as glândulas suprarrenais maternas e o fígado fetal
(G) as glândulas suprarrenais e o fígado do feto e a placenta

24. Qual dos seguintes fatores provoca aumento da secreção de aldosterona?

(A) Redução do volume sanguíneo
(B) Administração de um inibidor da enzima conversora de angiotensina (ECA)
(C) Hiperosmolaridade
(D) Hipopotassemia

25. A secreção de ocitocina é aumentada por:

(A) ejeção de leite
(B) dilatação do colo do útero
(C) aumento dos níveis de prolactina

(D) aumento do volume de líquido extracelular (LEC)
(E) aumento da osmolaridade sérica

26. Uma mulher de 61 anos de idade com hipertireoidismo é tratada com propiltiouracila. O medicamento reduz a síntese de hormônios tireoidianos uma vez que inibe a oxidação de:

(A) tri-iodotironina (T_3)
(B) tiroxina (T_4)
(C) di-iodotirosina (DIT)
(D) hormônio tireoestimulante (TSH)
(E) iodeto (I^-)

27. Um homem de 39 anos de idade com diabetes melito tipo I não tratado é levado ao serviço de emergência. Pode-se esperar que uma injeção de insulina causará aumento:

(A) da concentração urinária de glicose
(B) do nível de glicemia
(C) da concentração sanguínea de K^+
(D) do pH sanguíneo
(E) da frequência respiratória

28. Qual dos seguintes itens resulta da ação do paratormônio (PTH) sobre os túbulos renais?

(A) Inibição da 1α-hidroxilase
(B) Estimulação da reabsorção de Ca^{2+} no túbulo distal
(C) Estimulação da reabsorção de fosfato no túbulo proximal
(D) Interação com receptores na membrana luminal das células tubulares proximais
(E) Diminuição da excreção urinária de monofosfato cíclico de adenosina (cAMP)

29. Que etapa da biossíntese de hormônios esteroides ocorre nos tecidos-alvo sexuais acessórios do homem e é catalisada pela 5α-redutase?

(A) Colesterol → pregnenolona
(B) Progesterona → 11-desoxicorticosterona
(C) 17-hidroxipregnenolona → deidroepiandrosterona
(D) Testosterona → estradiol
(E) Testosterona → di-hidrotestosterona

30. Qual das seguintes secreções pancreáticas tem um receptor com quatro subunidades, duas das quais com atividade de tirosinoquinase?

(A) Insulina
(B) Glucagon
(C) Somatostatina
(D) Lipase pancreática

31. Uma jovem de 16 anos de idade, aparentemente normal, é diagnosticada com distúrbio de insensibilidade aos androgênios. Ela nunca teve ciclo menstrual, e são observados os seguintes achados: vagina em fundo cego, ausência de útero, colo do útero ou ovários; genótipo 46 XY; e testículos intra-abdominais. O nível sérico de testosterona está elevado. Qual das seguintes características é causada pela ausência de receptores de androgênios?

(A) Genótipo 46 XY
(B) Testículos
(C) Níveis séricos elevados de testosterona
(D) Ausência de útero e colo do útero
(E) Ausência de ciclos menstruais

Perguntas 32 a 34

Um homem de 76 anos de idade com câncer de pulmão está letárgico e eliminando grandes volumes de urina. Ele se mostra sedento e bebe água constantemente. Os exames laboratoriais revelam concentração sérica de Ca^{2+} elevada (18 mg/dℓ), osmolaridade sérica elevada (310 mOsm/ℓ) e osmolaridade urinária de 90 mOsm/ℓ. A administração de um análogo do hormônio antidiurético não modifica a osmolaridade urinária nem a osmolaridade sérica.

32. O nível sérico de hormônio antidiurético desse paciente está:

(A) diminuído porque o excesso de água ingerido suprimiu a secreção de hormônio antidiurético
(B) diminuído porque a neuro-hipófise dele não está secretando hormônio antidiurético
(C) normal
(D) aumentado porque a osmolaridade sérica elevada estimulou a secreção de hormônio antidiurético
(E) aumentado porque sua sede exacerbada estimulou diretamente a secreção de hormônio antidiurético

33. A causa do volume urinário abundante é:

(A) desidratação
(B) síndrome de secreção inapropriada de hormônio antidiurético
(C) diabetes insípido central
(D) diabetes insípido nefrogênico

34. O tratamento mais apropriado é:

(A) antagonista do hormônio antidiurético
(B) análogo do hormônio antidiurético
(C) análogo do PTH
(D) solução de NaCl a 045%
(E) pamidronato + furosemida

Respostas e explicações

1. **A resposta é B** [X E 3; Figura 7.19]. A curva A mostra a temperatura corporal basal. A elevação da temperatura ocorre em consequência dos níveis elevados de progesterona durante a fase lútea (secretora) do ciclo menstrual. A progesterona aumenta o ponto de ajuste da temperatura no centro termorregulador hipotalâmico.

2. **A resposta é C** [X E 3; Figura 7.19]. A progesterona é secretada durante a fase lútea do ciclo menstrual.

3. **A resposta é D** [X A, E 1; Figura 7.19]. A curva mostra os níveis sanguíneos de estradiol. A origem do aumento da concentração de estradiol mostrado no ponto C consiste nas células da granular dos ovários, que contêm concentrações elevadas de aromatase e que convertem a testosterona em estradiol.

4. **A resposta é C** [X E 3; Figura 7.19]. A curva mostra os níveis sanguíneos de estradiol. Durante a fase lútea do ciclo, o corpo lúteo constitui a fonte de estradiol. O corpo lúteo prepara o útero para receber um ovo fertilizado.

5. **A resposta é E** [X E 2; Figura 7.20]. O ponto E mostra o pico do hormônio luteinizante (LH), que inicia a ovulação no meio do ciclo. O pico de LH é causado por níveis crescentes de estrogênio do folículo ovariano em desenvolvimento. Os níveis aumentados de estrogênio estimulam, por *feedback* positivo, a secreção de LH e de hormônio foliculoestimulante (FSH) pela adeno-hipófise.

6. **A resposta é D** [VII B 3 b]. A baixa [Ca^{2+}] sanguínea e a [fosfato] sanguínea elevada são compatíveis com hipoparatireoidismo. A ausência de paratormônio (PTH) diminui a reabsorção óssea e renal de Ca^{2+} e aumenta a reabsorção renal de fosfato (causando baixos níveis urinários de fosfato). Como a paciente respondeu ao PTH exógeno com um aumento nos níveis urinários de monofosfato cíclico de adenosina (cAMP), a proteína G que acopla o receptor de PTH à adenilato ciclase está aparentemente normal. Por conseguinte, pode-se excluir o pseudo-hipoparatireoidismo. A intoxicação pela vitamina D causaria hipercalcemia, e não hipocalcemia. A deficiência de vitamina D causaria hipocalcemia e hipofosfatemia.

7. **A resposta é A** [II E; Quadro 7.2]. O hormônio tireoidiano, uma amina, atua sobre seus tecidos-alvo por meio de um mecanismo de hormônio esteroide, induzindo a síntese de novas proteínas. A ação do hormônio antidiurético (ADH) sobre o ducto coletor (receptores V_2) é mediada pelo monofosfato cíclico de adenosina (cAMP), embora a outra ação do ADH (músculo liso vascular, receptores V_1) seja mediada pelo inositol 1,4,5-trifosfato (IP_3). O paratormônio (PTH), os agonistas β_1 e o glucagon atuam, todos eles, por meio de mecanismos de ação do cAMP.

8. **A resposta é C** [III B 4 a (1), c (2)]. A bromocriptina é um agonista da dopamina. A secreção de prolactina pela adeno-hipófise é tonicamente inibida pela secreção de dopamina do hipotálamo. Por conseguinte, um agonista da dopamina atua exatamente como a dopamina, inibindo a secreção de prolactina pela adeno-hipófise.

9. **A resposta é E** [III B; Quadro 7.1]. O hormônio tireoestimulante (TSH) é secretado pela adeno-hipófise. A dopamina, o hormônio de liberação do hormônio do crescimento (GHRH), a somatostatina e o hormônio de liberação das gonadotrofinas (GnRH) são todos secretados pelo hipotálamo. A ocitocina é secretada pela neuro-hipófise. A testosterona é secretada pelos testículos.

10. **A resposta é A** [IX B 2, 3]. A inibina é produzida pelas células de Sertoli dos testículos quando estimuladas pelo hormônio foliculoestimulante (FSH). A seguir, a inibina inibe a secreção adicional de FSH por *feedback* negativo sobre a adeno-hipófise. As células de Leydig sintetizam testosterona. A testosterona é aromatizada nos ovários.

11. **A resposta é A** [III B 1, 2; Figura 7.5]. A pró-opiomelanocortina (POMC) é a molécula original, na adeno-hipófise, do hormônio adrenocorticotrófico (ACTH), β-endorfina, α-lipotropina e β-lipotropina (e, no lobo intermediário, do hormônio melanócito-estimulante [MSH]). O hormônio foliculoestimulante (FSH) não é membro dessa "família"; na verdade, é um membro da "família" do

hormônio tireoestimulante (TSH) e do hormônio luteinizante (LH). O MSH, um componente da POMC e do ACTH, pode estimular a produção de melatonina. O cortisol e a deidroepiandrosterona (DHEA) são produzidos pelo córtex suprarrenal.

12. **A resposta é D** [III B 3 a]. O hormônio do crescimento é secretado de modo pulsátil, com ocorrência de um grande pico durante o sono profundo (estágio 3 ou 4 do sono). A secreção de hormônio do crescimento é aumentada por sono, estresse, puberdade, inanição e hipoglicemia. As somatomedinas são produzidas quando o hormônio do crescimento atua sobre seus tecidos-alvo; elas inibem a secreção de hormônio do crescimento pela adeno-hipófise, tanto direta quanto indiretamente (estimulando a liberação de somatostatina).

13. **A resposta é A** [V A 1; Figura 7.10]. A aldosterona é produzida na zona glomerular do córtex suprarrenal, visto que essa camada contém a enzima para a conversão da corticosterona em aldosterona (aldosterona sintase). O cortisol é produzido na zona fasciculada. A androstenediona e a deidroepiandrosterona são produzidas na zona reticular. A testosterona é sintetizada nos testículos, e não no córtex suprarrenal.

14. **A resposta é D** [X F 5]. Embora os níveis circulantes elevados de estrogênio estimulem a secreção de prolactina durante a gravidez, a ação da prolactina nas mamas é inibida pela progesterona e pelo estrogênio. Depois do parto, ocorre uma drástica redução dos níveis de progesterona e estrogênio. Em seguida, a prolactina pode interagir com seus receptores nas mamas, e a lactação ocorre se for estimulada pela sucção.

15. **A resposta é C** [Figura 7.11]. A conversão da 17-hidroxipregnenolona em deidroepiandrosterona (bem como a conversão da 17-hidroxiprogesterona em androstenediona) é catalisada pela 17,20-liase. Se esse processo for inibido, a síntese de androgênios é interrompida.

16. **A resposta é C** [V A 5 b]. Essa mulher apresenta os sintomas clássicos de uma elevação primária do hormônio adrenocorticotrófico (ACTH) (doença de Cushing). A elevação dos níveis de ACTH estimula a produção excessiva de glicocorticoides e androgênios. O tratamento com doses farmacológicas de glicocorticoides causaria sintomas semelhantes, à exceção dos níveis circulantes de ACTH, que estariam baixos em virtude da supressão dos níveis tanto hipotalâmicos (hormônio de liberação da corticotropina [CRH]) quanto adeno-hipofisários (ACTH) por *feedback* negativo. A doença de Addison é causada por insuficiência adrenocortical primária. Embora um paciente com doença de Addison exiba níveis aumentados de ACTH (em consequência da perda da inibição por *feedback* negativo), os sintomas seriam de déficit de glicocorticoides, e não de excesso. A hipofisectomia removeria a fonte de ACTH. O feocromocitoma é um tumor da medula suprarrenal que secreta catecolaminas.

17. **A resposta é E** [VII C 1]. A deficiência de Ca^{2+} (dieta pobre em Ca^{2+} ou hipocalcemia) ativa a 1α-hidroxilase, que catalisa a conversão da vitamina D em sua forma ativa, o 1,25-di-hidroxicolecalciferol (calcitriol). Os níveis aumentados de paratormônio (PTH) e a hipofosfatemia também estimulam a enzima. A doença renal crônica está associada a um conjunto de doenças ósseas, incluindo osteomalacia causada pela incapacidade do tecido renal doente de produzir a forma ativa da vitamina D.

18. **A resposta é A** [V A 2 a (3): Quadro 7.6; Figura 7.12]. A doença de Addison é causada por insuficiência adrenocortical primária. A consequente diminuição na produção de cortisol provoca uma redução da inibição por *feedback* negativo sobre o hipotálamo e a adeno-hipófise. Ambas as condições resultarão em aumento da secreção de hormônio adrenocorticotrófico (ACTH). Os pacientes com hiperplasia adrenocortical ou aqueles que recebem glicocorticoides exógenos apresentarão aumento da inibição da secreção de ACTH por *feedback* negativo.

19. **A resposta é H** [IV B 2; Quadro 7.5]. A doença de Graves (hipertireoidismo) é causada pela estimulação excessiva da glândula tireoide por anticorpos circulantes dirigidos contra o receptor do hormônio tireoestimulante (TSH) (o que aumenta, em seguida, a produção e a secreção de tri-iodotironina [T_3] e tiroxina [T_4], como faria o TSH). Dessa forma, os sinais e os sintomas da doença de Graves são iguais aos do hipertireoidismo, refletindo as ações dos níveis circulantes aumentados dos hormônios tireoidianos: aumento da produção de calor, perda de peso, aumento do consumo de O_2 e do débito cardíaco, exoftalmia (protrusão dos olhos, e não queda palpebral) e hipertrofia da glândula tireoide (bócio). Os níveis de TSH estão diminuídos (e não aumentados) em consequência do efeito de *feedback* negativo dos níveis elevados de T_3 sobre a adeno-hipófise.

20. **A resposta é D** [IV B 2; Quadro 7.5]. Na doença de Graves (hipertireoidismo), a tireoide é estimulada a produzir e secretar grandes quantidades de hormônios tireoidianos, por causa da estimulação por imunoglobulinas estimulantes da tireoide (anticorpos dirigidos contra os receptores do

hormônio tireoestimulante [TSH] na glândula tireoide). Em virtude dos níveis circulantes elevados de hormônios tireoidianos, a secreção de TSH pela adeno-hipófise é interrompida (*feedback* negativo).

21. **A resposta é E** [Quadro 7.2]. O hormônio de liberação das gonadotrofinas (GnRH) é um hormônio peptídico que atua sobre as células da adeno-hipófise por um mecanismo de inositol 1,4,5-trifosfato (IP_3)-Ca^{2+}, induzindo a secreção de hormônio foliculoestimulante (FSH) e de hormônio luteinizante (LH). O 1,25-di-hidroxicolecalciferol e a progesterona são hormônios esteroides derivados do colesterol que atuam ao induzir a síntese de novas proteínas. A insulina atua sobre as suas células-alvo por um mecanismo de tirosinoquinase. O paratormônio (PTH) atua em suas células-alvo por um mecanismo de adenilato ciclase-monofosfato cíclico de adenosina (cAMP).

22. **A resposta é A** [V A 2 a (2)]. A conversão do colesterol em pregnenolona é catalisada pela colesterol desmolase. Essa etapa na via de biossíntese dos hormônios esteroides é estimulada pelo hormônio adrenocorticotrófico (ACTH).

23. **A resposta é G** [X F 3]. Durante o segundo e terceiro trimestres de gravidez, a glândula suprarrenal do feto sintetiza sulfato de deidroepiandrosterona (DHEA-S), que é hidroxilado no fígado fetal e, em seguida, transferido para a placenta, onde é aromatizado a estrogênio. No primeiro trimestre, o corpo lúteo constitui a fonte tanto de estrogênio quanto de progesterona.

24. **A resposta é A** [V A 2 b]. A diminuição do volume sanguíneo estimula a secreção de renina (em virtude da redução da pressão de perfusão renal) e inicia a cascata do sistema renina-angiotensina-aldosterona. Os inibidores da enzima conversora de angiotensina (ECA) bloqueiam a cascata, diminuindo a produção de angiotensina II. A hiperosmolaridade estimula a secreção de hormônio antidiurético (ADH) (e não de aldosterona). A hiperpotassemia, e não a hipopotassemia, estimula diretamente a secreção de aldosterona pelo córtex suprarrenal.

25. **A resposta é B** [III C 2]. A sucção e a dilatação do colo do útero constituem os estímulos fisiológicos para a secreção de ocitocina. A ejeção de leite é o *resultado* da ação da ocitocina, e não a causa de sua secreção. A secreção de prolactina também é estimulada pela sucção; todavia, a prolactina não causa diretamente a secreção de ocitocina. O aumento do volume de líquido extracelular (LEC) e a hiperosmolaridade são os estímulos para a secreção do outro hormônio da neuro-hipófise, o hormônio antidiurético (ADH).

26. **A resposta é E** [IV A 2]. Para que o iodeto (I^-) seja "organificado" (incorporado ao hormônio tireoidiano), ele precisa ser oxidado a I_2, uma reação realizada pela enzima tireoperoxidase (TPO) na membrana da célula folicular tireoidiana. A propiltiouracila inibe a tireoperoxidase (TPO) e, por conseguinte, interrompe a síntese dos hormônios tireoidianos.

27. **A resposta é D** [VI C 3; Quadro 7.7]. Antes da injeção de insulina, a paciente teria tido hiperglicemia, glicosúria, hiperpotassemia e acidose metabólica, com hiperventilação compensatória. A expectativa é a de que a injeção de insulina reduza o nível de glicemia (aumentando a captação de glicose pelas células), diminua os níveis urinários de glicose (em consequência da diminuição do nível de glicemia), reduza os níveis sanguíneos de K^+ (ao desviar o K^+ para dentro das células) e corrija a acidose metabólica (diminuindo a produção de cetoácidos). A correção da acidose metabólica levará a um aumento do pH sanguíneo da paciente e reduzirá a hiperventilação compensatória.

28. **A resposta é B** [VII B 2]. O paratormônio (PTH) estimula tanto a reabsorção renal de Ca^{2+} no túbulo distal renal quanto a enzima 1α-hidroxilase. O PTH inibe (e não estimula) a reabsorção de fosfato no túbulo proximal, que está associada a um aumento nos níveis urinários de monofosfato cíclico de adenosina (cAMP). Os receptores de PTH estão localizados nas membranas basolaterais, e não nas membranas luminais.

29. **A resposta é E** [IX A]. Alguns tecidos-alvo dos androgênios contêm 5α-redutase, que converte testosterona em di-hidrotestosterona (DHT), a forma ativa nesses tecidos.

30. **A resposta é A** [VI C 2]. O receptor de insulina nos tecidos-alvo é um tetrâmero. As duas subunidades β exibem atividade de tirosinoquinase e autofosforilam o receptor quando estimuladas pela insulina.

31. **A resposta é C** [IX C]. Os níveis séricos elevados de testosterona são consequência da ausência de receptores de androgênio na adeno-hipófise (que normalmente mediariam o *feedback* negativo pela testosterona). A presença de testículos é uma resposta ao genótipo masculino. A ausência de útero e colo do útero é causada pelo hormônio antimülleriano (secretado pelos testículos fetais), que suprimiu a diferenciação dos ductos de Müller no trato genital feminino interno. A ausência de ciclos menstruais deve-se à ausência de trato reprodutivo feminino.

32. **A resposta é D** [III C 1; VII]. O paciente está excretando grandes volumes de urina diluída, com consequente aumento da osmolaridade sérica e sede intensa. A elevação da osmolaridade sérica provocaria, então, elevação dos níveis séricos de hormônio antidiurético. O fato de a administração de hormônio antidiurético exógeno não modificar a osmolaridade sérica ou a osmolaridade urinária sugere que os ductos coletores dos néfrons não respondem ao hormônio antidiurético. A sede não aumenta diretamente a secreção de hormônio antidiurético.

33. **A resposta é D** [III C 1; VI; VII, B 3]. A urina do paciente está muito diluída (osmolaridade baixa), enquanto a osmolaridade sérica está elevada. Quando a osmolaridade sérica está aumentada, a secreção de hormônio antidiurético (HAD) aumenta. O HAD atua nas células principais dos ductos coletores, aumentando a reabsorção de água e concentrando a urina. O fato de a urina estar diluída (em vez de concentrada) sugere que não há HAD (diabetes insípido central) ou este não é efetivo (diabetes insípido nefrogênico). A administração de um análogo de HAD exógeno separa essas duas possibilidades – não modifica a osmolaridade sérica nem a urinária. Pode-se, portanto, concluir que o HAD não consegue atuar nos ductos coletores, ou seja, trata-se de diabetes insípido nefrogênico. Uma causa de diabetes insípido nefrogênico é hipercalcemia, encontrada nesse paciente secundariamente ao câncer de pulmão. Provavelmente ele apresenta hipercalcemia da malignidade consequente à secreção de PTH-rp pelo tumor. Desidratação provocaria aumento da secreção de HAD e da osmolaridade urinária. A síndrome de secreção inapropriada de HAD provocaria elevação da osmolaridade urinária e, subsequentemente, redução da osmolaridade sérica por causa da reabsorção excessiva de água.

34. **A resposta é E** [VII, B 3]. O diabetes insípido nefrogênico desse paciente é causado por hipercalcemia secundária ao aumento da secreção de PTH-rp pelo tumor maligno pulmonar. PTH-rp exerce todas as ações do PTH, inclusive aumentar a reabsorção óssea, aumentar a reabsorção renal de Ca^{2+} e diminuir a reabsorção renal de fosfato. Todas essas ações resultam em elevação da concentração sérica de Ca^{2+}. O tratamento deve ser direcionado para a redução da concentração sérica de Ca^{2+} e isso pode ser conseguido pela administração de um inibidor da reabsorção óssea (p. ex., pamidronato) e um inibidor da reabsorção renal de Ca^{2+} (furosemida). A administração de um antagonista de HAD não seria efetiva porque o diabetes insípido nefrogênico desse paciente tornou seus ductos coletores renais insensíveis ao HAD. A administração de solução de NaCl a 0,45% poderia reduzir a osmolaridade sérica dele temporariamente, mas não influenciaria o problema subjacente de hipercalcemia.

Avaliação Geral

Questões 1 e 2

Após a realização de exames extensos, constata-se que um homem de 60 anos de idade tem feocromocitoma, que secreta principalmente epinefrina.

1. Qual dos seguintes sinais deveria ser esperado neste paciente?

(A) Diminuição da frequência cardíaca
(B) Diminuição da pressão arterial
(C) Diminuição da taxa de excreção de ácido 3-metoxi-4-hidroximandélico (VMA)
(D) Pele fria e pegajosa

2. O melhor tratamento sintomático para este paciente seria obtido com:

(A) fentolamina
(B) isoproterenol
(C) uma associação de fentolamina e isoproterenol
(D) uma associação de fentolamina e propranolol
(E) uma associação de isoproterenol e fenilefrina

3. O princípio de *feedback* (retroalimentação) positiva é ilustrado pelo efeito:

(A) da P_{O_2} sobre a frequência respiratória
(B) da glicose sobre a secreção de insulina
(C) do estrogênio sobre a secreção de hormônio foliculestimulante (FSH) e de hormônio luteinizante (LH) no meio do ciclo menstrual
(D) da $[Ca^{2+}]$ sanguínea sobre a secreção de paratormônio (PTH)
(E) da redução da pressão arterial sobre os impulsos simpáticos para o coração e os vasos sanguíneos

4. No gráfico a seguir, a resposta mostrada pela linha pontilhada ilustra o efeito:

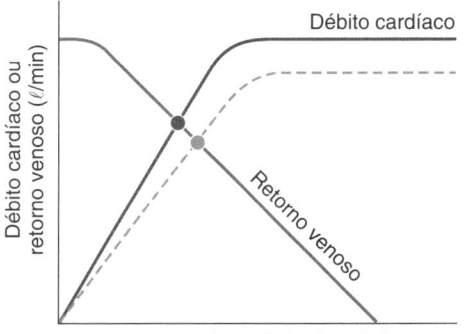

(A) da administração de digitálicos
(B) da administração de um agente inotrópico negativo
(C) do aumento do volume sanguíneo
(D) da diminuição do volume sanguíneo
(E) da diminuição da resistência vascular periférica total (RPT)

Questões 5 e 6

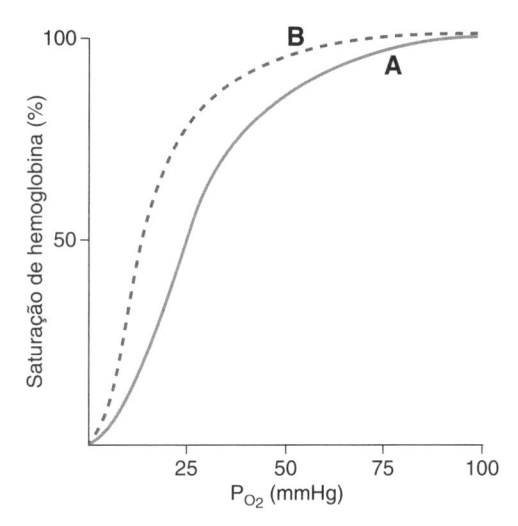

5. No gráfico anterior, o desvio da curva A para a curva B poderia ser causado por:

(A) hemoglobina fetal (HbF)
(B) intoxicação por monóxido de carbono (CO)
(C) diminuição do pH
(D) aumento da temperatura
(E) aumento do 2,3-difosfoglicerato (2,3-DPG)

6. O desvio da curva A para a curva B está associado:

(A) à diminuição de P_{50}
(B) à redução da afinidade da hemoglobina pelo O_2
(C) à diminuição da capacidade de transporte de O_2 da hemoglobina
(D) ao aumento da capacidade de liberar O_2 nos tecidos

7. Uma depuração de água livre (C_{H_2O}) negativa ocorreria em uma pessoa:

(A) que ingere 2 ℓ de água em 30 min
(B) após restrição noturna de água

(C) que está sendo medicada com lítio para trata-mento da depressão e apresenta poliúria que não responde à administração de hormônio antidiurético

(D) com fluxo de urina de 5 mℓ/min, osmolaridade urinária de 295 mOsm/ℓ e osmolaridade sérica de 295 mOsm/ℓ

(E) com osmolaridade urinária de 90 mOsm/ℓ e osmolaridade sérica de 310 mOsm/ℓ após trau-matismo cranioencefálico grave

8. O CO_2 produzido nos tecidos é transportado no sangue venoso principalmente na forma de:

(A) CO_2 no plasma
(B) H_2CO_3 no plasma
(C) HCO_3^- no plasma
(D) CO_2 nos eritrócitos
(E) carboxi-hemoglobina nos eritrócitos

9. Em um ciclo menstrual de 35 dias, a ovulação ocorre no dia:

(A) 12
(B) 14
(C) 17
(D) 21
(E) 28

10. Qual dos seguintes hormônios estimula a conversão da testosterona em 17β-estradiol nas células granulares do ovário?

(A) Hormônio adrenocorticotrófico (ACTH)
(B) Estradiol
(C) Hormônio foliculestimulante (FSH)
(D) Hormônio liberador de gonadotrofinas (GnRH)
(E) Gonadotrofina coriônica humana (HCG)
(F) Prolactina
(G) Testosterona

11. Que secreção gastrintestinal é hipotônica, apresenta [HCO_3^-] elevada e tem a sua produção inibida por vagotomia?

(A) Saliva
(B) Secreção gástrica
(C) Secreção pancreática
(D) Bile

Questões 12 e 13

Um homem de 53 anos de idade com mieloma múltiplo é hospitalizado depois de 2 dias de poliúria, polidipsia e confusão progressiva. Os exames labo-ratoriais revelam aumento da [Ca^{2+}] sérica de 15 mg/dℓ, e inicia-se o tratamento para reduzi-la. A osmo-laridade sérica do paciente é de 310 mOsm/ℓ.

12. O motivo mais provável para a poliúria neste paciente é:

(A) níveis circulantes aumentados de hormônio antidiurético (ADH)
(B) aumento dos níveis circulantes de aldosterona

(C) inibição da ação do ADH sobre o túbulo renal
(D) estimulação da ação do ADH sobre o túbulo renal
(E) ingestão psicogênica de água

13. Administra-se um fármaco errado, que produz aumento adicional da [Ca^{2+}] sérica do paciente. Esse fármaco é:

(A) um diurético tiazídico
(B) um diurético de alça
(C) calcitonina
(D) mitramicina
(E) etidronato dissódico

14. Qual das seguintes substâncias atua sobre suas células-alvo por meio de um mecanismo de inositol 1,4,5-trifosfato (IP$_3$)–Ca^{2+}?

(A) Somatomedinas, que atuam sobre os condró-citos
(B) Ocitocina, que atua sobre as células mioepite-liais da mama
(C) Hormônio antidiurético (ADH), que atua sobre o ducto coletor renal
(D) Hormônio adrenocorticotrófico (ACTH), que atua sobre o córtex suprarrenal
(E) Hormônio tireoidiano, que atua sobre o músculo esquelético

15. Uma diferença primordial no mecanismo de acoplamento excitação-contração entre o músculo da faringe e o da parede do intestino delgado é que:

(A) existem ondas lentas na faringe, mas não no intestino delgado
(B) o trifosfato de adenosina (ATP) é utilizado para a contração na faringe, mas não no intestino delgado
(C) a [Ca^{2+}] aumenta após a excitação na faringe, mas não no intestino delgado
(D) os potenciais de ação despolarizam o músculo do intestino delgado, mas não o da faringe
(E) o Ca^{2+} liga-se à troponina C na faringe, mas não no intestino delgado, para iniciar a contração

16. Uma mulher de 40 anos de idade apresenta pH arterial de 7,25, P_{CO_2} arterial de 30 mmHg e [K^+] sérica de 2,8 mEq/ℓ. A pressão arterial é de 100/80 mmHg em decúbito dorsal e de 80/50 mmHg em posição ortostática. Qual a causa dos valores sanguíneos anormais?

(A) Vômitos
(B) Diarreia
(C) Tratamento com diurético de alça
(D) Tratamento com diurético tiazídico

17. A secreção de HCl pelas células parietais gástricas é necessária para:

(A) a ativação das lipases pancreáticas
(B) a ativação das lipases salivares
(C) a ativação do fator intrínseco
(D) a ativação do pepsinogênio em pepsina
(E) a formação de micelas

18. Qual dos seguintes itens causaria aumento na taxa de filtração glomerular (TFG)?

(A) Constrição da arteríola aferente
(B) Constrição da arteríola eferente
(C) Constrição do ureter
(D) Aumento da concentração plasmática de proteína
(E) Infusão de inulina

19. A absorção de vitamina D ocorre principalmente no:

(A) estômago
(B) jejuno
(C) íleo terminal
(D) ceco
(E) cólon sigmoide

20. Qual dos seguintes hormônios provoca constrição do músculo liso vascular por meio de um sistema de segundo mensageiro inositol 1,4,5-trifosfato (IP_3)?

(A) Hormônio antidiurético (ADH)
(B) Aldosterona
(C) Dopamina
(D) Ocitocina
(E) Paratormônio (PTH)

21. Uma mulher de 30 anos de idade foi submetida à ressecção cirúrgica da adeno-hipófise para retirada de um tumor. Na ausência de terapia de reposição hormonal, o que ocorreria após a cirurgia?

(A) Amenorreia
(B) Incapacidade de concentrar a urina em resposta à privação de água
(C) Incapacidade de secretar catecolaminas em resposta ao estresse
(D) Incapacidade de secretar insulina em um teste de tolerância à glicose
(E) Incapacidade de secretar paratormônio (PTH) em resposta à hipocalcemia

22. O gráfico a seguir mostra três relações em função da [glicose] plasmática. Em uma [glicose] plasmática < 200 mg/dℓ, ocorre superposição das curvas X e Z, porque:

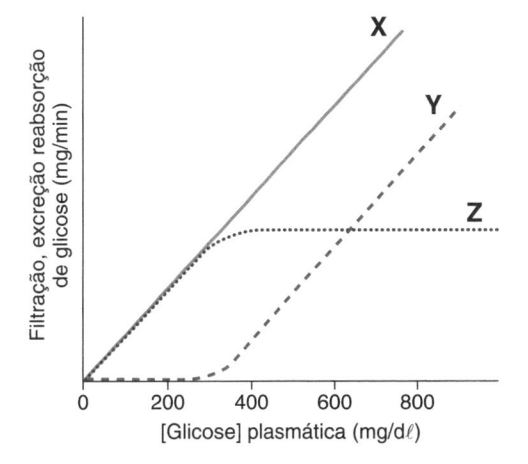

(A) a reabsorção e a excreção de glicose são iguais
(B) toda a glicose filtrada é reabsorvida
(C) a reabsorção de glicose está saturada
(D) o limiar renal para a glicose foi ultrapassado
(E) o cotransporte de Na^+ foi inibido
(F) toda a glicose filtrada é excretada

23. Qual das seguintes respostas ocorre após percussão do tendão patelar?

(A) Estimulação das fibras aferentes Ib no fuso muscular
(B) Inibição das fibras aferentes Ia no fuso muscular
(C) Relaxamento do músculo quadríceps
(D) Contração do músculo quadríceps
(E) Inibição dos motoneurônios α

Questões 24 e 25

Um menino de 5 anos de idade apresenta faringite grave, febre alta e adenopatia cervical.

24. Suspeita-se que o agente etiológico seja *Streptococcus pyogenes*. Qual dos seguintes itens está envolvido na ocorrência de febre neste paciente?

(A) Produção aumentada de interleucina-1 (IL-1)
(B) Produção diminuída de prostaglandina
(C) Redução do ponto de ajuste da temperatura no hipotálamo
(D) Diminuição do metabolismo
(E) Vasodilatação dos vasos sanguíneos na pele

25. Antes de iniciar a antibioticoterapia, o paciente é medicado com ácido acetilsalicílico para baixar a febre. O mecanismo de redução da febre pelo ácido acetilsalicílico consiste em:

(A) calafrios
(B) estimulação da ciclo-oxigenase
(C) inibição da síntese de prostaglandinas
(D) desvio de sangue da superfície cutânea
(E) aumento do ponto de ajuste da temperatura no hipotálamo

26. Pode-se observar a ocorrência de pH arterial de 7,52, P_{CO_2} arterial de 26 mmHg e formigamento e dormência nos pés e nas mãos em um:

(A) paciente com cetoacidose diabética crônica
(B) paciente com insuficiência renal crônica
(C) paciente com enfisema e bronquite crônicos
(D) paciente que hiperventila em um voo comercial
(E) paciente que está tomando um inibidor da anidrase carbônica para tratamento do glaucoma
(F) paciente com obstrução pilórica que vomita há 5 dias
(G) indivíduo saudável

27. O salbutamol é útil no tratamento da asma, visto que atua como agonista do seguinte receptor:

(A) Receptor α_1
(B) Receptor β_1
(C) Receptor β_2
(D) Receptor muscarínico
(E) Receptor nicotínico

28. Qual dos seguintes hormônios é convertido em sua forma ativa nos tecidos-alvo pela ação da 5α-redutase?

(A) Hormônio adrenocorticotrófico (ACTH)
(B) Aldosterona
(C) Estradiol
(D) Prolactina
(E) Testosterona

29. Se houver oclusão parcial de uma artéria por um êmbolo, de modo que o raio fique reduzido à metade de seu valor de antes da oclusão, qual dos seguintes parâmetros *aumentará* por um fator de 16?

(A) Fluxo sanguíneo
(B) Resistência
(C) Gradiente de pressão
(D) Capacitância

30. Se a frequência cardíaca aumentar, que fase do ciclo cardíaco diminui?

(A) Sístole atrial
(B) Contração ventricular isovolumétrica
(C) Ejeção ventricular rápida
(D) Ejeção ventricular lenta
(E) Relaxamento ventricular isovolumétrico
(F) Enchimento ventricular rápido
(G) Enchimento ventricular lento

Questões 31 e 32

Um rapaz de 17 anos de idade é levado ao serviço de emergência após ferimento em um acidente automotivo, com perda de uma quantidade significativa de sangue. Recebe uma transfusão de 3 unidades de sangue para estabilizar a pressão arterial.

31. Antes da transfusão, qual das seguintes condições o paciente apresentava?

(A) Diminuição da resistência vascular periférica total (RPT)
(B) Diminuição da frequência cardíaca
(C) Aumento da frequência de descarga dos nervos do seio carotídeo
(D) Aumento dos impulsos simpáticos para o coração e os vasos sanguíneos

32. Qual das seguintes opções é uma consequência da diminuição do volume sanguíneo neste paciente?

(A) Aumento da pressão de perfusão renal
(B) Aumento dos níveis circulantes de angiotensina II
(C) Diminuição da reabsorção renal de Na⁺
(D) Diminuição da secreção renal de K⁺

33. Uma mulher de 37 anos de idade sofre traumatismo craniencefálico em um acidente de esqui. Pouco tempo depois, passa a apresentar polidipsia e poliúria. A osmolaridade urinária é de 75 mOsm/ℓ, e a osmolaridade sérica, de 305 mOsm/ℓ. O tratamento com 1-desamino-8-D-arginina vasopressina (dDAVP) provoca aumento da osmolaridade urinária para 450 mOsm/ℓ. Qual o diagnóstico correto?

(A) Polidipsia primária
(B) Diabetes insípido central
(C) Diabetes insípido nefrogênico
(D) Privação de água
(E) Síndrome da secreção inapropriada do hormônio antidiurético (SIADH)

34. Que diurético inibe a reabsorção de Na⁺ e a secreção de K⁺ no túbulo distal por meio de sua ação como antagonista da aldosterona?

(A) Acetazolamida
(B) Clorotiazida
(C) Furosemida
(D) Espironolactona

35. Que secreção gastrintestinal tem um componente que é necessário para a absorção intestinal da vitamina B₁₂?

(A) Saliva
(B) Secreção gástrica
(C) Secreção pancreática
(D) Bile

36. Qual dos seguintes hormônios tem a sua secreção estimulada pela expansão do volume de líquido extracelular?

(A) Hormônio antidiurético (ADH)
(B) Aldosterona
(C) Peptídio atrial natriurético (PAN)
(D) 1,25-di-hidroxicolecalciferol
(E) Paratormônio (PTH)

37. Que etapa da via de síntese dos hormônios esteroides é estimulada pela angiotensina II?

(A) Aldosterona sintase
(B) Aromatase
(C) Colesterol desmolase
(D) 17,20-liase
(E) 5α-redutase

Questões 38 a 41

Utilize o diagrama de um potencial de ação para responder às questões a seguir.

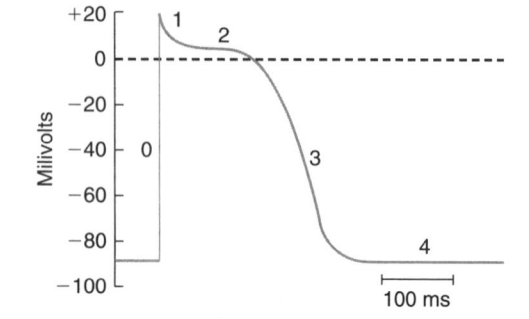

38. O potencial de ação mostrado é de uma:

(A) célula muscular esquelética
(B) célula muscular lisa
(C) célula do nó sinoatrial (SA)
(D) célula muscular atrial
(E) célula muscular ventricular

39. A fase 0 do potencial de ação mostrado é produzida por uma:

(A) corrente de influxo de K^+
(B) corrente de influxo de Na^+
(C) corrente de influxo de Ca^{2+}
(D) corrente de efluxo de Na^+
(E) corrente de efluxo de Ca^{2+}

40. A fase 2, a fase do platô, do potencial de ação mostrado:

(A) resulta da saída de Ca^{2+} da célula
(B) aumenta de duração com o aumento da frequência cardíaca
(C) corresponde ao período refratário efetivo
(D) é o resultado de correntes de influxo e de efluxo aproximadamente iguais
(E) é a parte do potencial de ação em que outro potencial de ação pode ser mais facilmente produzido

41. O potencial de ação mostrado corresponde a que parte de um eletrocardiograma (ECG)?

(A) Onda P
(B) Intervalo PR
(C) Complexo QRS
(D) Segmento ST
(E) Intervalo QT

42. Qual das seguintes opções constitui a *primeira* etapa na via de biossíntese dos hormônios tireoidianos que é inibida pela propiltiouracila?

(A) Bomba de iodeto (I^-)
(B) $I^- \rightarrow I_2$
(C) I_2 + tirosina
(D) Di-iodotirosina (DIT) + DIT
(E) Tiroxina (T_4) $\rightarrow$ tri-iodotironina (T_3)

43. Pode-se observar a ocorrência de pH arterial de 7,29, $[HCO_3^-]$ arterial de 14 mEq/ℓ, aumento da excreção urinária de NH_4^+ e hiperventilação em um:

(A) paciente com cetoacidose diabética crônica
(B) paciente com insuficiência renal crônica
(C) paciente com enfisema e bronquite crônicos
(D) paciente que hiperventila em um voo comercial
(E) paciente que está tomando inibidor da anidrase carbônica para tratamento de glaucoma
(F) paciente com obstrução pilórica que vomita há 5 dias
(G) indivíduo saudável

44. A ativação de qual dos seguintes receptores aumenta a resistência vascular periférica total (RPT)?

(A) Receptor α_1
(B) Receptor β_1
(C) Receptor β_2
(D) Receptor muscarínico
(E) Receptor nicotínico

45. O receptor desse hormônio tem atividade de tirosinoquinase intrínseca:

(A) Hormônio adrenocorticotrófico (ACTH)
(B) Hormônio antidiurético (ADH)
(C) Aldosterona
(D) Insulina
(E) Paratormônio (PTH)
(F) Somatostatina
(G) Hormônio do crescimento

46. Se houver oclusão parcial de uma artéria por um êmbolo, de tal modo que o raio passe a ser de metade do valor de antes da oclusão, qual dos seguintes parâmetros *diminuirá* em um fator de 16?

(A) Fluxo sanguíneo
(B) Resistência
(C) Gradiente de pressão
(D) Capacitância

47. Que fase do ciclo cardíaco estará ausente se não houver nenhuma onda P no eletrocardiograma (ECG)?

(A) Sístole atrial
(B) Contração ventricular isovolumétrica
(C) Ejeção ventricular rápida
(D) Ejeção ventricular lenta
(E) Relaxamento ventricular isovolumétrico
(F) Enchimento ventricular rápido
(G) Enchimento ventricular lento

48. Um potencial receptor no corpúsculo de Pacini:

(A) é do tipo tudo ou nada
(B) apresenta tamanho e forma estereotipados
(C) é o potencial de ação desse receptor sensorial
(D) se estiver hiperpolarizando, aumenta a probabilidade de ocorrência de potencial de ação
(E) se estiver despolarizando, aproxima o potencial de membrana do limiar

49. Em comparação com a base pulmonar em uma pessoa em posição ortostática, o ápice apresenta:

(A) maior taxa de ventilação
(B) maior taxa de perfusão
(C) maior relação ventilação/perfusão (V/Q)
(D) a mesma relação V/Q
(E) menor P_{O_2} capilar pulmonar

50. Um homem de 54 anos de idade com tumor pulmonar apresenta níveis circulantes elevados de hormônio antidiurético (ADH), osmolaridade sérica de 260 mOsm/ℓ e depuração de água livre (C_{H_2O}) negativa. Qual é o diagnóstico correto?

(A) Polidipsia primária
(B) Diabetes insípido central

(C) Diabetes insípido nefrogênico
(D) Privação de água
(E) Síndrome da secreção inapropriada do hormônio antidiurético (SIADH)

51. A qual dos seguintes hormônios a resistência dos órgãos-alvo resulta em poliúria e elevação da osmolaridade sérica?

(A) Hormônio antidiurético (ADH)
(B) Aldosterona
(C) 1,25-di-hidroxicolecalciferol
(D) Paratormônio (PTH)
(E) Somatostatina

52. Que diurético provoca aumento da excreção urinária de Na^+ e K^+ e diminuição da excreção urinária de Ca^{2+}?

(A) Acetazolamida
(B) Clorotiazida
(C) Furosemida
(D) Espironolactona

53. Pode-se observar a ocorrência de P_{CO_2} arterial de 72 mmHg, $[HCO_3^-]$ de 38 mEq/ℓ e aumento da excreção de H^+ em um:

(A) paciente com cetoacidose diabética crônica
(B) paciente com insuficiência renal crônica
(C) paciente com enfisema e bronquite crônicos
(D) paciente que hiperventila em um voo comercial
(E) paciente que está tomando um inibidor da anidrase carbônica para tratamento de glaucoma
(F) paciente com obstrução pilórica que vomita há 5 dias
(G) indivíduo saudável

54. Em um capilar do músculo esquelético, a pressão hidrostática capilar (P_c) é de 32 mmHg, a pressão oncótica capilar (π_c) é de 27 mmHg e a pressão hidrostática intersticial (P_i) é de 2 mmHg. A pressão oncótica intersticial (π_i) é desprezível. Qual é a força impulsora através da parede capilar? Ela irá favorecer a filtração ou a absorção?

(A) 3 mmHg, favorecendo a absorção
(B) 3 mmHg, favorecendo a filtração
(C) 7 mmHg, favorecendo a absorção
(D) 7 mmHg, favorecendo a filtração
(E) 9 mmHg, favorecendo a filtração

55. Qual das seguintes substâncias tem a menor depuração renal?

(A) Creatinina
(B) Glicose
(C) K^+
(D) Na^+
(E) Ácido para-amino-hipúrico (PAH)

56. A atropina provoca ressecamento da boca por meio da inibição de qual dos seguintes receptores?

(A) Receptor α_1

(B) Receptor β_1
(C) Receptor β_2
(D) Receptor muscarínico
(E) Receptor nicotínico

57. Qual dos seguintes mecanismos de transporte é inibido pela furosemida no ramo ascendente espesso?

(A) Difusão de Na^+ pelos canais de Na^+
(B) Cotransporte de Na^+-glicose (simporte)
(C) Cotransporte de Na^+-K^+-$2Cl^-$ (simporte)
(D) Troca de Na^+-H^+ (antiporte)
(E) Na^+/K^+-adenosina trifosfatase (ATPase)

58. Qual das seguintes condições diminui a probabilidade de formação de edema?

(A) Constrição arteriolar
(B) Constrição venosa
(C) Posição ortostática
(D) Síndrome nefrótica
(E) Inflamação

59. Qual das seguintes condições provoca hipoventilação?

(A) Exercício vigoroso
(B) Ascensão a grandes altitudes
(C) Anemia
(D) Cetoacidose diabética
(E) Doença pulmonar obstrutiva crônica (DPOC)

60. Um homem de 28 anos de idade medicado com lítio para tratamento de transtorno bipolar desenvolve poliúria. A osmolaridade urinária é de 90 mOsm/ℓ e continua nesse nível após a administração de um *spray* nasal de dDAVP. Qual é o diagnóstico correto?

(A) Polidipsia primária
(B) Diabetes insípido central
(C) Diabetes insípido nefrogênico
(D) Privação de água
(E) Síndrome da secreção inapropriada do hormônio antidiurético (SIADH)

61. A inibição de que enzima na via de síntese dos hormônios esteroides bloqueia a produção de todos os compostos androgênicos no córtex suprarrenal, mas não a produção de glicocorticoides ou de mineralocorticoides?

(A) Aldosterona sintase
(B) Aromatase
(C) Colesterol desmolase
(D) 17,20-liase
(E) 5α-redutase

62. Pode-se observar a ocorrência de pH arterial de 7,54, $[HCO_3^-]$ arterial de 48 mEq/ℓ, hipopotassemia e hipoventilação em um:

(A) paciente com cetoacidose diabética crônica
(B) paciente com insuficiência renal crônica

(C) paciente com enfisema e bronquite crônicos
(D) paciente que hiperventila em um voo comercial
(E) paciente que está tomando um inibidor da anidrase carbônica para tratamento de glaucoma
(F) paciente com obstrução pilórica que vomita há 5 dias
(G) indivíduo sadio

63. Qual dos seguintes hormônios tem sua secreção inibida pela somatostatina?

(A) Hormônio antidiurético (ADH)
(B) Insulina
(C) Ocitocina
(D) Prolactina
(E) Hormônio tireoidiano

64. Qual das seguintes substâncias é convertida em uma forma mais ativa após sua secreção?

(A) Testosterona
(B) Tri-iodotironina (T_3)
(C) Tri-iodotirosina reversa (rT_3)
(D) Angiotensina II
(E) Aldosterona

65. Qual dos seguintes hormônios apresenta níveis elevados durante o primeiro trimestre de gravidez e diminuição durante o segundo e terceiro trimestres?

(A) Hormônio adrenocorticotrófico (ACTH)
(B) Estradiol
(C) Hormônio foliculestimulante (FSH)
(D) Hormônio de liberação das gonadotrofinas (GnRH)
(E) Gonadotrofina coriônica humana (HCG)
(F) Ocitocina
(G) Prolactina
(H) Testosterona

O diagrama a seguir aplica-se às Questões 66 e 67.

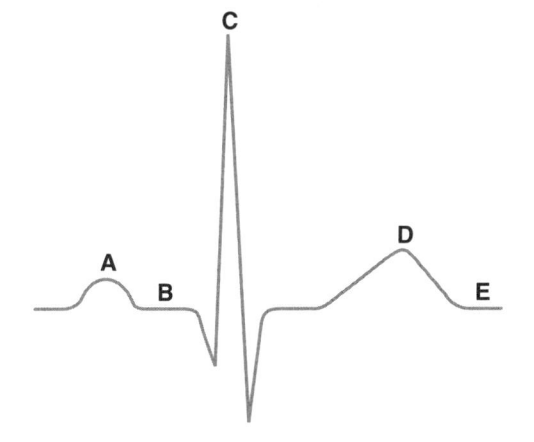

66. Durante qual onda ou segmento indicado do eletrocardiograma (ECG) os átrios e os ventrículos estão totalmente repolarizados?

(A) A
(B) B
(C) C
(D) D
(E) E

67. Durante qual onda ou segmento indicado do eletrocardiograma (ECG) a pressão aórtica tem o seu nível mais baixo?

(A) A
(B) B
(C) C
(D) D
(E) E

O diagrama a seguir aplica-se às Questões 68 a 74.

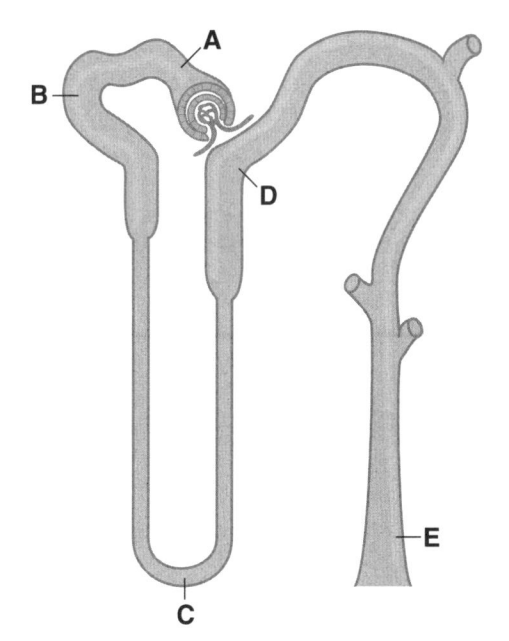

68. Em que local o nível de ácido para-amino-hipúrico (PAH) no líquido tubular é menor?

(A) Local A
(B) Local B
(C) Local C
(D) Local D
(E) Local E

69. Em que local a concentração de creatinina está mais elevada em um indivíduo com privação de água?

(A) Local A
(B) Local B

(C) Local C
(D) Local D
(E) Local E

70. Em que local a $[HCO_3^-]$ do líquido tubular é mais alta?

(A) Local A
(B) Local B
(C) Local C
(D) Local D
(E) Local E

71. Em que local a concentração de K^+ no líquido tubular é menor em um indivíduo com dieta muito pobre em K^+?

(A) Local A
(B) Local B
(C) Local C
(D) Local D
(E) Local E

72. Em que local a composição do líquido tubular se aproxima mais daquela do plasma?

(A) Local A
(B) Local B
(C) Local C
(D) Local D
(E) Local E

73. Em que local cerca de um terço da água filtrada permanece no líquido tubular?

(A) Local A
(B) Local B
(C) Local C
(D) Local D
(E) Local E

74. Em que local a osmolaridade do líquido tubular é menor que a do plasma em um indivíduo com privação de água?

(A) Local A
(B) Local B
(C) Local C
(D) Local D
(E) Local E

75. O eletrocardiograma (ECG) de um paciente mostra complexos QRS periódicos que não são precedidos de onda P e que exibem um formato bizarro. Esses complexos QRS originam-se no:

(A) nó sinoatrial (SA)
(B) nó atrioventricular (AV)
(C) sistema de His-Purkinje
(D) músculo ventricular

76. Qual das seguintes substâncias deve causar aumento da pressão arterial?

(A) Saralasina
(B) Agonista V_1
(C) Acetilcolina (ACh)

(D) Espironolactona
(E) Fenoxibenzamina

77. A redução de qual dos seguintes parâmetros em uma artéria provocará aumento da pressão de pulso?

(A) Fluxo sanguíneo
(B) Resistência
(C) Gradiente de pressão
(D) Capacitância

78. Qual das seguintes alterações ocorre durante o exercício físico moderado?

(A) Aumento da resistência vascular periférica total (RPT)
(B) Aumento do volume sistólico
(C) Diminuição da pressão de pulso
(D) Diminuição do retorno venoso
(E) Diminuição da P_{O_2} arterial

79. A atividade da renina plasmática é menor do que o normal em pacientes com:

(A) choque hemorrágico
(B) hipertensão essencial
(C) insuficiência cardíaca congestiva
(D) hipertensão causada por constrição da aorta acima das artérias renais

80. A inibição de qual das seguintes enzimas na via de síntese dos hormônios esteroides reduz o tamanho da próstata?

(A) Aldosterona sintase
(B) Aromatase
(C) Colesterol desmolase
(D) 17,20-liase
(E) 5α-redutase

81. Durante qual fase do ciclo cardíaco ocorre elevação da pressão ventricular, enquanto o volume ventricular permanece constante?

(A) Sístole atrial
(B) Contração ventricular isovolumétrica
(C) Ejeção ventricular rápida
(D) Ejeção ventricular lenta
(E) Relaxamento ventricular isovolumétrico
(F) Enchimento ventricular rápido
(G) Enchimento ventricular lento

82. Qual dos seguintes volumes ou capacidades pulmonares inclui o volume residual?

(A) Volume corrente (VC)
(B) Capacidade vital (CV)
(C) Capacidade inspiratória (CI)
(D) Capacidade residual funcional (CRF)
(E) Volume de reserva inspiratório (VRI)

83. Pode-se observar a ocorrência de $[HCO_3^-]$ arterial de 18 mEq/ℓ, P_{CO_2} de 34 mmHg e aumento da excreção urinária de HCO_3^- em um:

(A) paciente com cetoacidose diabética crônica
(B) paciente com insuficiência renal crônica

(C) paciente com enfisema e bronquite crônicos
(D) paciente que hiperventila em um voo comercial
(E) paciente que está tomando um inibidor da anidrase carbônica para tratamento de glaucoma
(F) paciente com obstrução pilórica que vomita há 5 dias
(G) indivíduo saudável

84. Uma mulher de 36 anos de idade com galactorreia é tratada com bromocriptina. A base de ação da bromocriptina é sua atuação como agonista de:

(A) dopamina
(B) estradiol
(C) hormônio foliculestimulante (FSH)
(D) hormônio de liberação das gonadotrofinas (GnRH)
(E) gonadotrofina coriônica humana (HCG)
(F) ocitocina
(G) prolactina

85. Uma mulher de 32 anos de idade que está com sede apresenta osmolaridade urinária de 950 mOsm/ℓ e osmolaridade sérica de 297 mOsm/ℓ. Qual é o diagnóstico correto?

(A) Polidipsia primária
(B) Diabetes insípido central
(C) Diabetes insípido nefrogênico
(D) Privação de água
(E) Síndrome da secreção inapropriada do hormônio antidiurético (SIADH)

86. A hipoxia provoca vasoconstrição em qual dos seguintes leitos vasculares?

(A) Cerebral
(B) Coronariano
(C) Muscular
(D) Pulmonar
(E) Cutâneo

87. Um novo diurético desenvolvido para o tratamento do mal agudo das montanhas provoca aumento do pH urinário. Esse diurético é da mesma classe da:

(A) acetazolamida
(B) clorotiazida
(C) furosemida
(D) espironolactona

88. Pode-se observar a ocorrência de pH arterial de 7,25, P_{CO_2} arterial de 30 mmHg e diminuição da excreção urinária de NH_4^+ em um:

(A) paciente com cetoacidose diabética crônica
(B) paciente com insuficiência renal crônica
(C) paciente com enfisema e bronquite crônicos
(D) paciente que hiperventila em um voo comercial

(E) paciente que está tomando um inibidor da anidrase carbônica para tratamento de glaucoma
(F) paciente com obstrução pilórica que vomita há 5 dias
(G) indivíduo sadio

89. Em qual das seguintes situações a P_{O_2} arterial estará mais próxima de 100 mmHg?

(A) Indivíduo com crise asmática grave
(B) Indivíduo que vive em grandes altitudes
(C) Indivíduo que apresenta *shunt* (derivação) cardíaco da direita para a esquerda
(D) Indivíduo que apresenta *shunt* (derivação) cardíaco da esquerda para a direita
(E) Indivíduo com fibrose pulmonar

90. Qual dos seguintes itens é um exemplo de processo de transporte ativo primário?

(A) Transporte de Na^+-glicose nas células epiteliais do intestino delgado
(B) Transporte de Na^+-alanina nas células dos túbulos proximais renais
(C) Transporte de glicose dependente de insulina nas células musculares
(D) Transporte de H^+-K^+ nas células parietais gástricas
(E) Troca de Na^+-Ca^{2+} nas células nervosas

91. Que secreção gastrintestinal é inibida quando o pH do conteúdo gástrico é de 1,0?

(A) Saliva
(B) Secreção gástrica
(C) Secreção pancreática
(D) Bile

92. Qual dos seguintes eventos deve aumentar após a remoção cirúrgica do duodeno?

(A) Esvaziamento gástrico
(B) Secreção de colecistoquinina (CCK)
(C) Secreção de secretina
(D) Contração da vesícula biliar
(E) Absorção de lipídios

93. Qual dos seguintes hormônios provoca contração do músculo liso vascular?

(A) Hormônio antidiurético (ADH)
(B) Aldosterona
(C) Peptídio atrial natriurético (ANP)
(D) 1,25-di-hidroxicolecalciferol
(E) Paratormônio (PTH)

94. Qual das seguintes substâncias é absorvida por difusão facilitada?

(A) Glicose nas células duodenais
(B) Frutose nas células duodenais
(C) Dipeptídios nas células duodenais
(D) Vitamina B_1 nas células duodenais
(E) Colesterol nas células duodenais
(F) Ácidos biliares nas células ileais

95. Qual dos seguintes hormônios atua sobre a adeno-hipófise, inibindo a secreção de hormônio do crescimento?

(A) Dopamina
(B) Hormônio de liberação das gonadotrofinas (GnRH)
(C) Insulina
(D) Prolactina
(E) Somatostatina

96. Na via de síntese dos hormônios esteroides, qual enzima é necessária para o desenvolvimento das características sexuais secundárias femininas, mas não das características sexuais secundárias masculinas?

(A) Aldosterona sintase
(B) Aromatase
(C) Colesterol desmolase
(D) 17,20-liase
(E) 5α-redutase

97. No início de qual fase do ciclo cardíaco ocorre a segunda bulha cardíaca?

(A) Sístole atrial
(B) Contração ventricular isovolumétrica
(C) Ejeção ventricular rápida
(D) Ejeção ventricular lenta
(E) Relaxamento ventricular isovolumétrico
(F) Enchimento ventricular rápido
(G) Enchimento ventricular lento

98. Qual das seguintes ações ocorre quando a luz atinge uma célula fotorreceptora da retina?

(A) Inibição da transducina
(B) Despolarização do fotorreceptor
(C) Diminuição dos níveis de monofosfato de guanosina cíclico (cGMP) na célula
(D) Conversão do *all-trans*-retinal em 11-*cis*-retinal
(E) Aumento da liberação de glutamato

99. Que etapa na via de biossíntese dos hormônios tireoidianos produz tiroxina (T_4)?

(A) Bomba de iodeto (I^-)
(B) $I^- \rightarrow I_2$
(C) I_2 + tirosina
(D) Di-iodotirosina (DIT) + DIT
(E) DIT + monoiodotirosina (MIT)

100. Uma mulher de 44 anos de idade recebe o diagnóstico de diabetes insípido central após um traumatismo cranioencefálico (TCE). Qual das seguintes opções é compatível com a condição dessa paciente?

	Osmolaridade urinária	Osmolaridade sérica	HAD sérico
(A)	↑	↑	↑
(B)	↓	↓	↓
(C)	↓	↑	Normal
(D)	↑	↓	↓
(E)	↓	↑	↓

101. Hipercalcemia é detectada em um homem de 58 anos de idade com câncer de pulmão. Foi feito o diagnóstico de hipercalcemia da malignidade. Qual das seguintes opções é compatível com a condição desse paciente?

	Reabsorção óssea	Fosfato sérico	PTH sérico
(A)	↑	↑	↑
(B)	↑	↓	↑
(C)	↑	↓	↓
(D)	↓	↑	↓
(E)	↓	↓	↑

Respostas e explicações

1. **A resposta é D** [Capítulo 2, I C; Quadro 2.2]. Os níveis circulantes aumentados de epinefrina (adrenalina) em consequência do tumor da medula suprarrenal estimulam os receptores tanto alfa-adrenérgicos quanto beta-adrenérgicos. Por conseguinte, há aumento da frequência e da contratilidade cardíacas e, como resultado, aumento do débito cardíaco. A resistência vascular periférica total (RPT) aumenta em razão da vasoconstrição arteriolar, o que leva a uma redução do fluxo sanguíneo para a circulação cutânea e deixa a pele fria e pegajosa. Em seu conjunto, o aumento do débito cardíaco e o da RPT elevam a pressão arterial. O ácido 3-metoxi-4-hidroximandélico (VMA) é um metabólito da norepinefrina (noradrenalina) e da epinefrina; no feocromocitoma, ocorre aumento da excreção de VMA.

2. **A resposta é D** [Capítulo 2, I; Quadro 2.3]. O tratamento é direcionado para o bloqueio dos efeitos de estimulação α e β das catecolaminas. A fentolamina é um agente α-bloqueador; o propranolol é um betabloqueador. O isoproterenol é um agonista β_1 e β_2. A fenilefrina é um agonista α_1.

3. **A resposta é C** [Capítulo 7, I D; X E 2]. O efeito do estrogênio sobre a secreção de hormônio foliculestimulante (FSH) e de hormônio luteinizante (LH) pela adeno-hipófise no meio do ciclo menstrual fornece um dos poucos exemplos de retroalimentação positiva em sistemas fisiológicos – a elevação dos níveis de estrogênio no meio do ciclo provoca *aumento* da secreção de FSH e de LH. As outras opções ilustram o *feedback* (retroalimentação) negativo. A diminuição da P_{O_2} arterial provoca aumento da frequência respiratória (por meio dos quimiorreceptores periféricos). O aumento dos níveis de glicemia estimula a secreção de insulina. A diminuição da $[Ca^{2+}]$ sanguínea provoca aumento da secreção de paratormônio (PTH). A redução da pressão arterial diminui a frequência de descarga dos nervos do seio carotídeo (por meio dos barorreceptores) e, por fim, aumenta os impulsos simpáticos para o coração e os vasos sanguíneos, normalizando a pressão arterial.

4. **A resposta é B** [Capítulo 3, IV F 3 a; Figuras 3.8 e 3.12]. Um desvio para baixo da curva de débito cardíaco é compatível com uma diminuição da contratilidade miocárdica (inotropismo negativo); para qualquer pressão atrial direita ou volume diastólico final, a força de contração está diminuída. Os digitálicos, que são agentes inotrópicos positivos, causariam um desvio para cima da curva de débito cardíaco. As alterações do volume sanguíneo modificam a curva de retorno venoso, e não a curva de débito cardíaco. As alterações da resistência vascular periférica total (RPT) alteram tanto a curva de débito cardíaco quanto a do retorno venoso.

5. **A resposta é A** [Capítulo 4, IV A 2, C; Figura 4.7]. Como a hemoglobina fetal (HbF) apresenta maior afinidade pelo O_2 do que a do adulto, a curva de dissociação da O_2-hemoglobina *sofre desvio para a esquerda*. A intoxicação pelo monóxido de carbono causaria um desvio para a esquerda, mas também provocaria uma redução da capacidade total de transporte do O_2 (redução do percentual de saturação), visto que o CO ocupa os locais de ligação de O_2. A diminuição do pH, o aumento da temperatura e a elevação dos níveis de 2,3-difosfoglicerato (DPG) desviariam a curva para a direita.

6. **A resposta é A** [Capítulo 4, IV C 2]. Um desvio da curva de dissociação da O_2-hemoglobina para a esquerda representa um aumento de afinidade da hemoglobina pelo O_2. Por conseguinte, para qualquer nível de P_{O_2}, o percentual de saturação está aumentado, a P_{50} está diminuída (leitura da P_{O_2} com 50% de saturação), e a capacidade de liberar O_2 para os tecidos está comprometida (em razão da maior afinidade da hemoglobina pelo O_2). A capacidade de transporte de O_2 é determinada pela concentração de hemoglobina e não é afetada pelo desvio da curva A para a curva B.

7. **A resposta é B** [Capítulo 5, VII D; Quadro 5.6]. Uma pessoa com depuração de água livre (C_{H_2O}) negativa estaria produzindo, por definição, uma urina hiperosmótica em relação ao sangue ($C_{H_2O} = V - C_{osm}$). Após privação noturna de água, a osmolaridade sérica aumenta. Esse aumento, por meio dos osmorreceptores hipotalâmicos, estimula a liberação de hormônio antidiurético (ADH) pela neuro-hipófise. Esse ADH circula até os ductos coletores dos rins e provoca reabsorção de água, resultando na produção de urina hiperosmótica. O consumo de grandes volumes de água inibe a secreção de ADH e causa a excreção de urina diluída e C_{H_2O} positiva. O lítio provoca diabetes insípido nefrogênico por meio do bloqueio da resposta do ADH nas células do ducto coletor, resultando em urina diluída e C_{H_2O} positiva. Na opção D, o valor calculado de C_{H_2O} é igual a zero. Na opção E, o valor calculado de C_{H_2O} é positivo.

8. **A resposta é C** [Capítulo 4, V B; Figura 4.9]. O CO_2 gerado nos tecidos entra no sangue venoso e, nos eritrócitos, combina-se com a H_2O na presença de anidrase carbônica para formar H_2CO_3. O H_2CO_3 dissocia-se em H^+ e HCO_3^-. O H^+ permanece nos eritrócitos para ser tamponado pela desoxi-hemoglobina, enquanto o HCO_3^- penetra no plasma em troca de Cl^-. Por conseguinte, o CO_2 é transportado pelo sangue venoso até os pulmões sob a forma de HCO_3^-. Nos pulmões, as reações ocorrem no sentido inverso: o CO_2 é regenerado e exalado.

9. **A resposta é D** [Capítulo 7, X E 2]. A menstruação ocorre 14 dias após a ovulação, independentemente da duração do ciclo menstrual. Por conseguinte, em um ciclo menstrual de 35 dias, a ovulação ocorre com 21 dias. A ovulação só ocorre no meio do ciclo menstrual se a duração do ciclo for de 28 dias.

10. **A resposta é C** [Capítulo 7, X A]. A testosterona é sintetizada a partir do colesterol nas células tecais do ovário e sofre difusão para as células da granulosa, onde é convertida em estradiol pela ação da aromatase. O hormônio foliculestimulante (FSH) estimula a enzima aromatase e aumenta a produção de estradiol.

11. **A resposta é A** [Capítulo 6, IV A 2 a 4 a]. A saliva apresenta uma [HCO_3^-] elevada, pois as células que revestem os ductos salivares secretam HCO_3^-. Como as células ductais são relativamente impermeáveis à água, e visto que elas reabsorvem mais solutos (Na^+ e Cl^-) do que secretam (K^+ e HCO_3^-), a saliva torna-se hipotônica. A estimulação vagal aumenta a produção de saliva, de modo que a vagotomia (ou a atropina) a inibe e causa ressecamento da boca.

12. **A resposta é C** [Capítulo 5, VII D 3; Quadro 5.6]. A explicação mais provável para a poliúria neste paciente é a hipercalcemia. Na presença de hipercalcemia grave, o Ca^{2+} acumula-se na medula interna e nas papilas renais e inibe a adenilato ciclase, bloqueando o efeito do ADH sobre a permeabilidade à água. Como o ADH é ineficaz, a urina não pode ser concentrada, e o paciente elimina grandes volumes de urina diluída. A polidipsia é secundária à poliúria e é causada pelo aumento da osmolaridade sérica. O consumo psicogênico de água também causaria poliúria, porém a osmolaridade sérica seria mais baixa que o normal, e não maior que o normal.

13. **A resposta é A** [Capítulo 5, VI C]. Os diuréticos tiazídicos estariam contraindicados para um paciente com hipercalcemia grave, uma vez que esses fármacos causam aumento da reabsorção de Ca^{2+} no túbulo distal renal. Por outro lado, os diuréticos de alça inibem a reabsorção de Ca^{2+} e de Na^+ e provocam calciúria. Quando administrados com reposição hídrica, os diuréticos de alça podem reduzir rapidamente e de forma efetiva a [Ca^{2+}] sérica. A calcitonina, a mitramicina e o etidronato dissódico inibem a reabsorção óssea e, em consequência, diminuem a [Ca^{2+}] sérica.

14. **A resposta é B** [Capítulo 7; Quadro 7.2]. A ocitocina causa contração das células mioepiteliais da mama por meio de um mecanismo de inositol 1,4,5-trifosfato (IP_3)-Ca^{2+}. As somatomedinas (fator de crescimento semelhante à insulina [IGF]), à semelhança da insulina, atuam sobre as células-alvo pela ativação da tirosinoquinase. O hormônio antidiurético (ADH) atua nos receptores V_2 do ducto coletor renal por meio de um mecanismo do monofosfato de adenosina cíclico (cAMP) (embora, no músculo liso vascular, atue sobre os receptores V_1 por um mecanismo de IP_3).

    O hormônio adrenocorticotrófico (ACTH) também atua por um mecanismo de cAMP. O hormônio tireoidiano induz a síntese de nova proteína (p. ex., Na^+/K^+-adenosina-trifosfatase [ATPase]) por um mecanismo de hormônios esteroides.

15. **A resposta é E** [Capítulo 1, VI B; VII B; Quadro 1.3]. A faringe consiste em músculo esquelético, enquanto o intestino delgado é formado por músculo liso unitário. A diferença entre o músculo liso e o músculo esquelético está no mecanismo pelo qual o Ca^{2+} inicia a contração. No músculo liso, o Ca^{2+} se liga à calmodulina, ao passo que no músculo esquelético o Ca^{2+} se liga à troponina C. A contração de ambos os tipos de músculo é excitada por potenciais de ação. Existem ondas lentas no músculo liso, mas não no músculo esquelético. Tanto o músculo liso quanto o esquelético exigem um aumento da [Ca^{2+}] intracelular como importante elo entre a excitação (o potencial de ação) e a contração, e ambos consomem trifosfato de adenosina (ATP) durante a contração.

16. **A resposta é B** [Capítulo 5, IX D; Quadro 5.9]. Os valores do sangue arterial e os achados físicos são compatíveis com acidose metabólica, hipopotassemia e hipotensão ortostática. A diarreia está associada à perda de HCO_3^- e K^+ pelo sistema gastrintestinal (GI), compatível com os valores laboratoriais. A hipotensão é compatível com a contração do volume de líquido extracelular (LEC). O vômito deveria causar alcalose metabólica e hipopotassemia. O tratamento com diuréticos de alça ou tiazídicos *poderia* causar contração do volume de hipopotassemia, mas *deveria* causar alcalose metabólica, e não acidose metabólica.

17. **A resposta é D** [Capítulo 6, V B 1 c]. O pepsinogênio é secretado pelas células principais gástricas e é ativado a pepsina pelo pH baixo do estômago (produzido pela secreção de HCl pelas células parietais gástricas). As lipases são *inativadas* pelo pH baixo.

18. **A resposta é B** [Capítulo 5, II C 6; Quadro 5.3]. A taxa de filtração glomerular (TFG) é determinada pelo equilíbrio das forças de Starling através da parede capilar glomerular. A constrição da arteríola eferente aumenta a pressão hidrostática capilar glomerular (em função da restrição à saída do sangue do capilar glomerular), favorecendo, assim, a filtração. A constrição da arteríola aferente deveria ter o efeito oposto e reduzir a pressão hidrostática capilar glomerular. A constrição do ureter deveria aumentar a pressão hidrostática no túbulo e, portanto, opor-se à filtração. O aumento na concentração plasmática de proteínas aumentaria a pressão oncótica capilar glomerular e também iria se opor à filtração. A infusão de inulina é utilizada para medir a TFG e não altera as forças de Starling.

19. **A resposta é B** [Capítulo 6, V C 1, 2]. A vitamina D é lipossolúvel e absorvida junto com a gordura dos alimentos. Em primeiro lugar, a absorção de gordura exige a degradação dos lipídios da dieta a ácidos graxos, monoglicerídios e colesterol no duodeno pelas lipases pancreáticas. Em segundo lugar, a absorção de gordura requer a presença de ácidos biliares, que são secretados pela vesícula biliar no intestino delgado. Esses ácidos biliares formam micelas em torno dos produtos da digestão dos lipídios, levando-os até a superfície de absorção das células do intestino delgado. Como os ácidos biliares retornam do íleo para o fígado, a absorção de gordura deve ser concluída antes que o quimo alcance o íleo terminal.

20. **A resposta é A** [Capítulo 7, III C 1 b]. O hormônio antidiurético (ADH) provoca constrição do músculo liso vascular por meio da ativação de um receptor V_1 que utiliza o sistema de inositol 1,4,5-trifosfato (IP_3) e Ca^{2+} como segundo mensageiro. Quando ocorre hemorragia ou contração do volume de líquido extracelular (LEC), a secreção de ADH pela neuro-hipófise é estimulada pelos receptores de volume. A consequente elevação dos níveis de ADH provoca aumento da reabsorção de água pelos ductos coletores (receptores V_2) e vasoconstrição (receptores V_1) para ajudar a restaurar a pressão arterial.

21. **A resposta é A** [Capítulo 7, III B]. Os ciclos menstruais normais dependem da secreção do hormônio foliculestimulante (FSH) e do hormônio luteinizante (LH) pela adeno-hipófise. A concentração da urina em resposta à privação de água depende da secreção do hormônio antidiurético (ADH) pela neuro-hipófise. As catecolaminas são secretadas pela medula suprarrenal em resposta ao estresse, porém não há participação dos hormônios da adeno-hipófise. Esses hormônios não estão envolvidos no efeito direto da glicose sobre as células β do pâncreas, nem no efeito direto do Ca^{2+} sobre as células principais das glândulas paratireoides.

22. **A resposta é B** [Capítulo 5, III B]. As curvas X, Y e Z mostram a filtração, a excreção e a reabsorção de glicose, respectivamente. Abaixo de uma [glicose] plasmática de 200 mg/dℓ, os carreadores envolvidos na reabsorção de glicose não estão saturados, de modo que toda a glicose filtrada pode ser reabsorvida, não havendo excreção de glicose na urina.

23. **A resposta é D** [Capítulo 2, III C 1; Figura 2.9]. Com o estiramento do tendão patelar, ocorre também estiramento do músculo quadríceps. Esse movimento ativa as fibras aferentes Ia dos fusos musculares, que estão dispostas em formação paralela no músculo. Essas fibras aferentes Ia fazem sinapses com os motoneurônios α da medula espinal. Paralelamente, um grupo de motoneurônios α é ativado e causa contração reflexa do músculo quadríceps para restaurar o seu comprimento em repouso.

24. **A resposta é A** [Capítulo 2, VI C]. O *Streptococcus pyogenes* provoca produção aumentada de interleucina-1 (IL-1) nos macrófagos. A IL-1 atua na parte anterior do hipotálamo, aumentando a produção de prostaglandinas, que elevam o ponto de ajuste da temperatura do hipotálamo. A seguir, o hipotálamo procede à "leitura" da temperatura central como sendo mais baixa do que o novo ponto de ajuste da temperatura, e ativa diversos mecanismos geradores de calor, que elevam a temperatura corporal (febre). Esses mecanismos incluem calafrios e vasoconstrição dos vasos sanguíneos na pele.

25. **A resposta é C** [Capítulo 2, VI C 2]. Ao inibir a ciclo-oxigenase, o ácido acetilsalicílico inibe a produção de prostaglandinas e baixa o ponto de ajuste da temperatura do hipotálamo ao seu valor original. Após tratamento com ácido acetilsalicílico, o hipotálamo procede à "leitura" da temperatura corporal como estando acima do ponto de ajuste, e ativa mecanismos de perda de calor, incluindo sudorese e vasodilatação dos vasos sanguíneos cutâneos. Essa vasodilatação desvia o sangue para a superfície cutânea. Quando o corpo perde calor por esses mecanismos, ocorre redução da temperatura corporal.

26. **A resposta é D** [Capítulo 5, IX D 4; Quadro 5.9]. Os valores sanguíneos são compatíveis com alcalose respiratória aguda em decorrência de hiperventilação ansiogênica. O formigamento e a dormência são sintomas de redução da [Ca^{2+}] ionizado sérico, que ocorre secundariamente à alcalose. Em razão da redução da [H^+], menos íons H^+ ligam-se aos locais de carga elétrica negativa nas membranas plasmáticas, e ocorre maior ligação de Ca^{2+} (reduzindo a [Ca^{2+}] ionizado livre).

27. **A resposta é C** [Capítulo 2, I C 1 d]. O salbutamol é um agonista β_2-adrenérgico. Quando ativados, os receptores β_2 nos bronquíolos provocam broncodilatação.

28. **A resposta é E** [Capítulo 7, IX A; Figura 7.16]. A testosterona é convertida em sua forma ativa, a di-hidrotestosterona, em alguns tecidos-alvo pela ação da 5α-redutase.

29. **A resposta é B** [Capítulo 3, II C, D]. A redução do raio causa aumento da resistência, conforme descrito pela relação de Poiseuille (a resistência é inversamente proporcional a r^4). Por conseguinte, se o raio diminuir pela metade, a resistência aumentará em $(2)^4$, ou 16 vezes.

30. **A resposta é G** [Capítulo 3, V; Figura 3.15]. Quando a frequência cardíaca aumenta, o intervalo entre as contrações ventriculares diminui (para reenchimento dos ventrículos). Como a maior parte do enchimento ventricular ocorre durante a fase lenta, essa fase é a mais comprometida pelo aumento da frequência cardíaca.

31. **A resposta é D** [Capítulo 3, IX C; Quadro 3.6; Figura 3.21]. A perda de sangue ocorrida durante o acidente causou uma queda da pressão arterial. A diminuição da pressão arterial foi detectada pelos barorreceptores no seio carotídeo e provocou uma redução na frequência de descarga dos nervos do seio carotídeo. Como resultado da resposta dos barorreceptores, os impulsos simpáticos para o coração e para os vasos sanguíneos aumentaram, e os impulsos parassimpáticos para o coração diminuíram. Em seu conjunto, essas alterações provocaram aumento da frequência cardíaca, da contratilidade e da resistência vascular periférica total (RPT) (na tentativa de restaurar a pressão arterial).

32. **A resposta é B** [Capítulo 3, IX C; Quadro 3.6; Figura 3.21; Capítulo 5, IV C 3 b (1)]. A diminuição do volume sanguíneo provoca redução da pressão de perfusão renal, o que inicia uma cascata de eventos, incluindo aumento da secreção de renina, elevação dos níveis circulantes de angiotensina II, secreção aumentada de aldosterona, aumento na reabsorção de Na^+ e secreção aumentada de K^+ pelos túbulos renais.

33. **A resposta é B** [Capítulo 5, VII C; Quadro 5.6]. Uma história de traumatismo cranioencefálico com produção de urina diluída, acompanhada de elevação da osmolaridade sérica, sugere diabetes insípido central. A resposta dos rins ao hormônio antidiurético (ADH) exógeno [1-desamino-8-D-arginina-vasopressina (dDAVP)] exclui a possibilidade de diabetes insípido nefrogênico como causa do defeito de concentração.

34. **A resposta é D** [Capítulo 5, IV C 3 b (1); Quadro 5.11]. A espironolactona inibe a reabsorção de Na^+ e a secreção de K^+ pelos túbulos distais, atuando como antagonista da aldosterona.

35. **A resposta é B** [Capítulo 6, V E 1 c; Quadro 6.3]. As células parietais gástricas secretam o fator intrínseco, necessário para a absorção intestinal de vitamina B_{12}.

36. **A resposta é C** [Capítulo 3, VI C 4]. O peptídio atrial natriurético (PAN) é secretado pelos átrios em resposta à expansão do volume de líquido extracelular e, subsequentemente, atua sobre os rins, causando aumento na excreção de Na^+ e H_2O.

37. **A resposta é A** [Capítulo 7, V A 2 b; Figura 7.11]. A angiotensina II aumenta a produção de aldosterona ao estimular a aldosterona sintase, a enzima que catalisa a conversão da corticosterona em aldosterona.

38. **A resposta é E** [Capítulo 3, III B; Figuras 3.4 e 3.5]. O potencial de ação mostrado é característico do músculo ventricular, com potencial de membrana de repouso estável e uma longa fase de platô de quase 300 ms. Os potenciais de ação nas células musculares esqueléticas são muito mais curtos (de apenas alguns milissegundos). Os potenciais de ação do músculo liso estariam superpostos a potenciais basais flutuantes (potenciais de ondas lentas). As células do nó sinoatrial (SA) do coração apresentam despolarização espontânea (atividade de marca-passo), em lugar de um potencial de repouso estável. As células do músculo atrial cardíaco exibem uma fase de platô muito mais curta e uma duração global bem menor.

39. **A resposta é B** [Capítulo 3, III C 1 a]. A despolarização, como na fase 0, é causada por uma corrente de influxo (definida como o movimento de cargas elétricas positivas para dentro da célula). A corrente de influxo durante a fase 0 do potencial de ação do músculo ventricular é causada pela abertura

dos canais de Na^+ na membrana celular do músculo ventricular, pelo movimento de Na^+ para dentro da célula e pela despolarização do potencial de membrana para o potencial de equilíbrio do Na^+ (aproximadamente $+65$ mV). Nas células sinoatriais (SA), a fase 0 é causada por uma corrente de influxo de Ca^{2+}.

40. **A resposta é D** [Capítulo 3, III B 1 c]. Como a fase de platô é um período de potencial de membrana estável, por definição, as correntes de influxo e de efluxo são iguais e estão em equilíbrio. A fase 2 é o resultado da abertura dos canais de Ca^{2+} e da corrente de influxo de Ca^{2+}, e não de efluxo. Nessa fase, as células são refratárias à iniciação de outro potencial de ação. A fase 2 corresponde ao período refratário absoluto, e não ao período refratário efetivo (que é mais prolongado do que o platô). À medida que a frequência cardíaca aumenta, a duração do potencial de ação ventricular diminui, principalmente pela redução da duração da fase 2.

41. **A resposta é E** [Capítulo 3, III A 4; Figura 3.3]. O potencial de ação mostrado representa tanto a despolarização quanto a repolarização de uma célula muscular ventricular. Por conseguinte, em um eletrocardiograma (ECG), corresponde ao período de despolarização (começando com a onda Q) até a repolarização (final da onda T). Esse período é definido como intervalo QT.

42. **A resposta é B** [Capítulo 7, IV A 2]. A oxidação de I^- a I_2 é catalisada pela enzima tireoperoxidase (TPO) e inibida pela propiltiouracila, que pode ser prescrita no tratamento do hipertireoidismo. As etapas posteriores na via, que são catalisadas pela TPO e inibidas pela propiltiouracila, são a iodação da tirosina, o acoplamento da di-iodotironina (DIT) com DIT e acoplamento da DIT com monoiodotirosina (MIT).

43. **A resposta é A** [Capítulo 5, IX D 1; Quadro 5.9]. Os valores sanguíneos são compatíveis com acidose metabólica, como ocorreria na cetoacidose diabética. A hiperventilação é a compensação respiratória da acidose metabólica. O aumento da excreção urinária de NH_4^+ reflete o aumento adaptativo da síntese de NH_3 que ocorre na acidose crônica. Os pacientes com acidose metabólica secundária à insuficiência renal crônica apresentariam uma redução da excreção de NH_4^+ (por causa do tecido renal comprometido).

44. **A resposta é A** [Capítulo 2, I C 1 a]. Quando ativados, os receptores α_1-adrenérgicos no músculo liso vascular causam vasoconstrição e aumento da resistência vascular periférica total (RPT).

45. **A resposta é D** [Capítulo 7; Quadro 7.2]. Os receptores hormonais com atividade de tirosinoquinase incluem os da insulina e do fator de crescimento semelhante à insulina (IGF). As subunidades β do receptor de insulina apresentam atividade de tirosinoquinase intrínseca, e, quando ativados pela insulina, ocorre autofosforilação dos receptores. Os receptores fosforilados, então, fosforilam proteínas intracelulares; por fim, esse processo leva às ações fisiológicas da insulina. O hormônio do crescimento utiliza receptores associados a tirosinoquinase.

46. **A resposta é A** [Capítulo 3, II C, D]. O fluxo sanguíneo pela artéria é proporcional à diferença de pressão e inversamente proporcional à resistência ($Q = \Delta P/R$). Como a resistência aumentou 16 vezes quando houve uma redução do raio à metade, o fluxo sanguíneo deve diminuir 16 vezes.

47. **A resposta é A** [Capítulo 3, V; Figura 3.15]. A onda P representa a ativação elétrica (despolarização) dos átrios. A contração atrial é sempre precedida de ativação elétrica.

48. **A resposta é E** [Capítulo 2, II A 4; Figura 2.2]. Os potenciais de receptor nos receptores sensoriais (como corpúsculo de Pacini) não são potenciais de ação e, portanto, não apresentam tamanho e forma estereotipados, nem a característica de tudo ou nada do potencial de ação. Com efeito, trata-se de potenciais graduados, cujo tamanho varia, dependendo da intensidade do estímulo. O potencial de receptor hiperpolarizante afastaria o potencial de membrana do limiar e diminuiria a probabilidade de ocorrência de potencial de ação. Um potencial de receptor despolarizante aproximaria o potencial de membrana do limiar e aumentaria a probabilidade de ocorrência de potencial de ação.

49. **A resposta é C** [Capítulo 4, VII C; Quadro 4.5]. No indivíduo em posição ortostática, tanto a ventilação quanto a perfusão são maiores na base do que no ápice dos pulmões. Entretanto, como as diferenças regionais de perfusão são maiores do que as diferenças de ventilação, a relação ventilação/perfusão (V/Q) é maior no ápice do que na base. Por conseguinte, a P_{O_2} capilar pulmonar é maior no ápice no que na base, uma vez que a relação V/Q maior torna a troca gasosa mais eficiente.

50. **A resposta é E** [Capítulo 5, VII D 4]. Um valor negativo para a depuração de água livre (C_{H_2O}) significa que a "água livre" (gerada nos segmentos diluidores do ramo ascendente espesso e na parte inicial do túbulo distal) é reabsorvida pelos ductos coletores. Uma C_{H_2O} negativa é compatível com níveis

circulantes elevados de hormônio antidiurético (ADH). Como os níveis de ADH estão elevados mesmo quando o soro está muito diluído, isso significa que o ADH foi secretado "inapropriadamente" pelo tumor pulmonar.

51. **A resposta é A** [Capítulo 5, VII C; Quadro 5.6]. A resistência dos órgãos-alvo ao hormônio antidiurético (ADH) é denominada diabetes insípido nefrogênico. Pode ser causada por intoxicação pelo lítio (que inibe a proteína G_s nas células dos ductos coletores) ou por hipercalcemia (que inibe a adenilato ciclase). O resultado é incapacidade de concentrar a urina, poliúria e aumento da osmolaridade sérica (em função da perda de água livre na urina).

52. **A resposta é B** [Capítulo 5, IV C 3 a; VI C 2; Quadro 5.11]. Os diuréticos tiazídicos atuam na porção inicial do túbulo distal (segmento diluidor cortical) para inibir a reabsorção de Na^+. No mesmo local, aumentam a reabsorção de Ca^{2+}, de modo que a excreção urinária de Na^+ aumenta, enquanto a do Ca^{2+} diminui. A excreção de K^+ aumenta porque que o fluxo está aumentado no local de secreção tubular distal de K^+.

53. **A resposta é C** [Capítulo 5, IX D 3; Quadro 5.9]. Os valores sanguíneos são compatíveis com acidose respiratória com compensação renal. A compensação renal envolve aumento na reabsorção de HCO_3^- (associado a secreção aumentada de H^+), o que eleva a $[HCO_3^-]$ sérica.

54. **A resposta é B** [Capítulo 3, VII C]. A força impulsora é calculada a partir das forças de Starling através da parede capilar. A pressão efetiva = $(P_c - P_i) - (\pi_c - \pi_i)$. Por conseguinte, a pressão efetiva = (32 mmHg − 2 mmHg) − (27 mmHg) = +3 mmHg. Como o sinal da pressão efetiva é positivo, a filtração é favorecida.

55. **A resposta é B** [Capítulo 5, III D]. A glicose tem o menor *clearance* das substâncias citadas, uma vez que, em concentrações sanguíneas normais, é filtrada e totalmente reabsorvida. O Na^+ também sofre reabsorção extensa, e apenas uma fração do Na^+ filtrado é excretada. O K^+ é reabsorvido, mas também secretado. A creatinina, uma vez filtrada, não é reabsorvida. O ácido para-amino-hipúrico (PAH) é filtrado e secretado; por conseguinte, apresenta o maior *clearance* (depuração renal) das substâncias citadas.

56. **A resposta é D** [Capítulo 2, I C 2 b]. A atropina bloqueia os receptores muscarínicos colinérgicos. Como a produção de saliva é aumentada pela estimulação do sistema nervoso parassimpático, o tratamento com atropina reduz a produção de saliva e provoca ressecamento da boca.

57. **A resposta é C** [Capítulo 5, IV C 2]. O cotransporte de Na^+-K^+-$2Cl^-$ constitui o mecanismo encontrado na membrana luminal das células do ramo ascendente espesso, que é inibido por diuréticos de alça, como a furosemida. Outros diuréticos de alça que inibem esse transportador são a bumetanida e o ácido etacrínico.

58. **A resposta é A** [Capítulo 3, VII C; Quadro 3.2]. A constrição das arteríolas provoca redução da pressão hidrostática capilar e, em consequência, diminuição da pressão efetiva (forças de Starling) através da parede capilar; a filtração está diminuída, assim como a tendência ao edema. A constrição venosa e a posição ortostática causam elevação da pressão hidrostática capilar e tendem a provocar aumento da filtração e edema. A síndrome nefrótica resulta na excreção de proteínas plasmáticas na urina e diminuição da pressão oncótica do sangue capilar, o que também leva a um aumento da filtração e à formação de edema. A inflamação causa edema local por meio da dilatação das arteríolas.

59. **A resposta é E** [Capítulo 4, IX A, B; Capítulo 5, IX D]. A doença pulmonar obstrutiva crônica (DPOC) causa hipoventilação. O exercício físico vigoroso aumenta a frequência respiratória para fornecer mais oxigênio ao músculo ativo. A ascensão a grandes altitudes e a anemia causam hipoxemia, que, subsequentemente, provoca hiperventilação pela estimulação dos quimiorreceptores periféricos. A compensação respiratória da cetoacidose diabética é a hiperventilação.

60. **A resposta é C** [Capítulo 5, VII C]. O lítio inibe a proteína G que acopla o receptor do hormônio antidiurético (ADH) à adenilato ciclase. O resultado é a incapacidade de concentrar a urina. Como o defeito está localizado no tecido-alvo do ADH (diabetes insípido nefrogênico), ele não é corrigido pela administração de ADH exógeno por *spray* nasal.

61. **A resposta é D** [Capítulo 7, V A 1; Figura 7.11]. A 17,20-liase catalisa a conversão dos glicocorticoides nos compostos androgênicos deidroepiandrosterona (DHEA) e androstenediona. Esses compostos androgênicos são os precursores da testosterona tanto no córtex suprarrenal quanto nas células de Leydig dos testículos.

62. **A resposta é F** [Capítulo 5, IX D 2; Quadro 5.9]. Os valores sanguíneos e a história de vômitos são compatíveis com alcalose metabólica. A hipoventilação constitui a compensação respiratória da alcalose metabólica. A hipopotassemia resulta da perda de K^+ gástrico e do hiperaldosteronismo (que resulta em aumento da secreção renal de K^+) secundário à contração de volume.

63. **A resposta é B** [Capítulo 6, II B 1; Capítulo 7, III B 3 a (1), VI D]. As ações da somatostatina são diversas. Ela é secretada pelo hipotálamo para inibir a secreção de hormônio do crescimento pela adeno-hipófise. É também secretada pelas células do trato gastrintestinal para inibir a secreção dos hormônios gastrintestinais. Além disso, é secretada pelas células delta do pâncreas endócrino e, por mecanismos parácrinos, inibe a secreção de insulina e de glucagon pelas células β e α, respectivamente. A secreção de prolactina é inibida por um hormônio hipotalâmico diferente, a dopamina.

64. **A resposta é A** [Capítulo 7, IX A; Figura 7.16]. A testosterona é convertida em uma forma mais ativa (di-hidrotestosterona) em alguns tecidos-alvo. A tri-iodotironina (T_3) é a forma ativa do hormônio tireoidiano; a tri-iodotironina reversa (rT_3) é uma forma alternativa e inativa de T_3. A angiotensina I é convertida em sua forma ativa, a angiotensina II, pela ação da enzima conversora de angiotensina (ECA). A aldosterona não é modificada após ser secretada pela zona glomerular do córtex suprarrenal.

65. **A resposta é E** [Capítulo 7, X F 2; Figura 7.20]. Durante o primeiro trimestre de gravidez, a placenta produz gonadotrofina coriônica humana (HCG), que estimula a produção de estrogênio e progesterona pelo corpo lúteo. Os níveis máximos de HCG ocorrem com aproximadamente 9 semanas de gestação e, em seguida, declinam. Por ocasião do declínio da HCG, a placenta assume a responsabilidade pela esteroidogênese durante o restante da gravidez.

66. **A resposta é E** [Capítulo 3, V; Figura 3.15]. Os átrios sofrem despolarização durante a onda P e, a seguir, repolarizam-se. Os ventrículos despolarizam durante o complexo QRS e, depois, sofrem repolarização durante a onda T. Por conseguinte, tanto os átrios quanto os ventrículos estão totalmente repolarizados no final da onda T.

67. **A resposta é C** [Capítulo 3, V; Figura 3.15]. A pressão aórtica é mínima logo antes da contração ventricular.

68. **A resposta é A** [Capítulo 5, III C]. O ácido para-amino-hipúrico (PAH) é filtrado através dos capilares glomerulares e, em seguida, secretado pelas células da porção final do túbulo proximal. A soma da filtração com a secreção de PAH é igual à sua taxa de excreção. Por conseguinte, a menor quantidade de PAH presente no líquido tubular é encontrada no filtrado glomerular, antes do local de sua secreção.

69. **A resposta é E** [Capítulo 5, III C; IV A 2]. A creatinina é um marcador glomerular com características semelhantes às da inulina. A concentração de creatinina no líquido tubular é um indicador de reabsorção de água ao longo do néfron. A concentração de creatinina aumenta à medida que a água é reabsorvida. Em uma pessoa privada de água (antidiurese), a água é reabsorvida por todo o néfron, incluindo os ductos coletores, e a concentração de creatinina é máxima na urina final.

70. **A resposta é A** [Capítulo 5, IX C 1 a]. O HCO_3^- é filtrado e, a seguir, extensamente reabsorvido na parte inicial do túbulo proximal. Como essa reabsorção excede a da H_2O, a $[HCO_3^-]$ do líquido tubular proximal diminui. Por conseguinte, a concentração mais elevada de $[HCO_3^-]$ é encontrada no filtrado glomerular.

71. **A resposta é E** [Capítulo 5, V B]. O K^+ é filtrado e, a seguir, reabsorvido no túbulo proximal e na alça de Henle. No indivíduo com dieta muito pobre em K^+, o túbulo distal continua reabsorvendo K^+, de modo que a quantidade de K^+ presente no líquido tubular é mínima na urina final. Se uma pessoa estiver em uma dieta rica em K^+, este seria secretado, e não reabsorvido, no túbulo distal.

72. **A resposta é A** [Capítulo 5, II C 4 b]. No filtrado glomerular, o líquido tubular assemelha-se estreitamente ao plasma; nesse local, sua composição é praticamente idêntica à do plasma, exceto por não conter proteínas plasmáticas. Essas proteínas não conseguem atravessar o capilar glomerular, em razão do seu tamanho molecular. Depois de sair do espaço de Bowman, o líquido tubular é extensamente modificado pelas células que revestem o túbulo.

73. **A resposta é B** [Capítulo 5, IV C 1]. O túbulo proximal reabsorve cerca de dois terços do filtrado glomerular de forma isosmótica. Portanto, um terço do filtrado glomerular permanece na parte final do túbulo proximal.

74. **A resposta é D** [Capítulo 5, VII B, C]. Em condições de privação de água (antidiurese) ou de sobrecarga hídrica, o ramo ascendente espesso da alça de Henle desempenha sua função básica de reabsorver sal sem água (em virtude da impermeabilidade desse segmento à água). Por conseguinte, o líquido que sai da alça de Henle está diluído em relação ao plasma, mesmo quando a urina final está mais concentrada do que o plasma.

75. **A resposta é C** [Capítulo 3, III A]. Como não há nenhuma onda P associada ao complexo QRS bizarro, a ativação não poderia ter iniciado no nó sinoatrial (SA). Se o batimento tivesse se originado no nó atrioventricular (AV), o complexo QRS teria um formato "normal", visto que os ventrículos seriam ativados na sua sequência normal. Portanto, o batimento deve ter-se originado no sistema de His-Purkinje, e o formato bizarro do complexo QRS reflete uma sequência de ativação imprópria dos ventrículos. O músculo ventricular não tem propriedade de marca-passo.

76. **A resposta é B** [Capítulo 3, III E; VI B]. Os agonistas V_1 simulam os efeitos vasoconstritores do hormônio antidiurético (ADH). Como a saralasina é um inibidor da enzima conversora de angiotensina (ECA), ela bloqueia a produção da substância vasoconstritora, a angiotensina II. A espironolactona, um antagonista da aldosterona, bloqueia os efeitos da aldosterona de aumentar a reabsorção tubular distal de Na^+ e, consequentemente, reduz o volume de líquido extracelular (LEC) e a pressão arterial. A fenoxibenzamina, um agente α-bloqueador, inibe o efeito vasoconstritor da estimulação alfa-adrenérgica. A acetilcolina (ACh), por meio da produção do fator de relaxamento derivado do endotélio (EDRF), causa vasodilatação do músculo liso vascular e reduz a pressão arterial.

77. **A resposta é D** [Capítulo 3, II E]. A redução da capacitância da artéria significa que, para determinado volume de sangue presente na artéria, a pressão estará elevada. Assim, para um determinado volume sistólico ejetado na artéria, tanto a pressão sistólica quanto a pressão de pulso estarão mais altas.

78. **A resposta é B** [Capítulo 3, IX B; Quadro 3.5]. Durante o exercício físico moderado ocorre aumento dos impulsos simpáticos para o coração e para os vasos sanguíneos. Os efeitos simpáticos sobre o coração causam aumento da frequência e da contratilidade cardíacas, e o aumento da contratilidade resulta em aumento do volume sistólico. A pressão de pulso aumenta em consequência do volume sistólico aumentado. O retorno venoso também aumenta, em função da atividade muscular; esse retorno venoso aumentado contribui ainda mais para o aumento do volume sistólico por meio do mecanismo de Frank-Starling. Pode-se esperar um aumento da resistência vascular periférica total (RPT), em razão da estimulação dos vasos sanguíneos. *Entretanto,* o acúmulo de metabólitos locais no músculo ativo provoca vasodilatação local, que se sobrepõe ao efeito vasoconstritor simpático, diminuindo, assim, a RPT. A P_{O_2} arterial não diminui durante o exercício físico moderado, embora haja aumento no consumo de O_2.

79. **A resposta é B** [Capítulo 3, VI B]. Pacientes com hipertensão essencial apresentam secreção diminuída de renina, em consequência do aumento da pressão de perfusão renal. Pacientes com insuficiência cardíaca e choque hemorrágico sofrem aumento da secreção de renina, por causa do volume intravascular reduzido, resultando em diminuição da pressão de perfusão renal. Aqueles com constrição da aorta acima das artérias renais são hipertensos, visto que a pressão de perfusão renal diminuída provoca aumento da secreção de renina, seguido de aumento na secreção de angiotensina II e aldosterona.

80. **A resposta é E** [Capítulo 7, IX A]. A 5α-redutase catalisa a conversão da testosterona em di-hidrotestosterona (DHT). A DHT é o androgênio ativo em diversos tecidos sexuais acessórios masculinos (p. ex., próstata).

81. **A resposta é B** [Capítulo 3, V; Figura 3.15]. Como os ventrículos estão se contraindo durante a contração isovolumétrica, a pressão ventricular aumenta. Como todas as valvas estão fechadas, a contração é isovolumétrica. Não há ejeção de sangue para a aorta até que a pressão ventricular aumente o suficiente para abrir a valva aórtica.

82. **A resposta é D** [Capítulo 4, I A, B]. O volume residual é o volume presente nos pulmões após expiração máxima ou expiração da capacidade vital (CV). Portanto, o volume residual não está incluído no volume corrente (VC), na CV, no volume de reserva inspiratório (VRI) nem na capacidade inspiratória (CI). A capacidade residual funcional (CRF) é o volume que permanece nos pulmões após a expiração do VC normal e, portanto, inclui o volume residual.

83. **A resposta é E** [Capítulo 5, IX D 1; Quadro 5.9]. Os valores sanguíneos são compatíveis com acidose metabólica (pH calculado = 7,34). O tratamento com um inibidor da anidrase carbônica provoca acidose metabólica, visto que aumenta a excreção de HCO_3^-.

84. **A resposta é A** [Capítulo 7, III B 4 a, c (2)]. A secreção de prolactina pela adeno-hipófise é tonicamente inibida pela dopamina secretada pelo hipotálamo. Se houver ruptura dessa inibição (p. ex., por interrupção do trato hipotalâmico-hipofisário), a secreção de prolactina aumentará, causando galactorreia. A bromocriptina, um agonista da dopamina, simula a inibição tônica pela dopamina e inibe a secreção de prolactina.

85. **A resposta é D** [Capítulo 5, VII A 1; Quadro 5.6; Figura 5.14]. A descrição é de uma pessoa normal com privação de água. A osmolaridade sérica está ligeiramente acima do normal, visto que a perda insensível de água não está sendo reposta pelo consumo de água. O aumento da osmolaridade sérica estimula (por meio de osmorreceptores na parte anterior do hipotálamo) a liberação de hormônio antidiurético (ADH) pela neuro-hipófise. A seguir, o ADH circula até os rins e estimula a reabsorção de água pelos ductos coletores para concentrar a urina.

86. **A resposta é D** [Capítulo 3, VIII C-F; Quadro 3.3]. Tanto a circulação pulmonar quanto a coronariana são reguladas pela P_{O_2}. Entretanto, a diferença crítica é que a hipoxia causa vasodilatação na circulação coronariana e vasoconstrição na circulação pulmonar. As circulações cerebral e muscular são reguladas principalmente por metabólitos locais, e a circulação cutânea é controlada principalmente por inervação simpática (para a regulação da temperatura).

87. **A resposta é A** [Capítulo 5, IX C 1; Quadros 5.9 e 5.11]. A acetazolamida, um inibidor da anidrase carbônica, é usada no tratamento da alcalose respiratória causada pela ascensão a grandes altitudes. Ela atua sobre o túbulo proximal renal, inibindo a reabsorção do HCO_3^- filtrado, de modo que o indivíduo excreta uma urina alcalina e desenvolve acidose metabólica leve.

88. **A resposta é B** [Capítulo 5, IX D 1; Quadro 5.9]. Os valores sanguíneos são compatíveis com acidose metabólica com compensação respiratória. Como a excreção urinária de NH_4^+ está diminuída, a insuficiência renal crônica constitui uma causa provável.

89. **A resposta é D** [Capítulo 3, VI D]. Em um indivíduo com *shunt* (derivação) cardíaco da esquerda para a direita, o sangue arterial do ventrículo esquerdo é misturado com o sangue venoso no ventrículo direito. Portanto, a P_{O_2} no sangue arterial pulmonar é maior do que o normal, mas seria esperado que o sangue arterial sistêmico tivesse uma P_{O_2} normal, isto é, de 100 mmHg. Durante uma crise asmática, a P_{O_2} encontra-se reduzida, por causa do aumento da resistência ao fluxo de ar. Em grandes altitudes, a P_{O_2} arterial está reduzida, visto que o ar inspirado apresenta uma P_{O_2} reduzida. Os indivíduos com *shunt* cardíaco da direita para a esquerda têm uma P_{O_2} arterial diminuída, visto que o sangue é desviado do ventrículo direito para o esquerdo sem ter sido oxigenado ou "arterializado". Na fibrose pulmonar, a difusão de O_2 através da membrana alveolar está diminuída.

90. **A resposta é D** [Capítulo 1, II]. O transporte de H^+-K^+ ocorre por meio da H^+/K^+-adenosina trifosfatase (ATPase) na membrana luminal das células parietais gástricas, um processo de transporte ativo primário que é energizado diretamente pelo ATP. Os transportes de Na^+-glicose e de Na^+-alanina são exemplos de cotransporte (simporte), que são processos de transporte ativo secundário que não utilizam diretamente ATP. A captação de glicose pelas células musculares ocorre por difusão facilitada. A troca de Na^+-Ca^{2+} é um exemplo de contratransporte (antiporte) e é um processo de transporte ativo secundário.

91. **A resposta é B** [Capítulo 6, II A 1 c; IV B 4 a]. Quando o pH do conteúdo gástrico está muito baixo, a secreção de gastrina pelas células G do antro gástrico é inibida. Quando a secreção de gastrina é inibida, ocorre também inibição da secreção gástrica adicional de HCl pelas células parietais. A secreção pancreática é *estimulada* pelo pH baixo do conteúdo duodenal.

92. **A resposta é A** [Capítulo 6, II A 2 a]. A ressecção do duodeno removeria a fonte dos hormônios gastrintestinais, colecistoquinina (CCK) e secretina. Como a CCK estimula a contração da vesícula biliar (e, portanto, a ejeção de ácidos biliares para o intestino), haveria comprometimento da absorção de lipídios. A CCK também inibe o esvaziamento gástrico, de modo que a retirada do duodeno deve acelerar o esvaziamento gástrico (ou reduzir seu tempo de esvaziamento).

93. **A resposta é A** [Capítulo 7, III C 1 b]. O hormônio antidiurético (ADH) não apenas provoca aumento da reabsorção de água nos ductos coletores renais (receptores V_2) como também causa constrição do músculo liso vascular (receptores V_1).

94. **A resposta é B** [Capítulo 6, V A 2 b]. Os monossacarídios (glicose, galactose e frutose) são as formas absorvíveis de carboidratos. A glicose e a galactose são absorvidas por cotransporte dependente de Na^+; a frutose é absorvida por difusão facilitada. Os dipeptídios e as vitaminas hidrossolúveis são

absorvidos por cotransporte no duodeno, enquanto os ácidos biliares são absorvidos por cotransporte dependente de Na^+ no íleo (que os recicla para o fígado). O colesterol é absorvido das micelas por difusão simples através da membrana celular intestinal.

95. **A resposta é E** [Capítulo 7, III B 3 a (1)]. A somatostatina é secretada pelo hipotálamo e inibe a secreção de hormônio do crescimento (GH) pela adeno-hipófise. De fato, o principal mecanismo de inibição da secreção de GH é a estimulação da secreção de somatostatina (um hormônio inibidor). Tanto o GH (por *feedback* negativo) quanto as somatomedinas estimulam a secreção de somatostatina pelo hipotálamo, e esta inibe a secreção do GH.

96. **A resposta é B** [Capítulo 7, X A]. A aromatase catalisa a conversão da testosterona em estradiol nas células granulares do ovário. O estradiol é necessário para o desenvolvimento das características sexuais secundárias femininas.

97. **A resposta é E** [Capítulo 3, V; Figura 3.15]. O fechamento das valvas aórtica e pulmonar gera a segunda bulha cardíaca (B2). O fechamento dessas valvas corresponde ao final da ejeção ventricular e ao início do relaxamento ventricular.

98. **A resposta é C** [Capítulo 2, II C 4; Figura 2.5]. A luz que incide em uma célula fotorreceptora causa a conversão do 11-*cis*-retinal em *all-trans*-retinal; a ativação de uma proteína G, denominada transducina; a ativação da fosfodiesterase, que catalisa a conversão do monofosfato de guanosina cíclico (GMPc) em 5'-GMP, de modo que os níveis de GMPc diminuem; o fechamento dos canais de Na^+ pelos níveis diminuídos de GMPc; a hiperpolarização do fotorreceptor; e a liberação de um neurotransmissor excitatório ou inibitório.

99. **A resposta é D** [Capítulo 7, IV A 4]. O acoplamento de duas moléculas de di-iodotirosina (DIT) resulta na formação de tiroxina (T_4). O acoplamento de DIT com monoiodotirosina (MIT) produz tri-iodotironina (T_3).

100. **A resposta é E** [Capítulo 7, III C 1]. O evento iniciador no diabetes insípido central é a redução da secreção de hormônio antidiurético (HAD) pela neuro-hipófise (o traumatismo cranioencefálico secciona axônios que carreiam HAD do hipotálamo para a neuro-hipófise). Os níveis reduzidos de HAD resultam em menor reabsorção de água pela parte final do túbulo distal e pelos ductos coletores distais, aumento da excreção de água e, consequentemente, redução da osmolaridade urinária. A maior excreção de água resulta em osmolaridade sérica elevada.

101. **A resposta é C** [Capítulo 7, VII B 3]. O evento iniciador da hipercalcemia da malignidade consiste em elevação dos níveis do PTH-rp (peptídio relacionado com o paratormônio) secretado pelo câncer de pulmão do paciente. PTH-rp tem as mesmas ações fisiológicas do PTH. Níveis elevados de PTH-rp aumentam, portanto, a reabsorção óssea e a renal de Ca^{2+}, resultando em hipercalcemia. Níveis elevados de PTH-rp também reduzem a reabsorção renal de fosfato e causam, consequentemente, hipofosfatemia. Por fim, a hipercalcemia inibe a secreção de PTH pelas células principais das glândulas paratireoides.

Apêndice A
Assuntos Importantes em Fisiologia

Fisiologia celular

Mecanismos de transporte

Base iônica do potencial de ação

Acoplamento excitação-contração nos músculos esquelético e liso

Transmissão neuromuscular

Fisiologia autônoma

Receptores colinérgicos (colinorreceptores)

Receptores adrenérgicos (adrenorreceptores)

Efeitos do sistema nervoso autônomo sobre a função dos sistemas orgânicos

Fisiologia cardiovascular

Eventos do ciclo cardíaco

Relações pressão-fluxo-resistência

Lei de Frank-Starling

Alças de pressão-volume ventriculares

Base iônica dos potenciais de ação

Forças de Starling em capilares

Regulação da pressão arterial (barorreceptores e sistema renina-angiotensina II-aldosterona)

Respostas cardiovasculares e pulmonares ao exercício físico

Respostas cardiovasculares à hemorragia

Respostas cardiovasculares às alterações na postura

Fisiologia respiratória

Curvas de complacência dos pulmões e da parede torácica

Ciclo respiratório

Curva de dissociação da hemoglobina-O_2

Causas de hipoxemia e hipoxia

V/Q, P_{O_2} e P_{CO_2} nos pulmões em posição ortostática

Defeitos V/Q

Quimiorreceptores centrais e periféricos para o controle da respiração

Respostas a grandes altitudes

Fisiologia renal e equilíbrio acidobásico

Deslocamentos de líquidos entre os compartimentos de líquidos corporais

Forças de Starling através dos capilares glomerulares

Transportadores em vários segmentos do néfron (Na^+, Cl^-, HCO_3^-, H^+, K^+ e glicose)

Efeitos de hormônios na função renal

Distúrbios do equilíbrio acidobásico simples

Distúrbios do equilíbrio acidobásico mistos comuns

Fisiologia gastrintestinal

Hormônios gastrintestinais

Motilidade gastrintestinal

Saliva, secreções gástricas, secreções pancreáticas e bile

Digestão e absorção de carboidratos, proteínas e lipídios

Fisiologia endócrina e reprodutiva

Mecanismos de ação dos hormônios

Ações e fisiopatologia do ADH

Glândula tireoide: etapas na síntese, fisiopatologia do hipotireoidismo e do hipertireoidismo

Córtex suprarrenal: síntese dos hormônios, fisiopatologia da doença de Addison, síndrome de Cushing e síndromes adrenogenitais

Insulina: secreção, receptores de insulina e ações, diabetes melito tipos 1 e 2

PTH: ações, hiperparatireoidismo, hipoparatireoidismo, PTH-rp, pseudo-hipoparatireoidismo

Ações da testosterona e da di-hidrotestosterona

Ciclo menstrual

Hormônios da gravidez

Apêndice B
Equações Importantes em Fisiologia

Débito cardíaco (lei de Ohm)	$DC = \dfrac{P_a - PAD}{RPT}$
Resistência	$R = \dfrac{8\,\eta l}{\pi r^4}$
Complacência	$C = \dfrac{V}{P}$
Débito cardíaco	$DC = \text{Volume sistólico} \times \text{Frequência cardíaca}$
Fração de ejeção	$FE = \dfrac{VS}{VDF}$
Débito cardíaco (medida)	$DC = \dfrac{\text{Consumo de } O_2}{[O_2]_{\text{veia pulmonar}} - [O_2]_{\text{artéria pulmonar}}}$
Equação de Starling	$J_V = K_f\,[(P_c - P_i) - (\pi_c - \pi_i)]$
Espaço morto fisiológico	$\text{Espaço morto fisiológico} = \text{Volume corrente} \times \dfrac{PA_{CO_2} - PE_{CO_2}}{PA_{CO_2}}$
Ventilação alveolar	$V_A = (V_T - V_{\text{morto}}) \times \text{incursões respiratórias/min}$
Depuração (*clearance*) renal	$C = \dfrac{UV}{P}$
Taxa de filtração glomerular	$TFG = \dfrac{[\text{inulina}]_{\text{urinária}}\,V}{[\text{inulina}]_{\text{plasmática}}}$
Depuração (*clearance*) de água livre	$C_{H_2O} = V - C_{\text{osm}}$
Equação de Henderson-Hasselbalch	$pH = pK + \dfrac{\log A^-}{HA}$
Hiato aniônico sérico	$\text{Hiato aniônico} = Na^+ - (Cl^- + HCO_3^-)$

Valores Sanguíneos Normais

Concentrações no plasma, soro ou sangue

Substância	Valor normal médio	Faixa de variação	Comentários
Bicarbonato de sódio (HCO_3^-)	24 mEq/ℓ	22 a 26 mEq/ℓ	Sangue venoso; medido como CO_2 total
Cálcio (Ca^{2+}), ionizado	5 mg/dℓ		
Cálcio (Ca^{2+}), total	10 mg/dℓ		
Cloreto (Cl^-)	100 mEq/ℓ	98 a 106 mEq/ℓ	
Creatinina	1,2 mg/dℓ	0,5 a 1,5 mg/dℓ	
Glicose	80 mg/dℓ	70 a 100 mg/dℓ	Em jejum
Hematócrito	45% (homens) 40% (mulheres)	40 a 54% (homens) 36 a 48% (mulheres)	Homens: 47%; mulheres: 41%
Hemoglobina	15 g/dℓ		
Íon hidrogênio (H^+)	40 nEq/ℓ		Sangue arterial
Magnésio (Mg^{2+})	0,9 mmol/ℓ		
Osmolaridade	287 mOsm/ℓ	280 a 298 mOsm/ℓ	Osmolalidade é mOsm/kg H_2O
Saturação de O_2	98%	96 a 100%	Sangue arterial
P_{CO_2}, arterial	40 mmHg		
P_{CO_2}, venosa	46 mmHg		
P_{O_2}, arterial	100 mmHg		
P_{O_2}, venosa	40 mmHg		
pH arterial	7,4	7,37 a 7,42	
pH venoso	7,37		
Fosfato	1,2 mmol/ℓ		
Potássio (K^+)	4,5 mEq/ℓ		
Proteína, albumina	4,5 g/dℓ		
Proteína, total	7 g/dℓ	6 a 8 g/dℓ	
Sódio (Na^+)	140 mEq/ℓ		
Ureia	12 mg/dℓ	9 a 18 mg/dℓ	Varia com a ingestão de proteína
Ácido úrico	5 mg/dℓ		

Índice Alfabético

ROTAPLAN
GRÁFICA E EDITORA LTDA

Rua Álvaro Seixas, 165
Engenho Novo - Rio de Janeiro
Tels.: (21) 2201-2089 / 8898
E-mail: rotaplanrio@gmail.com

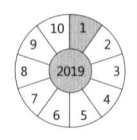